住院医师规范化培训系列丛书

内科住院医师实战病例解析

主编 缪应雷 梁红敏 彭云珠 蔡红雁 李 青

中国协和医科大学出版社

北 京

图书在版编目（CIP）数据

内科住院医师实战病例解析 / 缪应雷等主编. —北京：中国协和医科大学出版社，2024.1
（住院医师规范化培训系列丛书）
ISBN 978-7-5679-2291-4

Ⅰ.①内…　Ⅱ.①缪…　Ⅲ.①内科－病案－分析　Ⅳ.①R5

中国国家版本馆CIP数据核字（2023）第195626号

住院医师规范化培训系列丛书

内科住院医师实战病例解析

主　　编：缪应雷　梁红敏　彭云珠　蔡红雁　李　青
责任编辑：杨小杰
封面设计：邱晓俐
责任校对：张　麓
责任印制：张　岱

出版发行　中国协和医科大学出版社
　　　　　（北京市东城区东单三条9号　邮编100730　电话010-65260431）
网　　址　www.pumcp.com
经　　销　新华书店总店北京发行所
印　　刷　北京联兴盛业印刷股份有限公司

开　　本　889mm×1194mm　　1/16
印　　张　32.5
字　　数　870千字
版　　次　2024年1月第1版
印　　次　2024年1月第1次印刷
定　　价　198.00元

ISBN 978-7-5679-2291-4

编者名单

主　编　缪应雷　梁红敏　彭云珠　蔡红雁　李　青

副主编　张海蓉　杨　姣　谭　琳　王旭明　晁春梅　刘　爽
　　　　江　艳　洪　敏

编　者　（按姓氏笔画排序）

于晓义　马燕琼　王旭明　石梦琳　刘　爽　刘为青

刘怡希　江　艳　祁雅婷　李　妍　李　青　李　琳

李　薇　李鲜丽　杨　军　杨　姣　杨焱垚　迟晓伟

张海蓉　陈紫红　周　竹　周联玉　赵豫梅　洪　敏

晁春梅　徐　兆　徐　健　徐玉善　郭　皓　郭　蕊

黄　颖　梁红敏　彭云珠　蒋先万　舒敬奎　蔡红雁

谭　琳　缪应雷

秘　书　尹　超　张超月　李先斌

前　言

住院医师规范化培训（简称"规培"）是毕业后医学教育的重要组成部分，是培养我国临床医学人才、提高我国卫生医疗水平的重要措施之一，也是深化医改和医学教育改革的重大举措，更是医学毕业生成长为合格临床医师的必经之路。住院医师规范化培训强调将理论知识向临床实践转化，重在临床思维及实践能力的培养，目的是使每位规培医师都能够独立发现问题、思考问题、分析问题并解决问题。

为全面落实立德树人的根本任务，夯实医疗卫生体系人才"地基"和规培医师的理论基础，提高临床诊治能力，培养具有良好职业素养与专业能力，思想、业务、作风三过硬，能独立、规范地承担本专业常见病、多发病诊疗工作的临床医师，按照《住院医师规范化培训内容与标准（试行）》的要求，我们编写了本书，以帮助广大规培医师更好地完成学习任务，达到规培要求。

本书的编写充分体现了科学性和实用性，重点突出，内容翔实。本书由昆明医科大学第一附属医院内科学领域多位具有丰富临床和教学经验的专家共同编写。本书的编写充分考虑了规培医师在培训期间面对的真实情况和主要任务，从规培医师的实际需求出发，旨在将书本上学到的理论知识充分应用到真实的临床实践中，培养规培医师独立处理临床真实情况的能力。本书分为呼吸系统疾病、循环系统疾病、消化系统疾病、泌尿系统疾病、血液系统疾病、内分泌和代谢性疾病、风湿性疾病、肿瘤内科相关疾病、传染性疾病，共9篇，56章。本书从临床典型病例出发，按照临床诊治流程，由浅入深地介绍了内科各个系统疾病的问诊要点、查体要点、辅助检查选择、诊断流程、鉴别诊断、治疗、医患沟通要点等模块。

本书的出版得到住院医师规范化培训全国重点专业基地的资助，谨此致谢！

在本书的编写过程中，全体编者秉承着一丝不苟、认真负责的态度，对本书的内容进行多次校对、反复修改，但难免会有疏漏，恳请各位同行专家、使用本书的广大师生和读者朋友批评指正，提出宝贵意见和建议，以便进一步提升本书的质量。

缪应雷

2023 年 8 月

目　录

第三篇　消化系统疾病

第四篇　泌尿系统疾病

第五篇　血液系统疾病

第六篇　内分泌和代谢性疾病

第七篇　风湿性疾病

第八篇　肿瘤内科相关疾病

第九篇　传染性疾病

第一篇

呼吸系统疾病

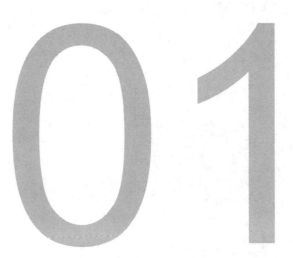

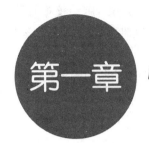

第一章　慢性阻塞性肺疾病

慢性阻塞性肺疾病（chronic obstructive pulmonary disease，COPD）简称"慢阻肺"，全球发病率高，疾病负担重。慢性阻塞性肺疾病全球防治创议（Global Initiative for Chronic Obstructive Lung Disease，GOLD）（2022年版）指出，COPD是一种常见的以持续性气流受限为特征的呼吸系统疾病，与大量接触有毒颗粒或气体引起气道和/或肺泡异常有关，可预防，可治疗。最常见的呼吸道症状包括呼吸困难、咳嗽和/或咳痰。COPD的主要风险因素是吸烟，但其他环境因素，如生物燃料暴露和空气污染可能也有影响。除暴露之外，宿主易感性也使个体更易患COPD，包括基因异常、肺发育异常和加速衰老。COPD呼吸系统症状急性恶化，称为COPD急性加重（acute exacerbation of chronic obstructive pulmonary disease，AECOPD）。GOLD（2022年版）将AECOPD定义为一种急性事件，其特征是COPD患者呼吸系统症状恶化，超出日常变异，并需要改变药物治疗（包括增加支气管舒张剂的种类和剂量、使用抗生素或全身糖皮质激素）。大多数COPD患者可能合并其他严重慢性病，增加了致残率和死亡率。

临床场景 A

呼吸与危重症医学科住院部

患者，男性，43岁。因"反复咳嗽、咳痰5年余，加重伴呼吸困难3个月"入院。生命体征：T 37.5℃，P 102次/分，R 25次/分，BP 149/104mmHg。

请你接诊患者。

一、问诊要点

（一）现病史

1. 咳嗽、咳痰的特点　慢性支气管炎和COPD患者的咳嗽通常是晨起时明显，痰多为白色黏液性痰或浆液性泡沫样痰，感染时可咳黄色痰或脓性痰。支气管扩张和肺脓肿患者常咳黄色痰或脓性痰，痰量较多。有时咳脓臭痰常提示厌氧菌感染。肺结核患者咳嗽多为干咳或咳少量黏液性痰，但有空洞形成或合并其他细菌感染时痰量可增多或咳黄色痰。间质性肺疾病和哮喘多为干咳或咳少量白色痰，感染时痰色可变黄或呈脓性。

2. 咳嗽、咳痰症状出现或加重是否有季节性　慢性支气管炎和COPD患者的咳嗽、咳痰多在秋冬季节明显或加重，天气转暖时减轻。咳嗽变异性哮喘多在季节变化时出现，以干咳为主，夜间咳嗽重，嗅到异味、烟或刺激性气体可诱发咳嗽。

3．呼吸困难出现的时间　慢性支气管炎、COPD、支气管扩张、肺结核等通常先有咳嗽、咳痰，随病情进展逐渐出现呼吸困难。间质性肺疾病的咳嗽、呼吸困难常同时出现。哮喘患者常先有呼吸困难或同时伴咳嗽，咳嗽变异性哮喘常无呼吸困难。

4．伴随症状的特点　详细地询问伴随症状（图1-1）有助于诊断的确定。

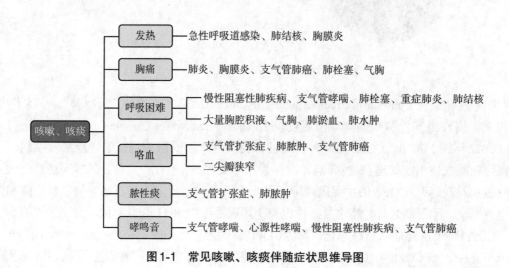

图1-1　常见咳嗽、咳痰伴随症状思维导图

5．病程中有无下肢水肿、少尿情况，有无不能平卧、夜间憋醒现象　帮助判断有无心脏受累、心功能不全。

6．此次呼吸困难加重有无诱因，是否伴痰量增多及黄色痰，每年症状加重的频率　呼吸困难加重通常是COPD急性加重的主要症状，常由呼吸道感染诱发，咳痰量增多尤其是咳黄色痰或脓性痰常提示细菌感染。

7．本次入院前接受的治疗措施　药物名称、剂量、时间和疗效。

8．一般情况　精神、睡眠、尿便、体重。

（二）既往史

既往有无其他疾病，用于鉴别其他疾病引起的气短。

（三）个人史

是否吸烟及吸烟量。从事何种职业。吸烟是慢性支气管炎、COPD和肺癌的主要危险因素。职业性粉尘接触既是慢性支气管炎、COPD，又是肺尘埃沉着病和某些间质性肺疾病的危险因素，而这些疾病都可能表现为慢性咳嗽、咳痰。

二、查体要点

病史提示患者慢性支气管炎和COPD的可能性大，在对患者进行体格检查时应注意有无COPD相关体征，如呼吸频率是否加快，口唇是否发绀，是否为桶状胸，呼吸音是否延长，肺部有无干湿啰音，心界是否增大，心脏有无杂音，有无颈静脉曲张、肝大、双下肢水肿等。

临床场景 B

经过问诊、查体后，患者的病历资料补充如下。

1. **现病史** 患者5年前无明显诱因开始咳嗽、咳痰，多在晨起和吸烟后出现，偶有喘鸣，平时咳少量白色痰，感冒时痰量增多，有时咳黄色痰，无咯血，秋冬季节症状明显。1年前曾于某部队医院确诊为COPD，具体诊疗情况不详。近3个月因气温变化大，患者咳嗽、咳痰加重，伴呼吸困难，痰量比平时增多，痰色较黄，不易咳出，伴发热，体温最高达37.5℃，无胸痛、咯血，门诊予布地奈德福莫特罗吸入后效果不佳，为进一步治疗收入院。发病以来可平卧，无夜间憋醒情况，未发现下肢水肿和少尿现象，精神、睡眠、食欲欠佳，尿便正常，体重无明显改变。

2. **既往史** 有丙肝病史，否认鼻炎和皮疹史。

3. **个人史、家族史** 吸烟史10余年，平均1包/天。否认职业接触有害气体、粉尘史。父亲已故，有肺心病史。

4. **查体** T 37.5℃，P 102次/分，R 25次/分，BP 149/104mmHg。神志清楚。球结膜无充血、水肿，口唇发绀，无颈静脉曲张，气管位置居中。桶状胸，双侧触觉语颤对称，未触及胸膜摩擦感，双肺叩诊过清音，双肺呼吸音低，呼气延长，双肺散在哮鸣音，双下肺可闻及湿啰音。心界不大，心律齐，HR 102次/分，各瓣膜区未闻及杂音。腹平软，肝脾未及。双下肢无水肿，未见杵状指（趾）。

请为患者完善必要的辅助检查。

三、辅助检查选择

（一）实验室检查

1. 血常规、C反应蛋白（C-reactive protein，CRP）、血清降钙素原（procalcitonin，PCT）了解有无感染，有助于判断此次急性加重是否由感染诱发。

2. 痰涂片、痰培养 明确感染的病原体。疑有病毒感染，可选做病毒学检测。疑有真菌感染，可做痰真菌涂片、痰深部真菌培养、血β-D-葡聚糖试验（β-D-glucan test，G test，G试验）、半乳甘露聚糖抗原试验（galactomannan antigen test，GM test，GM试验）。

3. 动脉血气分析 首先表现为轻中度低氧血症，发生Ⅰ型呼吸衰竭。随疾病进展，低氧血症逐渐加重，合并高碳酸血症，发生Ⅱ型呼吸衰竭。COPD急性加重期，更易发生低氧血症和CO_2潴留。

（二）肺功能检查

稳定期肺通气功能检查表现为使用支气管舒张剂后支气管舒张试验阴性且第1秒用力呼气容积（forced expiratory volume in one second，FEV_1）/用力肺活量（forced vital capacity，FVC）＜70%。同时，根据FEV_1占预计值百分比、GOLD分级可评估气流受限的严重程度。

（三）影像学检查

1. X线胸片 COPD早期X线胸片无异常变化。随疾病进展，可出现肺纹理增粗、紊乱等非特异性改变，也可出现肺气肿。X线胸片对COPD诊断的特异性不高，但对于与其他肺疾病进行鉴别具有重要价值。

2. 胸部CT 一般不作为常规检查。高分辨率CT（high resolution CT，HRCT）对于辨别小叶中央型或全小叶型肺气肿及确定肺大疱的大小和数量有很高的敏感性和特异性，也可用来判断是否存在支气管扩张。

3. 心脏超声、心电图　明确有无心血管疾病引起的呼吸困难，有无慢性肺源性心脏病。

临床场景 C

完善相关检查后，患者的病历资料补充如下。

1. 血常规　WBC 11.85×10^9/L，NEUT% 86.8%，EOS% 0.8%，RBC 5.32×10^{12}/L，Hb 160g/L，PLT 195×10^9/L。

2. 痰涂片、痰培养　均为阴性。

3. 动脉血气分析［吸入氧浓度（fraction of inspiration oxygen，FiO_2）21%，T 36.5℃］　pH 7.42，动脉血氧分压（arterial partial pressure of oxygen，PaO_2）54mmHg，动脉血二氧化碳分压（arterial partial pressure of carbon dioxide，$PaCO_2$）42mmHg，HCO_3^- 24.3mmol/L，BE -2.1mmol/L，氧合指数（oxygenation index，OI）257mmHg。

4. 肺功能　吸入支气管舒张药物（沙丁胺醇）15分钟后，FEV_1占预计值百分比26.5%，FEV_1/FVC 30.7%。支气管舒张试验阴性。

5. X线胸片　双肺纹理紊乱，肺气肿，双下肺渗出，考虑感染。

6. 二维超声心动图及彩色血流检查　正常。

四、诊断流程

（一）确定COPD

具有以下特点的患者应考虑COPD临床诊断：慢性咳嗽、咳痰、进行性加重的呼吸困难及有COPD的危险因素（即使无呼吸困难症状）。确诊需要进行肺功能检查，稳定期使用支气管舒张剂后FEV_1/FVC < 70%可确认存在不可逆的气流受限。

（二）病情评估和监测

1. COPD的严重程度应根据气流受限、临床症状、急性加重风险及合并症进行综合评估（图1-2）。

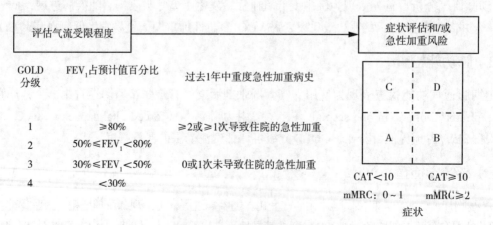

图1-2　COPD的综合评估

注：mMRC，改良呼吸困难指数；CAT，COPD评估测试。

2．COPD气流受限严重程度分级 稳定期在应用支气管舒张剂后FEV$_1$/FVC＜70%的患者，根据FEV$_1$占预计值百分比将COPD气流受限严重程度分为4级（表1-1）。

表1-1 COPD气流受限严重程度分级

GOLD肺功能分级	肺功能FEV$_1$占预计值百分比/%
1级（轻度）	≥80
2级（中度）	50～＜80
3级（重度）	30～＜50
4级（极重度）	＜30

3．COPD分期 按病程可分为稳定期和急性加重期。稳定期时COPD患者咳嗽、咳痰、气短等症状稳定或症状轻微。急性加重期时患者咳嗽、咳痰、呼吸困难比平时加重，或痰量增多，或咳黄色痰，需要改变用药方案。

（三）AECOPD病情严重程度评估

根据临床表现，AECOPD可分为3级（表1-2）。

表1-2 AECOPD的临床分级

项目	Ⅰ级	Ⅱ级	Ⅲ级
呼吸频率/(次·分$^{-1}$)	20～30	＞30	＞30
应用辅助呼吸肌群	无	有	有
意识改变	无	无	有
呼吸衰竭	无	有	有
低氧血症（鼻导管/文丘里面罩吸氧浓度）	28%～35%氧浓度，改善	28%～35%氧浓度，改善	低氧血症不改善，或＞40%氧浓度时改善
高碳酸血症	无	有，PaCO$_2$增加到50～60mmHg	PaCO$_2$＞60mmHg或存在酸中毒（pH≤7.25）
治疗	普通病房	普通病房	重症监护病房

（四）并发症的评估

1．呼吸衰竭 AECOPD时发生，症状明显加重，发生低氧血症和/或高碳酸血症，出现缺氧和二氧化碳潴留的临床表现。

2．自发性气胸 如有突然加重的呼吸困难，并伴有明显发绀，患侧肺部叩诊鼓音，听诊呼吸音减弱或消失，应考虑并发自发性气胸，通过X线胸片可以确诊。

3．慢性肺源性心脏病 COPD引起肺血管床减少及缺氧，导致肺动脉收缩和血管重塑，进而导致肺动脉高压，右心室肥厚扩大，最终发生右心功能不全。

4. 继发性红细胞增多症　慢性缺氧引起红细胞代偿性增多，以提高血氧含量和机体氧供。红细胞增多，全血容量相应增加，血黏度升高，从而引起头痛、头晕、耳鸣、乏力等症状，且易并发血栓栓塞。

病例诊断分析

　　根据中年男性，长期大量吸烟史，COPD家族史，慢性咳嗽、咳痰，进行性加重的活动后气促要考虑COPD诊断。稳定期复查肺功能，吸入支气管舒张剂后肺功能FEV_1/FVC 30.7%，＜70%明确气流受限的存在，系统回顾和X线胸片除外引起气流受限的其他疾病，可诊断COPD。肺功能FEV_1占预计值百分比26.5%，GOLD肺功能分级为4级；≥1次急性加重住院；改良呼吸困难指数（modified medical research council，mMRC）2分，可诊断为D组。患者本次就诊咳嗽增多，咳黄白痰，量增多，呼吸困难较前明显加重，并出现呼吸频率加快、口唇发绀、双肺散在呼气相哮鸣音等新的临床表现，需要增加治疗，可明确诊断为AECOPD。由此，可得出该患者的完整诊断。

　　主诊断：慢性阻塞性肺疾病急性加重

　　合并症：Ⅰ型呼吸衰竭

　　　　　　高血压1级　中危组

　　　　　　丙型病毒性肝炎

五、治疗

（一）稳定期治疗

1. 健康教育　戒烟是减慢肺功能损害最有效的措施，也是最难落实的措施。因职业或环境粉尘、刺激性气体所致者，应脱离污染环境。

2. 药物治疗

（1）支气管舒张剂

1）β_2受体激动剂：吸入短效β_2受体激动剂（short-acting beta2-agonist，SABA）主要有非诺特罗、特布他林、沙丁胺醇、左旋沙丁胺醇等，用于按需缓解症状，长期规律应用维持治疗的效果不如长效支气管舒张剂。长效β_2受体激动剂（long-acting beta2-agonist，LABA）主要有沙美特罗、福莫特罗、维兰特罗、阿福特罗，维持时间12小时；奥达特罗、茚达特罗，维持时间24小时，较SABA更好地持续扩张小气道，改善肺功能和缓解呼吸困难症状，可作为有明显气流受限患者的长期维持治疗药物。

2）抗胆碱药：吸入短效抗胆碱药（short-acting muscarinic antagonists，SAMA）主要有异丙托溴铵，起效较沙丁胺醇慢；氧托溴铵，对支气管平滑肌有较高的选择性，平喘作用更强，疗效持续7～8小时，不能通过血脑屏障，故无阿托品样中枢性副作用。长效抗胆碱药（long-acting muscarinic antagonists，LAMA）包括格隆溴铵、阿地溴铵，维持时间12小时；噻托溴铵、乌美溴铵、雷芬那辛，维持时间24小时。

3）甲基黄嘌呤类药物：代表药物是氨茶碱（溶液及片剂），可解除气道平滑肌痉挛，在我国COPD治疗中使用较为广泛。由于氨茶碱的有效治疗窗小，需要监测茶碱的血药浓度，每日使用极量为1.0g。

（2）吸入糖皮质激素（inhaled corticosteroid，ICS）：不推荐对稳定期COPD患者使用单一ICS，因单一应用ICS不能阻止COPD患者FEV_1降低及改善病死率。是否使用ICS，目前推荐条件为：①既往有COPD急性加重住院史。②每年有≥2次COPD中度急性加重。③血嗜酸性粒细胞≥300/μl。④有哮喘病史或并发哮喘。反复发生肺炎、血嗜酸性粒细胞＜100/μl和有分枝杆菌感染病史的患者不建议使用ICS。

目前，推荐长期吸入复合制剂维持治疗COPD，其中LABA/LAMA联合治疗可避免发生ICS相关肺炎、口腔真菌感染等的风险，ICS与LABA、LAMA等的联合制剂可减少系统性糖皮质激素使用造成的高血糖、骨质疏松、免疫下调等副作用，可增加运动耐量，减少急性加重频率，提高生活质量。LABA/LAMA的代表药物如福莫特罗/阿地溴铵、福莫特罗/格隆溴铵，维持时间12小时，茚达特罗/格隆溴铵、维兰特罗/乌美溴铵、奥达特罗/噻托溴铵，维持时间24小时；LABA/ICS的代表药物如福莫特罗/倍氯米松、福莫特罗/布地奈德、沙美特罗/丙酸氟替卡松，维持时间12小时；维兰特罗/糠酸氟替卡松，维持时间24小时；ICS/LABA/LAMA的代表药物如布地奈德/福莫特罗/格隆溴铵、倍氯米松/福莫特罗/格隆溴铵，维持时间12小时；氟替卡松/乌美溴铵/维兰特罗，维持时间24小时。

（3）祛痰药：痰不易咳出者可应用，可促进痰液溶解，有利于气道引流通畅。临床常用祛痰药物如氨溴索、标准桃金娘油，溶菌剂祛痰药物主要有N-乙酰半胱氨酸、羧甲司坦、厄多司坦等。

（4）免疫调节剂：如细菌溶解产物胶囊等，可能对于降低AECOPD的频率及减轻其严重程度具有一定作用。

（5）磷酸二酯酶4（phosphodiesterase 4，PDE-4）抑制剂：其主要作用是抑制细胞内环腺苷酸降解来减轻炎症。目前临床应用的选择性PDE-4抑制剂为罗氟司特，在亚洲人群中耐受性良好，可降低急性加重风险。

3. 氧疗 氧疗指征：①呼吸空气时PaO_2＜55mmHg或动脉血氧饱和度（arterial oxygen saturation，SaO_2）≤88%，有或没有高碳酸血症。②PaO_2 55～59mmHg，或SaO_2＜89%，并有肺动脉高压、右心衰竭或红细胞增多症（血细胞比容＞55%）。慢性呼吸衰竭的患者进行长期氧疗（long-term oxygen therapy，LTOT），可以延长患者的生存期，改善活动能力、睡眠和认知能力。LTOT一般经鼻导管吸入，流量1.0～2.0L/min，＞15h/d。

4. 康复治疗 包括健康教育、运动锻炼、营养支持、物理治疗和心理治疗等多方面措施。制订个体化的康复计划，可增强肺功能。

5. 疫苗 COPD患者每年秋季可注射当季流感疫苗1次，以减少AECOPD的严重程度。＞65岁或＜65岁且FEV_1占预计值百分比＜40%的患者可每5年注射1次肺炎球菌疫苗。

（二）急性加重期治疗

1. 明确AECOPD的诱因 AECOPD最常见的诱因是细菌或病毒感染，可根据患者的病情严重程度决定门诊或住院治疗。

2. 支气管舒张药 是AECOPD的一线基础治疗，用于缓解临床症状和改善肺功能；推荐优先选择单用SABA或联合SAMA吸入治疗。茶碱不推荐作为一线支气管舒张剂，病情改善不佳时可考虑和SABA、SAMA联合应用，但需要监测和避免不良反应。

3. 糖皮质激素　AECOPD住院患者需要在应用支气管舒张剂的基础上应用糖皮质激素（口服或静脉），推荐剂量为甲泼尼龙40mg/d，5天。与全身糖皮质激素相比，ICS的不良反应较轻，根据WISDOM研究，ICS可替代或部分替代全身糖皮质激素。

4. 抗菌药物　多数AECOPD是由细菌感染诱发，故抗菌药物在AECOPD的治疗中具有重要地位。患者合并脓性痰是应用抗菌药物的指征。住院患者应根据预计的病原菌及当地细菌耐药情况开始经验性抗感染治疗，选择抗菌药物抗菌谱应覆盖常见的病原体，如流感嗜血杆菌、肺炎链球菌、卡他莫拉菌、非典型菌（支原体、衣原体）、大肠埃希菌、肺炎克雷伯菌、铜绿假单胞菌等。常用抗菌药物如三代头孢、半合成青霉素等，包括β内酰胺类/β内酰胺酶抑制剂、大环内酯类或喹诺酮类。根据痰培养或血培养等病原菌的药敏结果调整抗菌药物。

5. 呼吸支持治疗

（1）氧疗：指征同稳定期。给氧途径包括鼻导管或文丘里面罩，采用控制性氧疗，吸入氧浓度为28%～30%，应避免吸入氧浓度过高引起二氧化碳潴留。

（2）无创机械通气（non-invasive mechanical ventilation，NIMV）、经鼻高流量氧疗：应用无创正压通气（non-invasive positive pressure ventilation，NPPV）或经鼻高流量氧疗可降低$PaCO_2$，减轻呼吸困难，从而减少有创机械通气的使用，缩短住院天数，降低病死率。急性加重患者经过最佳的药物治疗和氧疗后，有呼吸性酸中毒、pH＜7.36和$PaCO_2$＞6kPa（45～60mmHg）或严重呼吸困难持续存在，应使用NPPV。如果pH＜7.25，应做好插管准备。联合使用呼气相压力（expiratory positive airway pressure，EPAP）4～8cmH$_2$O和吸气相压力（inspiratory positive airway pressure，IPAP）10～25cmH$_2$O是治疗COPD最有效的模式。

（3）有创机械通气（invasive mechanical ventilation，IMV）：在积极药物治疗或NIV后，患者呼吸衰竭仍进行性恶化，出现危及生命的酸碱失衡、低氧血症和/或神志改变，宜用IMV。

6. 其他治疗措施　维持出入水量和血电解质平衡。注意补充营养，对于不能进食者，需经胃肠补充要素饮食或给予静脉高营养。对于卧床、红细胞增多症或脱水的患者，无论是否有血栓栓塞性疾病史，均须考虑使用低分子量肝素。积极排痰治疗。识别并治疗伴随疾病（冠心病、糖尿病等）及并发症（休克、弥散性血管内凝血、上消化道出血、肾功能不全等）。

病例治疗方案

> 1. 氧疗　鼻导管低流量（1～2L/min）持续吸氧，每天吸氧＞15小时，纠正低氧血症。
> 2. 使用支气管舒张剂治疗　吸入用复方异丙托溴铵溶液（含沙丁胺醇和异丙托溴铵）2.5ml，每日3次，雾化吸入。多索茶碱0.2g，每日2次，口服。
> 3. 抗感染　头孢哌酮钠舒巴坦钠3.0g，每日2次，静脉滴注。
> 4. 糖皮质激素　甲泼尼龙琥珀酸钠40mg，每日1次，5天。

六、医患沟通要点

（一）氧疗

1. 目的与益处　合理使用氧疗，长期家庭氧疗＞15h/d，可改善肺功能，减轻呼吸困难，增强活动耐力，提高生活质量。

2. 风险与不足　COPD患者若FiO_2过高，高碳酸血症的风险会明显升高，甚至会因呼吸中枢抑制而出现Ⅱ型呼吸衰竭，机械通气的需求和死亡的风险会升高。

（二）无创机械通气

1. 目的与益处　①改善氧合和急性呼吸性酸中毒。②降低呼吸频率和呼吸功，缓解呼吸困难。③减少呼吸机相关肺炎等并发症，缩短住院时间。④患者不需要插管或气管切开，舒适度相对较高。

2. 风险与不足　很大程度上取决于患者的配合度，有时无法准确地控制通气量，确保临床疗效；有时某些患者难以接受这种通气模式。

（三）有创机械通气

1. 目的与益处　确保患者获得有效的通气量，并在此基础上改善呼吸衰竭所导致的其他合并症。

2. 风险与不足　①呼吸道感染：特别是呼吸机相关肺炎（尤其是多重耐药菌流行时）。②血流动力学影响：胸腔内压力升高，心输出量减少，血压下降。③气压伤、容积伤、剪切伤。④长期使用造成呼吸机依赖，甚至撤机困难。

（四）糖皮质激素

1. 目的与益处　为减轻症状及降低未来急性加重风险，对于病情较严重（症状较多的D组患者）、急性加重风险较高（≥2次中重度急性加重或≥1次住院）、有哮喘病史或嗜酸性粒细胞计数升高患者应考虑使用糖皮质激素。

2. 风险与不足　①ICS：长期使用可能引起咽部不适、声音嘶哑、舌部及口腔念珠菌感染，升高肺炎发病率的风险。②全身糖皮质激素：长期大剂量应用可能加重骨质疏松症、关节痛、高血压、糖尿病、肥胖，甚至出现消化道溃疡、溃疡出血或穿孔。

（五）COPD的外科手术

1. 目的与益处　在稳定期，重症肺气肿、积极治疗无效的患者可考虑外科手术，改善肺功能，减轻呼吸困难。

2. 风险与不足　①手术风险（麻醉意外、感染、出血、脏器损伤等）。②手术过程中可能出现意外。③创伤较大，术后可能需要进入重症监护病房。④费用高昂。⑤术后并发症。

3. 沟通内容　手术必要性、手术时间、术式（肺大疱切除术、肺减容术、肺移植术）、手术最好结局与最坏结局及手术费用等。

出院医嘱

1. 戒烟　去除危险因素，延缓肺功能下降速度，是防治COPD的最基本措施。
2. 长期家庭氧疗　鼻导管低流量（1～2L/min）持续吸氧，每天吸氧>15小时。
3. 支气管舒张剂　茚达特罗/格隆溴铵吸入粉雾剂（110μg/50μg），每日1次，每次1吸。
4. 康复训练　可根据自己实际情况适当进行有规律的康复训练，如缩唇呼吸、呼吸操、步行等，改善呼吸功能，提高运动耐力。
5. 门诊定期复查　定期复查肺功能，监测病情，在医生指导下合理治疗。

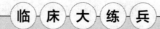

临·床·大·练·兵

1. 哪些症状、体征提示COPD病情危重？

2. AECOPD的治疗措施有哪些？如何使用糖皮质激素治疗？

3. AECOPD氧疗和无创通气的指征有哪些？

（杨　姣）

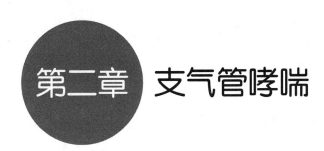

第二章 支气管哮喘

支气管哮喘（bronchial asthma）是一种由多种细胞及细胞组分参与的慢性气道炎症性疾病，临床表现为反复发作性喘息、气促，伴或不伴胸闷或咳嗽等症状，同时伴有气道高反应性和可变的气流受限，随着病程延长，可导致气道结构改变，即气道重塑。哮喘是一种异质性疾病，具有不同的临床表型。

临床场景 A

> 呼吸内科住院部
> 患者，女性，65岁。因"发作性喘息30年，加重3个月"入院。生命体征：T 36.2℃，P 74次/分，R 2次/分，BP 110/87mmHg。
> 请你接诊患者。

一、问诊要点

（一）现病史

1. 判断是否为支气管哮喘。

2. 诱因　环境因素包括变应原性因素，如室内变应原（如尘螨、家养宠物、蟑螂）、室外变应原（如花粉、草粉）、职业性变应原（如油漆、活性染料）、食物（如鱼、虾、蛋类、牛奶）、药物（如阿司匹林、抗菌药物）和非变应原性因素，如大气污染、吸烟、运动、肥胖等。

3. 症状　典型症状为反复发作性喘息、气促，伴有哮鸣音的呼气性呼吸困难。夜间及凌晨发作或加重是哮喘的重要临床特征。症状可在数分钟内发作，并持续数小时至数天，可自行缓解或经平喘药物治疗后缓解。有些患者尤其是青少年，其哮喘症状在运动时出现，称为运动性哮喘。临床上还存在没有喘息症状的不典型哮喘，以咳嗽为唯一症状的不典型哮喘称为咳嗽变异性哮喘（cough variant asthma，CVA）；以胸闷为唯一症状的不典型哮喘称为胸闷变异性哮喘（chest tightness variant asthma，CTVA）。哮喘的具体临床表现形式及严重程度在不同时间表现为多变性。

4. 伴随症状的特点　可伴有胸闷或咳嗽，严重发作时可并发气胸、纵隔气肿、肺不张；长期反复发作或感染可致慢性并发症，如慢性阻塞性肺疾病、支气管扩张症和慢性肺源性心脏病。

5. 诊治经过及疗效　本次入院前接受的诊断措施和结果，治疗的药物名称、剂量、时间和疗效。

6. 一般情况　精神、饮食、睡眠、尿便、体重。

（二）既往史

既往有无慢性支气管炎、COPD、支气管扩张症、间质性肺炎和肺源性心脏病等疾病，有无过敏史等。

二、查体要点

发作时典型的体征为双肺可闻及散在或弥漫性哮鸣音，呼气音延长。但非常严重的哮喘发作，哮鸣音反而减弱，甚至完全消失，表现为"沉默肺"，是病情危重的表现。未闻及哮鸣音不能排除哮喘。

临床场景 B

经问诊、查体后，患者的病历资料补充如下。

1. **现病史** 患者30年前无明显诱因出现发作性喘息，通常发生于每年6—9月，伴有胸闷、咳嗽，夜间容易发作，有时症状可自行缓解，未重视。3个月前喘息、胸闷症状较前加重，每周约发作3次，伴有大汗、心悸、乏力，影响活动和睡眠，于当地医院治疗未见明显好转。病程中患者精神、饮食、睡眠欠佳，尿便正常，近期体重无明显变化。

2. **既往史** 既往体健，否认高血压、糖尿病、冠心病等慢性疾病史。有20年过敏性鼻炎史，未予特殊治疗。

3. **查体** T 36.2℃，P 74次/分，R 20次/分，BP 110/87mmHg，SpO_2（未吸氧）85%。口唇轻度发绀，颈静脉无充盈。桶状胸，双侧肋间隙无增宽及变窄，双肺呼吸动度一致，语颤均等，双肺叩诊呈清音，双肺下界及肺下缘移动度正常，双肺可闻及弥漫性哮鸣音，呼气音延长，双下肺闻及湿啰音。HR 74次/分，律齐，各瓣膜听诊区未闻及心脏杂音。腹软，无压痛及反跳痛，肝脾肋下未及，肠鸣音正常。生理反射存在，病理反射未引出。

三、辅助检查

（一）外周血嗜酸性粒细胞计数

外周血嗜酸性粒细胞计数升高可作为判定以嗜酸性粒细胞为主的哮喘临床表型，以及评估抗炎治疗是否有效的指标之一。

（二）肺功能检查

1. **通气功能检测** 哮喘发作时呈阻塞性通气功能障碍表现，FVC正常或下降，FEV_1、FEV_1/FVC及最大呼气流量（maximal expiratory flow，MEF）（又称呼气流量峰值，peak expiratory flow，PEF）均下降，残气量及残气量与肺总量比值增大。其中以FEV_1/FVC＜70%或FEV_1占预计值百分比＜80%作为判断气流受限的最重要指标。

2. **支气管激发试验**（bronchial provocation test，BPT） 用于测定气道反应性。观察指标包括FEV_1、MEF等。适用于非哮喘发作期、FEV_1占预计值百分比＞70%患者的检查。结果判断与采用的激发剂有关，通常以使FEV_1下降20%所需吸入乙酰甲胆碱或组胺累积剂量或浓度来表示，如

FEV_1下降≥20%，判断结果为阳性，提示存在气道高反应性。

3. 支气管舒张试验（bronchial dilation test，BDT） 用于测定气道的可逆性改变。当吸入支气管舒张剂20分钟后重复测定肺功能，FEV_1较用药前增加≥12%，且其绝对值增加≥200ml，判断结果为阳性，提示存在可逆性气道阻塞。

4. MEF及其变异率测定 哮喘发作时MEF下降。MEF平均每日昼夜变异率>10%或MEF周变异率>20%，提示存在气道可逆性改变。

（三）X线胸片/胸部CT检查

哮喘发作时，X线胸片可见两肺透亮度增加，呈过度通气状态，缓解期多无明显异常。胸部CT在部分患者可见支气管壁增厚、黏液阻塞。

（四）特异性变应原及免疫球蛋白E检测

特异性变应原及免疫球蛋白E检测包括皮肤变应原点刺试验、吸入变应原试验及外周血特异性免疫球蛋白E（immunoglobulin E，IgE）检测，可明确患者的变应原。血清总IgE测定可作为重症哮喘患者使用抗IgE抗体治疗及调整剂量的依据。

（五）动脉血气分析

严重哮喘发作时可出现缺氧。由于过度通气可使$PaCO_2$下降，pH上升，表现为呼吸性碱中毒。若病情进一步恶化，可同时出现缺氧和CO_2滞留，表现为呼吸性酸中毒。当$PaCO_2$较前升高，即使在正常范围内也要警惕严重气道阻塞的发生。

（六）呼出气一氧化氮测定

呼出气一氧化氮（fractional exhaled nitric oxide，FeNO）测定可评估气道炎症和哮喘控制水平，也可用于判断吸入激素治疗的反应。FeNO>50ppb提示激素治疗效果好，<25ppb提示激素治疗反应性差，未经治疗的疑似哮喘患者FeNO处于低水平并不能除外哮喘诊断。

临床场景 C

完善相关检查后，患者的病历资料补充如下。

1. 血常规及感染相关蛋白 WBC $15.82×10^9$/L，NEUT% 82.80%，EOS% 0.1%，RBC $4.62×10^{12}$/L，Hb 147g/L，HCT 0.44L/L，PLT $258×10^9$/L，PCT<0.05ng/ml，CRP 5.67mg/L。

2. 肺功能检查 ①轻度阻塞性肺通气功能障碍。②用力呼气流量（forced expiratory flow，FEF）25/50/75、最大呼气中段流量（maximal mid-expiratory flow curve，MMEF）75/25降低，提示大小气道功能障碍。③通气储备功能（77%）中度降低。④呼吸总阻抗升高，气道总阻力、周边弹性阻力正常。⑤支气管舒张试验（+）（通过储物罐吸入沙丁胺醇400μg，15分钟后FEV_1和FVC较基线增加>12%，且绝对值增加>300ml）。

3. X线胸片/胸部CT 右肺上叶前段微结节，随诊（lung-RADS2）；双肺散在条索影。

4. 特异性变应原检测 对户尘螨、粉尘螨过敏，总IgE 751IU/ml。

5. 动脉血气分析 pH 7.49，氧分压（partial pressure of oxygen，PO_2）63mmHg，二氧化碳分压（partial pressure of carbon dioxide，PCO_2）33mmHg，SaO_2 95%，Ca^{2+} 1.14mmol/L。

四、诊断流程

（一）诊断标准

符合以下症状和体征，同时具备气流受限客观检查中的任何一条，并除外其他疾病所引起的喘息、气促、胸闷及咳嗽，可诊断为哮喘。

1. 典型哮喘的临床症状和体征

（1）反复发作性喘息、气促，伴或不伴胸闷或咳嗽，夜间及晨间多发。

（2）发作时双肺可闻及散在或弥漫性哮鸣音，呼气相延长。

（3）上述症状和体征可经治疗缓解或自行缓解。

2. 可变气流受限的客观检查

（1）支气管舒张试验阳性。

（2）支气管激发试验阳性。

（3）MEF平均每日昼夜变异率＞10%或MEF周变异率＞20%。

（二）不典型哮喘的诊断

1. 咳嗽变异性哮喘　咳嗽作为唯一或主要症状，无喘息、气促等典型哮喘的症状和体征，同时具备可变气流受限客观检查中的任何一条，除外其他疾病所引起的咳嗽，按哮喘治疗有效。

2. 胸闷变异性哮喘　胸闷作为唯一或主要症状，无喘息、气促等典型哮喘的症状和体征，同时具备可变气流受限客观检查中的任何一条，除外其他疾病所引起的胸闷。

（三）分期

1. 急性发作　指喘息、气促、咳嗽、胸闷等症状突然发生，或原有症状加重，并以呼气流量降低为其特征。

2. 慢性持续期　每周均有不同频率和/或不同程度地出现喘息、气促、胸闷、咳嗽等症状。

3. 临床控制期　是指患者无喘息、气促、胸闷、咳嗽等症状4周以上，1年内无急性发作，肺功能正常。

（四）分级

1. 严重程度分级

（1）可根据白天、夜间哮喘症状出现的频率和肺功能检查结果，将慢性持续期哮喘病情严重程度分为间歇状态、轻度持续、中度持续和重度持续4级（表2-1）。

（2）根据达到哮喘控制所采用的治疗级别来进行分级在临床实践中更实用。轻度哮喘：经过第1级、第2级治疗能达到完全控制；中度哮喘：经过第3级治疗能达到完全控制；重度哮喘：需要第4级或第5级治疗才能达到完全控制，或者即使经过第4级或第5级治疗仍不能达到控制。

2. 哮喘急性发作时病情严重程度分级（表2-2）　哮喘急性发作程度轻重不一，可在数小时或数天内出现，偶尔可在数分钟内即危及生命，故应对病情作出正确评估，以便给予及时有效的紧急治疗。

表2-1 慢性持续期哮喘病情严重程度分级

分级	临床特点
间歇状态（第1级）	症状＜每周1次 短暂出现 夜间哮喘症状≤每月2次 FEV_1占预计值百分比≥80%或MEF≥80%个人最佳值，MEF变异率＜20%
轻度持续（第2级）	症状≥每周1次，但＜每日1次 可能影响活动和睡眠 夜间哮喘症状＞每月2次，但＜每周1次 FEV_1占预计值百分比≥80%或MEF≥80%个人最佳值，MEF变异率为20%～30%
中度持续（第3级）	每日有症状 影响活动和睡眠 夜间哮喘症状≥每周1次 FEV_1占预计值百分比为60%～79%或MEF为60%～79%个人最佳值，MEF变异率＞30%
重度持续（第4级）	每日有症状 频繁出现 经常出现夜间哮喘症状 体力活动受限 FEV_1占预计值百分比＜60%或MEF＜60%个人最佳值，MEF变异率＞30%

表2-2 哮喘急性发作时病情严重程度分级

临床特点	轻度	中度	重度	危重度
气短	步行、上楼时	稍事活动	休息时	休息时，明显
体位	可平卧	喜坐位	端坐呼吸	端坐呼吸或平卧
讲话方式	连续成句	单句	单词	不能讲话
出汗	无	有	大汗淋漓	大汗淋漓
呼吸频率	轻度增加	增加	＞30次/分	＞30次/分
哮鸣音	散在，呼吸末期	响亮、弥散	响亮、弥散	减弱乃至无
脉率/(次·分$^{-1}$)	＜100	100～120	＞120	脉率变慢/不规则
奇脉	无，＜10mmHg	可有，10～25mmHg	常有，10～25mmHg（成人）	无，提示呼吸肌疲劳
最初支气管舒张剂治疗后MEF占预计值百分比或个人最佳值百分比/%	＞80%	60%～80%	＜60%或100L/min或药物作用时间＜2小时	无法完成检测
PaO_2/mmHg（吸空气）	正常	≥60	＜60	＜60
$PaCO_2$/mmHg	＜45	≤45	＞45	＜45
SaO_2/%（吸空气）	＞95	91～95	≤90	≤90
pH	正常	正常	正常或降低	降低

（五）哮喘的评估

评估患者的临床控制水平，评估患者有无未来急性发作的危险因素，哮喘的过敏状态及触发因素，药物使用情况，是否有合并症（哮喘常见合并症包括过敏性鼻炎、鼻窦炎、胃食管反流、肥胖、阻塞性肺疾病、支气管扩张症、阻塞性睡眠呼吸暂停低通气综合征、抑郁和焦虑等）。

病例诊断分析

本例患者以发作性喘息为主要临床表现，查体可闻及双肺哮鸣音、双下肺湿啰音，支气管舒张试验（＋），结合相关辅助检查，排除其他干扰因素后可以确诊哮喘；考虑患者为哮喘慢性持续期，依据患者目前的临床表现，暂无急性发作证据；依据相关检查结果，可明确患者的分期、分级为慢性持续期、轻度持续。由此，可得出该患者的完整诊断。

主诊断：支气管哮喘慢性持续期轻度持续

过敏性鼻炎

五、治疗

虽然目前哮喘不能根治，但长期规范化治疗可使大多数患者达到良好或完全的临床控制。哮喘治疗目标是长期控制症状，预防未来风险的发生，即使用最小有效剂量药物治疗或不用药物，患者可像正常人一样生活、学习和工作。

（一）确定并减少危险因素接触

部分患者能找到引起哮喘发作的变应原或其他刺激因素，脱离并长期避免接触这些危险因素是防治哮喘最有效的方法。

（二）药物治疗

1. 糖皮质激素　是目前控制哮喘最有效的药物。糖皮质激素通过作用于气道炎症形成过程中的诸多环节，有效抑制气道炎症。分为ICS、口服糖皮质激素（oral corticosteroid，OCS）和静脉糖皮质激素。①ICS：由于其局部抗炎作用强、全身不良反应少，已成为目前哮喘长期治疗的首选药物。通常须规律吸入1～2周或以上方能起效。长期较大剂量应用ICS（＞1000μg/d）者应注意预防全身不良反应。为减少大剂量ICS引起的不良反应，可采用低、中剂量ICS与LABA、白三烯调节剂或缓释茶碱联合使用。②OCS：常用泼尼松和泼尼松龙。用于ICS无效或需要短期加强治疗的患者。起始30～60mg/d，症状缓解后逐渐减量至≤10mg/d，然后停用或改用ICS。不主张长期OCS用于维持哮喘控制的治疗。③静脉糖皮质激素：重度或严重哮喘发作时应尽早给予静脉糖皮质激素。可选择琥珀酸氢化可的松，常用量100～400mg/d，或甲泼尼龙，常用量80～160mg/d。地塞米松因在体内半衰期较长、不良反应较多，应慎用。无糖皮质激素依赖倾向者，可在短期（3～5天）内停药；有糖皮质激素依赖倾向者，应适当延长给药时间，症状缓解后逐渐减量，然后改用OCS和ICS维持。

2. β_2受体激动剂　主要通过激动气道的β_2受体，舒张支气管，缓解哮喘症状。分为SABA（维持4～6小时）和LABA（维持10～12小时）。①SABA：为治疗哮喘急性发作的首选药物，常用药物有沙丁胺醇和特布他林，有吸入、口服和静脉三种制剂，首选吸入给药。吸入剂包括定量吸入气雾剂（metered dose inhalers，MDI）、干粉剂和雾化溶液。SABA应按需间歇使用，不宜长期、单一使用。②LABA：常用药物有沙美特罗和福莫特罗。LABA不能单独用于哮喘的治疗，目前常用ICS和LABA的联合制剂，包括氟替卡松/沙美特罗吸入干粉剂、布地奈德/福莫特罗吸入干粉剂。

3. 白三烯调节剂　通过调节白三烯的生物活性而发挥抗炎作用，同时可以舒张支气管平滑肌，是目前除ICS外唯一可单独应用的哮喘控制性药物，可作为轻度哮喘ICS的替代治疗药物和中、重度哮喘的联合治疗用药，尤其适用于阿司匹林哮喘、运动性哮喘和伴有过敏性鼻炎哮喘患者的治疗。常用药物有白三烯受体阻滞剂孟鲁司特。

4. 茶碱类药物　通过抑制磷酸二酯酶，提高平滑肌细胞内的环磷酸腺苷（cyclic adenosine monophosphate，cAMP）浓度，阻滞腺苷受体，增强呼吸肌的力量、气道纤毛清除功能等，从而起到舒张支气管和气道抗炎作用，是目前治疗哮喘的有效药物之一。①口服类：用于轻度至中度哮喘急性发作和哮喘的维持治疗，常用药物有氨茶碱和缓释茶碱，常用剂量为6～10mg/（kg·d），口服缓释茶碱尤其适用于夜间哮喘症状的控制。小剂量缓释茶碱与ICS联合是目前常用的哮喘控制性药物之一。②静脉类：氨茶碱首剂负荷剂量为4～6mg/kg，注射速度不宜超过0.25mg/（kg·min），维持剂量为0.6～0.8mg/（kg·h）。每日最大用量一般不超过1.0g（包括口服和静脉给药）。静脉给药主要用于重症和危重症哮喘。由于茶碱的"治疗窗"窄，以及茶碱代谢存在较大的个体差异，有条件的应在用药期间监测其血药浓度，安全有效浓度为6～15mg/L。

5. 抗胆碱药　通过阻断节后迷走神经通路，降低迷走神经张力而起到舒张支气管、减少黏液分泌的作用，但其舒张支气管的作用比β_2受体激动剂弱。分为SAMA（维持4～6小时）和LAMA（维持24小时）。SAMA主要用于哮喘急性发作的治疗，多与β_2受体激动剂联合应用。LAMA主要用于哮喘合并COPD及COPD患者的长期治疗。

6. 甲磺司特　是一种选择性辅助性T细胞（helper T cell，Th cell）2细胞因子抑制剂，可抑制白介素（interleukin，IL）-4、IL-5的产生和IgE的合成，减少嗜酸性粒细胞浸润，减轻气道高反应性。该药为口服制剂，安全性好，适用于过敏性哮喘患者的治疗。

7. 生物靶向药物　已上市的治疗哮喘的生物靶向药物包括抗IgE单克隆抗体、抗IL-5单克隆抗体、抗IL-5受体单克隆抗体和抗IL-4受体单克隆抗体，主要用于重度哮喘治疗。

8. 变应原特异性免疫疗法　通过皮下注射常见吸入变应原（如尘螨、豚草）提取液，可减轻哮喘症状和降低气道高反应性，适用于变应原明确，且在严格的环境控制和药物治疗后仍控制不良的哮喘患者。

（三）针对治疗

1. 哮喘急性发作期治疗　治疗目标是尽快缓解气道痉挛，纠正低氧血症，恢复肺功能，预防进一步恶化或再次发作，防治并发症。

（1）轻中度哮喘处理：①患者自我处理。SABA是缓解哮喘症状最有效的药物，可根据病情轻重每次使用2～4喷，一般间隔3小时重复使用，直到症状缓解。使用SABA时应同时增加控制药物（如ICS）的剂量，增加的ICS剂量至少是基础使用剂量的2倍。初始治疗1～2天自我评估治疗反应不佳，应及时到医院就诊。②医院处理。反复使用吸入SABA是治疗哮喘急性发作最有效的方法，在第1小时可每20分钟吸入4～10喷，随后根据治疗反应，轻度急性发作可调整为每3～4小时吸入2～4喷，中度急性发作每1～2小时吸入6～10喷。对SABA初始治疗反应不佳或在控制药物治疗基础上发生急性发作的患者，推荐使用泼尼松0.5～1.0mg/kg或等效剂量的其他全身糖皮质激素口服5～7天。症状减轻后迅速减量或完全停药。对于全身糖皮质激素有禁忌证的患者，如胃十二指肠溃疡、糖尿病等，可以给予糖皮质激素雾化溶液吸入治疗。

（2）中重度哮喘急性发作的处理：重度急性发作的患者应先进行自我处理，同时尽快到医院就诊。医院处理：①支气管舒张剂的应用。首选吸入SABA治疗。初始治疗阶段，推荐间断（每20分钟）或连续雾化给药，随后根据需要间断给药（每4小时1次）。重度患者还可以联合静脉滴注茶碱类药物治疗。一般氨茶碱每日剂量不超过0.8g。②全身糖皮质激素的应用。中重度哮喘急性发作应尽早使用全身糖皮质激素。口服激素吸收好，起效时间与静脉给药相近。推荐用法：泼尼松0.5～1.0mg/kg或等效的其他糖皮质激素。严重的急性发作患者或不宜口服糖皮质激素的患者，可以静脉给药。推荐用法：甲泼尼龙80～160mg/d，或氢化可的松400～1000mg/d分次给药。③氧疗。对于有低氧血症（氧饱和度＜90%）和呼吸困难的患者，可给予控制性氧疗，使患者的氧饱和度维持在93%～95%。急性重度和危重哮喘患者，应及时给予机械通气治疗，其指征主要包括意识改变、呼吸肌疲劳、$PaCO_2 \geq 45mmHg$等。患者缓解后出院时，应检查患者治疗依从性是否良好、是否能正确使用吸入药物装置，找出急性发作的诱因，给患者制订详细的长期治疗计划，适当地指导和示范，并给予密切监护、长期随访。

2. 哮喘慢性持续期的治疗　哮喘的治疗目标是达到哮喘症状的良好控制，维持正常的活动水平，同时尽可能减少急性发作的次数，降低肺功能不可逆损害和药物相关不良反应的风险。哮喘慢性持续期的治疗原则是以患者病情严重程度和控制水平为基础，选择相应的治疗方案。

（1）脱离变应原：采取环境控制措施，尽可能减少变应原或其他非特异刺激因素暴露，是防治哮喘最有效的方法。

（2）药物：①控制药物。需要每天使用并长时间维持的药物，包括ICS、全身糖皮质激素、白三烯调节剂、LABA、缓释茶碱、甲磺司特、色甘酸钠等。②缓解药物。又称急救药物，在有症状时按需使用，可迅速解除支气管痉挛，缓解哮喘症状。包括吸入和口服SABA、吸入抗胆碱药物、短效茶碱和全身糖皮质激素。

（3）制订并调整治疗方案：哮喘长期治疗方案分为5级（表2-3）。对于大多数未经治疗的持续性哮喘患者，初始治疗应从第2级方案开始；若初始评估提示哮喘处于严重未控制，治疗应从第3级方案开始；在两个相邻级别之间的，建议选择高的级别，以保证初始治疗的成功率。哮喘达到控制后并能维持至少3个月，且肺功能恢复并维持平稳状态，可考虑降级治疗。

表2-3　哮喘长期治疗方案

治疗方案	第1级	第2级	第3级	第4级	第5级
推荐选择控制药物	不需使用药物	低剂量ICS	低剂量ICS加LABA	中/高剂量ICS加LABA	加其他治疗，如OCS
其他选择控制药物	低剂量ICS	白三烯受体阻滞剂 低剂量茶碱	中/高剂量ICS 低剂量ICS加白三烯受体阻滞剂 低剂量ICS加茶碱	中高剂量ICS加LABA加LAMA 高剂量ICS加白三烯受体阻滞剂 高剂量ICS加茶碱	加LAMA 加抗IgE单克隆抗体 加抗IL-5单克隆抗体
缓解药物	按需使用SABA	按需使用SABA	按需使用SABA或低剂量布地奈德/福莫特罗或倍氯米松/福莫特罗		

3. 哮喘控制水平分级 ACT问卷可以帮助哮喘患者（12岁及以上）评估哮喘控制程度。

ACT问卷

1.在过去的4周内，在工作、学习或家中，有多少时候哮喘妨碍您进行日常活动？

A.所有时候（1分）

B.大多数时候（2分）

C.有些时候（3分）

D.很少时候（4分）

E.没有（5分）

2.在过去的4周内，您有多少次呼吸困难？

A.每天不止1次（1分）

B.每天1次（2分）

C.每周3～6次（3分）

D.每周1～2次（4分）

E.完全没有（5分）

3.在过去的4周内，因为哮喘症状（喘息、咳嗽、呼吸困难、胸闷或疼痛），您有多少次在夜间醒来或早上比平时早醒？

A.每周4次或更多（1分）

B.每周2～3次（2分）

C.每周1次（3分）

D.1～2次（4分）

E.没有（5分）

4.在过去的4周内，您有多少次使用急救药物治疗（如沙丁胺醇）？

A.每天3次以上（1分）

B.每天1～2次（2分）

C.每周2～3次（3分）

D.每周1次或更少（4分）

E.没有（5分）

5.您如何评估过去4周内您的哮喘控制情况？

A.没有控制（1分）

B.控制很差（2分）

C.有所控制（3分）

D.控制很好（4分）

E.完全控制（5分）

注：25分，在过去的4周内，哮喘已得到完全控制；20～24分，在过去的4周内，哮喘已得到良好控制，但还没有完全控制；低于20分，在过去的4周内，哮喘可能没有得到控制。

4. 重症哮喘的治疗 重症哮喘指在过去一年中，需要使用全球哮喘防治创议（Global Initiative for Asthma，GINA）建议的第4级或第5级哮喘药物治疗，才能维持控制或即使在上述治疗下仍表现为未控制。治疗包括几个方面。

（1）识别、去除诱发因素和治疗共患疾病，提高患者的依从性，使患者遵照哮喘行动计划规范用药，掌握正确的吸药技术。

（2）给予高剂量ICS联合/不联合OCS，加白三烯调节剂、抗IgE单克隆抗体联合治疗。

（3）药物治疗：包括ICS及OCS、LABA、白三烯调节剂、LAMA、缓释茶碱和大环内酯类药物等。①糖皮质激素：重症哮喘通常需要使用大剂量ICS，对于大剂量ICS维持治疗再联合其他控制药物仍未控制者，或反复急性发作的患者，建议加用OCS作为维持用药，推荐初始剂量为泼尼松片0.5～0.8mg/（kg·d），当哮喘症状控制并维持一段时间后，逐渐减少OCS剂量，并确定最低维持剂量（一般≤10mg/d）长期口服治疗。②抗IL-5单克隆抗体：抗IL-5单克隆抗体通过阻断IL-5的作用，抑制体内的嗜酸性粒细胞增多。③抗IL-5受体单克隆抗体：如贝那利珠单抗，直接作用于嗜酸性粒细胞表面的IL-5受体α，通过抗体依赖的细胞毒作用直接快速地清除嗜酸性粒细胞。④抗IL-4受体单克隆抗体：该药可减少口服激素用量，减少哮喘急性发作的次数，缓解症状和改善肺功能。⑤大环内酯类药物：第5级的成年哮喘患者经规范治疗后哮喘症状仍然不能控制，有条件的推荐使用大环内酯类药物治疗，可以减少哮喘急性发作的次数。

（4）支气管热成形术（bronchial thermoplasty，BT）：是一项在支气管镜下进行的非药物治疗技术，能够减少气道平滑肌的数量，降低其收缩力，改善哮喘控制水平，提高患者生活质量，并减少药物的使用。

病例治疗方案

1. 避免变应原暴露　是哮喘治疗的关键。

2. 药物治疗　倍氯米松、盐酸左沙丁胺醇雾化吸入解除支气管痉挛，以甲泼尼龙琥珀酸钠抗炎、抗过敏、解除痉挛，头孢曲松抗感染治疗，孟鲁司特钠用于预防支气管哮喘进一步加重，兰索拉唑肠溶片抑酸护胃对症治疗。出院带药：沙美特罗替卡松（每次500μg，早晚2次吸入），醋酸泼尼松片（每次8片，每日1次，口服，每3天后药量减1片，持续减量）。

3. 健康教育　注意休息，避免受凉，规律用药，加强营养，适量锻炼，定期呼吸科随诊，不适随诊。

（四）特殊类型哮喘

1. 咳嗽变异性哮喘　主要表现为刺激性干咳，通常咳嗽剧烈，夜间咳嗽为其主要特征。大多数患者ICS或ICS＋LABA治疗有效，治疗时间在8周以上，疗程则可以短于典型哮喘。部分患者停药后可以复发。

2. 胸闷变异性哮喘　这类患者以中青年多见，起病隐匿，胸闷可在活动后诱发，部分患者夜间发作较为频繁，常伴有焦虑，没有反复发作的喘息、气促等典型的哮喘表现。肺部听诊没有哮鸣音，具有气道高反应性、可逆性气流受限及典型哮喘的病理生理特征。治疗原则与典型哮喘治疗相同，并对ICS或ICS＋LABA治疗有效。

3. 围手术期哮喘　术前5～7天至术后7～12天发生的哮喘称为围手术期哮喘，其管理目标是降低围手术期哮喘急性发作的风险，降低麻醉、手术操作气道不良事件的风险。

4. 阿司匹林及药物诱发性哮喘　哮喘患者在服用阿司匹林数分钟或数小时后可诱发哮喘急性发作，这是对以阿司匹林为代表的非甾体抗炎药（non-steroidal anti-inflammatory drug，NSAID）的不耐受现象，称为阿司匹林性哮喘。应避免使用该类药物，治疗原则同典型哮喘，可优选白三烯调节剂。

5. 妊娠期哮喘　指妊娠期间出现的哮喘。治疗原则与典型哮喘相同，但药物选择需慎重。

6. 合并慢性阻塞性肺疾病　2014年，GINA和GOLD同时提出哮喘-慢性阻塞性肺疾病重叠综合征（asthma-COPD overlap syndrome，ACOS）的概念，以持续性气流受限为特征，同时伴有哮喘和COPD相关的临床特点。后改称哮喘－慢性阻塞性肺疾病重叠，其治疗推荐ICS/LABA/LAMA联合应用，同时应戒烟，进行肺康复治疗、疫苗接种和合并症治疗。

六、哮喘管理

尽管哮喘尚不能根治，但通过有效的管理可使哮喘病情得到理想的控制。避免变应原暴露是哮喘治疗的关键。哮喘管理的长期目标是达到良好的症状控制并维持正常活动水平，最大限度地降低哮喘急性发作、固定性气流受限和药物不良反应的风险。

七、预后

通过长期规范化治疗，儿童哮喘的临床控制率可达95%，成人可达80%。轻症患者容易控制；病情重，气道反应性升高明显，出现气道重构，或伴有其他过敏性疾病患者则不易控制。若长期反复发作，可并发慢性肺源性心脏病。

八、医患沟通要点

（一）激素抗炎

1. 目的与益处
（1）在长期药物治疗方案中，糖皮质激素是抑制气道内炎症最有效的药物。
（2）ICS的效果立竿见影，使用方便。
（3）哮喘患者越早开始吸入激素，越有利于改善肺功能。
2. 长期使用激素的风险与不足
（1）失眠，出现神经、精神症状。
（2）降低免疫力或免疫功能失调，易感冒，诱发肿瘤。
（3）诱发消化道溃疡，导致胃肠道出血。
（4）骨质脱钙：导致骨质疏松，出现骨、关节疼痛，颈椎、腰椎脱位，易发生骨质增生，骨折、股骨头坏死。
（5）钙、磷代谢紊乱，出现相应的疾病。
（6）升高血糖，诱发糖尿病。
（7）升高血压，加重心脏病。
（8）形成肾结石，损害肾功能。
（9）肾上腺组织萎缩，分泌功能下降，停药后出现一系列的阶段症状，加重病情。

（二）平喘

1. 目的与益处 舒张支气管，增强膈肌收缩，改善呼吸功能。
2. 氨茶碱（平喘代表药）的风险与不足
（1）升高血压，男性患者易出现尿潴留，女性患者易出现尿闭。
（2）失眠：导致自主神经紊乱，易出现神经、精神症状。

（3）导致心力衰竭，诱发心脏病。

（4）损害肾功能，出现尿毒症。

临·床·大·练·兵

1. 如果得了哮喘，是否会随着身体素质慢慢变好而不容易复发？

2. 为什么夜间哮喘频发？

（王旭明）

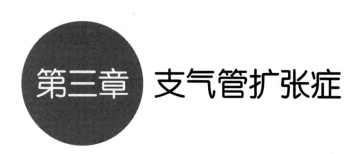

第三章　支气管扩张症

支气管扩张症（bronchiectasis）是各种原因引起的支气管病理性、永久性扩张，导致反复发生化脓性感染的气道慢性炎症。临床表现为持续或反复性咳嗽、咳痰，有时伴咯血，可导致呼吸功能障碍及慢性肺源性心脏病。主要致病因素为支气管感染、阻塞和牵拉，部分有先天遗传因素。患者多有麻疹、百日咳、肺结核或支气管肺炎等病史。

临床场景 A

呼吸与危重症医学科住院部

患者，男性，49岁。因"反复咳嗽、咳痰7年"入院。生命体征：T 36.1℃，P 94次/分，R 20次/分，BP 137/99mmHg。

请你接诊患者。

一、问诊要点

（一）现病史

1. 主要症状的缓解、加重　咳嗽、咳痰有无周期、规律性缓解或加重，症状加重、缓解有何诱因。

2. 主要症状的特点　痰的颜色、性状、量、气味，咳嗽的性质、频率。

3. 伴随症状的特点　详细地询问伴随症状（图3-1）有助于诊断的确定。

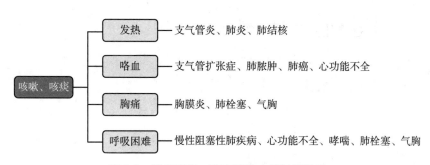

图3-1　常见咳嗽、咳痰伴随症状思维导图

4．本次入院前接受的治疗　药物名称、剂量、时间和疗效。

5．一般情况　精神、睡眠、尿便、体重。

（二）既往史

是否曾患有麻疹、百日咳、肺结核或支气管肺炎等疾病。

（三）个人史

有无长期抽烟史及毒物接触史。

二、查体要点

听诊闻及固定湿啰音是支气管扩张症的特征性表现，以肺底部最为多见，多自吸气早期开始，吸气中期最响亮，持续至吸气末。约1/3的患者可闻及哮鸣音或粗大的干啰音。有些患者可见杵状指（趾）。部分患者可出现发绀，晚期合并肺源性心脏病的患者可出现右心衰竭的体征。

支气管扩张症的主要症状为持续或反复性咳嗽、咳痰，当遇到此类患者，可参考图3-2进行查体。

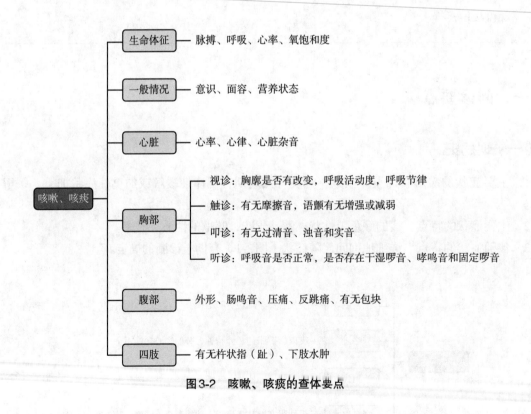

图3-2　咳嗽、咳痰的查体要点

临床场景 B

> 经过问诊、查体后，患者的病历资料补充如下。
>
> 1. 现病史 患者7年前无明显诱因出现咳嗽，饮酒或食物刺激后出现黄色脓性痰，每次1～2口，约5ml。病程中无发热，无胸闷、胸痛，无心悸、气促，无呼吸困难，患者未予重视。近期体检行胸部CT提示支气管扩张伴感染，遂至门诊就诊。发病以来，患者的精神、饮食、睡眠尚可，尿便正常，近期体重无明显变化。
>
> 2. 既往史 否认心脑血管、肾、内分泌系统等重要脏器基础疾病。
>
> 3. 个人史 否认职业接触有害气体、粉尘史，否认抽烟史。
>
> 4. 查体 T 36.1℃，P 94次/分，R 20次/分，BP 137/99mmHg，未吸氧状态下血氧饱和度96%。一般情况尚可，神志清楚，查体合作。球结膜无充血，无水肿，口唇无发绀，无颈静脉曲张，气管位置居中。无胸膜摩擦感，双肺叩诊清音，双肺呼吸音正常，左上肺可闻及湿啰音，余正常。心界不大，心律齐，HR 94次/分，各瓣膜区未闻及杂音。腹平软，肝脾未及。双下肢无水肿，未见杵状指（趾）。
>
> 请为患者完善必要的辅助检查。

三、辅助检查

（一）实验室检查

1. 患者基础情况评估 肝肾功能、电解质、血糖、血脂、凝血功能等。
2. 血常规、CRP 明确感染状况，评估疾病活动性。
3. 痰涂片、痰培养、呼吸道标本鉴定、G试验、GM试验、药敏试验 明确感染的病原菌，选用适当的抗菌药物治疗。
4. 动脉血气分析 评估患者肺功能受损状况，判断是否合并低氧血症和/或高碳酸血症。

（二）肺功能检查

患者肺功能表现为阻塞性通气功能障碍较为多见，气道激发试验证实存在气道高反应性，且存在弥散功能障碍，可作为患者肺功能评估的重要指标。

（三）影像学检查

1. X线胸片 疑诊支气管扩张症时应首先进行X线胸片检查。其敏感度及特异度均较差，难以发现轻症或特殊部位的支气管扩张症，但可与其他疾病进行快速鉴别。

2. 胸部HRCT 是确诊支气管扩张症的检查方法。支气管扩张症的胸部HRCT直接征象包括：①支气管内径/伴行肺动脉直径＞1。②从中心到外周，支气管未逐渐变细。③距外周胸膜1cm或接近纵隔胸膜范围内可见支气管影。间接征象包括：①支气管壁增厚。②黏液嵌塞。③呼气相CT发现"马赛克"征或"气体陷闭"。除此之外，该检查亦能鉴别其他肺部疾病。

3. 心脏超声 明确心脏结构、功能有无异常。

支气管扩张症的辅助检查可分为主要、次要检查，具体见表3-1。

表3-1　支气管扩张症的辅助检查

项目	影像学检查	实验室检查	其他检查
主要检查	X线胸片，胸部HRCT	血炎性标志物，血气分析，免疫球蛋白（IgG、IgA、IgM）和蛋白电泳，微生物学检查	肺功能检查
次要检查	鼻窦CT	血IgE，烟曲霉皮试，曲霉沉淀素，类风湿因子，抗核抗体，抗中性粒细胞胞质抗体，二线免疫功能检查，囊性纤维化相关检查，纤毛功能检查	支气管镜检查

四、诊断流程

1. 确定支气管扩张症。

2. 疾病严重程度的评价　根据最新支气管扩张症专家共识，制定了支气管扩张症严重程度指数及E-FACED评分进行严重度评估。支气管扩张症严重程度指数主要用于预测支气管扩张症患者未来病情恶化、住院、健康状况和死亡情况；E-FACED评分主要用于预测支气管扩张症患者未来急性加重次数和住院风险。

3. 临床分期的评估　支气管扩张症一旦确诊，需要根据患者的临床症状评估患者是否处于急性加重期。支气管扩张症急性加重表现为咳嗽加重、咳痰量增多、咳脓性痰、呼吸困难加重、乏力加重、咯血，这6项症状出现3项及以上，时间超过48小时（表3-2，表3-3）。

表3-2　支气管扩张症严重程度指数评分

指标	变量	评分/分
年龄/岁	＜50	0
	50～＜70	2
	70～＜80	4
	≥80	6
BMI/（kg·m⁻²）	＜18.5	2
	≥18.5	0
FEV$_1$占预计值百分比/%	＞80	0
	50～80	1
	30～＜50	2
	＜30	3
既往因病情加重住院	无	0
	有	5
既往1年内急性加重次数/次	0～2	0
	≥3	2
mMRC评分	0～Ⅱ	0
	Ⅲ	2
	Ⅳ	3
铜绿假单胞菌定植	无	0
	有	3
其他微生物定植	无	0

表3-3 E-FACED评分

指标	变量	评分/分
既往1年内至少1次因病情加重导致住院	无	0
	有	2
FEV$_1$占预计值百分比/%	≥50	0
	<50	2
年龄/岁	<70	0
	≥70	2
铜绿假单胞菌定植	无	0
	有	1
影像受累叶数	1~2	0
	>2	1
mMRC评分	0~Ⅱ	0
	Ⅲ~Ⅳ	1

注：总分为9分。

病例诊断分析

　　中年男性，有长期反复咳嗽、咳痰病史，胸部HRCT：双肺多发支气管柱状及囊状扩张伴左肺上叶舌段感染，双肺多发微小结节。影像学符合支气管扩张症，根据患者症状评估属于稳定期。由此，得出该患者的完整诊断。

　　主诊断：双肺支气管扩张症伴感染

五、治疗

（一）稳定期治疗

　　1. 祛痰　对于痰量多或排痰困难的患者，推荐行体位引流、拍背等方法辅助排痰。对于排痰困难、生活质量差及体位引流等效果不佳的支气管扩张症患者，可尝试长期使用祛痰药物。支气管镜检查治疗，可吸出脓性痰，可行肺泡灌洗液、支气管分泌物细菌学培养鉴定。

　　2. 抗菌药物治疗　支气管扩张症患者尤其注意是否存在铜绿假单胞菌感染，首次发现铜绿假单胞菌感染可以进行清除治疗，环丙沙星口服2周，序贯吸入抗菌药物治疗。对于每年急性加重≥3次的支气管扩张症患者，考虑长期（≥3个月）口服小剂量大环内酯类抗菌药物治疗，阿奇霉素、红霉素也可考虑使用。对于采取了最佳的基础治疗和针对性的病因治疗后仍有急性加重者；或者急性加重对患者的健康影响较大时，尽管急性加重<3次/年，也建议给予大环内酯类药物治疗。

　　3. 手术治疗　支气管扩张症合并大咯血内科治疗无效，可行支气管动脉栓塞止血。若止血失败，可行外科手术切除病灶。反复咯血、肺段性或局限肺叶性支气管扩张症患者，可考虑外科手术干预。对于70岁及以下、FEV$_1$占预计值百分比<30%，临床表现不稳定或迅速恶化，可考虑肺移植

治疗。

（二）急性加重期治疗

对于急性加重的患者，经验性抗菌药物治疗前送检痰培养加药敏试验，中重度患者的经验性用药可选用具有抗假单胞菌活性的抗菌药物治疗，如头孢哌酮舒巴坦、哌拉西林他唑巴坦等，并及时根据病原体检测及药敏试验结果和治疗反应调整抗菌药物的治疗方案。

（三）其他治疗

维持水和电解质平衡及营养支持。

> **病例治疗方案**
>
> 1. 祛痰　氨溴索注射液30mg，每日2次，静脉滴注；沙丁胺醇雾化吸入溶液3ml＋生理盐水6ml，每日2次，雾化吸入。
> 2. 抗感染治疗　哌拉西林舒巴坦注射液4.5g，每8小时1次，每日3次，静脉滴注。
> 3. 支气管镜检查、治疗及吸痰治疗。

六、医患沟通要点

（一）肺功能检查

1. 目的与益处　早期检出肺、呼吸道病变，与其他疾病相鉴别；有助于明确疾病的严重程度，并依据疾病严重程度制订相应的治疗方案。
2. 告知要点　尽量配合呼吸，调整饮食。

（二）手术治疗

1. 目的与益处　能够迅速明确支气管扩张咯血部位，迅速止血，防止患者因大量失血出现失血性休克。
2. 风险与不足　①手术相关风险。②术中可能出现无法完全止血部位，需要反复外科手术。③创伤性操作。④费用高昂。⑤术后相关并发症。
3. 沟通内容　手术必要性、手术时间、术式、术后可能出现的结局和手术费用等。

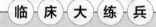

临·床·大·练·兵

支气管扩张症合并大咯血后下一步的处理方法有哪些，如何处理？

（李　薇）

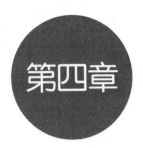 社区获得性肺炎

社区获得性肺炎（community-acquired pneumonia，CAP）是指在医院外获得的肺炎，也包括入院后48小时内出现的肺炎，是临床最常见的感染性疾病之一，也是世界范围内发病率和死亡率较高的疾病。

临床场景 A

呼吸与危重症医学科住院部

患者，男性，65岁。因"咳嗽伴发热2周"入院。生命体征：T 37.5℃，P 98次/分，R 30次/分，BP 123/91mmHg。

请你接诊患者。

一、问诊要点

（一）现病史

1. 起病的诱因　发病前是否有过度疲劳、淋雨、酗酒、上呼吸道感染史，是否接触过动物皮毛等有机粉尘。社区获得性肺炎常有一定的诱因，青壮年以受凉、劳累、酗酒为主要易感因素；老年人误吸较为常见，尤其是脑血管意外患者，青壮年醉酒后误吸也可导致吸入性肺炎；有出差或使用空调经历，要警惕军团菌肺炎；接触有机粉尘后可致过敏性肺炎。

2. 发热、咳嗽的特点　包括起病缓急，发热的程度，频度如何，是否有寒战，咳嗽是否伴咳痰或黄色痰，痰中是否带血丝，是否有异味。长期午后低热，起病缓慢提示肺结核；急起高热多见于大叶性肺炎；痰有臭味提示合并厌氧菌感染；干咳可见于支原体肺炎、间质性肺疾病等。

3. 伴随症状　有无胸痛、咯血、气短等其他呼吸道症状，有无皮疹、口腔溃疡、关节肿痛等提示风湿免疫系统疾病的症状，水样腹泻应怀疑军团菌感染，鼻窦炎、血尿提示血管炎性疾病。

4. 诊疗经过　入院前应用了哪些药物，效果如何。通过了解院外用药及疗效初步分析疾病的性质，如大环内酯类抗菌药物对支原体肺炎有效，过敏性肺炎用激素有效。

5. 一般情况　精神、睡眠、尿便、体重近期有无变化。

（二）既往史

既往有何疾病。是否有呼吸系统症状，是否患过麻疹、百日咳，是否经常患肺炎，有无免疫力

低下及先天性心脏病等，是否为过敏性体质，有无过敏性鼻炎。肺部反复感染可致支气管扩张症，过敏性体质易患哮喘、过敏性肺炎等。

（三）个人史

何种职业，近期有无到过特殊地区，周围是否有人患肺结核。职业接触有机粉尘可致过敏性肺炎，询问是否到过疫区可初步排除一些传染病，如禽流感、流行性出血热等。

二、查体要点

考虑患者呼吸系统感染可能性大，因此，对患者进行系统、全面的检查，同时应重点检查肺部体征，如肺部有无实变和啰音，胸膜有无摩擦感和摩擦音，特别是胸痛患者，如出现胸膜摩擦音等体征，更支持局部炎性渗出导致的胸膜炎性反应。咽部和扁桃体是否存在充血、增大和脓性分泌物等感染征象。鼻窦、腮腺、头颈和锁骨上浅表淋巴结也应快速检查，有利于排除其他鉴别诊断。

如果患者的临床情况较差，需要特别关注患者的体温、呼吸频率、脉搏和血压等生命体征，同时要注意观察患者的意识状态（如是否存在意识障碍）、呼吸困难的程度（有无三凹征）等情况。

临床场景 B

经过问诊、查体后，患者的病历资料补充如下。

1. 现病史　2周前患者无明显诱因出现阵发性咳嗽，咳少量黄白黏痰。伴发热，最高体温39.2℃，有畏寒。活动后感胸闷。无胸痛，无咯血。食欲减退。外院予阿莫西林克拉维酸钾注射抗感染治疗3天，体温下降，但咳嗽及胸闷呈加重趋势，遂来门诊就诊。门诊行胸部CT平扫提示两肺弥漫性病变，以肺部感染收入院。

2. 既往史、个人史　有高血压病史，口服缬沙坦片80mg/d。否认鼻炎和皮疹史，否认慢性肺部疾病史。吸烟史30余年，平均1包/天。否认接触有机粉尘史，否认结核等传染性疾病史。

3. 查体　T 37.5℃，P 98次/分，R 30次/分，BP 123/91mmHg。神志清楚，自主体位。口唇无发绀。颈软，气管居中，三凹征阴性。甲状腺未及肿大，浅表淋巴结未及。胸廓对称，无畸形，双肺叩诊清音，胸部听诊呼吸音粗，双下肺可闻及湿啰音。心界不大，HR 98次/分，律齐，各瓣膜听诊区未及杂音。腹平软，无压痛、反跳痛，肝、脾肋下未及肿大。双肾区无叩痛。双下肢无水肿。神经系统检查阴性。

请为患者完善必要的辅助检查。

三、辅助检查选择

（一）实验室检查

1. 血尿便常规。

2. 肝肾功能，电解质，血糖，红细胞沉降率（erythrocyte sedimentation rate，ESR），CRP，PCT，九项呼吸道感染病原体IgM抗体检测，凝血及纤溶，心肌酶，人类免疫缺陷病毒（human

immunodeficiency viru，HIV），结核感染T细胞斑点试验（T-SPOT），T淋巴细胞亚群。

3. 痰菌涂片，痰菌培养，抗酸染色，痰真菌检查，血液或胸腔积液细菌培养、药敏试验，明确病原体。必要时行支气管镜检查、支气管肺泡灌洗液（bronchoalveolar lavage fluid，BALF）、支气管分泌物培养鉴定。

4. 咽拭子（病原体核酸），尿抗原测定（肺炎链球菌、军团菌），协助明确病原体。

5. 动脉血气分析 住院患者均须行血气分析检查。

6. 分子生物学 聚合酶链反应（polymerase chain reaction，PCR）技术已经用于微生物学诊断，在流感病毒的诊断上发挥了重要作用。针对细菌的检查，已经采用包括16s rRNA的多重PCR和二代测序（next generation sequencing，NGS）技术。目前有少数实验室批准用于临床诊断，是不依赖于培养的快速实验室诊断的重要手段之一。

（二）影像学检查

X线胸片或胸部CT对肺炎的诊断有重要意义。对治疗无反应，怀疑有其他病变者，以及所有需要住院治疗的CAP患者，均需要进行影像学检查。有胸腔积液的患者需行胸腔积液B超。

临床场景 C

急诊完善相关检查后，患者的病历资料补充如下。

1. 急诊血常规 WBC 11.1×10^9/L，CRP 21.6mg/L，NEUT% 70.2%。

2. 急诊凝血及纤溶 D-二聚体0.79mg/L，B型钠尿肽、肌钙蛋白I未见明显异常。

3. 动脉血气分析（FiO_2 29%，T 38.9℃） pH 7.49，SaO_2 93%，$PaCO_2$ 33mmHg，PaO_2 56mmHg，OI 193mmHg。

4. 胸部CT平扫 两肺弥漫性斑片状渗出灶（图4-1），建议复查。

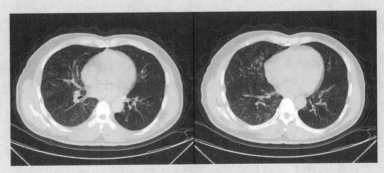

图4-1 急诊胸部CT平扫

5. 治疗经过

（1）急诊科：入院当天予头孢曲松静脉滴注抗感染，辅以镇咳化痰等对症处理。患者胸闷、气促逐渐加重，遂转至呼吸与危重症医学科住院。

（2）呼吸与危重症医学科

第1天：PCT 0.03ng/ml，WBC 14.2×10^9/L，CRP 5.9mg/L，NEUT% 65.8%，Hb 135g/L，PLT 180×10^9/L。予鼻导管吸氧（2L/min，静息状态下SpO_2 90%～93%），予头孢哌酮钠舒巴坦钠联合莫西沙星抗感染治疗。

第2天：血支原体抗体（IgM）阳性。复查血气分析：pH 7.43，PaO$_2$ 55mmHg，PaCO$_2$ 41mmHg。支气管镜检查：双侧各段管腔通畅，黏膜充血，多量脓性分泌物，以右下基底段明显。

第4天：HIV、T-SPOT、T淋巴细胞亚群、肝肾功能、电解质未见明显异常，痰菌涂片、痰菌培养、抗酸染色、痰真菌检查、血培养（－）。BALF：呼吸道标本培养、抗酸染色、GM试验均（－）。复查血气分析：pH 7.435，PaO$_2$ 74mmHg，PaCO$_2$ 39.6mmHg，患者氧合指数逐渐改善。

第5天：冷凝集素试验＞1∶256，血支原体抗体（IgM）阳性。考虑诊断支原体肺炎，遂停用头孢哌酮钠舒巴坦钠，继续予莫西沙星抗感染治疗。

第8天：复查胸部CT平扫示两肺弥漫感染性病变，较前有吸收（图4-2）。次日出院。

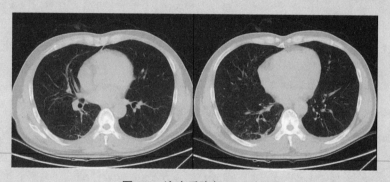

图4-2　治疗后胸部CT平扫

四、诊治流程

CAP的诊治思路：①判断是否存在CAP。②评估病情的严重程度，选择治疗场所。③推测可能的病原体及耐药风险。④合理安排病原学检查，及时启动经验性初始治疗。⑤动态评估治疗效果，调整或维持初始治疗方案。⑥治疗后随访，健康宣教。

（一）确定是否为CAP

1. 社区发病。

2. 肺炎相关临床表现　①新近出现的咳嗽、咳痰或原有呼吸道疾病症状加重，伴或不伴脓性痰、胸痛、呼吸困难及咯血。②发热。③肺实变体征和/或闻及湿啰音。④外周血WBC＞10×10^9/L或＜4×10^9/L，伴或不伴细胞核左移。

3. 胸部影像学　新出现的斑片状浸润影、叶或段实变影、磨玻璃影或间质性改变，伴或不伴胸腔积液。

符合1、3及2中任何1项，并除外肺结核、肺部肿瘤、非感染性肺间质性疾病、肺水肿、肺不张、肺栓塞、肺嗜酸性粒细胞浸润症及肺血管炎等后，可建立临床诊断。

（二）评估CAP的严重程度

目前，评估CAP严重程度采用的评估标准主要有美国胸科协会（American Thoracie Society，ATS）重症肺炎的诊断标准（表4-1）、肺炎严重程度指数（pneumonia severity index，PSI）和英国胸科学会CURB-65（confusion，urea nitrogen，respiratory rate，blood pressure，65 years of age and older）评分（表4-2）。例如，根据CURB-65评分标准，该患者年龄≥65岁，呼吸频率≥30次/分，评分为2分，需住院治疗。

表4-1　ATS重症肺炎的诊断标准

主要标准	次要标准
需要应用血管活性药物的感染性休克	R≥30次/分
需要行机械通气的呼吸衰竭	$PaO_2/FiO_2 \leqslant 250$
	多叶渗出性病灶
	神志不清
	氮质血症（BUN≥20mg/L）
	白细胞减少（WBC＜4×10^9/L）
	血小板减少（PLT＜100×10^9/L）
	低体温（T＜36℃）
	需要快速补液纠正的低血压

注：重症肺炎的标准为有1个主要标准或3个次要标准。BUN，血尿素氮。

表4-2　CURB-65评分

指标	评分/分
意识障碍	1
尿素氮＞7mmol/L	1
呼吸频率＞30次/分	1
收缩压＜90mmHg或舒张压≤60mmHg	1
年龄≥65岁	1

注：0～1分患者门诊治疗，2分患者住院治疗，≥3分患者需进入重症监护病房（intensive care unit，ICU）治疗。

然而，对于是否需要入住ICU，PSI和CURB-65评分均不能准确判断。急症患者如有败血症休克或呼吸衰竭显然是入住ICU的指征。已有各种指标用来识别最可能出现早期恶化的患者。CAP早期恶化的危险因素包括多肺叶浸润、低白蛋白血症、严重低氧血症（动脉血氧饱和度＜90%）、中性粒细胞减少、严重酸中毒（pH＜7.3）、血小板减少、意识障碍、低钠血症、严重呼吸困难（R＞30次/分）和低血糖。

（三）CAP常见病原体

CAP的病原体范围非常广，包括细菌、真菌、病毒和原虫。新发的病原体包括嗜肺病毒、引起急性呼吸窘迫综合征和中东呼吸综合征的冠状病毒，以及社区获得性耐甲氧西林金黄色葡萄球菌（methicillin-resistant staphylococcus aureus，MRSA）。绝大多数CAP是由一些常见病原体引起的（表4-3）。

表4-3 社区获得性肺炎的病原体

患者分类	常见病原体
门诊患者	肺炎链球菌
	肺炎支原体
	流感嗜血杆菌
	肺炎衣原体
	呼吸道病毒①
普通病房患者	肺炎链球菌
	肺炎支原体
	肺炎衣原体
	流感嗜血杆菌
	军团菌属
	呼吸道病毒①
ICU患者	肺炎链球菌
	金黄色葡萄球菌
	军团菌属
	革兰阴性杆菌
	流感嗜血杆菌

注：①呼吸道病毒包括流感病毒A和B、人嗜肺病毒、腺病毒、呼吸道合胞病毒、副流感病毒。
病原体按频率降序排列。

尽管有详尽的病史、体格检查及常规影像学检查，CAP的病原学诊断仍难以预测，一半以上的病例不能诊断病原体。然而，可从流行病学及危险因素推测某些可能的病原体（表4-4）。

表4-4 流行病学因素提示社区获得性肺炎可能的病原体

流行病学因素	可能的病原体
酗酒	肺炎链球菌、口腔厌氧菌、肺炎克雷伯菌、不动杆菌属、结核分枝杆菌
COPD和/或吸烟	流感嗜血杆菌、铜绿假单胞菌、军团菌属、肺炎链球菌、卡他莫拉菌、肺炎衣原体
结构性肺病（如支气管扩张症）	铜绿假单胞菌、洋葱伯克霍尔德菌、金黄色葡萄球菌
痴呆、脑卒中、意识模糊	口腔厌氧菌、革兰阴性肠道细菌
肺脓肿	CA-MRSA、口腔厌氧菌、地方性真菌、结核分枝杆菌、不典型分枝杆菌
俄亥俄州或圣劳伦斯河谷旅游	荚膜组织胞浆菌
美国西南部旅游	汉坦病毒、球孢子菌属
东南亚旅游	类鼻疽伯克霍尔德菌、禽流感病毒
前2周入住酒店或游轮	军团菌属
地方流感流行	流感病毒、肺炎链球菌、金黄色葡萄球菌
蝙蝠或鸟类接触史	荚膜组织胞浆菌
鸟类接触史	鹦鹉热衣原体
兔子接触史	土拉弗朗西斯菌
绵羊、山羊、分娩猫接触史	贝纳特立克次体

（四）CAP经验性抗感染治疗方案

1. 门诊患者 口服新大环内酯类（阿奇霉素、克拉霉素等）/多西环素，口服氟喹诺酮类/β内酰胺类＋大环内酯类（存在并发症或具有耐药肺炎链球菌感染风险者）。

2. 住院患者 静脉应用氟喹诺酮类/β内酰胺类（头孢曲松、头孢噻肟、氨苄西林）＋大环内酯类。

3. ICU患者 静脉应用β内酰胺类（头孢曲松、头孢噻肟、氨苄西林）联合阿奇霉素或氟喹诺酮类。有假单胞菌感染风险者，如结构性肺病、糖皮质激素治疗（泼尼松＞10mg/d）、近1个月内广谱抗菌药物治疗＞7天、营养不良等，可静脉应用抗假单胞菌β内酰胺类（头孢吡肟、哌拉西林/他唑巴坦、头孢他啶、头孢哌酮/舒巴坦、碳青霉烯类）＋静脉应用抗假单胞菌喹诺酮类（环丙沙星、左氧氟沙星），或静脉应用抗假单胞菌β内酰胺类＋静脉应用氨基糖苷类＋大环内酯类/非抗假单胞菌喹诺酮类。

（五）病情评估

1. 治疗有效

（1）概念：治疗后体温下降，呼吸道症状改善，血WBC、CRP及PCT水平等下降，复查胸部影像示病灶有所吸收，临床一般情况改善，达到临床稳定，认为治疗有效。

（2）临床稳定的判定标准：体温≤37.8℃，心率≤100次/分，呼吸频率≤24次/分，收缩压≥90mmHg，血氧饱和度≥90%或动脉血氧分压≥60mmHg（无给氧）。

（3）后续处理：症状明显改善者可不考虑病原学结果，继续原有治疗。对达到临床稳定且可接受口服药物治疗的患者，改用同类或抗菌谱相近、致病菌敏感的口服制剂进行序贯治疗。

2. 治疗失败

（1）概念：患者对初始治疗反应不良，症状持续无改善，或一度改善又恶化，病情进展，出现并发症，甚至死亡。

（2）治疗失败的判定标准：①进展性肺炎，在入院72小时内进展为急性呼吸衰竭需要呼吸机支持或脓毒性休克。②对治疗无反应，不能达到临床稳定标准，需要更改抗菌药物，出现脓胸、迁徙性病灶等并发症。

（3）后续处理：①了解患者是否存在引流障碍及隐匿病灶。②追查病原学结果，调整抗菌药物。③完善相应检查，排除非感染性因素（如结缔组织血管炎相关疾病、肿瘤相关性疾病）。

3. 抗感染疗程 抗感染药物治疗一般可于热退2～3天且主要呼吸道症状明显改善后停药。通常轻、中度CAP患者疗程5～7天，重症及伴有肺外并发症患者可适当延长抗感染疗程。非典型病原体治疗反应较慢者疗程延长至10～14天。金黄色葡萄球菌、铜绿假单胞菌、克雷伯菌属或厌氧菌等容易导致肺组织坏死，抗菌药物疗程可延长至14～21天。总之，应视不同的病原体及病情严重程度进行抗感染治疗，不宜将肺部阴影完全吸收作为停用抗菌药物的指征。

（六）出院标准

患者诊断明确，经有效治疗后病情明显好转，体温正常超过24小时且满足临床稳定的其他4项指标，可以转为口服药物治疗，无进一步处理的并发症及精神障碍等情况时，可以考虑出院。

无基础疾病的CAP患者发热和白细胞增多通常在治疗2～4天恢复正常，实验室检查可能会持续稍长时间。胸部影像学恢复最慢（4～12周），时间长短取决于患者的年龄和肺部基础疾病。一旦患者的临床状况（包括并发症）稳定，可考虑出院。

出院后的居住地点（养老院、与家人共居、独居）是出院时机的重要考虑因素，尤其是老年患者。

（七）随访

对于住院患者，建议出院4～6周后随访影像学。如反复发生肺炎，尤其是同一部位的肺炎，需考虑肿瘤的可能。

病例诊断分析

患者发热伴咳嗽、咳痰、胸闷，听诊肺部有湿啰音，血白细胞计数明显升高，胸部CT示两肺弥漫性斑片状渗出灶。患者发病地点在社区，故考虑社区获得性肺炎的诊断。根据动脉血气分析，Ⅰ型呼吸衰竭诊断明确。由此，可得出该患者的完整诊断。

主诊断：社区获得性肺炎（重症）

　　　　Ⅰ型呼吸衰竭

病例治疗方案

1. 该患者社区获得性肺炎诊断明确，根据CURB-65评分，有入院治疗指征。

2. 根据患者的临床特征，初始经验性抗感染治疗选用头孢哌酮钠舒巴坦钠联合莫西沙星喹诺酮类以覆盖肺炎链球菌、非典型病原体、流感嗜血杆菌、卡他莫拉菌等常见病原体及铜绿假单胞菌、肺炎克雷伯菌等。

3. 初治72小时后评估疗效佳，结合痰培养及血清抗体结果，考虑支原体肺炎，停用头孢哌酮钠舒巴坦钠，继续莫西沙星治疗后患者症状明显好转。

五、医患沟通要点

（一）吸痰

1. 目的与益处　应用负压吸出口腔及气道痰液或将气道误吸入的呕吐物吸出，保持呼吸道通畅。

2. 风险与不足　①医院内感染风险。②呼吸功能中断。③吸痰后低氧血症。④呼吸道黏膜损伤。⑤气道痉挛。⑥诱发严重的心律失常。

（二）经支气管镜肺泡灌洗术

1. 目的与益处　清除呼吸道分泌物、痰栓及病原菌等，并实现对疾病的诊断与治疗。

2. 风险与不足　①可能诱发支气管痉挛或支气管哮喘发作。②可能造成原发感染病灶扩散或加重，出现发热、寒战。③在灌洗过程中，需充分抑制咳嗽反射，否则易引起支气管壁黏膜损伤及出血。

（三）经鼻高流量湿化氧疗

1. 目的与益处　具有普通鼻导管氧疗和面罩给氧所不具备的加温湿化、产生气道正压等效应，且输送氧体积分数更精确稳定，可有效改善急性Ⅰ型呼吸衰竭患者的舒适度和氧合指数。

2. 风险与不足　①腹胀。②误吸。③气压伤（如气胸）。④上呼吸道手术后应避免使用（气道高压可能导致静脉血栓栓塞发生）。

（四）无创/有创机械通气

患者出现呼吸衰竭，通气血流比例失调，难以纠正低氧血症，与家属沟通后，可行无创/有创机械通气，相关的获益和风险同慢性阻塞性肺疾病。

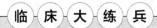

临 床 大 练 兵

1. 哪些体征有利于判定CAP的病情严重程度？

2. 如何确定CAP患者治疗的地点？如何识别CAP早期恶化的高危患者？

（杨　姣）

第五章 医院获得性肺炎

医院获得性肺炎（hospital acquired pneumonia，HAP）是指患者住院期间没有接受有创机械通气、入院时不存在，也不处于病原体感染潜伏期，而于入院48小时后在医院发生的肺炎。呼吸机相关肺炎（ventilator-associated pneumonia，VAP）是指气管插管或气管切开患者接受机械通气48小时后发生的肺炎，小于或等于4天出现的为早发VAP，大于或等于5天出现的为迟发VAP。机械通气撤机、拔管后48小时内出现的肺炎也属于VAP范畴。美国胸科协会曾提出医疗保健相关性肺炎（health care-associated pneumonia，HCAP）的概念，近来研究发现该分类不仅不能改善患者的生存率，还会增加抗菌药物不合理应用的风险。

临床场景 A

神经内科ICU

患者，男性，79岁。因"双侧硬膜下血肿术后4天，发热伴咳嗽、咳痰1天"入院。生命体征：T 37.8℃，P 95次/分，R 22次/分，BP 164/96mmHg。

请你接诊患者。

一、问诊要点

（一）现病史

1．患者行手术前、后的情况　术前患病时间、病情，有无呼吸道症状。术后有无长时间昏迷、误吸、切口感染等。了解这些情况可帮助判断发热、咳嗽、咳痰的可能原因。患者术前营养、精神状态亦决定预后。

2．手术过程如何　术中应用何种麻醉方式。通常全身麻醉须经口插管进行机械通气，对气道会有一定刺激，特别是年龄大和/或伴有呼吸系统基础疾病的患者。术式的选择、手术过程中生命体征的控制、术后局部处理均影响患者的一般状态，可能与肺部感染等有一定关系。

3．手术前后用药如何　主要关注抗菌药物应用是否合理，患者出现呼吸道症状后是否给予了相应的检查和处理。

4．发病以来体温如何　患者的热型如何，是否伴有寒战，是否应用了退热药，应用药物治疗后体温变化如何。感染程度和原因不同，热度和热型亦有所不同。

5．咳痰的性状和量如何　伴随咳嗽逐渐出现咳痰是感染的重要证据，如出现黄色痰更能提示存在细菌感染。

6. 是否存在其他呼吸系统症状 问诊同时明确是否有呼吸困难，是否有咯血或痰中带血、胸痛等症状。如患者术后或长期卧床后活动时出现咯血、胸痛，注意肺栓塞可能。

7. 一般情况 精神、睡眠、尿便、体重近期有无变化。

（二）既往史

既往有何疾病（慢性肺部疾病、糖尿病、恶性肿瘤、心功能不全等）。是否有呼吸系统症状。是否患过麻疹、百日咳、结核。是否经常患肺炎。是否有误吸、免疫功能受损、意识障碍、精神状态失常、颅脑等严重创伤、电解质紊乱、贫血、营养不良或低蛋白血症、长期卧床、肥胖等。主要询问既往是否有呼吸系统疾病史，如慢性支气管炎或支气管哮喘等。如存在基础疾病，手术时机体抵抗力下降，很容易合并呼吸道感染。

（三）个人史

吸烟史，饮酒史，疫苗接种史。

二、查体要点

考虑患者呼吸系统感染的可能性最大，在对患者进行系统全面检查的同时，应注意准确测量体温，肺部查体注意是否有啰音、时相及部位等。术后患者要特别注意手术部位有无红肿、化脓及局部压痛等。

临床场景 B

1. 现病史 患者为老年男性，2019年12月26日因双侧硬膜下血肿在外院行双侧额颞顶部慢性硬膜下血肿钻孔术，术后1天突发言语不清伴左上肢无力，行急诊头颅CT：两侧基底节及侧脑室旁腔隙性脑梗死可能，两侧额顶部硬膜下积液引流后改变。经神经内科医生会诊诊断为脑梗死，收入神经内科ICU，予降颅压、护胃、消肿、营养补液、控制血糖等治疗。入院第4天，患者无明显诱因出现发热，体温最高37.8℃，伴咳嗽，咳少量痰，痰不易咳出，无恶心、呕吐，予头孢他啶抗感染，祛痰等对症治疗。病程中饮食、睡眠可，尿便正常，近期体重无明显下降。

2. 既往史 既往有高血压、糖尿病病史多年，长期服用厄贝沙坦、氨氯地平、二甲双胍治疗。无COPD等其他呼吸系统疾病史，无结核、肝炎病史，无外伤史，无药物、食物过敏史。

3. 个人史 吸烟50余年，1包/日。无饮酒史。疫苗接种史不详。

4. 查体 T 37.8℃，P 95次/分，R 22次/分，BP 164/96mmHg，体重54kg。神志清楚，对答切题，精神欠佳，查体合作。头颅无畸形，手术部位敷料干燥清洁。双瞳孔等大等圆，直径约3mm，对光反射灵敏，眼球位置居中，活动自如。嗅觉正常，听力障碍。双侧鼻唇沟对称，无变浅或消失，口角不歪，舌伸居中。面部感觉正常，双侧对称。颈软，颈部未触及肿大淋巴结。双肺呼吸音粗，可闻及湿啰音。腹软未触及异常包块，无明显压痛，腹水征阴性，肠鸣音正常。左上肢肌力1级，右上肢肌力正常，双下肢肌力正常，四肢肌张力正常，四肢痛觉、深感觉正常，生理反射正常存在，双侧巴宾斯基征等病理征阴性。

请为患者完善必要的辅助检查。

三、辅助检查选择

（一）实验室检查

1. 常规检查 血气分析、血常规、肝肾功能、血糖、心肌酶、凝血功能、ESR、CRP、PCT、D-二聚体。

2. 病原体检查 九项呼吸道感染病原体IgM抗体检测、结核相关检查（必要时）、真菌抗原抗体检查、痰革兰染色、痰培养＋药敏试验、痰真菌培养（必要时）、痰抗酸染色（必要时）×3次、发热患者血培养＋药敏试验（必要时）×3次、支气管镜检查（必要时）、BALF、支气管分泌物培养鉴定。

（二）影像学检查

X线胸片或胸部CT对HAP的诊断特异性甚低，应注意排除肺不张、心力衰竭、肺水肿、基础疾病肺侵犯、药物性肺损伤、肺栓塞和急性呼吸窘迫综合征等。粒细胞缺乏、严重脱水患者并发HAP时，X线胸片可阴性，肺孢子菌肺炎有10%～20%的患者X线胸片完全正常。

临床场景 C

完善相关检查后，患者的病历资料补充如下。

1. 血常规 WBC 25.5×10^9/L（↑），PCT 7.39ng/ml（↑），NEUT% 92.60%（↑），Hb 118g/L，PLT 150×10^9/L。

2. 痰培养＋药敏试验 肺炎克雷伯菌（＋），具体结果见表5-1。

3. 动脉血气分析（吸氧3L/min） pH 7.35，SaO_2 94%，$PaCO_2$ 57mmHg，PaO_2 72mmHg。

表5-1 痰培养药敏结果

抗菌药物	结果	抗菌药物	结果
氨苄西林	R	头孢吡肟	S
氨苄西林/舒巴坦	S	头孢曲松	S
氨曲南	S	头孢他啶	S
超广谱β内酰胺酶	Neg	头孢替坦	S
丁胺卡那霉素	S	头孢喹啉	S
厄他培南	S	妥布霉素	S
呋喃妥因	I	亚胺培南	S
复方新诺明	S	左氧氟沙星	S
环丙沙星	S	庆大霉素	S
哌拉西林/他唑巴坦	S		

4. 胸部CT　双下肺炎症。

5. 治疗经过

第7天：患者体温最高38.5℃，无恶心、呕吐，仍咳嗽、咳痰，痰较多且稠。听诊双肺呼吸音粗，可闻及湿啰音。血常规：WBC 18.77×10⁹/L（↑），NEUT% 82.90%（↑），Glu 9.76mmol/L（↑）。请感染科医生会诊，暂时排除其他部位感染可能，考虑为医院获得性肺炎。根据药敏结果改用哌拉西林/他唑巴坦5g，q8h抗感染。

第9天：患者一般情况可，无发热，咳嗽、咳痰好转，听诊双肺呼吸音清，未闻及干湿啰音。血常规：WBC 11.36×10⁹/L（↑），NEUT% 73.90%（↑），PCT 0.68ng/ml（↑）。痰液送真菌涂片、痰液再次送细菌培养＋药敏试验。余治疗不变。

第11天：患者一般情况可，无发热，无咳嗽、咳痰，听诊双肺呼吸音清，未闻及干湿啰音。血常规无异常。痰涂片找真菌（霉菌、念珠菌）：未见。痰培养：未分离出致病菌。

第12天：患者一般情况可，神志清楚，无发热，无咳嗽、咳痰，听诊双肺呼吸音清，未闻及干湿啰音。复查血常规及PCT正常，准予出院。

四、诊治思路

第1步：依据症状、体征和影像学确定HAP/VAP的临床诊断是否成立，与其他发热伴肺部阴影的疾病进行初步鉴别，并评估病情的严重程度（是否合并脓毒症）、可能的病原体及其耐药危险因素。目前HAP/VAP尚无临床诊断的金标准。X线胸片或胸部CT显示新出现或进展性浸润影、实变影或磨玻璃影，加上下列3种临床表现中的2种或以上，可建立临床诊断：①发热，T＞38℃。②脓性气道分泌物。③外周血WBC＞10×10⁹/L或＜4×10⁹/L。

第2步：尽快采集呼吸道分泌物和血液标本送病原体及感染相关生物标志物检测，并立即开始经验性抗感染治疗。

第3步：48～72小时后对实验室检查结果和初始抗菌治疗反应进行再次评估，按不同情况分别处理：①临床显示早发性治疗反应，病原体培养获得有意义的阳性结果时，改为目标治疗（降阶梯）。②临床病情稳定、无脓毒症或病原体培养阴性时，试停抗菌药物进行观察。③临床病情无改善、病原体培养阳性时，应仔细评估阳性结果的临床意义（是否为致病菌，有无复杂菌感染），是否有并发症或其他部位感染，从而调整抗菌药物的治疗方案。④临床病情无改善、病原体培养阴性时，需要拓宽诊断思路，进一步完善病原学检测和非感染性病因的检查。

第4步：继续动态监测病情，观察感染相关生物标志物水平的变化，评估第3步中不同情况的处理结果，并确定抗菌药物治疗的疗程和其他后续处理。

五、病情严重程度和耐多药感染危险因素评估

HAP/VAP的病情严重程度评估对于经验性选择抗菌药物和判断预后有重要意义，但目前尚无统一标准。常用的病情严重程度评分系统有序贯器官衰竭评分（sequential organ failure assessment，SOFA）及急性生理与慢性健康Ⅱ评分（acute physiology and chronic health evaluation Ⅱ，APACHE Ⅱ）等。《中国成人医院获得性肺炎与呼吸机相关性肺炎诊断和治疗指南》（2018年版）指出，HAP

患者若符合下列任何一项标准，可考虑存在高死亡风险，视为危重症患者：①需要气管插管机械通气治疗。②感染性休克经积极液体复苏后仍需要血管活性药物治疗。

耐多药（multiple drug resistance，MDR）菌感染的危险因素：①近90天内接受过抗菌药物治疗或住院。②本次住院≥5天，或接受机械通气≥7天。③定期到医院静脉滴注药物或透析治疗。④居住在护理院或长期护理机构。⑤免疫抑制性疾病或免疫抑制剂治疗。⑥所在社区或ICU存在高频率耐药菌。

六、初始经验性抗菌药物的选择

有无MDR菌感染的危险因素及HAP病原学和耐药谱等流行病学资料是选择抗感染药物的基础。

1. 无MDR菌感染的危险因素、早发性HAP/VAP　常见病原体为肺炎链球菌、流感嗜血杆菌、对甲氧西林敏感的金黄色葡萄球菌和对抗菌药物敏感的肠杆菌科细菌（如大肠埃希菌、肺炎克雷伯菌、变形杆菌、沙雷菌等）。

初始经验性抗菌药物可选择头孢曲松、左氧氟沙星、莫西沙星、环丙沙星、氨苄西林、舒巴坦或厄他培南。

2. 有MDR菌感染的危险因素、迟发性HAP/VAP　常见病原体为铜绿假单胞菌、产超广谱β内酰胺酶（extended-spectrum β-lactamase，ESBL）的肺炎克雷伯菌、不动杆菌属等细菌。

初始经验性抗菌药物应选用抗假单胞菌头孢菌素（头孢吡肟、头孢他啶）、碳青霉烯类（亚胺培南、美罗培南），也可考虑使用β内酰胺类或β内酰胺酶抑制剂加抗铜绿假单胞菌氟喹诺酮药物（如环丙沙星），疑为MRSA感染时可用利奈唑胺或万古霉素。如肺炎克雷伯菌或不动杆菌属疑为产ESBL菌株，可考虑选用碳青霉烯类。如为嗜肺军团菌，联合用药方案中应包括大环内酯类或氟喹诺酮类，而不用氨基糖苷类。

七、抗感染治疗的疗效判断和疗程

1. 初步疗效判断　经验性治疗48～72小时应进行疗效评估。疗效判断需结合患者的临床症状和体征、影像学改变、感染标志物等实验室检查综合判断。如获得明确的病原学结果后，应尽早转为目标治疗或降阶梯治疗（由联合治疗转为单药治疗，或由广谱抗菌药物转为窄谱抗菌药物）。

2. 抗感染治疗的疗程　HAP/VAP的抗感染疗程一般为7天或以上。其长短取决于感染的病原体、严重程度、基础疾病和临床治疗反应。特殊病原体可适当延长疗程。流感嗜血杆菌疗程为10～14天，肠杆菌科细菌、不动杆菌疗程为14～21天，铜绿假单胞菌疗程为21～28天，金黄色葡萄球菌疗程为21～28天，其中MRSA可适当延长疗程。

3. 出院标准　①症状好转，生命体征平稳，体温正常超过72小时。②血WBC、CRP及PCT水平明显下降。

病例诊断分析

患者高龄，术后发生脑梗死，免疫力低下，且存在高血压、糖尿病基础疾病，以上均为该患者发生HAP的危险因素。住院期间未行有创机械通气，入院48小时后出现发热伴咳嗽、咳痰。听诊双肺有湿啰音。血白细胞计数、PCT水平明显升高。胸部CT示双下肺炎症。该患者结合病史，肺部湿啰音和胸部影像学提示双下肺炎症，在除外其他疾病的基础上，考虑医院获得性肺炎的临床诊断；痰培养提示肺炎克雷伯菌，提供病原学诊断。根据动脉血气分析，Ⅱ型呼吸衰竭诊断明确。余诊断根据现病史和既往史诊断明确。由此，可得出该患者的完整诊断。

主诊断：医院获得性肺炎

Ⅱ型呼吸衰竭

双侧硬膜下血肿术后

脑梗死

高血压2级 极高危组

2型糖尿病

病例治疗方案

1. 该患者没有MDR菌感染的危险因素，初始经验性抗菌药物可选择头孢他啶，主要针对革兰阴性菌（如大肠埃希菌、不动杆菌、克雷伯菌等），对铜绿假单胞菌有很强的活性。

2. 初始经验性抗菌治疗72小时后，患者临床症状无改善，血白细胞计数及体温不降，提示初始经验性抗感染治疗失败。初始治疗失败后，患者入院已超过5天，MDR菌感染风险增加，根据痰培养＋药敏结果，调整抗菌药物为广谱抗菌药物哌拉西林/他唑巴坦。

八、医患沟通要点

（一）吸痰术

1. 目的与益处　应用负压吸出口腔及气道痰液或将气道误吸入的呕吐物吸出，保持呼吸道通畅。

2. 风险与不足　①医院内感染风险。②呼吸功能中断。③吸痰后低氧血症。④呼吸道黏膜损伤。⑤气道痉挛。⑥诱发严重的心律失常。

（二）经支气管镜肺泡灌洗术

1. 目的与益处　清除呼吸道分泌物、痰栓及病原体等，并实现对疾病的诊断与治疗。

2. 风险与不足　①可能诱发支气管痉挛或支气管哮喘发作。②可能造成原发感染病灶扩散或加重，出现发热、寒战。③在灌洗过程中，需充分抑制咳嗽反射，否则易引起支气管壁黏膜损伤及出血。

（三）经鼻高流量湿化氧疗

同社区获得性肺炎。

（四）无创/有创机械通气

同慢性阻塞性肺疾病。

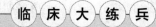

临·床·大·练·兵

1. HAP相关的危险因素有哪些？
2. HAP感染的主要病原菌有哪些？
3. HAP病原诊断的常用方法有哪些？

（杨 姣）

第六章 肺 脓 肿

肺脓肿（lung abscess）是由多种病因引起的肺组织化脓性病变。早期为化脓性炎症，继而坏死形成脓肿。通常由口腔污染物误吸入肺，机体免疫力低下及气道防御功能下降引起感染。根据发病原因及途径，肺脓肿可分为吸入性肺脓肿、血源性肺脓肿、继发性肺脓肿。吸入性肺脓肿可表现为高热、咳嗽、咳大量脓臭痰。也可由血流感染入肺，形成血源性肺脓肿，多有高热、寒战等中毒症状，少有脓性痰。原有肺部基础疾病及肺部邻近脏器感染（阿米巴肝脓肿等）可波及肺部，形成继发性肺脓肿。该病多发生于壮年，男性多于女性。体位引流及长疗程抗菌药物治疗有效。

临床场景 A

> 呼吸与危重症医学科住院部
>
> 患者，女性，40岁。因"咳嗽、咳脓臭痰1个月"入院。生命体征：T 36.8℃，P 80次/分，R 18次/分，BP 120/76mmHg。
>
> 请你接诊患者。

一、问诊要点

（一）现病史

1. **诱因** 近期有无淋雨受凉、皮肤破损、过度饮酒或使用镇静药物、头部损伤、脑血管意外、癫痫、咽部神经功能障碍、糖尿病昏迷或其他重症疾病导致吸入口咽分泌物。

2. **主要症状的特点** 咳嗽的性质，咳嗽出现的时间与节律（晨起或体位改变时加剧）；痰液的颜色、性状、量、气味及与体位的关系，咳出脓性痰后体温是否下降；体温变化情况，有无寒战。

3. **伴随症状的特点** 详细地询问伴随症状（图6-1）有助于诊断的确定。

4. **诊疗经过及疗效** 本次入院前是否至医院就诊，是否进行了药物治疗，治疗药物的名称、剂量、疗程和疗效。

5. **一般情况** 近期精神、饮食、睡眠、体重、尿便情况。

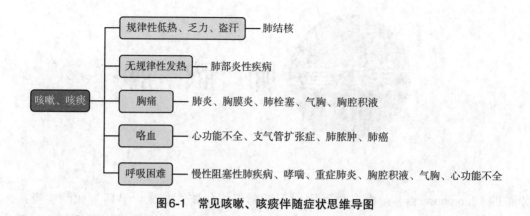

图6-1 常见咳嗽、咳痰伴随症状思维导图

（二）既往史

既往有无吞咽功能障碍、脑血管意外、口腔龋齿、肺部基础疾病、心脏基础疾病、其他系统感染性疾病，有无特殊药物使用史。

（三）个人史

吸烟史，有无粉尘、毒物接触史，有无静脉吸毒史，有无体内导管或金属置入史。

二、查体要点

咳嗽、咳痰的查体重点为明确胸部的阳性体征（图6-2）。

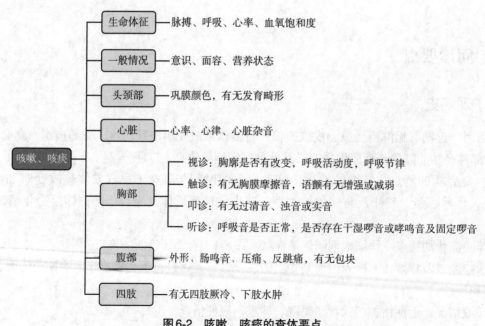

图6-2 咳嗽、咳痰的查体要点

临床场景 B

经过问诊、查体后，患者的病历资料补充如下。

1. 现病史 患者1个月前因受凉后出现阵发性咳嗽、咳白色脓性痰，痰液偶带血丝，有腥味，量中等。伴发热，偶有胸痛，为阵发性剑突下疼痛，1～2秒后可自行缓解，无放射痛。无发热、盗汗，无胸闷、气促，无夜间阵发性呼吸困难，无腹痛、腹胀，无尿频、尿急、尿痛等不适，至当地诊所就诊，口服抗菌药物（具体不详）治疗。自觉上述症状未见明显缓解。近1周来患者自觉咳嗽加重，痰多，咳脓臭痰，无发热、胸闷，无胸痛、呼吸困难等。发病以来，患者的精神、睡眠、食欲尚可，尿便正常，体重无明显改变。

2. 既往史 否认心脑血管、肺、肾、内分泌系统等重要脏器疾病及传染病史。

3. 个人史 否认吸烟史，否认毒物、粉尘接触史，否认静脉吸毒史，否认体内导管或金属置入史。

4. 查体 T 36.8℃，P 80次/分，R 18次/分，BP 120/76mmHg。神志清楚，呼吸正常。口唇无发绀，全身皮肤黏膜未见黄染，无颈静脉曲张，全身浅表淋巴结未触及肿大，气管位置居中。胸廓外形正常，双肺叩诊浊音，双肺呼吸音粗，可闻及干湿啰音。心界不大，心律齐，HR 80次/分，各瓣膜区未闻及杂音。腹平软，肝脾未及。双下肢无水肿，未见杵状指（趾）。

请为患者完善必要的辅助检查。

三、辅助检查选择

（一）实验室检查

1. 肝肾功能、电解质、血糖、血脂、凝血功能、心肌酶谱等。
2. 血常规、CRP、PCT。
3. 痰涂片、痰培养＋药敏试验、痰查抗酸杆菌、T-SPOT等。
4. 动脉血气分析。

（二）影像学检查

1. X线胸片 正侧位X线胸片可初步判断肺脓肿的情况，脓肿形成后可见典型的气-液平面脓腔。

2. 胸部CT CT对肺脓肿的诊断价值很高，可准确地定位及区别肺脓肿与其他肺部疾病。HRCT可发现体积较小的脓肿、空洞或典型的气-液平面脓腔影，并有助于CT引导下经皮穿刺肺脓肿引流术和外科手术治疗。

3. B超 周围型肺脓肿患者可选择B超检查探查胸腔积液及脓腔，可选择B超引导下经皮穿刺抽液引流和注入药物灌洗。

4. 支气管镜检查 支气管镜检查可观察支气管是否通畅，是否有脓性痰阻塞，可吸引支气管腔内脏性痰，可行BALF或支气管分泌物病原学培养。

临床场景 C

完善相关检查后，患者的病历资料补充如下。

1. 血常规、CRP、PCT　WBC $14.71 \times 10^9/L$，NEUT% 50.5%，RBC $4.51 \times 10^{12}/L$，Hb 140g/L，PLT $271 \times 10^9/L$，CRP 8.1mg/L，PCT 0.8ng/L。

2. 痰涂片、痰培养、T-SPOT　均阴性。

3. 血生化　未见明显异常。

4. 动脉血气分析（FiO_2 21%，T 36.8℃）　pH 7.35，PaO_2 97mmHg，$PaCO_2$ 31mmHg，HCO_3^- 21.3mmol/L，BE −1.5mmol/L，OI 461mmHg。

5. 胸部CT　①左肺肺脓肿，大小约3.8cm×3.8cm。②双肺纤维条索影。③双侧胸膜增厚。④左肺上叶尖后段肺大疱。

四、诊断流程

1. 根据实验室检查结果确定是否存在感染及确定病原学。

2. 根据影像学检查确定肺脓肿。

3. 并发症的评估

（1）脓肿侵犯到胸腔，可以出现脓胸、脓气胸，出现剧烈胸痛。

（2）如果出现胸膜破溃，会导致支气管胸膜瘘，引起频发性咳嗽、咳脓性痰。

（3）若感染加重引发菌血症，可导致患者出现感染性休克等。

病例诊断分析

患者为中年女性，有受凉病史，因"咳嗽、咳脓臭痰1个月"入院。自述咳出大量脓臭痰，入院后相关感染指标升高，胸部CT示左肺肺脓肿。由此，可得出该患者的完整诊断。

主诊断：左肺急性肺脓肿

五、治疗

急性肺脓肿的治疗原则主要是合理使用相应的抗菌药物进行抗感染治疗，稀释痰液，促进痰液排出，保持呼吸道通畅。若病情迁延不愈，可根据相应指征选择手术治疗。

1. 一般治疗　身体状况较好的患者可采取体位引流排痰，引流体位应使脓肿部位处于最高位，每日2～3次，每次10～15分钟。有明显痰液阻塞的患者，可行支气管镜冲洗并吸引痰液。对于脓性痰多且虚弱的患者，应做好监护，以免大量脓性痰涌出因无力咳出而导致窒息。伴有明显呼吸困难及患者高热、咯血时不宜进行体位引流。

2. 药物治疗　以抗感染治疗为主，疗程多为8～12周。

（1）吸入性肺脓肿多为混合性感染，以链球菌感染为主，青霉素常为首选药物。若青霉素疗效不佳或肺脓肿由对青霉素不敏感的脆弱拟杆菌感染引起时，可用林可霉素、克林霉素或甲硝唑口服或静脉滴注。

（2）急性血源性肺脓肿多为金黄色葡萄球菌感染，可选用耐青霉素酶的半合成青霉素，如苯唑西林钠，也可加用氨基糖苷类或第二代头孢菌素。MRSA感染需用万古霉素或替考拉宁。若为阿米巴原虫感染，则用甲硝唑。若为革兰阴性杆菌感染，可选用第二、三代头孢菌素，如头孢他啶、头孢哌酮、头孢曲松等，可联用氨基糖苷类抗生素，如庆大霉素、阿米卡星、妥布霉素等。若患者血细胞计数持续升高，病情加重，并发感染加重导致脓毒血症，可予碳青霉烯类药物治疗。

（3）痰液黏稠不易咳出者可使用祛痰药，使痰液变稀，黏稠度降低，易于咳出，也可行支气管镜检查吸引支气管腔内脓性痰。

（4）病灶为周围型肺脓肿，邻近胸壁，甚至形成脓胸时，可行B超或CT引导下脓腔穿刺引流。

3．手术治疗　肺叶切除：适应证为急性肺脓肿病程超过3个月，经内科治疗脓腔不缩小，或脓腔过大（5cm以上）不易闭合者，可切除病变部位所在肺叶。

病例治疗方案

1．抗感染　甲硝唑注射液每次0.5g，每日1次，静脉滴注；头孢他啶注射液每次2g，每日2次，静脉滴注。

2．对症支持治疗　维持水电解质平衡，营养支持。

六、医患沟通要点

（一）胸腔穿刺引流

1．目的与益处　①明确感染病原体。②抽取脓腔脓液，防止感染加重。③可通过穿刺对脓腔注射药物。

2．风险与不足　胸腔穿刺抽液或置管引流过程中可能损伤肋间血管、肺血管和肺，引起出血和气胸的危险；穿刺过程中可能会造成脓肿破裂，脓液流至其他地方造成感染加重。

（二）手术治疗

1．目的与益处　其他手段治疗效果不佳的患者可考虑使用，方法效果较为明显。

2．风险与不足　①麻醉意外。②诱发恶性心律失常及脏器功能急性衰竭。③大出血。④肺功能下降。⑤感染经手术切口扩散。

3．沟通内容　手术必要性、手术时间、手术方式、手术后可能出现的结局及手术费用等。

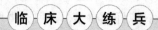

临 床 大 练 兵

1. 肺脓肿抗菌药物治疗疗程?

2. 肺脓肿咯血时如何处理?

3. 慢性肺脓肿时如何治疗?

（李　薇）

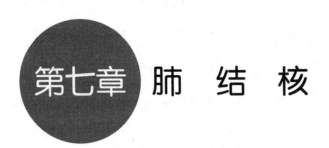

第七章 肺 结 核

肺结核（pulmonary tuberculosis）是一种由结核分枝杆菌感染引起的，严重危害人类健康的肺部慢性传染性疾病。其传染源为涂阳肺结核患者，及时确诊和彻底治愈肺结核患者是消除传染源、控制肺结核流行的最重要措施。近年来，全球范围内肺结核的发病率明显上升，是全球关注的公共卫生问题。1993年4月，世界卫生组织（World Health Organization，WHO）宣布"全球结核病处于紧急状态"，旨在唤起各国政府和国际组织的高度关注，共同遏制这一危机。

临床场景 A

呼吸与危重症医学科住院部

患者，男性，38岁。因"咳嗽、咳痰、咯血1个月，发热1周"入院。生命体征：T 37.5℃，P 99次/分，R 21次/分，BP 102/62mmHg。

请你接诊患者。

一、问诊要点

（一）现病史

1. 诱因　有无受凉淋雨、醉酒、熬夜劳累及久坐、肢体制动等情况。

2. 判断是否为咯血　①咯血是指喉及喉以下的呼吸道及肺任何部位的出血，经口咯出。需先询问出血前有无喉痒、胸闷、咳嗽等症状。②出血方式是咯出，还是呕出，或喷射状吐出。③出血的颜色是否为鲜红色，血中是否混有痰液或泡沫。④询问有无柏油样黑便、腹痛、腹泻等消化道症状。

3. 主要症状的特点　咳嗽的时间、规律及音色，痰液的性状、颜色、气味及量，咯血的量、颜色及性状，发热的热型、体温高峰、持续时间及退热方式等。

4. 伴随症状的特点　详细的伴随症状（图7-1，图7-2）询问有助于发热病因与咯血量的评估及其病因的确定。

5. 诊治经过及疗效　本次入院前接受的诊断措施和结果，治疗的药物名称、剂量、用法、时间和疗效。

6. 一般情况　近期精神、饮食、睡眠、尿便、体重的变化情况。

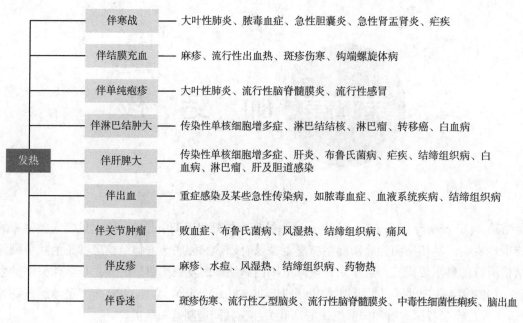

图7-1 常见发热伴随症状的思维导图

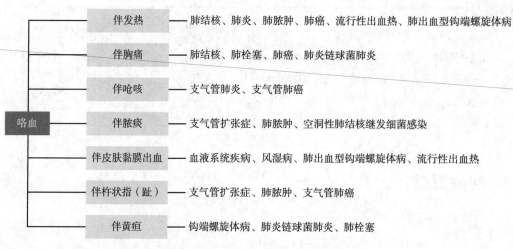

图7-2 常见咯血伴随症状的思维导图

（二）既往史

既往有无肺结核、糖尿病、结缔组织病、获得性免疫缺陷综合征等疾病，有无肺结核患者密切接触史。

二、查体要点

肺结核患者的体格检查需要兼顾有无肺结核播散的判断，以及查找有助于判断病因的重要阳性体征（图7-3）。肺结核体征多寡不一，取决于病变的性质和范围。病变范围较小时，可以没有任何体征。少数青少年女性患者可以有类似风湿热样体征，于四肢大关节附近间歇出现结节性红斑或环形红斑，称为结核性风湿症。

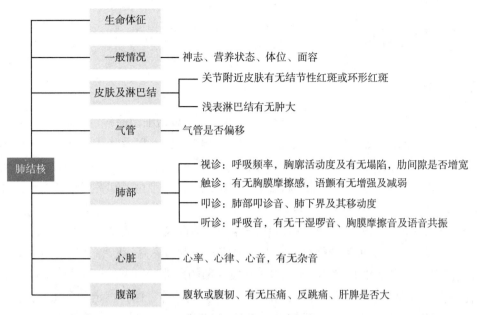

图7-3 肺结核的查体要点

临床场景 B

经过问诊、查体后，患者的病历资料补充如下。

1. 现病史 患者1个月前因劳累后出现咳嗽，咳白色黏痰，痰液易咳出，每日痰量约15ml。间断出现咯血，多为痰中带血，偶有整口鲜血，最多时每日咯血量约20ml。发热多为下午及夜间出现，最高体温38.6℃，持续1～2小时可自行降至正常。伴有食欲差、乏力、盗汗，无畏寒、寒战、胸痛及呼吸困难。曾在社区医院间断输液及口服药物治疗3周（用药为青霉素、头孢曲松、阿奇霉素，具体不详），仍有发热、咳嗽。病后精神、饮食差，睡眠欠佳，尿便正常，体重下降3kg。

2. 既往史 糖尿病病史3年，不规律服用二甲双胍、阿卡波糖，血糖控制不佳。

3. 个人史 吸烟20年，每日约20支。

4. 家族史 其父亲5年前曾患有肺结核，已治愈。

5. 查体 神志清楚，营养可，步态平稳，慢性病容。咽部无充血，双侧扁桃体无肿大，浅表淋巴结无肿大，四肢关节处皮肤无皮疹及红斑。气管居中，胸廓无畸形，肋间隙无增宽及缩窄，呼吸动度双侧对称，左下肺语颤减弱，无胸膜摩擦感，左下肺叩诊浊音，余肺叩诊清音，左下肺呼吸音减弱，左中下肺可闻及支气管呼吸音及湿啰音，左下肺语音共振减弱。HR 99次/分，律齐，未闻及杂音。腹软，无压痛、反跳痛，肝脾不大，移动性浊音阴性。双下肢无水肿。

请为患者完善必要的辅助检查。

三、辅助检查选择

（一）实验室检查

1. 结核分枝杆菌检查　是确诊肺结核最特异的方法，包括细菌涂片、培养和分子生物学检查。标本来源主要为患者的痰液、支气管冲洗液、BALF、胸腔积液，以及肺或支气管活检标本等。

（1）痰涂片检查：是最简单、快速且可靠的方法，但欠敏感，增加检查次数（连续检测≥3次）可提高检出率。常用方法为齐-尼（Ziehl-Neelsen）染色（抗酸染色）和荧光染色法。涂片上所见的病原菌数量反映了疾病的严重程度和传染性。

（2）分离培养＋药敏试验：结核分枝杆菌培养的敏感性较涂片镜检高，可直接获得菌落，便于与非结核分枝杆菌鉴别，也可为药敏试验和菌种鉴定提供菌株，是诊断肺结核的金标准。目前常用的方法为改良罗氏法和BACTEC法，前者结核分枝杆菌的培养费时2～6周，极不适应临床诊断的需要，后者2周左右即可获得结果，并可进行细菌初代分离培养、菌种鉴定和药敏试验。

（3）结核分枝杆菌分子生物学检测技术：PCR、宏基因组二代测序/病原体靶向测序、核酸指纹技术和核酸探针技术。

2. 免疫学检测　结核菌素纯蛋白衍生物（purified protein derivatite，PPD）、T-SPOT。

3. 其他实验室检查　血常规、感染相关蛋白（PCT和CRP）、红细胞沉降率、肝肾功能、尿酸等检查有助于了解是否伴有感染，判断疾病的活动性，检测药物的毒副作用等，但对肺结核的诊断作用有限。

（二）影像学检查

1. 胸部CT　是常规的首选方法。可发现早期轻微的病变，确定病变的范围、部位、形态、密度，病变与周围组织的关系及病变阴影的伴随影像。若病变发生在上叶尖后段、下叶背段和后基底段，呈多态性，即浸润、增殖、干酪、纤维钙化病变同时存在，则需考虑肺结核。

2. 超声　可用于探测胸腔有无积液及积液的定位。对于包裹性和少量胸腔积液，可行B超引导下胸腔穿刺引流。也可用于超声引导下经皮近胸膜肺内病变和胸膜病变的活检。

（三）电子支气管镜、胸腔镜或开胸活检

电子支气管镜检查常用于支气管结核和淋巴结支气管瘘的诊断。对于肺内病灶，可以采集分泌物或冲洗液标本做病原体检查，也可以行支气管肺活检。对于上述检查不能确诊的胸腔积液或肺内病灶，必要时可经胸腔镜或剖胸直视下活检。

临床场景 C

完善相关检查后，患者的病历资料补充如下。

1. 血常规　WDC 5.2×10^9/L，NEUT% 62%，Hb 125g/L，PLT 129×10^9/L。

2. 感染相关蛋白　CRP 35.4mg/L，PCT 0.28μg/L。

3. 血生化　GPT 26U/L，GOT 30U/L，Alb 36.5g/L，BUN 4.7mmol/L，SCr 89μmol/L，CK 121U/L，cTnI 0.02ng/dl，K^+ 4.05mmol/L，Na^+ 138mmol/L，Cl^- 99mmol/L，Glu 7.6mmol/L。

4. PPD（＋＋＋），T-SPOT（＋）。

5. 痰液3次查抗酸杆菌均（－），痰培养＋药敏试验（－）。

6. 胸部CT　左肺上叶舌段、下叶背段大片渗出性病变，局部纤维条索影形成，左侧肺门淋巴结钙化，左侧胸腔包裹性积液，纵隔淋巴结无肿大，心外形不大。

7. 胸部超声　左侧胸腔少至中等量积液，局部包裹，肺活动度较大，不适宜穿刺，未定位。

8. 电子支气管镜　镜下见左肺上叶舌段及下叶背段支气管局部黏膜色素沉着，余未见异常。左下肺背段肺活检病理结果提示上皮性肉芽肿性炎。BALF的ptNGS示人结核分枝杆菌138reads。

请完善患者的诊断并给予治疗。

四、诊断流程

（一）肺结核的诊断程序

肺结核的诊断程序见图7-4。

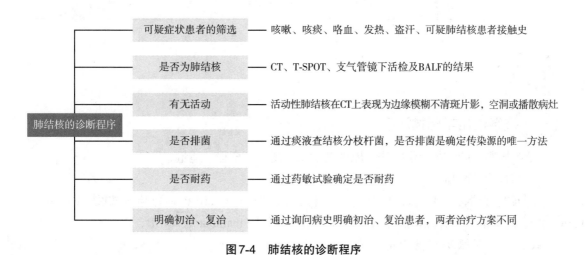

图7-4　肺结核的诊断程序

（二）肺结核的记录方式

按结核分类、病变部位、范围、痰菌情况、化疗史程序书写。如继发性肺结核（浸润性肺结核）左肺上叶舌段及左肺下叶背段涂（－），初治。也可在化疗史后按并发症、合并病、手术等顺序书写。

（三）肺结核的分类

1. 原发性肺结核
2. 血行播散性肺结核

3. 继发性肺结核

（1）浸润性肺结核。

（2）空洞性肺结核。

（3）结核球。

（4）干酪性肺炎。

（5）纤维空洞性肺结核。

4. 结核性胸膜炎

5. 其他肺外结核

6. 菌阴肺结核

病例诊断分析

　　患者因咳嗽、咳痰、咯血、发热入院。既往有糖尿病病史，免疫力低下易合并肺部感染，尤其是肺结核，且有可疑肺结核患者接触史。胸部CT提示存在结核好发部位的病灶，病灶呈多种病理形态。支气管镜下观察到支气管黏膜色素沉着，肺活检病理为上皮样肉芽肿性炎。BALF检测到人结核分枝杆菌的基因片段。由此，可得出该患者的完整诊断。

　　主诊断：继发性肺结核（浸润性肺结核）左肺上叶舌段及左肺下叶背段涂（－）BALF NGS（＋）初治

　　　　　　结核性渗出胸膜炎左侧涂（－）BALF NGS（＋），初治

　　　　　　低蛋白血症

五、治疗

（一）抗结核化学药物治疗

1. 治疗原则　肺结核化学疗法的原则是早期、规律、全程、适量、联合。

2. 抗结核化学药物

　　一线药物有异烟肼（Isoniazid，INH，H）、利福平（Rifampin，RFP，R）、吡嗪酰胺（Pyrazinamide，PZA，Z）、链霉素（Streptomycin，SM，S）、乙胺丁醇（Ethambutol，EMB，E）。

　　二线药物有对氨基水杨酸钠（Sodium Para-Aminosalisylate Acid，PAS，P）、卡那霉素（Kanamycin，KM）、阿米卡星（Amikacin，AMK）、卷曲霉素（Capreomycin，CPM）、左氧氟沙星（Levofloxacin，LVFX）、莫西沙星（Moxifloxacin）、丙硫异烟胺（Prothionamide，1321TH）和利福布汀（Rifabutin，RBT）。

3. 不同诊断的标准化学药物治疗方案

　　（1）初治涂阳肺结核（包括初治涂阴空洞性肺结核）：2S（E）HRZ/4HR，2S（E）HRZ/4H$_3$R$_3$，2S$_3$（E$_3$）H$_3$R$_3$Z$_3$/4H$_3$R$_3$，2S（E）HRZ/4HRE。

　　粟粒性肺结核（无结核性脑膜炎）时，可适当延长疗程，强化期3个月/巩固期6～9个月，总疗程9～12个月。不采用间歇治疗方案。

　　（2）初治涂阴肺结核：一般在涂阳治疗方案的强化期中减去SM或EMB，保留3种药物的治疗

方案，如2HRZ/4HR，$2H_3R_3Z_3/4H_3R_3$。

（3）复治肺结核：2HRZSE/1HRZE/5HRE，$2HRZSE/1HRZE/5H_3R_3E_3$，$2H_3R_3Z_3S_3E_3/1H_3R_3Z_3E_3/5H_3R_3E_3$。

4. 治疗过程中的监测和处理 抗结核化学药物治疗过程中的疗效监测可以通过临床观察、痰涂片、痰培养和X线胸片等进行。其中对患者进行痰涂片监测最为重要。一般必须在确诊时、强化期末、巩固治疗期中和治疗完成时检测痰涂片。大多数患者在强化期末痰涂片均能转阴，如果仍为阳性，可继续强化期相同药物再治疗4周，巩固期减少1个月，总疗程仍为6个月。

5. 全程督导化疗（directly observed treatment short-course，DOTS） 是指肺结核患者在治疗过程中，每次用药都必须在医务人员的直接监督下进行，因故未来用药时必须采取补救措施。

6. 特殊不良反应的处理 主要包括皮肤瘙痒、皮疹或肝炎等。出现皮肤瘙痒可先予抗组胺药物对症处理，部分患者症状可消失，但有一部分发展至皮疹，此时需停用抗结核药物，皮疹严重时予糖皮质激素治疗。大部分抗结核药物可产生肝损害，表现为厌食、黄疸和肝大，以INH、RFP和PZA最为常见。出现药物性肝炎时应停用抗结核药物，直至黄疸消退，给予保护肝脏治疗。

（二）其他治疗

除抗结核治疗外，肺结核的治疗还包括对症治疗、并发症的治疗、外科治疗和免疫治疗。肺外结核中毒症状较重，包括结核性胸膜炎胸腔积液难以吸收或结核性脑膜炎，可以在抗结核治疗的基础上适当给予糖皮质激素。出现咯血，建议给予止血治疗，大咯血时首选垂体后叶素治疗，但患者合并严重高血压、冠心病、心力衰竭及肺源性心脏病或妊娠时禁用垂体后叶素。免疫治疗可有一定的作用，主要药物有胸腺肽、母牛分枝杆菌疫苗、转移因子、IL-2和INF-γ。

> **病例治疗方案**
>
> 1. 一般治疗 左侧卧位休息，床旁备吸痰器，心电监护，开放静脉通道，清淡饮食，保持大便通畅，适当补液和保证足够热量。
>
> 2. 抗结核药物治疗 患者诊断为初治涂阴肺结核，给予2HRZ/4HR或$2H_3R_3Z_3/4H_3R_3$抗结核治疗方案，具体用法为异烟肼片0.3g，每晨1次；利福平胶囊0.45g，每晨1次；吡嗪酰胺片0.5g，每天3次。
>
> 3. 止血治疗 患者有间断咯血，每日咯血量约20ml，在抗结核治疗的基础上给予氨甲环酸或酚磺乙胺、蛇毒血凝酶等止血药物治疗。
>
> 4. 对症支持治疗 镇咳祛痰对症治疗，适当补液和补充热量。
>
> 5. 健康教育 鼓励患者戒烟戒酒，清淡饮食；咯血体位，防止大咯血窒息；不随地吐痰，注意咳嗽礼仪。

六、医患沟通要点

（一）支气管镜检查

1. 目的与益处 有助于明确诊断，进行肺活检和肺泡灌洗液的收集送检。发现呼吸道内出血部位，局部给予止血处理。非结核活动期，在支气管镜下发现气管或支气管中重度狭窄时，可行球囊扩张或放置支架。

2. 风险与不足　出血、气胸、发热、感染加重、麻醉药过敏、心律失常等风险。患者在电子支气管镜操作过程中，感觉恶心、咳嗽、胸闷等不适。

（二）抗结核药物治疗

1. 目的与益处　杀灭结核分枝杆菌，防止耐药菌的产生，防止结核病灶进一步破坏血管造成大出血。

2. 风险与不足　抗结核药物可能出现皮肤瘙痒、皮疹、肝损害、尿酸水平升高、球后视神经炎、胃肠道反应、精神异常及痛风性关节痛发作，长疗程服用抗结核药物，需患者及家属签字同意。

（三）一般处理的沟通

1. 交代患者需患侧卧位休息，防止大咯血窒息。
2. 保持大便通畅，清淡饮食。
3. 适当镇咳，禁用吗啡等药物。
4. 安抚患者，保持情绪稳定，适当镇静。
5. 需测血型，交叉配血，必要时输血。
6. 交代患者不随地吐痰，注意保持良好的咳嗽礼仪。

临 床 大 练 兵

1. 肺结核患者的临床表现不尽相同，但也有相同之处，如何根据患者的症状与影像学表现选择合适的进一步检查，如何留取痰液标本？

2. 如何明确诊断肺结核？如何判断肺结核是否具有活动性、耐药？

3. 诊断明确后如何选择治疗方案？

4. 咯血患者如何选择正确的体位有效防止大咯血窒息？大咯血如何处理？

（舒敬奎）

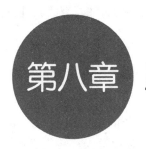

原发性支气管肺癌

原发性支气管肺癌（primary bronchogenic lung cancer）起源于支气管黏膜或腺体，简称肺癌（lung cancer）。在我国，肺癌是男性最常见的恶性肿瘤，在女性中也仅次于乳腺癌，为第二大恶性肿瘤。目前，我国肺癌的发病率及病死率仍在迅速增长，已居城镇人口死亡原因的首位。因此，对肺癌患者的规范化诊断及治疗至关重要。

临床场景 A

> 呼吸与危重症医学科病房
>
> 患者，男性，52岁。因"间断咳嗽、咳痰半年，咯血1周"入院。生命体征：T 36.7℃，P 76次/分，R 18次/分，BP 126/82mmHg。
>
> 请你接诊患者。

一、问诊要点

（一）现病史

1. 咳嗽的性状。刺激性干咳，多见于肺癌；肺结核时，咳痰量较少；支气管扩张症患者常咳大量脓性痰，伴或不伴咯血；肺脓肿时咳脓痰、带臭味。

2. 询问咳嗽持续时间，有无诱发及加重因素，是否与体位有关，是否伴随上呼吸道黏膜卡他症状，是否有反酸、胸骨后烧灼感等消化系统症状，注意与引起慢性咳嗽的相关疾病进行鉴别。

3. 咯血的量、性质。大量咯血多见于支气管扩张症、肺结核空洞、慢性肺脓肿、肺曲霉菌病等；少量咯血多见于支气管结石、肺癌、肺淤血、肺栓塞、肺含铁血黄素沉着症、肺泡微石症等；泡沫样血痰多见于急性肺水肿；咳带血丝痰多见于肺癌。

4. 是否伴发热，是否有结核密切接触史等。高热多见于急性肺脓肿、大叶性肺炎等；低热多见于肺结核、肺癌；如果有结核密切接触史，同时伴咳嗽、低热、盗汗和乏力，应考虑肺结核的可能。

5. 是否伴有胸痛、气短。胸膜炎、胸膜间皮瘤、气胸、血气胸、肺炎或肺癌累及胸膜时常有胸痛。急骤发生的气短多见于急性肺水肿、哮喘、自发性气胸、急性肺栓塞、气管或支气管内异物、喉头痉挛与水肿；缓慢发生的气短多见于慢性支气管炎、肺气肿、弥漫性肺间质纤维化、喉部肿瘤、胸腔积液。

6. 患病后给予过何种治疗，效果如何。通过对治疗反应的判断，排除某些疾病，对分析病情可能有一定帮助。

7. 患病后体重有无变化，是否出现声音嘶哑或其他部位疼痛，注意有无其他脏器转移或副肿瘤综合征表现。

8. 一般情况　精神、睡眠、尿便、近期体重有无变化。

（二）既往史

既往有无慢性呼吸道疾病史或心脏病史。需排除原有疾病的急性加重，尤其在老年人应注意与心源性咯血相鉴别。另外，高血压患者需注意是否为服用血管紧张素转化酶抑制剂（angiotensin converting enzyme inhibitor，ACEI）类降压药引起的咳嗽。

（三）个人史

所从事的职业，是否吸烟（如果吸烟，需要追问每日吸烟数量、吸烟持续时间、是否戒烟、戒烟多久等情况），长期接触致癌物质或长期、大量吸烟等是引起肺癌的高危因素。通过询问个人史，有利于判断患者是否存在罹患肺癌的危险因素。

（四）家族史

重点询问家族中是否有人患肿瘤及具体情况。

二、查体要点

考虑患者肺癌可能性最大，因此，对患者进行系统体格检查时，应重点注意锁骨上淋巴结是否肿大、肺部体征和杵状指（趾）。

临床场景 B

1. 现病史　患者半年前无明显诱因出现阵发性咳嗽，干咳为主，偶有少许白黏痰，无明显加重及缓解因素，无发热、胸闷、气促、胸痛、盗汗等不适。1个月前偶尔出现咳痰带血丝，自认为是咳嗽剧烈导致咽部毛细血管破裂所致，未引起重视。1周前出现整口血痰，每日3～5口，自服阿莫西林和头孢菌素等药物效果不佳，遂来院就诊。门诊胸部CT示右肺上叶散在小斑片状、索条状混杂密度影。为进一步诊治收住入院。发病来无明显消瘦，饮食睡眠可，尿便正常。

2. 既往史　否认结核、肿瘤、肝炎、高血压、糖尿病等情况。

3. 个人史　吸烟30余年，2包/日，未戒。嗜酒30余年，2两/日。

4. 家族史　否认家族性恶性肿瘤及遗传性疾病史。

5. 查体　T 36.7℃，P 76次/分，R 18次/分，BP 126/82mmHg，体重62kg。神志清楚，呼吸平稳，自主体位。口唇无发绀。浅表淋巴结未触及肿大。气管居中，双胸廓对称，双侧呼吸运动一致，双肺叩诊呈清音，双肺呼吸音稍粗，右肺上部闻及局限性干啰音。心界不大，心律齐，HR 76次/分，各瓣膜区未闻及病理性杂音。腹部、四肢和神经系统检查未见异常。无杵状指（趾）。

请为患者完善必要的辅助检查。

三、辅助检查选择

（一）实验室检查

1. 常规检查 血常规、尿常规、大便常规、肝肾功能、电解质、血糖、红细胞沉降率、凝血功能、感染相关蛋白、呼吸道九项、痰查抗酸杆菌、结核感染T细胞检测、痰细菌及真菌涂片、G试验、GM试验、血抗核抗体、心电图、血气分析。

2. 专项检查 肿瘤标志物、痰查病理细胞（3次以上系列痰标本可提高中央型肺癌的诊断率）、腹部及全身浅表淋巴结B超、胸部增强CT、正电子发射计算机体层显像（positron emission tomography and computed tomography，PET/CT）、骨扫描（可疑骨转移时）。

（二）胸腔穿刺抽液

凡合并胸腔积液并能进行穿刺者，行胸腔积液五项检查。

（三）由上级医生决定侵袭性检查

1. 支气管镜检查 通过活检、刷检及灌洗等方式进行组织学或细胞学取材，活检、刷检及灌洗联合应用可提高检出率。包括BALF、经支气管镜病灶活检、支气管黏膜活检、经支气管镜透壁肺活检（transbronchial lung biopsy，TBLB）、经支气管镜针吸活检（transbronchial needle aspiration，TBNA）、超声引导下经支气管针吸活检（endobronchial ultrasound-guided trans-bronchial needle aspiration，EBUS-TBNA）、电磁导航支气管镜等。

2. 浅表淋巴结和皮下转移病灶活组织检查 对于肺部占位怀疑肺癌者，如发现浅表皮下病灶或浅表淋巴结肿大，可进行活检以获得病理学诊断。

3. 经胸壁肺穿刺术 在CT引导下经胸壁肺穿刺是诊断周围型肺癌的首选方法之一。

4. 胸腔镜检查 内科胸腔镜可用于不明原因的胸腔积液、胸膜疾病的诊断。对于经支气管镜和经胸壁肺穿刺术等检查方法无法取得病理标本的肺癌，外科胸腔镜可有效地获取病变肺组织。

5. 纵隔镜检查 纵隔镜检查取样较多，是鉴别伴纵隔淋巴结肿大良恶性疾病的有效方法，也是评估肺癌分期的方法之一，但操作创伤及风险相对较大。

临床场景 C

完善相关检查后，患者的病历资料补充如下。

1. 血尿便常规、凝血功能、肝肾功能、血电解质、血抗核抗体 正常。

2. 肿瘤标志物 细胞角质蛋白19片段抗原21-1（cyto-keratin 19 fragment antigen 21-1，CYFRA21-1）5.20ng/ml，糖类抗原19-9（CA19-9）18.2U/ml，神经元特异性烯醇化酶（neuron specific endase，NSE）10.12ng/ml，CA125 9.08U/ml，癌胚抗原（carinoembryonic antigen，CEA）3.80ng/ml，甲胎蛋白（α-fetoprotein，AFP）2.50ng/ml。

3. ESR 57.0mm/h，CRP 24mg/L，PCT 8.34ng/L。

4. 呼吸道九项、痰查抗酸杆菌、结核感染T细胞检测、痰细菌及真菌涂片、G试验、GM试验 阴性。

5. 腹部B超及全身浅表淋巴结B超 肝、胆、胰、脾、双肾均未见异常，全身浅表淋巴结未见确切肿大。

6. 胸部CT平扫 右肺上叶散在小斑片状、索条状混杂密度影。上腔静脉后淋巴结稍大（图8-1）。

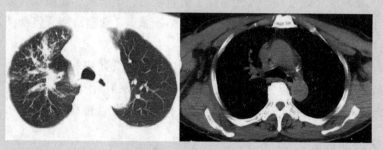

图8-1 胸部CT平扫

7. 支气管镜检查 支气管镜置入右上叶主干支气管腔后，充分冲洗、抽吸出腔内黏稠分泌物及黏液栓后，镜下显示右上叶主干支气管、尖段支气管、前段支气管等管壁黏膜明显增厚，向心性不均匀性狭窄，镜头只能进入尖、前段支气管腔起始部，因为段支气管过于狭窄，镜头不能进入段支气管以下的细支气管，支气管腔内病变区呈灰白色，伴有多发附壁性小丘状灰白色肉芽肿样物向腔内突起，触之未见出血，钳取多部位突出病变组织送检。支气管镜检查初步判断：右上叶支气管肿瘤。

8. 病理报告 光镜所见：黏膜下层散在浸润不规则鳞状细胞癌巢，细胞排列紧密，失极性，可见核分裂象和病理性核分裂。病理诊断：（右上支气管黏膜）鳞状细胞癌。

四、诊断流程

肺癌的诊断流程见图8-2。

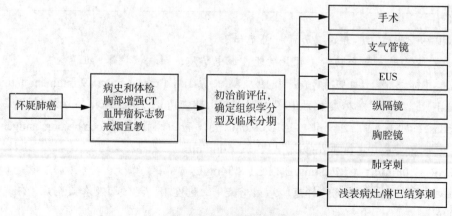

图8-2 肺癌的诊断流程

病例诊断分析

1. 病史特点

（1）男性，52岁。间断咳嗽、咳痰半年，咯血1周。

（2）既往长期大量吸烟史及饮酒史。

（3）体检阳性发现：双肺呼吸音稍粗，右肺上部闻及局限性干啰音。

（4）实验室和影像学检查：肿瘤标志物系列指标无明显升高，红细胞沉降率、C反应蛋白及降钙素原水平升高；影像学检查提示右肺上叶散在小斑片状、索条状混杂密度影，上腔静脉后淋巴结稍大。

2. 诊断与诊断依据

（1）诊断：右上肺鳞癌待分期。

（2）诊断依据：①临床表现有咳嗽、咳痰、咯血。②查体发现右肺上部闻及局限性干啰音。③影像学有右肺上叶散在小斑片状、索条状混杂密度影，上腔静脉后淋巴结稍大。④支气管镜检查病检示（右上支支气管黏膜）鳞状细胞癌。

五、治疗

肺癌的治疗应当根据患者的机体状况、病理学类型（包括分子病理诊断）和侵及范围（临床分期），采取多学科综合治疗模式，强调个体化治疗。治疗的目的是提高生活质量和延长生存时间。

1. 手术治疗　Ⅰ、Ⅱ期非小细胞肺癌（non-small cell lung cancer，NSCLC）首选根治性手术切除，ⅢA、ⅢB期提倡通过多学科讨论采取综合治疗，包括手术联合术后化疗、序贯放化疗、同步放化疗、新辅助化疗。伴有恶性胸腔积液的ⅢB期和Ⅳ期患者不行手术治疗。手术切除应在心、肝、肾等重要脏器功能良好，且无手术切除禁忌证的条件下进行。小细胞肺癌（small cell lung cancer，SCLC）90%以上就诊时已有转移，故一般不推荐手术治疗。

2. 放疗　SCLC对放疗敏感性最高，对不宜手术但病变范围较局限者，或术后有残留病灶者，可用放疗，SCLC放化疗联合治疗较单一治疗疗效更好。放疗对骨转移引起的骨痛、上腔静脉综合征、脊髓压迫、脑转移、支气管阻塞可有效缓解症状。

3. 化学治疗　用于晚期或复发患者，以及术后辅助化疗、术前新辅助化疗等；SCLC对放化疗多敏感，化疗是SCLC治疗的基本方案，对PS评分好的晚期肺癌患者可予全身化疗。一线化疗方案仍为依托泊苷联合卡铂或顺铂。二线治疗则可为铂类联合紫杉醇类、喜树碱类等。NSCLC常用化疗方案为卡铂或顺铂联合培美曲塞、紫杉醇、吉西他滨等三代新药的两药方案，其中培美曲塞则用于非鳞状细胞癌。

4. 靶向治疗　目前主要用于NSCLC中的腺癌患者，可用于一线治疗或联合化疗的维持治疗，其治疗成功的关键是选择具有特异性突变的患者，对局部晚期和转移的NSCLC患者疗效显著。目前临床常见的靶向药物包括以下几类：针对*EGFR*突变的酪氨酸酶抑制剂，包括一代药物（吉非替尼、厄洛替尼、艾克替尼）、二代药物（阿法替尼）和三代药物（奥希替尼）；以*ALK*基因重排阳性为靶点的克唑替尼、艾乐替尼、色瑞替尼；以*ROS1*重排阳性为靶点的克唑替尼，以及其他针对罕见突变的药物。此外，还有阻断肺癌血管生成的靶向药物，如贝伐珠单抗、安罗替尼等，与化疗联合可提高疗效，安罗替尼因为多靶点抑制，可单药服用。靶向药物具有高效、低毒、方便等优点，但患者应用该类药物前应进行分子病理学检测。

5. 免疫治疗　针对免疫检查点通路，尤其是程序性死亡-1（programmed death-1，PD-1）/程序性死亡受体配体-1（programmed death-ligand 1，PD-L1）通路抑制剂是目前最为有效的肺癌免疫治疗方式之一。其机制是通过阻断 PD-1 与 PD-L1 的结合以解除 T 细胞的抑制状态，使之恢复活性，增强免疫应答，清除肿瘤细胞。相关药物有 PD-1 单抗（如纳武利尤单抗、帕博利珠单抗）和 PD-L1 单抗（如阿特珠单抗、德瓦鲁单抗）。

6. 其他　局部介入治疗（如支气管动脉灌注化疗、经支气管镜介入治疗等）、中医药治疗和生物反应调节剂等，可根据患者个体情况酌情应用。

六、医患沟通要点

（一）胸腔穿刺术

1. 目的与益处　①穿刺抽取胸腔积液，协助确定诊断。②引流胸腔积液、积气减压，缓解症状。③减轻和预防胸膜粘连、增厚。④减轻肺不张。

2. 风险与不足　①局部感染或败血症：局部穿刺点发生红、肿、热、痛，或全身感染如发热、寒战等。②麻醉药过敏，药物毒性反应及其他麻醉意外。③穿刺部位局部血肿，皮下气肿。④心血管症状：穿刺期间可发生高血压、脑血管意外、心律失常、心脏压塞、心跳呼吸骤停等。⑤穿刺失败。⑥术中、术后出现出血、渗液、渗血。⑦胸膜反应：心悸、胸部压迫感、头晕、出汗、低血压、休克。⑧气胸、血气胸、皮下气肿，严重时危及生命。⑨肺水肿。⑩损伤肺、局部神经或其他组织、器官。⑪穿刺处局部或胸膜腔感染，必要时需要置管引流。⑫术后胸腔积液或气胸再次出现，必要时需要置管引流。

（二）支气管镜检查

1. 目的与益处　支气管镜检查适用于做肺叶、段及亚段支气管病变的观察，活检取样，细菌学、细胞学检查及局部治疗。

2. 风险与不足　①麻醉反应及药物过敏。②喉头水肿，痉挛，窒息。③置镜困难，终止检查。④出血，严重出血可能导致死亡。⑤术中缺氧加重、支气管痉挛、窒息，甚至呼吸骤停。⑥气胸、血胸、脓胸，严重时患者需进行胸腔闭式引流。⑦术中或术后心脑血管意外，可致死亡，如严重心律失常、心搏骤停、血压升高、脑血管意外。⑧术后复发、转移、肺部感染扩散。⑨术后仍未能明确诊断。

（三）浅表淋巴结和皮下转移病灶活组织检查

1. 目的与益处　①判断淋巴结有无病变。②判断淋巴结病变性质及来源，指导治疗及预后。

2. 风险与不足　①麻药过敏反应。②麻醉意外。③继发局部感染、伤口渗血。④局部疼痛。⑤取材不满意，二次手术。⑥瘢痕形成，伤口愈合困难。

（四）CT/B超引导下穿刺肺活检

1. 目的与益处　CT/B超引导下穿刺肺活检在肺内病变诊断中非常重要，与开胸肺活检、胸腔镜相比有损伤小、气胸与出血发生率低、费用低等优势。

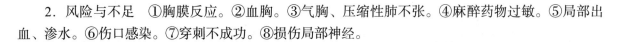

2. 风险与不足　①胸膜反应。②血胸。③气胸、压缩性肺不张。④麻醉药物过敏。⑤局部出血、渗水。⑥伤口感染。⑦穿刺不成功。⑧损伤局部神经。

（五）内科胸腔镜检查

1. 目的与益处　在局部麻醉或静脉麻醉下，内科胸腔镜可将可弯曲胸腔镜经肋间插入胸膜腔，对胸腔内病变在直视下进行活组织检查或治疗，并能通过清晰的电视屏幕动态观察肺、膈肌和胸膜结构的微小变化，是一种相对安全、创伤小的检查方法。

2. 风险与不足　①术中心脑血管意外，可致死亡。②术中大出血、中转开胸、休克、造成植物状态，甚至死亡。③术中因解剖位置异常或不定因素造成胸腔镜不能进入。④术中发现胸腔内恶性病变，术后可能出现胸腔积液或气胸复发者，术中根据病情向胸腔内喷洒滑石粉，滑石粉可能造成胸痛、发热等，甚至有导致以后发生胸膜恶性肿瘤的可能。⑤镜下病变无法定位，中转开胸。⑥手术中可能使用自费药品、物品、耗材。⑦术中损伤周围组织，重要神经、血管、脏器。

（六）肺癌肺切除术

1. 目的与益处　外科手术切除是目前可能治愈肺癌的唯一有效手段。适用于早期（Ⅰ、Ⅱ期）和部分局部晚期（Ⅲa期）病变。肺癌的手术切除方式主要包括肺楔形切除、肺叶切除、复合肺叶切除、一侧全肺切除及纵隔淋巴结清扫等。

2. 风险与不足　①麻醉意外。②术中心肺脑血管意外，可致死亡。③术中大出血、失血性休克，甚至需体外循环止血，出现休克、植物状态，甚至死亡。④术中损伤周围组织，如重要神经、血管、脏器，肋骨骨折等。⑤术中根据具体病情改变手术方式，如电视胸腔镜手术、开胸手术、肺楔形切除、肺叶切除、复合肺叶切除、一侧全肺切除、纵隔淋巴结清扫等。⑥肿瘤侵犯范围广，需行联合器官切除，如部分膈肌、胸壁、心包、心房组织等。⑦肿瘤广泛转移或侵犯重要脏器无法切除，行姑息性切除或探查活检术。

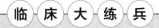

临 床 大 练 兵

1. 为指导临床分期和治疗，下一步需完善哪些辅助检查？
2. 若该患者临床分期为$T_{2a}N_0M_0$Ⅰb期，请确定其治疗方案。

（杨　姣）

特发性肺间质纤维化

特发性肺间质纤维化（idiopathic pulmonary fibrosis，IPF）是指原因不明的下呼吸道弥漫性炎症性疾病。炎症侵犯肺泡壁和邻近的肺泡腔，造成肺泡间隔增厚和肺纤维化。肺泡上皮细胞和毛细血管内皮细胞，甚至小气道和小血管也可受累。其临床特点有进行性呼吸困难，体检肺部吸气末爆裂音（Velcro湿啰音），进行性低氧血症。肺功能受损以限制性通气障碍、弥散功能障碍为主。IPF中位生存期2.5～5年，5年生存率20%～30%，IPF急性加重（acute exacerbation of idiopathic pulmonary fibrosis，AEIPF）为其主要死亡原因，病死率高达85%。

临床场景 A

> 呼吸与危重症医学科住院部
>
> 患者，男性，60岁。因"反复咳嗽伴气促6年，加重1个月"入院。生命体征：T 36.0℃，P 78次/分，R 22次/分，BP 100/60mmHg。
>
> 请你接诊患者。

一、问诊要点

（一）现病史

1. 主要症状的特点 咳嗽的频率，咳嗽加重缓解因素（运动或休息、白天或夜间等），咳嗽是否有痰液，以及痰液的量和性状；气促加重或缓解因素（运动或休息、白天或夜间等）。

2. 此次加重诱因 此次症状加重有无熬夜、淋雨、受凉、上呼吸道感染等因素。

3. 伴随症状的特点 详细询问伴随症状（图9-1）有助于疾病的诊断和鉴别诊断。

4. 诊治经过及疗效 本次入院前接受的诊断措施和结果；治疗的药物名称、剂量、时间和疗效。

5. 一般情况 精神、睡眠、尿便、体重。

（二）既往史

既往有无冠心病或心功能不全，有无结缔组织疾病病史，有无支气管哮喘、慢性阻塞性肺疾病等疾病史，有无肺结核、肝炎等传染病史。

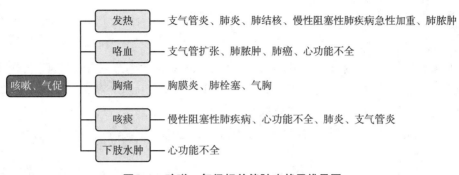

图 9-1　咳嗽、气促相关伴随症状思维导图

（三）个人史、家族史

患者职业史，有无粉尘、煤炭等接触史，是否有用药（细胞毒性药物）史、吸烟史。
家族中有无类似疾病发生。

二、查体要点

IPF 患者双下肺可闻及 Velcro 湿啰音，超过半数患者可见杵状指（趾）。终末期可出现肢体发绀、肺动脉高压和右心功能不全的征象（图 9-2）。

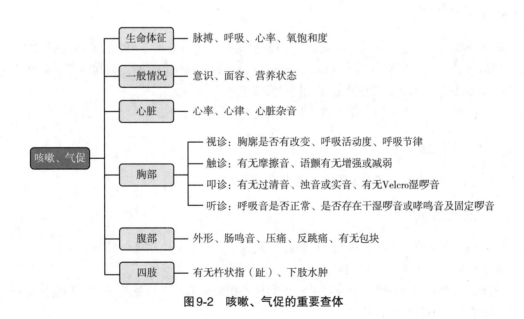

图 9-2　咳嗽、气促的重要查体

临床场景 B

经过问诊、查体后，患者的病历资料补充如下。

1. 现病史 患者6年前上楼后出现气促、刺激性干咳，休息后可自行缓解，但反复发作，未予任何治疗。1个月前，无明显诱因出现气促、咳嗽加重，咳嗽为早晨及夜晚明显加重，呈间断性干咳，偶有白色黏稠痰液，活动后仍可出现气促，休息后可缓解，无畏寒、发热，无头晕、头痛，无腹痛、腹泻等。病程中，患者精神、睡眠、食欲尚可，尿便正常，体重无明显改变。

2. 既往史 否认心脑血管、肺、肾、内分泌系统等重要脏器疾病及传染病病史。

3. 个人史 否认抽烟史、毒物粉尘接触史。

4. 查体 T 36.1℃，P 78次/分，R 22次/分，BP 100/60mmHg，SpO_2 90%（未吸氧）。神志清楚，口唇、肢端轻度发绀，呼吸急促，球结膜充血、水肿，无颈静脉曲张，气管居中。胸廓外形正常，双肺呼吸音增粗，双下肺可闻及Velcro湿啰音。心界不大，心律齐，HR 78次/分，各瓣膜区未闻及杂音。腹平软，肝脾未及。双下肢无水肿，未见杵状指（趾）。

请为患者完善必要的辅助检查。

三、辅助检查选择

（一）影像学检查

1. 胸部HRCT 该检查可以清晰辨别肺部各种疾病，尤其是对于IPF的诊断至关重要，IPF在HRCT主要表现为普通型间质性肺炎（usual interstitial pneumonia，UIP），为胸膜下、基底部分布为主的网格影和蜂窝影，其中蜂窝影是诊断UIP的重要依据。

2. 心脏彩超 评估心功能，评估肺动脉高压情况。

（二）肺功能检查

IPF主要表现为限制性通气功能障碍、弥散量降低。

（三）实验室检查

1. 患者基础情况评估 肝肾功能、电解质、血糖、血脂、凝血功能、纤溶三项等。

2. 炎性指标 血常规、CRP、PCT、细胞因子检测。

3. 排外结缔组织病、肿瘤、结核等继发肺间质性疾病 自身免疫相关抗体、肿瘤标志物、结核感染T细胞检测、T淋巴细胞计数。

4. 动脉血气分析 氧分压下降，氧合指数下降，低氧血症，表现为Ⅰ型呼吸衰竭。

5. 支气管镜检查 条件允许可取患者肺泡灌洗液行细胞学分类，排查过敏性或其他原因引起的肺间质纤维化。

（四）病理活检

活检可明确肺间质性改变的病理类型。对于HRCT呈不典型UIP改变，诊断不清楚，可行CT引导下肺穿刺活检或支气管镜肺活检；但活检组织较为局限；没有手术禁忌证的患者可考虑外科肺活检，包括胸腔镜及小切口开胸肺活检。

临床场景 C

完善相关检查后，患者的病历资料补充如下。

1. WBC 7.41×10^9/L，NEUT% 65.8%，RBC 4.33×10^{12}/L，Hb 134g/L，PLT 192×10^9/L，CRP 2.6mg/L，PCT正常。

2. 肝肾功能、电解质、血脂等未见明显异常，自身免疫相关抗体均阴性。

3. 动脉血气分析（FiO_2 21%，T 36.7℃）pH 7.35，PaO_2 45mmHg，$PaCO_2$ 38mmHg，HCO_3^- 22.5mmol/L，BE −2.1mmol/L，OI 214mmHg。

4. 肺功能 肺功能提示肺通气功能正常，中度弥散功能障碍。

5. 胸部CT 双肺内多发网状密度升高影，其内见小囊性低密度影，以胸膜下最为显著，局部聚集呈蜂窝肺，考虑肺间质纤维化。

6. 心脏彩超 中度肺动脉高压（考虑与肺部疾病有关）。

四、诊断流程

（一）明确IPF

患者已排除其他已知原因所导致的间质性肺疾病（如家庭或职业环境暴露、结缔组织病、恶性肿瘤、肺结核、慢性阻塞性肺疾病、过敏性肺泡炎等）；同时，胸部HRCT表现胸膜下网格影和蜂窝影，考虑为UIP；患者肺功能提示弥散功能降低。

（二）判断IPF的自然病程与急性加重

1. 自然病程 IPF是一类进行性缺氧、肺部有效换气功能受损、慢性加重的疾病，患者的自然病程无法明确预知。

2. 急性加重

（1）有IPF病史，或目前临床、影像和/或组织学符合IPF的诊断标准；如果根据诊断标准，既往没有诊断为IPF，目前的影像和/或肺组织病理应该符合普通型间质性肺炎。

（2）近30天内呼吸困难加重或肺功能恶化，不能用其他原因解释。

（3）胸部HRCT显示双肺网格或蜂窝影，符合普通型间质性肺炎的表现，在此基础上出现新的磨玻璃影和/或实变影；如果没有既往的HRCT做对比，可忽略新出现的肺部影像表现。

（4）气管内分泌物或支气管肺泡灌洗液检查没有肺部感染的证据。

（5）排除其他原因，包括左心衰竭、肺血栓栓塞症和其他原因引起的急性肺损伤。

同时满足以上5条标准可诊断为IPF急性加重。

（三）并发症的评估

1. 感染　由于IPF属于慢性疾病，患者长期处于缺氧状态，容易合并感染，可根据血感染指标（PCT可指导抗生素使用）、痰培养病原学及胸部CT评估。

2. 肺动脉高压　由于肺间质纤维化之后，长期缺氧导致肺动脉发生改变，可通过心脏彩超评估。

3. 呼吸衰竭　由于肺间质纤维化导致气体弥散障碍，可通过肺功能、动脉血气分析评估。

病例诊断分析

　　患者以反复气促、咳嗽为主要症状，胸部HRCT提示双肺内多发网状密度升高影，其内见小囊性低密度影，以胸膜下最为显著，局部聚集呈蜂窝肺，考虑肺间质纤维化。同时排除其他原因所导致的间质性肺疾病；肺功能提示气体弥散功能障碍。同时根据患者症状、检查符合急性加重诊断标准。由此可得出该患者的完整诊断。

　　主诊断：特发性肺间质纤维化

　　并发症：Ⅰ型呼吸衰竭

　　　　　　中度肺动脉高压

五、治疗

（一）非药物治疗

1. 健康教育　劝导患者戒烟，以及避免二手烟。避免服用胺碘酮、金制剂等易导致肺纤维化的药物。防治呼吸道感染。

2. 氧疗　氧疗可以改善患者的缺氧状况，对患者预后有显著的改善作用。推荐参照慢性阻塞性肺疾病氧疗指征，静息状态低氧血症（$PaO_2 \leqslant 55mmHg$，$1mmHg = 0.133kPa$，或$SaO_2 \leqslant 88\%$）的IPF患者应该接受长程氧疗，氧疗时间$> 15h/d$。

3. 机械通气　终末期肺纤维化患者，气管插管有创机械通气治疗不能降低病死率。有创机械通气可于部分IPF患者进行肺移植前后短期使用。无创正压通气可能改善部分IPF患者的缺氧，延长生存时间。

4. 肺康复　营养支持、肺康复、呼吸生理治疗及肌肉训练（全身性运动和呼吸肌锻炼）可在一定程度上改善IPF患者活动耐力下降情况，稳定或延缓IPF发展。

5. 肺移植　肺移植是终末期IPF患者的有效治疗方式，需排除新发恶性肿瘤、非肺器官多脏器衰竭等，肺移植生存期仅53%达5年。双肺移植患者术后肺功能改善和生存质量优于单肺移植。

（二）药物治疗

IPF目前尚无疗效确切肯定的治疗药物。目前药物治疗推荐意见如下。

1. 吡非尼酮、尼达尼布为WHO推荐轻-中度IPF单药治疗药物，目前ATS有条件的推荐轻-中度肺功能受损的IPF患者使用尼达尼布优于吡非尼酮治疗。

2. N-乙酰半胱氨酸单用改善IPF患者的症状，但不能改善患者的肺功能，联合吡非尼酮使用益于IPF患者。

3. 口服西地那非可改善IPF合并肺动脉高压。

4. 无论IPF是否合并肺动脉高压，不推荐波生坦或马西替坦治疗。

（三）AEIPF 的治疗

不建议对发病机制不明确的AEIPF患者单一使用糖皮质激素。激素冲击治疗死亡率高，激素的剂量、使用途径和疗程目前无一致推荐意见。但糖皮质激素可以联用免疫抑制剂，如环磷酰胺、环孢素A、他克莫司等，比单用糖皮质激素有效。氧疗、持续气道正压（continuous positive airway pressure，CPAP）和对症治疗是AEIPF患者的主要治疗手段。

病例治疗方案

1. 氧疗 鼻导管低流量（1～2L/min）持续吸氧，每天吸氧时间＞15小时。
2. 药物治疗 长期口服吡非尼酮。
3. 对症支持治疗 维持水电解质平衡，营养支持。
4. 健康教育 戒烟、出院后可长期家庭氧疗，门诊隔期复查肺部CT、肺功能。

六、医患沟通要点

（一）氧疗

1. 目的与益处 长程氧疗对患者预后有显著的改善作用，机械通气能够改善部分IPF患者的缺氧，延长生存时间。

2. 风险与不足 长期氧疗和机械通气容易造成患者出现鼻面部损伤，甚至并发感染、咽干、咽痛、吸入性肺炎、腹部胀气等。

（二）药物治疗及病情进展

IPF目前尚无有效治疗药物及治疗手段，只能暂时缓解患者的症状，延缓疾病进展，最终无法改变疾病病程走向，沟通时要说明患者目前疾病进展阶段及往后可能会如何进展。

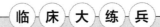

临 床 大 练 兵

1. IPF如何与其他原因造成的肺间质性疾病相鉴别？
2. IPF急性加重使用糖皮质激素是否需要在原有治疗方案基础上加用抗感染治疗？
3. IPF合并呼吸衰竭的治疗方法是什么？

（李 薇）

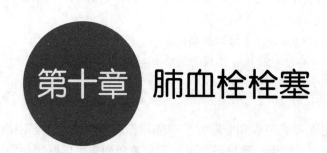

第十章 肺血栓栓塞

肺栓塞（pulmonaryembolism，PE）是指各种栓子阻塞肺动脉及其分支造成的一组疾病或临床综合征的总称。包括肺血栓栓塞症（pulmonarythromboembolism，PTE）、脂肪栓塞综合征、羊水栓塞、空气栓塞等，其中PTE为最常见的类型，引起PTE的血栓主要来源于下肢的深静脉血栓形成（deep venous thrombosis，DVT），PTE和DVT合称为静脉血栓栓塞（venous thromboembolism，VTE）。通常所称的PE指PTE，为来自静脉系统或右心的血栓阻塞肺动脉或其分支所致的疾病，以肺循环和呼吸功能障碍为其主要临床和病理生理特征。

临床场景 A

呼吸内科住院部

患者，女性，45岁。因"胸痛2天，发热、咯血1天"入院。生命体征：T 37.6℃，P 108次/分，R 20次/分，BP 96/71mmHg。

请你接诊患者。

一、问诊要点

（一）现病史

1. 判断是否为肺栓塞　患者为中年女性，以胸痛为首发症状，引起胸痛常见的病因包括呼吸系统疾病，如自发性气胸、慢性阻塞性肺疾病急性加重、哮喘急性发作等，同时需要考虑心血管系统疾病，如急性心功能不全、急性冠脉综合征、心律失常等疾病，详细询问患者起病情况、患病时间、胸痛的特点、胸痛的诱因、伴随症状、病情的发展与诊治经过、相关实验室检查及影像学检查可进一步明确诊断。

2. 诱因　有无胸部外伤史、长期卧床、制动、下肢静脉栓塞病史、长期口服避孕药、肥胖、骨折创伤史、恶性肿瘤病史等。

3. 主要症状的特点　①胸痛的部位、程度、性质、持续时间、放射部位、加重或缓解因素（与呼吸、体位及活动的关系）、有无皮肤瘀斑或破损。②咯血发作的频率、形状和量、加重或缓解因素、是否与月经有关。③胸痛伴发热、咯血的情况如何。若患者发热、咳嗽、咳痰，可初步考虑支气管肺部感染，咯痰伴痰中带血、咯血需要考虑肺栓塞、支气管肺癌、肺结核、支气管扩张等疾病。

4. 伴随症状的特点　详细地询问伴随症状的特点可有助于肺栓塞的评估及病因的确定。

5. 诊治经过及疗效　本次入院前接受的诊断措施和结果；治疗的药物名称、剂量、时间和疗效。

6. 一般情况　精神、饮食、睡眠、尿便、体重。

（二）既往史

既往有无冠心病、下肢深静脉血栓、恶性肿瘤、骨折等疾病，有无长期特殊药物服用史等。

二、查体要点

肺血栓栓塞症的体格检查需要兼顾病情严重程度的判断，以及查找有助于判断病因的重要阳性体征（图10-1）。

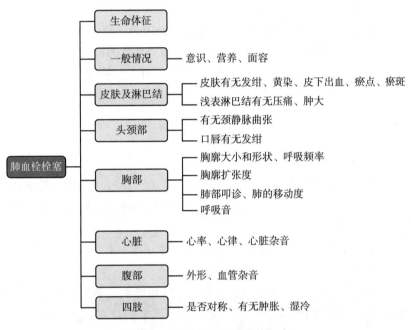

图 10-1　肺血栓栓塞的查体要点

临床场景 B

经过问诊、查体后，患者的病历资料补充如下。

1. 现病史　患者2天前无明显诱因出现左侧胸痛，呈持续性，吸气相及呼气相感胸痛明显，平卧时感疼痛。1天前出现发热，最高体温37.6℃，伴咯血，4～5口鲜血量约10ml。未予特殊处理。起病以来，精神、睡眠、食欲欠佳，小便正常，体重无明显改变。

2. 既往史　患者1年前因右下肢疼痛肿胀，诊断为右下肢深静脉炎。

3. 查体　T 37.6℃，P 108次/分，R 25次/分，BP 117/71mmHg。神志清楚，语言流利。口唇轻度发绀，颈静脉无曲张。胸廓对称，双肺叩诊清音，右下肺呼吸音减弱，双肺未闻及明显干湿啰音。心界不大，HR 108次/分，$P_2 > A_2$，律齐，各瓣膜听诊区未闻及病理性杂音，未闻及杂音。腹软，无压痛、反跳痛、肌紧张，肝脾肋下未触及，移动性浊音阴性，肠鸣音4次/分。右下肢肿胀，右胫骨粗隆下10cm处测量周径为40cm，左下肢同一水平周径测量38cm，右侧与左侧相比＞1cm，右侧腓肠肌处有压痛，神经系统查体未见异常，病理反射未引出。

请为患者完善必要的辅助检查。

三、辅助检查选择

（一）实验室检查

1. D-二聚体筛查　具有较高的敏感性，参考值通常为500μg/L，若D-二聚体含量＜500μg/L，可基本排除急性PTE。

2. 动脉血气分析　了解有无低氧血症、低碳酸血症，有助于评价病情。

3. 心肌肌钙蛋白（cardial troponin，cTn）　包括心肌肌钙蛋白I（cTnI）和心肌肌钙蛋白T（cTnT），是评价心肌损伤的指标，其水平越高，提示心肌损伤程度越严重。急性PTE并发心功能不全可引起肌钙蛋白水平升高。

4. 脑钠肽（brain natriuretic peptide，BNP）和NT-proBNP　急性PTE患者右心室后负荷增加，BNP和NT-proBNP的升高水平可反映心功能不全及血流动力紊乱的严重程度。

5. 患者基础情况评估　肝肾功能、电解质、血糖、血脂、凝血功能、心肌酶谱、肿瘤标志物等。

（二）影像学检查

1. 疑诊

（1）胸部X线：肺动脉阻塞征象包括区域性肺纹理变细、稀疏或消失，肺野透亮度增加；肺动脉高压及右心扩大征；右下肺动脉干增宽或伴截断征；肺组织继发性肺不张或肺部阴影，但上述表现缺乏特异性。

（2）心电图：有助于了解有无心肌缺血，心电图见V1～V4的T波改变和ST段异常。

（3）双下肢深静脉彩超：明确有无下肢深静脉血栓。

（4）超声心动图：在提示PTE诊断和排除其他心血管疾病方面有重要价值，可以发现右心后负荷过重的情况，有助于筛查可疑大面积或次大面积肺栓塞，鉴别其他心脏疾病。

2. 确诊

（1）CT肺动脉造影：是确诊PTE的首选方法，直观地显示肺动脉内血栓形态、部位及血管堵塞程度。

（2）放射性核素肺通气/血流灌注（V/Q）：典型征象是肺血流灌注缺损，并与通气显像不匹配，是诊断PTE的重要方法。

（3）磁共振显像及磁共振肺动脉造影：可直接显示肺动脉内的栓子及PTE所致的低灌注区，但对肺段以下水平的PTE诊断价值有限。

（4）肺动脉造影：是诊断PTE的金标准，PTE的直接征象有肺血管内对比剂充盈缺损，伴或不伴轨道征的血流阻断，但因其为有创检查，故不作为首选。

3. 求因　明确有无下肢深静脉血栓的影像学检查，包括下肢血管超声、病史和家族史的初筛、抗凝蛋白缺陷初筛、抗磷脂综合征相关检测、易栓症相关基因检测。

临床场景 C

完善相关检查后，患者的病历资料补充如下。

1. WBC 9×10^9/L，S 68.1%，LY% 30%，红细胞和血小板计数正常。尿便常规正常。

2. 动脉血气分析（未吸氧）pH 7.478，PaO_2 50.1mmHg，$PaCO_2$ 28.2mmHg。

3. D-二聚体 900μg/L，BNP 690pg/ml，cTnI 1.4ng/ml。

4. 心电图　电轴右偏，胸前导联T波低平。

5. 双下肢深静脉彩超　左股深静脉、腘静脉深静脉血栓。

6. 肺动脉增强CT　肺动脉增宽，右肺动脉主干及左肺下动脉内栓子形成，右肺下叶肺梗死。

7. 血清支原体、衣原体、军团菌、结核抗体、病毒抗体，痰菌涂片检查　阴性。

请完善患者的诊断并给予治疗。

四、诊断流程

任何可以导致静脉血流淤滞、血管内皮损伤和血液高凝状态的因素（Virehow三要素）均为VTE的危险因素，包括遗传性和获得性。

（一）VTE的危险因素

1. 遗传性因素

（1）由遗传变异引起，常以反复发生的动、静脉血栓形成为主要临床表现。

（2）50岁的患者如无明显诱因反复发生VTE或呈家族性发病倾向，需警惕易栓症的存在。

2. 获得性因素

（1）获得性危险因素是指后天获得的易发生VTE的多种病理生理异常，多为暂时性或可逆性的。如手术，创伤，急性内科疾病（如心力衰竭、呼吸衰竭、感染等），某些慢性疾病（如抗磷脂综合征、肾病综合征、炎性肠病、骨髓增殖性疾病等）。恶性肿瘤是VTE重要的风险因素，但不同类型肿瘤的VTE风险不同，胰腺、颅脑、肺、卵巢及血液系统恶性肿瘤具有最高的VTE风险，恶性肿瘤活动期VTE风险增加。

（2）VTE与某些动脉性疾病，特别是动脉粥样硬化有共同的危险因素，如吸烟、肥胖、高胆固醇血症、原发性高血压病和糖尿病等。心肌梗死和心力衰竭也能够增加VTE的风险，随着年龄增长，VTE的发病风险也随之增加。

（二）明确有无DVT

疑诊PTE时，无论是否有DVT症状，均应进行下肢深静脉加压超声检查，以明确是否有DVT及栓子来源检查。

（三）PTE的临床分型

1. 高危PTE　临床上以休克和低血压为主要表现，即体循环动脉收缩压＜90mmHg，或较基础值下降幅度≥40mmHg，持续15分钟以上。须除外新发生的心律失常、低血容量或感染中毒症所致的血压下降。此型患者病情变化快，预后差，需要积极予以治疗。

2. 中危PTE　血流动力学稳定但存在右心功能不全和/或心肌损伤。右心功能不全的诊断标准如下。

（1）临床上出现右心功能不全的表现，超声心动图提示存在右心室功能障碍，或BNP水平升高（＞90pg/ml）或NT-proBNP水平升高（＞500pg/ml）。

（2）心肌损伤：心电图ST段升高或压低，或T波倒置；cTnI水平升高（＞0.4ng/ml）或cTnT水平升高（＞0.1ng/ml）。此型患者可能出现病情恶化，故需密切监测病情变化。

3. 低危PTE　血流动力学稳定，无右心功能不全和心肌损伤。

（四）寻求PTE的成因及危险因素（求因）

寻求发生DVT及PTE的诱发因素，如创伤、制动、肿瘤、长期口服避孕药等。同时注意患者有无血栓倾向。

病例诊断分析

　　患者以胸痛、发热、咯血为主要临床表现，无长期服用特殊药物史，有右下肢深静脉炎病史。查D-二聚体＞500μg/L，提示有急性肺栓塞的可能；BNP 690pg/ml，cTnI 1.4ng/ml（升高）；血气提示呼吸衰竭，过度通气；心电图为典型的肺栓塞改变；超声心动图提示肺动脉压升高，右心室负荷升高，右心室扩大；双下肢深静脉彩超和肺动脉增强CT提示下肢深静脉血栓形成和肺动脉栓塞。依据患者临床表现及相关检查综合考虑可得出该患者的完整诊断。

　　主诊断：急性肺栓塞　中危组
　　并发症：Ⅰ型呼吸衰竭
　　合并症：右下肢深静脉血栓
　　　　　　右下肢深静脉炎

五、治疗

（一）一般处理

1. 严密监测呼吸、心率、血压、心电图及血气的变化，并给予积极的呼吸与循环支持。卧床休息，保持大便通畅，避免用力，适当予以镇静、镇痛、镇咳等处理。

2. 对于高危PTE，如合并低氧血症，应使用经鼻导管或面罩吸氧；当合并呼吸衰竭时，可采用经鼻/面罩、无创机械通气或经气管插管行机械通气；纠正低氧血症，维持血氧饱和度；焦虑患者可予镇静剂，适当予镇咳等对症处理。

3. 对于右心功能不全合并血压下降患者，密切监测血流动力学，可适当给予血管活性药物维持血压，如多巴胺及多巴酚丁胺、去甲肾上腺素。

（二）抗凝治疗

抗凝是PTE和DVT的基本治疗方法，可以有效地防止血栓再形成和复发，抗凝药物（普通肝素，unfractionatedheparin，UFH）、低分子量肝素（low-nolecular-weightheparins，LMWH）、磺达肝癸钠（fonlaparfrnssoalim）、华法林，以及新型口服抗凝药物，如利伐沙班、阿哌沙班、达比加群等。临床疑诊PTE时，如无禁忌证，应立即开始抗凝治疗，抗凝治疗前应测定活化部分凝血活酶时间（activated partial thromboplastin time，APTT）、凝血酶原时间（prothrombin time，PT）及血常规（含血小板计数、血红蛋白）。抗凝治疗的标准疗程为至少3个月，部分患者在3个月的抗凝治疗后，血栓危险因素持续存在，为降低其复发率，需要继续进行延展期抗凝治疗，通常为期6个月，有危险因素患者，如抗磷脂综合征等，则需终身抗凝治疗。

1. 普通肝素 使用普通肝素需测定APTT，根据APTT调整剂量，尽快使APTT达到并维持在正常值的1.5～2.5倍，肝素应用期间，应注意监测血小板，以防出现肝素诱导的血小板减少症。

2. 低分子量肝素 低分子量肝素必须根据体重给药，通常低分子量肝素钠100U/kg，每日1～2次，皮下注射，或选用低分子量肝素钙0.1ml/10kg，每12小时1次，皮下注射，不需监测APTT和调整剂量，但肾功能不全患者慎用，同时需监测血小板数量，警惕肝素获得性血小板减少。

3. 华法林 是维生素K拮抗剂，需要数天才能发挥全部作用，与肝素类药物至少重叠应用5天，使用患者需要定期监测国际标准化比值（international normalized ratio，INR），并维持INR 2～3。

（三）溶栓治疗

溶栓主要适用于高危PTE患者，即患者表现为明显的呼吸困难、胸痛、顽固且难以纠正的低氧血症、血流动力学不稳定且需使用血管活性药物（如去甲肾上腺素、多巴胺、多巴酚丁胺等）维持平均动脉压、抗休克等。对于部分中危患者，若无溶栓禁忌证，可考虑溶栓。病例中患者为高危患者，经临床、实验室检查等综合评估予以患者溶栓治疗。

1. 肺血栓栓塞症溶栓时间窗 溶栓的目的是尽早疏通血管，改善肺血流动力学，降低早期死亡风险，在PTE发病48小时内溶栓可取得最大疗效，对于有症状的PTE患者，6～14天内溶栓仍有一定作用，复发性肺栓塞患者再次出现高危表现可选择再次溶栓。

2. 溶栓禁忌证

（1）绝对禁忌证：活动性出血、自发性颅内出血、颅内结构性肿瘤（血管瘤）或有出血性卒中病史。

（2）相对禁忌证：2周内的大手术、分娩、器官活检或不能压迫止血部位的血管穿刺；2个月内的缺血性卒中；10天内的胃肠道出血；15天内的严重创伤；1个月内的神经外科或眼科手术；难以控制的重度高血压（收缩压＞180mmHg，舒张压＞110mmHg）；近期曾心肺复苏；PLT＜100×10⁹/L；妊娠；细菌性心内膜炎；严重肝肾功能不全；糖尿病出血性视网膜病变；出血性疾病；动脉瘤；左心房血栓；年龄＞75岁。

3. 常用的溶栓药物 包括尿激酶、链激酶和重组组织型纤溶酶原激活剂（recombinant tissue plasminogen activator，rt-PA）。

（1）尿激酶：2小时溶栓方案是按200 000U剂量，持续静脉滴注2小时；另可考虑负荷量4400U/kg，静脉注射10分钟，随后以2200U/（kg·h）持续静脉滴注12小时。

（2）链激酶：负荷量250 000U，静脉注射30分钟，随后以100 000U/h持续静脉滴注12～24

小时。

链激酶具有抗原性，故用药前需肌内注射苯海拉明或地塞米松，以防止过敏反应。链激酶6个月内不宜再次使用。

（3）rt-PA：50mg持续静脉滴注2小时。溶栓治疗后每2～4小时应该监测APTT，使其水平降至正常的2倍（≤60秒）时，应立即启动规范的肝素抗凝治疗。

4. 溶栓并发症的处理　立即停止溶栓、抗血小板和抗凝药物治疗；对于颅内出血的患者给予降低颅内压的药物；必要时使用逆转溶栓、抗血小板和抗凝的药物，如给予6-氨基己酸，输注新鲜血浆，补充纤维蛋白原或血小板，使用鱼精蛋白中和所使用的肝素；按需适当控制血压。

（四）下肢腔静脉滤器放置

下肢腔静脉滤器放置可以阻拦脱落的下肢DVT，减少PTE的发生及降低系统性溶栓时肺动脉再栓风险。

（五）外科手术及介入治疗

介入治疗的目的是清除阻塞肺动脉内的血栓栓子，以利于恢复右心功能、改善症状及提高生存率。肺动脉导管破碎和抽吸血栓主要用于高危PTE且有溶栓禁忌证的患者；肺动脉血栓摘除术主要适用于经过积极内科治疗或介入治疗无效的紧急情况。

六、预后

肺栓塞预后与栓塞部位、梗死灶面积的大小、血流动力学是否稳定、右心功能和/或心肌是否出现损伤有关。当出现血流动力学不稳定、右心功能不全和/或心肌损伤时，可分为高危PTE组，该组患者病情变化快，预后差，需要积极予以治疗。

病例治疗方案

1. 一般治疗

（1）密切监测患者的生命体征，包括一般情况、神志、呼吸频率、心率、血压、血氧饱和度、24小时尿量等，并评估患者的呼吸困难程度、胸痛程度、心律变化、咯血量、肢体肿胀程度，监测血气、凝血功能、心肌酶等指标。

（2）吸氧。

（3）维持水电解质平衡，营养支持，密切监测患者的临床表现、体征及24小时出入量，进行限制性补液，适当使用血管活性药物，维持血压。

2. 镇痛、镇静对症处理。

3. 溶栓治疗　rt-PA 50mg持续静脉滴注2小时。

4. 抗凝治疗　予患者低分子量肝素0.4ml，q12h皮下注射，第2天加用华法林，并监测INR，维持INR 2～3，注意密切监测患者有无出血情况。

5. 健康教育　卧床休息，避免活动，双下肢禁止按摩。定期复查双下肢超声监测下肢血栓情况。

七、医患沟通要点

（一）溶栓

1. 目的与益处　迅速溶解血栓，恢复肺组织血液灌流。
2. 风险与不足　随着溶栓时间延长，出血风险会增大。

（二）腔静脉滤器放置

1. 目的与益处　可以阻拦脱落的下肢深静脉血栓，减少PTE的发生。
2. 风险与不足　滤器植入处会形成血栓，不能阻挡微小血栓通过滤器，滤器移位、滤器脱落血管损伤、出血等，短期一般于2周内取出，手术费用较高。

（三）抗凝

1. 目的与益处　逐步溶解血栓并有效地防止血栓再形成和复发。
2. 风险与不足　出血风险、部分抗凝药会造成肾功能损伤、诱导血小板减少，从而增加出血风险。

（四）手术取栓

1. 目的与益处　对于高危PTE患者溶栓失败或有溶栓禁忌证者有效，且主要处理主肺动脉内的血栓，不能处理肺动脉远端的血栓。
2. 风险与不足　血栓破碎脱落引起其他部位栓塞、致死性休克等。

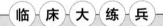

临 床 大 练 兵

1. 如何制订患者的溶栓方案？
2. 如何制订PTE患者的抗凝方案？
3. 如何与患者沟通？

（王旭明）

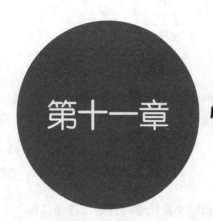

慢性肺源性心脏病

肺源性心脏病（corpulmonale）简称肺心病，是指由支气管-肺组织、胸廓或肺血管病变导致肺血管阻力增加，产生肺动脉高压，继而右心室结构和/或功能改变的疾病。根据起病缓急和病程长短，可分为急性和慢性肺心病两类，后者为临床常见类型。慢性肺心病在我国是常见病，尤其在我国北方地区、高原地区和农村地区，慢性肺心病的发病率较高。由于我国是烟草大国，吸烟人群的比例长期居高不下，在40岁以上人群中，慢性阻塞性肺疾病的发病率高达13.7%，其中有相当一部分患者有发展成肺心病的风险；肺结核、支气管扩张等呼吸系统疾病在我国也是高发病，后期也会发展至慢性肺心病。由此可见，慢性肺心病的管理与预防是医务工作者的一项重要任务。

> **临床场景 A**
>
> 呼吸与危重症医学科住院部
>
> 患者，男性，68岁。因"反复咳嗽、咳痰20年，气促8年，水肿3年，加重1周"入院。生命体征：T 36.5℃，P 102次/分，R 24次/分，BP 102/62mmHg。
>
> 请你接诊患者。

一、问诊要点

（一）现病史

1. 诱因　每次发病有无受凉感冒、气候变化、劳累等诱因。

2. 主要症状的特点　咳嗽的时间与规律、咳嗽的音色、痰液的性状、痰液的颜色气味与痰量；反复咳嗽、咳痰每年发作累计时间有无超过3个月，是否为连续2年均有咳嗽、咳痰；是否表现为活动后出现呼吸困难，休息后能否完全缓解，呼吸困难有无进行性加重，是吸气性呼吸困难还是呼气性呼吸困难，有无夜间阵发性呼吸困难伴咳粉红色泡沫样痰；水肿最初好发于哪些部位，平卧位休息后能否缓解。

3. 伴随症状的特点　详细的伴随症状（图11-1，图11-2）询问有助于呼吸困难及水肿病因的确

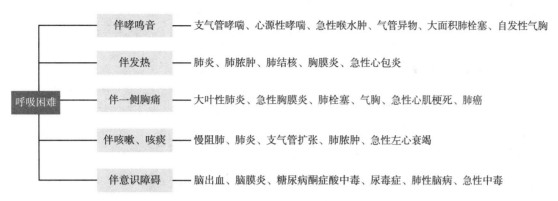

图 11-1 常见呼吸困难伴随症状的思维导图

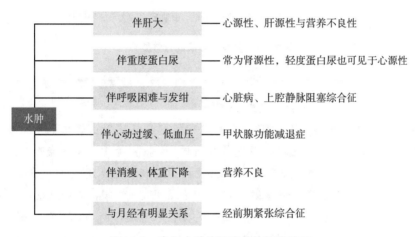

图 11-2 常见水肿伴随症状的思维导图

定，有助于呼吸困难严重程度的评估。

4. 诊治经过及疗效 本次入院前接受的诊断措施和结果，治疗的药物名称、剂量、用法、时间和疗效。

5. 一般情况 精神、饮食、睡眠、尿便、体重变化情况。

（二）既往史及个人史

既往有无慢性支气管炎、支气管扩张、肺结核及反复发生肺炎等呼吸系统疾病史，有无胸廓畸形、慢性肺栓塞等疾病，有无夜间反复打鼾、呼吸暂停而白天思睡的情况存在。有无长期吸烟、职业粉尘和化学物质接触史。

二、查体要点

慢性肺心病患者的体格检查需要兼顾肺、心功能代偿期和失代偿期的体征，以及查找有助于判断病因的重要阳性体征（图 11-3）。慢性肺心病的体征往往涵盖了原发病因、并发症及呼吸衰竭累及全身多系统、多器官受损的体征，体征表现不一，需有整体全局意识，重点突出，有的放矢，才能做到准确到位，有助于探寻基础病因的征象和客观证据。

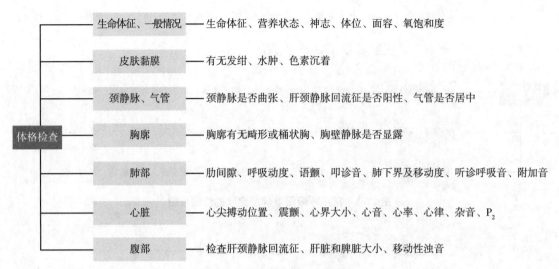

图11-3 慢性肺心病的查体要点

临床场景 B

经过问诊、查体后，患者的病历资料补充如下。

1. **现病史** 患者近20年来常在受凉感冒或气候变化时反复出现咳嗽、咳痰，多咳白色黏痰，偶有黄色脓性痰，上述症状每年发作累计时间超过3个月。8年前患者开始出现活动后胸闷、气促，开始在平地快走或爬缓坡时出现，后逐渐加重，发展至走平路100米或几分钟即感胸闷、气促，休息后可完全缓解。曾在当地县医院行胸部CT及肺功能检查，提示慢性支气管炎、肺气肿、肺大疱，中度阻塞性通气功能障碍。诊断为COPD，未系统治疗，长期服用抗生素、镇咳祛痰药物。3年前出现双下肢对称性水肿，下午为重，服用利尿药物后可消肿。1周前患者因受凉后咳嗽、咳痰较前加重，咳黄色脓性痰，痰量较多，每日痰量约30ml，不易咳出，室内走动或下床穿衣时便感气促明显，伴有下肢水肿，呈对称性凹陷性水肿。伴食欲差、乏力、恶心、腹胀、头晕等不适，无发热、胸痛、咯血及夜间阵发性呼吸困难。近1周患者予吸氧、吸入布地格福、口服阿莫西林克拉维酸药物，病情无缓解。精神、饮食差。

2. **既往史及个人史** 高血压病史5年，服用氨氯地平，血压控制可。吸烟50年，每天1包左右。

3. **体格检查** 营养可，自动体位，慢性面容，未吸氧下氧饱和度81%，口唇及指端发绀，颈静脉曲张，气管居中，胸廓呈桶状，双侧呼吸动度对称，肋间隙增宽，双侧语颤均减弱，双肺叩诊呈过清音，肺下界在锁骨中线、腋中线和肩甲线上分别位于第6、8、10肋间，肺下界移动度5cm。心尖位于左第5肋间隙锁骨中线外1cm处，心界向左扩大，$P_2 > A_2$，HR 102次/分，律齐，各瓣膜听诊区未闻及杂音。腹部软，无压痛，肝脏在右侧肋弓下4cm处可触及，质地软，无压痛，肝颈静脉回流征（＋），移动性浊音阴性。双下肢对称性凹陷性水肿。

请为患者完善必要的辅助检查。

三、辅助检查选择

（一）实验室检查

1. 血常规、感染相关蛋白 白细胞计数、中性粒细胞百分比、CRP、PCT可以了解患者的感染情况。血红蛋白及血细胞比容可了解血液黏稠度及是否有贫血。

2. 血气分析 可出现低氧血症，甚至呼吸衰竭或合并高碳酸血症。

3. 肝肾功能 当合并心功能不全或呼吸衰竭时，可以出现转氨酶、胆红素或尿素氮、肌酐水平升高，当心功能不全或呼吸衰竭得到纠正后，肝肾功能可恢复正常。

4. 痰病原学检查 可以做痰培养＋药敏，痰涂片革兰染色指导抗生素的选用。

（二）X线检查

除肺、胸基础疾病及急性肺部感染的特征外，尚有肺动脉高压和肺心病的征象。X线的诊断标准如下。

1. 右下肺动脉干扩张，其横径或右下肺动脉横径与气管横径比值＞1.07，或动态观察右下肺动脉干增宽＞2mm。

2. 肺动脉段明显突出或其高度＞3mm。

3. 中央肺动脉扩张和外周分支纤细，形成"残根"征。

4. 圆锥部显著凸出（右前斜位45°）或其高度＞7mm。

5. 右心室增大征，心界向左扩大，心尖圆隆上翘。

（三）心电图检查

心电图对慢性肺心病的诊断阳性率为60.1%～88.2%。慢性肺心病的心电图诊断标准如下。

1. 额面平均电轴≥＋90°。

2. $V_1 R/S \geq 1$。

3. 重度顺钟向转位（$V_5 R/S \leq 1$）。

4. $RV_1 + SV_5 \geq 1.05mV$。

5. aVR R/S或R/Q≥1。

6. $V_1 \sim V_3$呈QS、Qr或qr。

7. 肺型P波。

（四）超声心动图检查

超声心动图诊断肺心病的阳性率为60.6%～87.0%。慢性肺心病的超声心动图诊断标准如下。

1. 右心室流出道内径≥30mm。

2. 右心室内径增宽且≥20mm。

3. 右心室前壁增厚厚度≥5mm或者前壁搏动幅度增强。

4. 左心室和右心室内径比＜2。

5. 右肺动脉内径≥18mm或肺动脉干≥20mm。

6. 右心室流出道与左心房内径比＞1.4。

7. 肺动脉瓣曲线出现肺动脉高压征象，如a波低平或＜2mm，或有收缩中期关闭征等。

临床场景 C

完善相关检查后，患者的病历资料补充如下。

1. 血常规 WBC 12.2×10^9/L，NEUT% 82%，Hb 185g/L，PLT 108×10^9/L。

2. 感染相关蛋白 CRP 75.4mg/L，PCT 0.78ng/L。

3. 血生化 GPT 86U/L，GOT 90U/L，Alb 36.9g/L，BUN 4.7mmol/L，SCr 89μmol/L，CK 129U/L，cTnI 0.03ng/dl，K^+ 4.05mmol/L，Na^+ 145mmol/L，Cl^- 98mmol/L，Glu 5.6mmol/L。

4. 痰培养（－）。

5. 动脉血气分析 pH 7.35，PaO_2 56mmHg，$PaCO_2$ 58mmHg，BE －2.3mmol/L。

6. 胸部X线（后前位胸部DR片） 右下肺动脉干扩张，其横径18mm，肺动脉段明显突出，心尖上凸。

7. 超声心动图 右心室流出道内径34mm，右心室内径29mm，右心室前壁厚度。

8. 心电图 Ⅱ、Ⅲ、aVF导联P波＞0.25mV，$RV_1 + SV_5$ 1.59mV。

请完善患者的诊断并给予治疗。

四、诊断流程

1. 有相应病史，根据患者有COPD或慢性支气管炎、肺气肿病史，或其他胸肺疾病。

2. 出现肺动脉高压、右心室肥大或右心功能不全的表现。

3. 心电图、X线、超声心动图的检查符合慢性肺心病的特征三者任意一个。

4. 做出肺心病的病因、解剖、病理生理与心功能详细诊断。

病例诊断分析

患者因反复咳嗽、咳痰20年，气促8年，水肿3年，加重1周入院。有长期吸烟史。入院查体：氧饱和度明显降低，发绀，颈静脉曲张，肺气肿征阳性，双下肺可闻及湿啰音，心界向左扩大，P_2亢进，肝大，肝颈静脉回流征阳性，双下肢水肿。胸片、心电图及超声心动图提示右心扩大、肺动脉高压。由此，可得出该患者的完整诊断。

主诊断：慢性肺源性心脏病 右心室扩大 窦性心律 心功能失代偿期

Ⅱ型呼吸衰竭

慢性阻塞性肺疾病 急性加重期 重度

五、治疗

总体治疗原则是治肺为主，治心为辅。

（一）肺、心功能代偿期

治疗基础支气管、肺疾病，增强患者免疫力，预防感染，减少或避免急性加重，加强呼吸康复治疗和营养，改善患者生活质量。

（二）肺、心功能失代偿期

积极控制感染，通畅呼吸道，改善呼吸功能，纠正缺氧和二氧化碳潴留，控制呼吸衰竭和心力衰竭，防治7大并发症。

1. 控制感染　治疗COPD并下呼吸道感染或肺部感染。

2. 控制呼吸衰竭　氧疗、扩张气道、祛痰等治疗，必要时予以呼吸机辅助通气。

3. 控制心力衰竭　积极治疗基础疾病，纠正呼吸衰竭后患者心力衰竭便能得到改善。上述治疗无效或严重心力衰竭患者，可选用利尿剂、正性肌力药或扩血管药物治疗。

（1）利尿剂：宜选用作用温和的利尿剂，联合保钾利尿剂，小剂量、短疗程使用。如氢氯噻嗪联合螺内酯，严重心力衰竭或水肿较重，亦可选用呋塞米或托拉塞米利尿，以防利尿后出现低钾、痰液黏稠不易排出或血液浓缩。

（2）正性肌力药：一般选用作用快、排泄快的洋地黄类药物，如去乙酰毛花苷。因患者有缺氧及感染，对洋地黄类药物耐受性较差，易发生洋地黄中毒，因此，应用正性肌力药物时需慎重。应用指征有：①感染已控制，呼吸功能已改善，利尿治疗后右心功能无改善者。②以右心衰竭为主要表现而无明显感染者。③合并室上性快速心律失常者。④合并急性左心衰竭者。

（3）扩血管药物：如钙通道阻滞剂（calcium channel blocker，CCB）、川芎嗪等有一定降肺动脉压的效果，但可能造成体循环血压下降，反射性引起心率增快、氧分压下降等不良反应，限制了此类药物在肺心病中的应用。

4. 防治并发症　积极治疗肺性脑病、酸碱失衡及电解质紊乱、心律失常、休克、消化道出血、弥散性血管内凝血（disseminated intravascular cogulation，DIC）及深静脉血栓形成等并发症。

病例治疗方案

1. 一般治疗　必须戒烟、下病重、吸氧、心电监护、计24小时出入量、无创呼吸机辅助通气。

2. 抗感染治疗　患者感染指标较高，可以选用β内酰胺类抗生素，如头孢呋辛、头孢曲松、磺苄西林、氟氯西林等，如青霉素或头孢菌素类过敏，可选用呼吸喹诺酮类，如莫西沙星、奈诺沙星等。

3. 舒张气道、抗感染治疗　舒张气道、抗感染治疗对于治疗COPD、改善通气有重要作用，可以选用SABA或SAMA类雾化吸入药物，抗炎治疗可以选用ICS或短期使用静脉或口服糖皮质激素。

4. 利尿治疗或预防性抗凝治疗　氢氯噻嗪联合螺内酯，利尿效果不佳时亦可选用呋塞米或托拉塞米利尿。如患者长期卧床，D-二聚体水平升高，可预防性抗凝治疗，可选用低分子量肝素、利伐沙班或艾多沙班等。

5. 健康教育　鼓励患者戒烟，低盐饮食，注意肢体活动，以防静脉血栓形成。

六、医患沟通要点

（一）无创呼吸机辅助通气

1. 目的与益处　有助于纠正缺氧，改善通气，促进二氧化碳排除，纠正Ⅱ型呼吸衰竭；有益于呼吸肌休息，防治呼吸肌疲劳。

2. 风险与不足　面部压伤、人机对抗；误吸、管道脱落；不利于排痰及进食饮水。

（二）利尿治疗

1. 目的与益处　利尿消肿，改善心功能。

2. 风险与不足　可出现低钾血症、低氯性碱中毒，痰液黏稠不易排出和血液浓缩发生静脉血栓；需要专门计量24小时尿量的容器。

（三）强心治疗

1. 目的与益处　增强心肌收缩力，改善心功能，缓解右心衰竭。

2. 风险与不足　使用过量或排泄慢的药物，易发生洋地黄药物中毒，出现心律失常、胃肠道不良反应或中枢神经系统中毒症状。

（四）卫生宣教

1. 目的与益处　让患者明白家庭氧疗、无创呼吸机使用可以改善肺功能和提高生活质量，COPD的治疗需要长期使用吸入药物，延缓肺功能下降的速率。

2. 风险与不足　患者依从性不足，致患者反复急性加重；需要医患良好的沟通，消耗较多的时间及精力。

临·床·大·练·兵

1. 慢性肺心病患者的临床表现不仅有肺心病的表现，还有支气管、肺基础病的症状，如何从患者的症状和体征发现存在右心功能不全或肺动脉高压？

2. 如何从X线胸片、心电图发现肺心病的相应特征性表现？

3. 慢性肺心病使用正性肌力药物的适应证有哪些？

4. 如果患者不耐受无创呼吸使用，如何做好患者及家属的思想工作？如何查找不耐受的具体原因？

（舒敬奎）

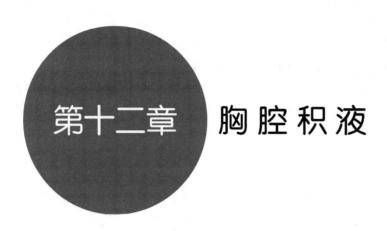

第十二章 胸腔积液

胸膜腔是位于肺和胸壁之间的潜在腔隙。正常情况下脏层胸膜和壁层胸膜表面有一层很薄的液体，在呼吸运动时起润滑作用。任何原因使胸膜腔内液体形成过快或吸收过缓，即产生胸腔积液。分为漏出液和渗出液两种。

临床场景 A

呼吸内科住院部

患者，男性，59岁。因"间断咯血2月，呼吸困难4天"入院。生命体征：T 36.8℃，P 89次/分，R 20次/分，BP 131/87mmHg。

请你接诊患者。

一、问诊要点

（一）现病史

1. 判断是否有胸腔积液。

2. 诱因 包括胸膜毛细血管内静水压升高（充血性心力衰竭、缩窄性心包炎等）、胸膜通透性增加（胸膜炎、结缔组织疾病、胸膜肿瘤等）、胸膜毛细血管内胶体渗透压降低（低蛋白血症肝硬化、肾病综合征、急性肾小球肾炎、黏液性水肿等）、壁层胸膜淋巴引流障碍（癌症淋巴管阻塞、发育性淋巴管引流异常等）、外伤损伤、医源性损伤等危险因素是否存在。

3. 症状 呼吸困难是最常见的症状。呼吸困难与胸廓顺应性下降、患侧膈肌受压、纵隔移位、肺容量下降刺激神经反射有关。

4. 伴随症状的特点 可伴有胸痛、胸闷或咳嗽。积液量＜500ml时症状不明显。积液量＞500ml时可表现为典型胸闷，呼吸困难。不同原发病导致的胸腔积液可出现原发病相应症状。

5. 诊治经过及疗效 本次入院前接受的诊断措施和结果，治疗的药物名称、剂量、时间和疗效。

6. 一般情况　精神、睡眠、尿便、体重。

（二）既往史

既往有无充血性心力衰竭、肺结核、风湿性疾病、恶性肿瘤、肝硬化、肾病综合征等疾病，有无外伤史，有无特殊药物（甲氨蝶呤、胺碘酮、苯妥英、呋喃妥因、β受体阻滞剂）使用史，有无放射治疗、消化内镜检查和治疗等情况。

二、查体要点

胸腔积液的查体要注意判断胸腔积液量的多少，以及查找有助于判断病因的重要阳性体征（图12-1）。

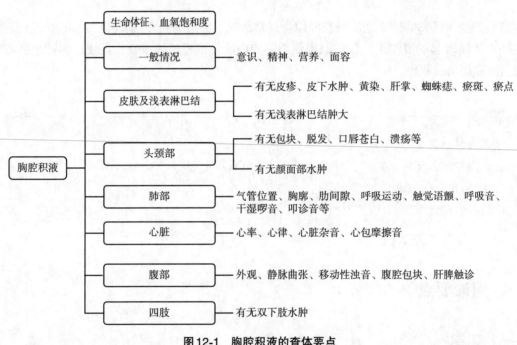

图12-1　胸腔积液的查体要点

临床场景 B

经过问诊、查体后，患者的病历资料补充如下。

1. 现病史　患者2个月前无明显诱因出现间断咳带血丝痰，共咯血5次，量3～4毫升/次，偶尔为淡红色，伴咳嗽、胸闷等不适，自行服用云南白药好转，未进一步行特殊诊治。4天前，上楼时出现呼吸困难，较前明显费力，休息后症状缓解不完全，静坐仍感呼吸困难，躺下时明显，坐位稍好转，伴轻微胸痛。病程中患者精神、饮食、睡眠差，尿便正常，近期体重无明显变化。

2. 既往史　平素健康状况良好，有慢性支气管炎病史；3年前确诊高血压3级高危组，服用硝苯地平缓释片控制血压，血压控制尚可。否认糖尿病、冠心病等慢性疾病史。

3. 个人史　有30余年吸烟史，1包/天，否认饮酒史。

4. 查体 T 36.5℃，P 89次/分，R 22次/分，BP 133/87mmHg，未吸氧下氧饱和度89%。口唇无发绀，颈静脉无充盈。右侧胸廓较左侧饱满，双肺呼吸运动减弱，右侧肋间隙增宽，呼吸音消失，触觉语颤减弱，右肺叩诊实音，肺下界及肺下缘移动度不能配合，双肺未闻及明显干湿啰音。HR 89次/分，律齐，未闻及心脏杂音。腹软，无压痛及反跳痛，肝脾肋下未触及，肠鸣音正常。生理反射存在，病理反射未引出。

请为患者完善必要的辅助检查。

三、辅助检查选择

（一）诊断性胸腔穿刺和胸腔积液检查

对明确积液性质及病因诊断均至关重要。疑为渗出性胸腔积液，必须行胸腔穿刺；有漏出液病因则避免胸腔穿刺；不能确定时，也应进行胸腔穿刺抽液检查。

1. 外观和气味（表12-1）

表12-1 胸腔积液的外观、气味及临床意义

胸腔积液的外观和气味	临床意义
血性胸腔积液	肿瘤、结核病、肺栓塞、胸外伤
乳状胸腔积液	乳糜胸
巧克力胸腔积液	阿米巴肝脓肿破溃入胸腔
黑色胸腔积液	曲霉感染
黄绿色胸腔积液	类风湿关节炎
胸腔积液有恶臭味	厌氧菌感染

2. 细胞学检查 胸膜炎症时，胸腔积液中可见各种炎症细胞及增生与退化的间皮细胞（表12-2）。

表12-2 胸腔积液的性质及临床意义

胸腔积液的性质	临床意义
中性粒细胞增多为主	急性炎症
淋巴细胞增多为主	结核、肿瘤
嗜酸性粒细胞增多为主	寄生虫感染、结缔组织病
红细胞 > 5×10^9/L	可呈淡红色，多见于恶性肿瘤、结核病
红细胞 > 100×10^9/L	创伤、肿瘤、肺梗死
血胸	胸腔积液红细胞比容 > 外周血红细胞比容50%以上
脓胸	白细胞计数常 10×10^9/L

3. 生化检查（表12-3）

表12-3　胸腔积液的生化及临床意义

指标	临床意义
pH	pH正常——接近7.6，葡萄糖含量与血中含量相近
	pH降低——脓胸、食管破裂，类风湿关节炎、结核性、恶性积液
葡萄糖	葡萄糖正常——漏出液、大多数渗出液葡萄糖含量正常
	葡萄糖降低——脓胸，类风湿关节炎、系统性红斑狼疮性胸腔积液
蛋白质	漏出液——蛋白<30g/L，胸腔积液蛋白/血清<0.5，黏蛋白（Rivalta）试验阴性
	渗出液——蛋白>30g/L，胸腔积液蛋白/血清>0.5，黏蛋白（Rivalta）试验阳性
脂类	乳糜胸腔积液——胆固醇正常，甘油三酯>1.24mmol/L
	假性乳糜胸——甘油三酯正常，胆固醇>5.18mol/L
ADA	结核性胸膜炎——胸腔积液ADA>45U/L
	非结核性胸膜炎——ADA多正常
LDH	漏出液——胸腔积液LDH<200U/L，胸腔积液LDH/血清LDH<0.6
	渗出液——胸腔积液LDH>200U/L，胸腔积液LDH/血清LDH>0.6
CEA	CEA>10～15μg/L或胸腔积液/血清CEA>1为恶性胸腔积液，见于胃肠道腺癌、肺腺癌及乳腺癌

注：1. 诊断结核性胸膜炎ADA>100U/L提示作用更强。2. LDH>500U/L常提示脓胸、恶性肿瘤可能性大。
ADA，腺苷脱氨酶；CEA，癌胚抗原；LDH，乳酸脱氢酶。

（二）胸部X线

胸部X线是首选检查。不同类型胸腔积液X线表现见表12-4。

表12-4　不同类型胸腔积液X线表现

积液量及性质	胸部X线片典型表现
少量积液：300ml左右	极小量的游离胸腔积液，后前位胸片仅见肋膈角变
	少量积液平卧时，胸片正常或仅见叶间胸膜增厚
中等量积液：300～500ml	积液量增多时显示有外高内低的反抛物线影
大量积液>500ml	大量胸腔积液时患侧胸部密度均匀的致密影，气管和纵隔推向健侧
液气胸	可见气-液平面
包裹性胸腔积液	不随体位改变而变动，边缘光滑饱满，多局限于叶间或肺与膈之间，呈D形
肺底积液	可见膈肌升高或膈肌形状改变

（三）胸部CT、PFT/CT检查

1. 可显示少量胸腔积液、肺内病变、胸膜间皮瘤、胸内和胸膜转移瘤、纵隔和气管旁淋巴结等病变，有助病因诊断。

2. CT、PET/CT诊断胸腔积液的准确性，在于能正确鉴别支气管肺癌的胸膜侵犯或广泛转移，良性或恶性胸膜增厚，对恶性胸腔积液的病因诊断至关重要。

（四）B超检查

1. 发现胸腔积液的金标准，用于估计积液的深度和量。
2. 可在B超引导下穿刺抽液，尤其是包裹性胸腔积液和少量胸腔积液。

（五）胸膜针刺活检

可发现肿瘤、结核和其他胸膜肉芽肿性病变。具有简单、易行、损伤性较小的优点，阳性诊断率为40%～75%。CT或B超引导下活检可提高成功率。

（六）胸腔镜或开胸活检

适用于上述检查不能确诊者。

（七）支气管镜检查

较适用于咯血或疑有气道阻塞者。

临床场景 C

完善相关检查后，患者的病历资料补充如下。

1. 血常规及感染相关蛋白 WBC 10.82×10^9/L，NEUT% 79.80%，EOS% 0.1%，RBC 4.21×10^{12}/L，Hb 139g/L，HCT 0.44，PLT 298×10^9/L，PCT＜0.12ng/ml，CRP 56.30mg/L。

2. 肿瘤标志物 细胞角蛋白19片段抗原124μg/L，CEA 86.3μg/L。

3. 胸腔穿刺胸腔积液检查（右侧） ①外观、气味：血性胸腔积液，无特殊气味。②细胞学：淋巴细胞计数升高为主，RBC＞100×10^9/L。③生化检查：Alb 31g/L，黏蛋白（Rivalta）试验阳性，胸腔积液乳酸脱氢酶（lactate dehydrogenase，LDH）320U/L，CEA 12μg/L。

4. X线/CT检查 ①胸部X线：右肺实变影。②胸部CT平扫＋增强：右肺门处软组织肿块，边界不清，见支气管截断征，见血管穿行，增强见不均匀强化；右侧大量胸腔积液，右侧胸膜增厚；右肺上叶不张，伴周围渗出、实变改变。③头颅CT：见占位性病变，考虑转移灶。

5. B超检查 右侧大量胸腔积液（最深部位约11.4cm），体表已定位，左侧少量胸腔积液。

6. PET/CT检查 ①右侧锁骨上窝淋巴结、部分颈部淋巴结代谢增强，考虑转移可能。②全身骨代谢多处代谢活跃，右侧肋骨考虑转移灶，余考虑炎性可能。

7. 电子支气管镜检查 右肺上叶支气管见新生物，新生物完全堵塞管腔，触之易出血，在该部位行刷检、灌洗、取病理检查。

8. 病理检查 （右肺上叶开口） 低分化鳞状细胞癌。

四、诊断流程

（一）确定有无胸腔积液

确定患者是否有胸腔积液（图12-2）。

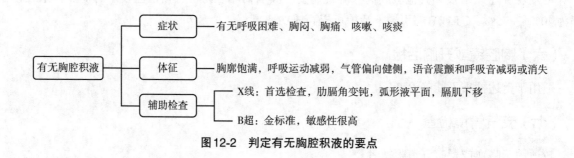

图12-2　判定有无胸腔积液的要点

（二）区别漏出液和渗出液

漏出液和渗出液的鉴别如表12-5所示。

表12-5　漏出液和渗出液的鉴别要点

项目	漏出液	渗出液
外观	清澈透明，无色或浅黄色，静置后不凝固	稍混浊，草黄色或棕黄色，可自行凝固
比重	＜1.018	＞1.018
葡萄糖	接近血糖水平	低于血糖水平
白细胞计数	＜500×10⁶/L	＞500×10⁶/L
Rivalta试验（定性）	阴性	阳性
蛋白含量（定量）	＜30g/L	＞30g/L
LDH	＜200U/L	＞200U/L
胸腔积液LDH/血清LDH	＜0.6	＞0.6
胸腔积液蛋白/血清蛋白	＜0.5	＞0.5

诊断渗出液的Light标准：①胸腔积液蛋白/血清蛋白比例＞0.5。②胸腔积液LDH/血清LDH比例＞0.6。③胸腔积液LDH＞血清正常高限值2/3。符合三项指标中任何一项即可诊断为渗出液。

（三）寻找胸腔积液的病因

1. 漏出液的常见原因见表12-6。

表12-6 漏出液的常见原因

相关疾病	积液典型表现
充血性心衰	多为双侧，积液右侧多于左侧，血清、胸腔积液中NT-proBNP水平明显升高
心包疾病：缩窄性心包炎	多为双侧，左侧多于右侧
肝硬化	胸腔积液少见，多伴有腹水，极少仅表现为胸腔积液
肾病综合征	多为双侧，可表现为肺底积液
低蛋白血症	多伴有全身水肿
腹膜透析	类似于腹透液，葡萄糖高，蛋白质<1.0g/L
肺不张	由于胸膜腔负压升高，也可产生漏出液

注意：不符合以上，伴发热、胸痛等症状，应行诊断性胸腔穿刺。

2. 结核性胸膜炎

（1）是我国渗出液常见的病因，多见于青壮年，常伴结核中毒症状。

（2）胸腔积液以淋巴细胞为主，间皮细胞<5%，蛋白质>40g/L，腺苷脱氨酶（adenosinedeaminace，ADA）水平升高。

（3）PPD皮试呈强阳性。

3. 肺炎、肺脓肿、支气管扩张感染 引起的胸腔积液称为类肺炎性胸腔积液（脓胸）。

（1）症状：患者多有发热、咳嗽、咳痰、胸痛等症状。

（2）辅助检查：血白细胞计数和中性粒细胞比例升高；X线胸片先有肺实质的浸润影、肺脓肿、支气管扩张的表现，然后出现胸腔积液，积液量一般不多。

（3）积液性质：胸腔积液呈草黄色或脓性，白细胞计数明显升高，以中性粒细胞为主，葡萄糖和pH降低。

（4）胸腔积液涂片或细菌培养可有阳性结果。

4. 恶性肿瘤 多引起恶性胸腔积液。

（1）多见于中老年人，有胸痛、咳带血丝痰、消瘦等症状。

（2）胸腔积液多呈血性，量大，增长迅速，CEA或其他肿瘤标志物升高，LDH>500U/L。

恶性及结核性胸腔积液的鉴别：①肿瘤性胸腔积液：pH>7.4，ADA 25～45U/L，LDH>500U/L，CEA>20μg/L。②结核性胸腔积液：pH<7.3，ADA>45U/L，LDH>200U/L，CEA正常。

病例诊断分析

患者以间断咳带血丝痰、呼吸困难为主要表现，未吸氧下氧饱和度89%，口唇无发绀，颈静脉无充盈。右侧胸廓较左侧饱满，双肺呼吸运动减弱，右侧肋间隙增宽，呼吸音消失，触觉语颤减弱，右肺叩诊实音。结合病理及免疫组化等辅助检查，排除其他干扰因素后可以确诊肺鳞癌导致恶性胸腔积液；患者考虑右侧肋骨、颅内转移处于肺癌晚期，依据患者目前临床表现，考虑肿瘤细胞胸膜转移形成恶性胸腔积液。依据相关检查结果，可明确患者分期为ⅥB期。由此，可得出该患者的完整诊断。

主诊断：右肺低分化鳞癌　ⅦB期$T_3N_3M_{1c}$

并发症：右侧大量胸腔积液

右肺阻塞性肺炎

合并症：高血压3级　高危组

慢性支气管炎

五、治疗

胸腔积液治疗需要尽快明确病因，病因治疗才是关键。胸腔积液造成严重压迫、呼吸困难症状可予胸腔穿刺置管引流缓解症状，同时尽快进行胸腔积液相关检查。

（一）结核性胸膜炎

1. 抽液治疗

（1）结核性胸膜炎胸腔积液蛋白含量高，容易引起胸膜粘连，原则上应尽快抽尽胸腔内积液行肋间插细管引流。抽液后可减轻毒性症状，体温下降，有助于使被压迫的肺复张。

（2）穿刺抽液注意事项：①大量胸腔积液者每天引流直至胸腔积液完全消失。②首次抽液不要超过700ml，以后每次抽液量不应超过1000ml，过多、过快抽液可使胸腔压力骤降，发生复张后肺水肿或循环衰竭。③一般情况下抽取胸腔积液后，没必要向胸腔内注入抗结核药物，但可注入链激酶等防止胸膜粘连。

（3）胸腔穿刺抽液并发症：①肺复张后肺水肿。表现为大量抽液时剧咳，气促，咳大量泡沫样痰，双肺满布湿啰音，PaO_2下降。X线显示肺水肿征。治疗应立即吸氧，酌情使用糖皮质激素及利尿剂，限制液体入量，必要时行气管插管机械通气。②胸膜反应。表现为抽液时发生头晕、冷汗、心悸、面色苍白及脉细等，应立即停止抽液，使患者平卧，必要时皮下注射0.1%肾上腺素0.5ml，密切观察病情，注意血压变化，防止休克。

2. 抗结核治疗　适量、规律、联合、全程抗结核治疗。

3. 糖皮质激素　疗效不肯定。如全身毒性症状严重、大量胸腔积液，可在抗结核治疗的同时加用泼尼松。待体温正常、全身毒性症状减轻、胸腔积液量明显减少时，即应逐渐减量以至停用。疗程4～6周。

（二）类肺炎性胸腔积液

一般积液量少，经有效抗生素治疗后可吸收，积液多者应胸腔穿刺抽液。胸腔积液pH＜7.2时，应肋间插管引流。

（三）脓胸

治疗原则是控制感染、引流胸腔积液、促进肺复张、恢复肺功能。

1. 抗生素　应足量使用，以防脓胸复发。体温正常后再持续用药2周以上。可全身＋胸腔内给药。

2. 引流　是脓胸最基本的治疗方法，可反复抽脓或肋间插管闭式引流。

3. 冲洗胸腔　用2%NaH$_2$CO$_3$或生理盐水反复冲洗胸腔，然后注入适量链激酶或尿激酶，使脓液变稀便于引流。有支气管胸膜瘘者不宜冲洗胸腔，以免引起细菌播散。

4. 慢性脓胸　应改进原有的脓腔引流，也可考虑外科手术（胸膜剥脱术）。

（四）恶性胸腔积液

多为恶性肿瘤的晚期并发症，其胸腔积液生长速度快，常需反复抽液才能暂时缓解呼吸困难的症状，但疗效差。

病例治疗方案

1. 一般治疗　低盐低脂优质蛋白饮食，吸氧，心电监护，营养支持，维持水电解质平衡。

2. 抗感染　右肺阻塞性肺炎，积极控制炎症。

3. 右侧胸腔穿刺　改善压迫症状，减轻呼吸困难。

4. 化学治疗　予铂类＋紫杉醇一线化疗。

5. 免疫治疗　帕博利珠单抗、英夫利昔单抗、尼妥珠单抗等免疫检查点抑制剂。

6. 靶向治疗　完善基因检测，若存在基因突变可予相应靶向药物治疗。

7. 放射治疗　颅内存在转移灶可能，行头颅局部放疗。

8. 健康教育　戒烟，加强营养，适量锻炼；注意休息，避免受凉感冒，规律行化学治疗，定期评估化疗效果。

六、预后

胸腔积液往往为疾病在肺部的局部表现，胸腔积液分为漏出液、渗出液，明确病因，对因治疗，积极治疗原发病才能有效抑制胸腔积液。对于恶性胸腔积液，化学、免疫、靶向联合治疗可延长患者的生存周期，但最终生存时间取决于患者肿瘤分期及患者对药物的敏感程度。

七、医患沟通要点

（一）胸腔穿刺置管引流

1. 目的与益处

（1）明确病因：胸腔穿刺可以抽出胸腔内的液体或者气体，解除液体和气体对肺、心脏、大血管的压迫作用。对抽出的液体还可以进行相关检查，以此明确胸腔积液形成的病因。

（2）缓解症状：对于大量胸腔积液而言，胸腔穿刺可以排除过多的液体，促进肺复张和肺功能恢复，维持生命体征平稳和脏器功能。

2. 风险与不足

（1）穿刺之前需要行局部麻醉，一般用利多卡因，患者可能会对麻醉药过敏，严重者出现过敏性休克。

（2）穿刺需要从肋骨中间通过，一般选择下一肋骨的上缘，有可能会伤及血管神经，出现放射性疼痛及血管破裂出血，伤及大血管可能会出现大咯血，严重者需要外科手术止血。

（3）穿刺不成功，部分患者积液比较少或者是时间比较久，比较黏稠，存在分割导致穿刺不成功。

（4）穿刺部位出现红肿、感染、疼痛、出血等情况。

（5）穿刺成功之后引流管出现阻塞需要再次穿刺。

（6）患者出现胸膜反应和复张性肺水肿。复张性肺水肿多是因为存在时间比较久的肺脏受压迫。如果过多、过快地引流胸腔积液，可出现胸闷、气喘加重，胸膜反应表现为胸闷、气喘加重、咳嗽频繁、面色苍白、低血压、休克，需要紧急地给予吸氧并停止操作，必要时给予皮下注射肾上腺素。

（7）患者可出现血压升高、心率增快，尤其是存在基础疾病的患者，其他还可能出现一些意外情况。

（二）电子支气管镜检查

1. 目的与益处

（1）电子支气管镜检查的目的是明确诊断。如果出现不明原因的呼吸道症状，如咯血、咳嗽、声音嘶哑，需要进行电子支气管镜检查来明确病因。如果怀疑有肺部病变，如肺部感染、肿瘤、肺癌、肺不张等疾病时，也需要进行支气管镜检查。

（2）支气管镜还可用于疾病治疗，如气管内有肿瘤、异物等，可通过支气管镜进行治疗。

2. 风险与不足

（1）进行支气管镜检查前要禁食6小时以上，同时要完善血常规检查、凝血功能检查，以免发生气道内出血。

（2）支气管镜检查需要使用麻醉剂，可能对麻醉剂过敏。

（3）在插入支气管镜的操作过程中，由于异物刺激可能会出现声门水肿、气管痉挛、血压升高和心律失常等风险。

（4）支气管镜下进行病理活检，可能出现咯血、气胸和其他相关并发症。在少数情况下，可能发生大咯血甚至张力性气胸，可能危及生命。

（5）支气管镜检查后，可能会出现声音嘶哑、咯血、发热等症状。

（6）合并严重心肺疾病的患者，不建议使用电子支气管镜检查，可以使用其他检查代替。

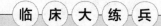

临 床 大 练 兵

1. 胸腔穿刺适应证和禁忌证有哪些？

2. 胸腔穿刺术可能造成哪些并发症？如何及时处理？

（王旭明）

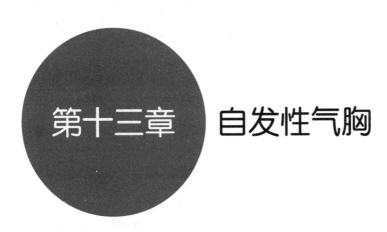

第十三章　自发性气胸

气胸（pneumothorax）是胸膜腔内进入气体，造成肺组织受压萎陷，从而产生一系列临床表现。它是呼吸科的常见病，需要及时诊断和处理，否则将引起肺功能损害，甚至危及生命。气胸分为自发性、外伤性和医源性三类。其中，自发性气胸又可分为原发性自发性气胸（primary spontaneous pneumothorax）和继发性自发性气胸（secondary spontaneous pneumothorax）两类。前者多见于瘦高体型的男性青壮年，常规X线检查肺部无异常，但可有胸膜下肺大疱，多在肺尖部，而后者多见于有基础肺部病变者，由于病变引起细支气管不完全阻塞，形成肺大疱破裂。

临床场景 A

呼吸与危重症医学科住院部

患者，男性，28岁。因"胸痛、呼吸困难半天"入院。生命体征：T 36.3℃，P 122次/分，R 25次/分，BP 112/64mmHg。

请你接诊患者。

一、问诊要点

（一）现病史

1. **诱因**　有无剧烈运动、过度劳累、突然屏气用力、持重物及剧烈咳嗽等情况。

2. **主要症状的特点**　询问呼吸困难的具体表现形式，是吸气性还是呼气性呼吸困难，与体力活动有无关系，在休息情况下有无呼吸困难减轻或消失，有无辅助呼吸肌参与呼吸。需要详细询问胸痛的部位、胸痛的性质、胸痛的程度持续时间、胸痛发生的诱因、加重或缓解的因素，胸痛有无放射痛及转移性疼痛。

3. **伴随症状的特点**　详细的伴随症状（图13-1，图13-2）询问有助于呼吸困难及胸痛病因的确定与鉴别排除其他疾病，有助于呼吸困难及胸痛严重程度的评估。

4. **诊治经过及疗效**　本次入院前接受的诊断措施和结果；治疗的药物名称、剂量、用法、时间和疗效。

5. **一般情况**　精神、饮食、睡眠、尿便、体重变化情况。

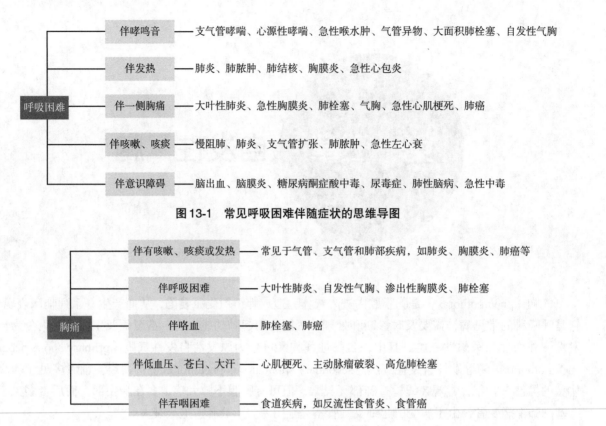

图13-1　常见呼吸困难伴随症状的思维导图

图13-2　常见胸痛伴随症状的思维导图

（二）既往史

既往有无慢性咳嗽、咳痰病史，有无肺大疱病史，有无胸部手术、外伤史，有无类似本次发病病史。

（三）个人史

是否吸烟。

二、查体要点

自发性气胸患者的体格检查需要兼顾患者全身情况及肺部、心脏的重要阳性体征（图13-3）。

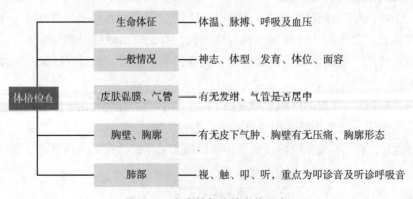

图13-3　自发性气胸的查体要点

经过问诊、查体后，患者的病历资料补充如下。

1. 现病史 患者于半天前因拿重物突然用力后出现右侧胸痛，呈持续性针刺样痛，程度较重难以忍受，在咳嗽、弯腰时加重，不向其他部位放射及转移，并随之出现呼吸困难，表现为吸气困难，轻微活动后即加重，休息后不能完全缓解，偶有咳嗽，无咳痰、发热、咯血，无水肿、心悸、出汗、头晕、眼花，无反酸、胃灼热等不适。病后未做任何诊治，感呼吸困难逐渐加重，遂入院。病后精神、饮食、睡眠差，尿便无异常，体重无变化。

2. 既往史 无特殊病史。

3. 查体 体型瘦高。SpO₂ 90%。呼吸急促，气管左偏，右侧呼吸动度减弱，肋间隙增宽，右侧语颤减弱，叩诊呈鼓音，听诊呼吸音消失，双肺未闻及啰音。HR 122次/分，律齐，无杂音。

请为患者完善必要的辅助检查。

三、辅助检查选择

（一）实验室检查

1. 血常规、感染相关蛋白 白细胞及中性粒细胞百分比、C反应蛋白、降钙素原可以了解患者的感染情况。

2. 血气分析 可出现低氧血症甚至呼吸衰竭。

（二）影像学检查

1. X线胸片 立位后前位胸片是最重要的方法，可显示肺受压程度，肺内病变情况及有无胸膜粘连、胸腔积液及纵隔移位，必要时可摄侧位胸片。

2. 胸部CT 表现为胸膜腔内极低密度气体影，伴有肺组织不同程度的萎缩改变。CT对于小量气胸、局限性气胸及肺大疱与气胸的鉴别比X线胸片更敏感和准确。

（三）肺超声

1. 超声检查前准备 患者仰卧、侧卧或端坐，扫查右肺时患者抬起右臂，把手放在头后，反之亦然。

2. 气胸肺超声表现 肺滑消失，如存在肺滑可排除气胸；存在胸膜线与A线，如消失，可除外气胸；无B线，如存在，也可基本排除气胸；有肺点，M型超声发现沙滩征。

完善相关检查后，患者的病历资料补充如下。

1. 血常规 WBC 7.1×10⁹/L，NEUT% 62%，Hb 135g/L，PLT 158×10⁹/L。

2. 感染相关蛋白　CRP 15.4mg/L，PCT 0.08ng/L。

3. 血生化　GPT 26U/L，GOT 20U/L，Alb 42.9g/L，SCr 80μmol/L。

4. 动脉血气分析　pH 7.35，PaO_2 58mmHg，$PaCO_2$ 38mmHg，BE 2.6mmol/L。

5. 胸部X线（后前位胸部DR片）　右侧气胸，肺压缩75%。

6. B型超声　右肺扫描可见肺点，肺滑消失。

请完善患者的诊断并给予治疗。

四、诊断要点

1. 临床症状　急起胸痛和呼吸困难。

2. 体征　呼吸急促，气管左偏，右侧语颤减弱，叩诊呈鼓音，听诊呼吸音消失，语音共振减弱。

3. 胸片及B型超声　气胸的影像学改变。

病例诊断分析

患者因胸痛、呼吸困难半天入院。查体：氧饱和度降低，发绀，呼吸急促，右侧语颤减弱，叩诊呈鼓音，听诊呼吸音消失，语音共振减弱。X线胸片及超声发现气胸，肺压缩75%。由此，可得出该患者的完整诊断。

主诊断：自发性气胸（右肺压缩75%）

Ⅰ型呼吸衰竭

五、治疗

（一）保守治疗

稳定性、首次发生的症状轻微的少量气胸，肺部压缩小于20%，可先保守治疗。应严格卧床休息，酌情予以镇静、镇痛药物。高流量吸氧可加快胸腔内气体的吸收，经鼻导管或面罩吸入10L/min的氧，可达到比较满意的疗效。如症状较重，大量气胸，或基础疾病较重，原则上不主张保守治疗，建议尽快行胸腔穿刺引流，促进肺复张。

（二）排气治疗

1. 胸腔闭式引流　适用于自发性气胸呼吸困难明显，肺压缩程度较重。引流管插管的位置一般多取锁骨中线外侧第2肋间，或腋前线第4～5肋间，多选用16～22F导管，导管固定后另一端连接Heimlich单向活瓣，或置于水封瓶下1～2cm，使胸膜腔内压力保持在−2～−1cmH_2O，导管持续溢出水泡。

水封瓶应放在低于患者胸部的地方，以免瓶内的水反流进入胸腔，在插管胸腔闭式引流过程中，应注意严格消毒，防止发生感染。

2. 胸腔穿刺抽气　抽气可加速肺复张，迅速缓解症状，适用于小量气胸，呼吸困难较轻。

（三）化学性胸膜固定术

自发性气胸反复出现，或胸腔闭式引流效果不佳，可胸腔内注入硬化剂，如多西环素、滑石粉等，同时注意镇痛对症治疗。

（四）手术治疗

经内科治疗无效的可以选择胸腔镜或开胸手术。

> **病例治疗方案**
>
> 1. 一般治疗　下病重、高流量吸氧、心电监护、卧床休息。
> 2. 胸腔闭式引流　选择右侧锁骨中线第2肋间隙为穿刺点。患者取坐位，穿刺部位消毒、铺洞巾，穿刺部位局部浸润性麻醉，执穿刺针垂直进入胸膜腔，植入导丝，扩皮，放入引流管至胸腔约15cm，接三通管和负压水封瓶，引流管远端置于水封瓶水面之下。固定引流管，结束穿刺引流。
> 3. 健康教育　鼓励患者多吸氧，卧床休息，防止水封瓶倾倒和引流管脱落。

六、医患沟通要点

（一）胸腔闭式引流术

1. 目的与益处　有助于气体引流，防止肺萎陷，改善通气，缓解症状。
2. 风险与不足　穿刺过程中可发生胸膜反应，患者出现心率增快、血压下降、休克等；穿刺肺部损伤；如气体排出过快，可能发生复张性肺水肿，患者出现剧烈咳嗽、咳大量白色或粉红色泡沫样痰、烦躁不安、呼吸困难及发绀等症状。

（二）高流量吸氧

1. 目的与益处　纠正缺氧，改善呼吸困难，促进气体吸收。
2. 风险与不足　鼻导管高流量吸氧可致鼻黏膜损伤，鼻出血。

（三）卫生宣教

1. 目的与益处　让患者明白高流量氧疗、胸腔闭式引流的目的与风险。如未接受手术，自发性气胸发生后1年内不要乘坐飞机，因为有复发的危险。
2. 风险与不足　如患者依从性不足，需要医患良好的沟通，消耗较多的时间及精力。

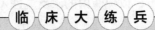

1. 如何从临床症状、体征快速判断存在气胸?

2. 怎样熟练阅读胸片，诊断气胸和肺压缩的多少?

3. 自发性气胸行胸腔闭式引流术的适应证和禁忌证有哪些?

（舒敬奎）

第二篇
循环系统疾病

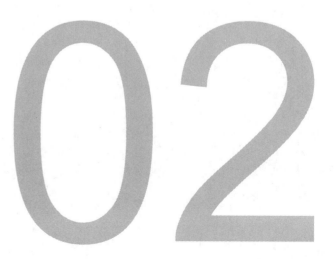

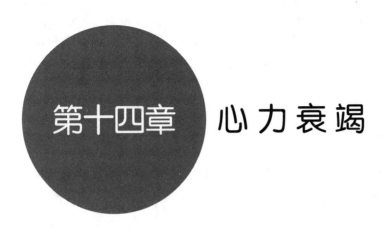

心力衰竭

第一节 慢性心力衰竭

心力衰竭（heart failure）简称心衰，是多种原因导致心脏结构和/或功能的异常改变，使心室收缩和/或舒张功能发生障碍，心输出量降低，不能满足机体代谢需要，以肺循环/体循环淤血，器官、组织血液灌注不足为临床表现的综合征。主要表现为呼吸困难、疲乏和液体潴留（如水肿）。

> **临床场景 A**
>
> 心脏内科住院部
>
> 患者，男性，61岁。因"呼吸困难2年，加重伴双下肢水肿1周"入院。生命体征：T 37.5℃，P 112次/分，R 22次/分，BP 160/96mmHg，SpO$_2$ 93%，BMI 29.1kg/m^2。
>
> 请你接诊患者。

一、问诊要点

（一）现病史

1. **诱因** 有无呼吸道感染（最常见诱因）、心律失常（快速性/缓慢性心律失常，如心房颤动）、血容量增多（输液过多、过快）、过度体力消耗或情绪激动、治疗不当（停利尿剂）、原有心脏病加重或并发其他疾病（并发急性心肌梗死、甲状腺功能亢进、贫血）等情况。

2. **呼吸困难的特点** 是否活动时出现呼吸困难（劳力性呼吸困难），呼吸困难是否平卧时明显，坐位或立位时减轻（端坐呼吸），有无夜间阵发性呼吸困难。有无打鼾、间断呼吸暂停等。

3. **水肿的特点** 起病缓急，出现时间（有无晨轻暮重），发生部位，累及范围（有无眼睑、颜面水肿），水肿是否为下垂性、对称性、凹陷性，有无疼痛、局部皮肤颜色、温度改变。

4. 伴随症状　有无咳嗽、咳痰、咯血（肺淤血），有无疲乏、头昏、心悸（心输出量降低，器官、组织灌注不足表现），有无少尿，有无腹胀、食欲不振、恶心、呕吐等消化道症状（体循环淤血）。

5. 诊治经过及疗效　本次入院前就诊情况，诊断的结果，治疗的措施，包括药物名称、剂量、时间和疗效等。

6. 一般情况　精神、饮食、睡眠、尿便、体重变化情况。

（二）既往史

既往有无冠心病（心肌梗死、冠脉血运重建史）、高血压、心衰高危因素（糖尿病、肥胖）、心脏毒性药物/射线暴露等，有无服用利尿剂史，有无呼吸系统疾病、消化系统疾病、肾脏疾病、内分泌疾病等。过敏史。

（三）个人史、家族史

吸烟、饮酒史。有无心脏疾病家族史。

二、查体要点

1. 生命体征（体温、脉搏、呼吸、血压），SpO_2，体重指数。
2. 一般情况　意识，体位，面容。
3. 皮肤　有无发绀、黄染、皮温情况。
4. 头颈部　有无口唇发绀、颈静脉曲张（充盈）、肝颈静脉反流征、甲状腺肿大。
5. 肺部　呼吸运动、肺部叩诊音、呼吸音、有无干湿啰音。
6. 心脏　有无心脏扩大，心率、心律、心音强弱（低钝）、额外心音（奔马律）、心脏杂音。
7. 腹部　腹部外形、肝脾触诊、有无移动性浊音。
8. 四肢　肢体末端温度、有无下肢水肿。

心力衰竭典型的症状和体征：端坐呼吸、夜间阵发性呼吸困难、运动耐力降低、乏力、踝部水肿；颈静脉充盈/曲张，肝颈静脉反流征阳性，第三心音奔马律、心尖搏动向左/左下移位。

临床场景 B

经过问诊、查体后，患者的病历资料补充如下。

1. 现病史　患者2年前于爬坡或登3楼时感呼吸困难、心悸、胸闷，休息后可缓解。后自觉体力日渐下降，近半年来，平路行走100m即感气促、胸闷，夜间时有憋醒，坐起可缓解。但未予诊治。1周前感冒后出现咳嗽，咳白色黏痰，轻微活动即感呼吸困难，夜间不能平卧，需高枕卧位，伴双下肢凹陷性水肿、腹胀、恶心。患者起病以来，精神、睡眠差，食欲下降，小便量减少，大便正常，近期体重变化不详。

2. 既往史、个人史、家族史　既往10余年前发现高血压，血压最高达180/100mmHg，未规律治疗。否认糖尿病、冠心病病史。无结核、肝炎病史，无长期咳嗽、咳痰史。吸烟40年，20支/天，无饮酒史。家族中无类似疾病患者，否认家族遗传病史。

3. 查体 T 37.5℃，P 112次/分，R 22次/分，BP 160/96mmHg。SpO₂ 93%，BMI 29.1kg/m²。神志清楚，查体合作。半卧位，口唇轻度发绀，巩膜无黄染。颈静脉曲张，气管居中，甲状腺不大。两肺叩诊清音，双下肺可闻及细湿啰音。心尖搏动位于第6肋间左锁骨中线外2cm，有抬举感，心界向左下扩大，HR 112次/分，节律齐，$P_2 > A_2$，心尖区可闻2/6级吹风样收缩期杂音，无传导。腹膨隆，剑突下及右上腹压痛，无反跳痛，肝脏于右肋下3cm触及，质地软，有压痛，肝颈静脉反流征阴性，脾脏未触及，肝区有叩痛，移动性浊音阴性。双下肢膝关节以下凹陷性水肿。

请为患者完善必要的辅助检查。

三、辅助检查选择

（一）实验室检查

1. 血常规、尿常规。
2. 肝肾功能、血糖、血脂、电解质。
3. BNP或NT-proBNP、心肌坏死标志物、甲状腺功能、动脉血气分析（有缺氧体征时）。
4. 血清铁、铁蛋白、总铁结合力、糖化血红蛋白。
5. CRP、PCT（怀疑感染时）。

（二）心电图

对心衰的诊断无特异性，但可发现既往存在的器质性心脏病和心律失常等，有助于了解心衰的病因或诱发心衰的原因，如心肌缺血、心肌梗死、心肌肥大、心律失常等。

（三）X线胸片

可显示心脏扩大、肺水肿、胸腔积液及发现原发性心、肺、胸膜疾病，还有助于心衰和肺部疾病（如肺炎、气胸）的鉴别。

（四）超声心动图

经胸超声心动图是评估心脏结构和功能的首选方法，可提供房室容量、左右心室收缩和舒张功能、室壁厚度、瓣膜功能和肺动脉高压的信息。左心室射血分数（left ventricular ejection fraction，LVEF）可反映左心室收缩功能，推荐改良双平面Simpson法。

（五）特殊检查

心衰的特殊检查用于需要进一步明确病因和病情评估的患者。

1. 心脏磁共振 是测量左右心室容量、质量和射血分数的金标准。当超声心动图未能作出诊断时，心脏磁共振是最好的替代影像检查。心脏磁共振也是复杂性先天性心脏病的首选检查方法。对于扩张型心肌病患者，心脏磁共振有助于鉴别缺血性与非缺血性心肌损害。对于疑似心肌炎、淀粉样变、结节病、Chagas病、Fabry病、致密化不全心肌病和血色病的患者，推荐采用心脏磁共振来显示心肌组织的特征。

2. 冠状动脉造影　适用于经药物治疗后仍有心绞痛的患者，合并有症状的室性心律失常或有心脏停搏史患者，有冠心病危险因素、无创检查提示存在心肌缺血的心衰患者。

3. 心脏CT　对低中度可疑的冠心病或负荷试验未能明确诊断心肌缺血的心衰患者，可考虑行心脏CT以排除冠状动脉狭窄。

临床场景 C

完善相关检查后，患者的病历资料补充如下。

1. 血常规　Hb 129g/L，WBC 9.7×10^9/L，NEUT% 80%。

2. 尿常规　正常。

3. 肝功能　TP 64.2g/L（↓），Alb 34.2g/L（↓），GPT 82U/L（↑），GOT 75U/L（↑），TBil 37μmol/L（↑），DBil 19.3μmol/L（↑），IBil 17.7μmol/L（↑），GGT 567U/L（↑）。

4. 肾功能　Urea 6.7mmol/L，Cr 123μmol/L（↑），UA 578μmol/L（↑）。

5. 血脂、血糖正常，电解质正常。

6. BNP 2500pg/ml（正常＜100pg/ml）。

7. cTnI＜0.05ng/ml（正常 0 ～ 0.4ng/ml）。

8. 超敏C反应蛋白（hs-CRP）12mg/L（正常＜6.0mg/L），PCT正常。

9. 痰培养＋药敏　未培养出致病菌。

10. 甲状腺功能　总甲状腺素（total thyroxine，TT$_4$）降低，促甲状腺激素（thyroid stimulating hormone，TSH）17.83μIU/ml（↑），总三碘甲腺原氨酸（total triiodothyronine，TT$_3$）、游离三碘甲腺原氨酸（free triiodothyronine，FT$_3$）、游离甲状腺素（free thyroxine，FT$_4$）、反式三碘甲腺原氨酸（reverse triiodothyronine，rT3）正常，甲状腺微粒体抗体和甲状腺球蛋白抗体均升高。

11. 心电图　窦性心动过速，HR 112次/分，左心室肥大。

12. X线胸片　主动脉型心外形，左心室增大，双下肺渗出性病灶。

13. 超声心动图　左心房和左心室扩大，室间隔增厚，二尖瓣轻度反流，左心室射血分数32%，左心室舒张功能下降。

四、诊断流程

心衰的诊断和评估依赖于病史、体格检查、实验室检查、心脏影像学检查和功能检查（图14-1）。

诊断要点：基础心脏病证据＋心衰临床表现＋辅助检查阳性。

首先，根据病史、体格检查、心电图、X线胸片判断有无心衰的可能性。然后，通过利钠肽检测和超声心动图明确是否存在心衰（表14-1），再进一步确定心衰的病因和诱因。最后，还需评估病情的严重程度及预后，以及是否存在并发症及合并症。

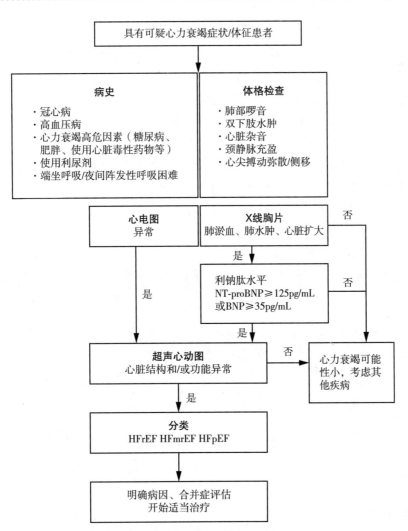

图14-1　慢性心力衰竭的诊断流程

注：NT-proBNP，N末端B型利钠肽原；BNP，B型利钠肽；HFrEF，射血分数降低心力衰竭；HFmrEF，射血分数中间值心力衰竭；HFpEF，射血分数保留心力衰竭。

表14-1　心力衰竭的分类和诊断标准

射血分数降低心衰（HFrEF）	射血分数中间值心衰（HFmrEF）	射血分数保留心衰（HFpEF）
症状和/或体征①	症状和/或体征①	症状和/或体征①
LVEF＜40%	LVEF 40%～49%	LVEF≥50%
	1. 利钠肽水平升高②	1. 利钠肽水平升高②
	2. 至少符合以下任意一项：	2. 至少符合以下任意一项：
	（1）左心室肥厚和/或左心房扩大	（1）左心室肥厚和/或左心房扩大
	（2）心脏舒张功能障碍	（2）心脏舒张功能障碍

注：LVEF，左心室射血分数。

①HF早期阶段（尤其是HFpEF）及经利尿剂治疗的患者可无体征；②利钠肽水平升高：BNP＞35ng/L和/或NT-proBNP＞125ng/L。

1. 老年男性，有高血压病史，血压最高为180/100mmHg，出现全心衰症状。

2. 体检　BP 160/96mmHg，半卧位，颈静脉充盈，双下肺可闻及湿啰音，心界左下扩大，心尖区可闻及2/6级收缩期吹风样杂音，双下肢膝关节以下凹陷性水肿（提示肺循环和体循环淤血、左心室肥大）。

3. 辅助检查　心电图、胸片和超声心动图提示左心房和左心室扩大，超声心动图提示左心室收缩功能下降（LVEF↓）、舒张功能下降，BNP（↑）。

由此，可得出该患者的完整诊断。

主诊断：慢性心力衰竭急性加重

　　　　高血压3级，很高危组

　　　　高血压性心脏病，左心房、左心室扩大，窦性心动过速，心功能Ⅲ级（NYHA分级）

　　　　肺部感染

　　　　甲状腺功能减退

　　　　高尿酸血症

　　　　肥胖症

五、治疗

（一）一般治疗

1. 病因、诱因治疗　控制高血压，介入或手术治疗冠心病、先心病等；控制感染等。

2. 生活方式管理　休息，控制钠盐摄入，监测体重，记录尿量。

（二）药物治疗

1. 利尿剂　控制体液潴留，是改善心衰症状的基石。有液体潴留证据的心衰患者均应使用利尿剂。

利尿剂种类：①袢利尿剂（呋塞米）。②噻嗪类利尿剂（氢氯噻嗪）。③保钾利尿剂（阿米洛利）。④精氨酸加压素受体阻滞剂（托伐普坦），排水不排钠（表14-2）。

应用方法：小剂量开始，逐渐增加。体重每天减轻0.5～1.0kg，至液体潴留消失，处"干重"状态后，最小有效剂量长期维持。每天体重的变化是最可靠的监测指标。

利尿剂开始应用或增加剂量1～2周后，应复查血钾和肾功能。

不良反应：电解质紊乱（低钾、低钠、低镁）、低血压、肾功能恶化、高尿酸血症。

2. 肾素-血管紧张素系统抑制剂　推荐在HFrEF患者中应用ACEI（Ⅰ，A）或血管紧张素Ⅱ受体阻滞剂（angiotensin Ⅱ receptor blocker，ARB）（Ⅰ，A）或血管紧张素受体脑啡肽酶抑制剂（angiotensin receptor neprilysin inhibitor，ARNI）（Ⅰ，B）抑制肾素-血管紧张素系统、联合应用β受体阻滞剂及在特定患者中应用醛固酮受体阻滞剂的治疗策略，以降低心衰的发病率和死亡率。

表14-2 慢性心衰常用利尿剂及剂量

利尿剂	起始剂量/mg	通常每日剂量/mg
袢利尿剂		
呋塞米	20 ～ 40	40 ～ 240
布美他尼	0.5 ～ 1.0	1 ～ 4
托拉塞米	5 ～ 10	10 ～ 40
噻嗪类利尿剂		
氢氯噻嗪	25	12.5 ～ 100
美托拉宗	2.5	2.5 ～ 10
吲达帕胺	2.5	2.5 ～ 5
精氨酸加压素 V_2 受体阻滞剂		
托伐普坦	7.5 ～ 15mg	15
保钾利尿剂		
阿米洛利	2.5[1]/5[2]	5 ～ 10[1]/10 ～ 20[2]
氨苯蝶啶	25[1]/50[2]	100[1]/200[2]

注：①与ACEI或ARB合用时的剂量；②不与ACEI或ARB合用时的剂量。

（1）ACEI

适应证：所有HFrEF患者均应使用ACEI，除非有禁忌证或不能耐受（Ⅰ，A）。

禁忌证：曾发生致命性不良反应（如喉头水肿）、双侧肾动脉狭窄、妊娠妇女、严重肾功能衰竭。

慎用：SCr＞221μmol/L或eGFR＜30ml/（min·1.73m²）；血K⁺＞5.0mmol/L，症状性低血压（收缩压＜90mmHg），左心室流出道梗阻（如主动脉瓣狭窄、梗阻性肥厚型心肌病）。

应用方法：尽早使用，从小剂量开始，逐渐递增，每隔2周剂量倍增1次，直至达到最大耐受剂量或目标剂量。

不良反应：①与血管紧张素Ⅱ抑制有关，如低血压、肾功能恶化、高血钾。②与缓激肽积聚有关，如咳嗽和血管性水肿。

（2）ARB

适应证：推荐用于不能耐受ACEI的HFrEF患者。

禁忌证：除血管神经性水肿外，其余同ACEI。

应用方法：避免了ACEI干咳的不良反应。小剂量开始，逐步增量。

（3）ARNI

适应证：对于NYHA心功能Ⅱ～Ⅲ级、有症状的HFrEF患者，若能够耐受ACEI/ARB，推荐以ARNI替代ACEI/ARB，以进一步减少心衰的发病率及死亡率（Ⅰ，B）。

禁忌证：有血管神经性水肿病史；双侧肾动脉严重狭窄；妊娠妇女、哺乳期妇女；重度肝损害，胆汁性肝硬化和胆汁淤积；已知对ARB或ARNI过敏。

应用方法：患者由服用ACEI/ARB转为ARNI前血压需稳定，并停用ACEI 36小时。小剂量开始，每2～4周剂量加倍，逐渐滴定至目标剂量。起始治疗和剂量调整后应监测血压、肾功能和血钾（表14-3）。

表14-3　慢性HFrEF常用肾素-血管紧张素系统抑制剂及其剂量

药物名称	起始剂量	目标剂量
ACEI		
卡托普利	6.25mg，每日3次	50mg，每日3次
依那普利	2.5mg，每日2次	10mg，每日2次
福辛普利	5mg，每日1次	20～30mg，每日1次
赖诺普利	2.5～5.0mg，每日1次	20～30mg，每日1次
培哚普利	2mg，每日1次	4～8mg，每日1次
雷米普利	1.25～2.50mg，每日1次	10mg，每日1次
贝那普利	2.5mg，每日1次	10～20mg，每日1次
ARB		
坎地沙坦	4mg，每日1次	32mg，每日1次
缬沙坦	20～40mg，每日1次	80～160mg，每日2次
氯沙坦	25mg，每日1次	100～150mg，每日1次
ARNI		
沙库巴曲缬沙坦钠	25～100mg，每日2次	200mg，每日2次

3. β受体阻滞剂　HFrEF患者长期应用β受体阻滞剂（琥珀酸美托洛尔、比索洛尔及卡维地洛），能减轻症状、改善预后，降低心衰住院率和死亡率，减少猝死。

适应证：病情相对稳定的HFrEF患者均应使用β受体阻滞剂，除非有禁忌证或不能耐受（Ⅰ，A）。

禁忌证：心源性休克、病态窦房结综合征、二度及以上房室传导阻滞（无心脏起搏器）、心率＜50次/分、低血压（收缩压＜90mmHg）、支气管哮喘急性发作期。

应用方法：从极低剂量开始，如患者能耐受，可每隔2～4周将剂量加倍，逐渐达到指南推荐的目标剂量或最大可耐受剂量，并长期使用。静息心率降至60次/分左右的剂量为β受体阻滞剂应用的目标剂量或最大耐受剂量（表14-4）。

表14-4　慢性HFrEF常用β受体阻滞剂及其剂量

药物名称	起始剂量	目标剂量
比索洛尔	1.25mg，每日1次	10mg，每日1次
卡维地洛	3.125～6.250mg，每日2次	25～50mg，每日2次
琥珀酸美托洛尔	11.875～23.750mg，每日1次	142.5～190.0mg，每日1次
酒石酸美托洛尔	6.25mg，每日2～3次	50mg，每日2～3次

4. 醛固酮受体阻滞剂　在使用ACEI/ARB、β受体阻滞剂的基础上加用醛固酮受体阻滞剂，可使NYHA心功能Ⅱ～Ⅳ级的HFrEF患者获益，降低全因死亡、心血管死亡、猝死和心衰住院风险。

适应证：LVEF≤35%、已使用ACEI/ARB/ARNI和β受体阻滞剂，仍有症状者；AMI后LVEF≤40%，有心衰症状或有糖尿病者。

禁忌证：血钾＞5mmol/L、肾功能受损（Cr＞221μmol/L）、妊娠妇女。

应用方法：小剂量开始，逐渐加量。常用药物：螺内酯，依普利酮。使用时注意监测血钾、肾功能。

5. 钠-葡萄糖协同转运蛋白2（SGLT2）抑制剂　对于有症状的慢性HFrEF患者，推荐使用SGLT-2抑制剂以减少心衰住院率和心血管疾病死亡率，无论是否有2型糖尿病。

常用药物：恩格列净、达格列净。

禁忌证：重度肾损害［eGFR＜30ml/（min·1.73m^2）］、终末期肾病或需要透析的患者禁用。

6. 伊伐布雷定　特异性抑制窦房结起搏电流（If），减慢窦性心率。可降低心衰患者心血管死亡和心衰住院联合终点。

适应证：窦性心律、LVEF≤35%，NYHA心功能分级Ⅱ～Ⅳ级，合并下列情况。①使用ACEI、β受体阻滞剂和醛固酮受体阻滞剂已足量，窦性心律，HR≥70次/分。②不耐受β受体阻滞剂、HR≥70次/分。

7. 洋地黄类药物　使用地高辛可改善心衰患者的症状和运动耐量，对心衰患者总病死率影响为中性。

适应证：已应用利尿剂、ACEI/ARB/ARNI、β受体阻滞剂和醛固酮受体阻滞剂仍有症状HFrEF患者，心衰伴快速心室率的房颤患者尤为适合。NYHA心功能Ⅰ级不宜用地高辛。

应用方法：地高辛0.125～0.25mg/d，老年或肾功能受损者剂量减半。应检测地高辛血药浓度，维持在0.5～0.9μg/L。

（三）非药物治疗

1. 心脏再同步化治疗（cardiac resynchronization therapy，CRT）　心衰患者心电图QRS波时限增宽＞120ms提示可能存在心室收缩不同步。CRT通过双心室起搏，恢复正常的左右心室及心室内的同步激动，从而减轻二尖瓣反流，增加心输出量，改善心功能。CRT可改善心衰症状、降低病死率。

适应证：已优化药物治疗至少3个月，窦性心律，QRS波间期≥150ms、左束支传导阻滞、LVEF≤35%的症状性心衰患者（Ⅰ，A）。

2. 植入式心脏复律除颤器（implantable cardioverter defibrillator，ICD）

二级预防：慢性心衰伴低LVEF，曾有心脏停搏、心室颤动（室颤）或伴血流动力学不稳定的室性心动过速（室速），推荐使用ICD以降低猝死和全因死亡风险（Ⅰ，A）。

一级预防：优化药物治疗≥3个月，症状性心衰（NYHA心功能Ⅱ～Ⅲ级）、LVEF≤35%，功能状态良好，预期生存＞1年，缺血性心脏病或扩心病患者。

六、预后

当患者存在以下情况时，提示预后不良：LVEF下降、利钠肽水平持续升高、NYHA心功能分级恶化、低钠血症、运动峰值耗氧量减少、红细胞压积降低、QRS波增宽、持续低血压、静息心动过速、肾功能不全、不能耐受常规治疗、难治性容量超负荷、BNP持续升高等。

病例治疗方案

（一）一般治疗

1. 病因、诱因治疗　控制高血压，降压治疗；使用抗生素控制感染。

2. 一般治疗　卧床休息、吸氧、心电监护，监测血压、心率、心律，记录出入量。控制钠盐摄入，监测体重。

3. 治疗过程需复查肾功能、电解质。

（二）心衰的药物和非药物治疗

1. 利尿剂　呋塞米20mg静脉注射，1次/天；3天后改为呋塞米片20mg口服，1次/天。

2. 肾素－血管紧张素抑制剂　沙库巴曲缬沙坦口服，100mg/次，2次/天。

3. β受体阻滞剂　比索洛尔片1.25mg，1次/天。

4. 醛固酮受体阻滞剂　螺内酯片20mg，1次/天。

5. SGLT2抑制剂　达格列净片10mg，1次/天。

6. 氯化钾缓释片　补钾，根据血钾和尿量调整剂量。

7. 评估患者心率　经上述治疗后，如患者为窦性心律，LVEF≤35%，HR≥70次/分，加用伊伐布雷定。

8. 上述药物治疗后如症状仍不缓解，加用洋地黄类药物（地高辛0.125mg/d）。

9. 评估ICD、CRT-D应用指征　经规范心衰治疗3个月后评估患者心功能情况、LVEF、心电图QRS波形态/时限、是否发生室速、室颤，以确定是否有ICD或CRT-D植入适应证。

（三）对症支持治疗

1. 抗感染治疗　氟喹诺酮类药物。

2. 维持水电解质平衡，甲状腺功能减退症治疗，降尿酸治疗；体重管理。

（四）健康教育

1. 疾病知识介绍　心力衰竭的病因、诱因、合并症的诊治和管理。

2. 限钠、监测体重、出入量，监测血压、心率。

3. 预防感染，低脂饮食，戒烟限酒，酒精性心肌病患者应戒酒，肥胖者需减肥，营养不良者需给予营养支持。

4. 监测血脂、血糖、肾功能、电解质。

5. 用药指导　详细讲解药名、剂量、时间、频次、用药目的、不良反应和注意事项等，重点是指南推荐药物的治疗作用及不良反应，利尿剂的使用及调整，给患者打印用药清单，提高患者依从性。

6. 随访安排。

7. 心理和精神指导。

8. 运动康复指导。

七、医患沟通要点

1. 慢性心衰是什么，为何会发生？患者目前的诊断、病情的严重程度。

2. 慢性心衰治疗难点　慢性心衰不可治愈，总体预后不良，需要长期规范管理、治疗，以改善症状、减少住院、死亡风险。

3. 慢性心衰的预后　部分患者可能并发恶性心律失常、猝死，病程晚期可能出现心衰恶化、难治性心衰。

4. 心衰治疗药物可能出现的不良反应。

5. 慢性心衰患者ICD和CRT治疗的适应证、必要性，治疗的风险、费用等。

临 床 大 练 兵

1. 临床表现为劳力性呼吸困难的患者如何鉴别是心源性还是肺源性呼吸困难？
2. 出现下肢对称性水肿的患者应如何鉴别水肿的原因？
3. 慢性心衰患者使用利尿剂会出现哪些不良反应？
4. 慢性心衰患者何种情况下需要行CRT和ICD治疗？
5. 如何预防心力衰竭的发生？

（李 琳 杨 军）

第二节　急性心力衰竭

急性心力衰竭（acute heart failure，AHF）是指心力衰竭急性发作和/或加重的一种临床综合征，表现为急性新发心衰或慢性心衰急性失代偿。急性心衰是危及生命的急重症，需紧急治疗。急性心衰是年龄＞65岁患者住院的主要原因，其中15%～20%为新发心衰，大部分则为原有慢性心衰的急性加重，即急性失代偿性心衰。

临床场景 A

心脏内科住院部

患者，男性，75岁。因"突发呼吸困难2小时"入院。

生命体征：T 36.5℃，P 125次/分，R 26次/分，BP 200/120mmHg，SpO$_2$ 88%。

请你接诊患者。

一、问诊要点

（一）现病史

1. 诱因　是否由情绪激动、体力活动、提重物、用力排大便等诱发，近日有无感染、大量输液等情况。

2. 呼吸困难的特点　起病缓急，是否有端坐呼吸，与活动、体位的关系，持续时间、严重程度。

3. 伴随症状　有无胸痛、胸闷、咳嗽、咳痰、咯血、发热、心悸、黑矇、晕厥、水肿等。

4. 诊治经过及疗效　本次入院前就诊情况，诊断的结果，治疗的措施。

5. 一般情况　精神、饮食、睡眠、尿便、体重变化情况。

（二）既往史

既往有无劳力性呼吸困难、夜间阵发性呼吸困难、运动耐力减低、水肿等心衰表现，有无冠心病（如心肌梗死病史、支架植入史）、高血压、瓣膜病、糖尿病、呼吸系统疾病（如哮喘、慢性阻塞性肺疾病）、甲状腺疾病（甲亢/甲减）、贫血、有无服用利尿剂等心衰药物史、有无治疗依从性差、有无使用负性肌力药物史，有无变应原接触史、过敏史等。

（三）个人史、家族史

有无吸烟史，有无心脏疾病家族史。

二、查体要点

1. 生命体征（体温、脉搏、呼吸、血压），SpO_2。

2. 一般情况　意识，体位（是否端坐位），面容与表情。

3. 皮肤　有无发绀、黄染、皮温，有无大汗。

4. 头颈部　有无口唇发绀、颈静脉曲张（充盈）、肝颈静脉反流征，气管位置，有无甲状腺肿大。

5. 肺部　呼吸运动，肺部叩诊音，呼吸音，有无干湿啰音。

6. 心脏　有无心脏扩大，心率、心律、心音强弱（低钝）、额外心音（奔马律）、心脏杂音，奇脉。

7. 腹部　腹部外形、肝脾触诊、有无移动性浊音。

8. 四肢　肢体末端温度（有无四肢湿冷）、有无下肢水肿。

临床场景 B

经过问诊、查体后，患者的病历资料补充如下。

1. 现病史　患者于2小时前晨起排大便后突然出现呼吸困难，不能平卧，伴有咳嗽、咳少量白色泡沫样痰，并有心悸、胸闷、出汗、濒死感，无胸痛、咯血，无黑矇、晕厥，遂来急诊科就诊。患者起病以来，精神、睡眠差，食欲下降，尿量减少，大便正常，近期体重变化不详。

2. 既往史、个人史、家族史　既往10余年前发现高血压，血压最高达180/100mmHg，曾服用硝苯地平缓释片治疗，近日服药不规律。2年前诊断冠心病，并植入支架1枚，术后服用阿司匹林、阿托伐他汀。否认糖尿病病史。无结核、肝炎病史，无长期咳嗽、咳痰史。无过敏史。吸烟40余年，20支/天，已戒烟2年。无饮酒史。家族中无类似疾病患者，否认家族遗传病史。

3. 查体 T 36.5℃，P 125次/分，R 26次/分，BP 200/120mmHg。SpO₂ 88%。神志清楚，急性痛苦病容，烦躁不安，端坐位。皮肤湿暖，口唇轻度发绀，巩膜无黄染。颈静脉无曲张，气管居中，甲状腺不大。两肺叩诊清音，双肺呼吸音粗，双上、中、下肺可闻及湿啰音及哮鸣音。心界向左下扩大，HR 125次/分，节律齐，心音低钝，$P_2 > A_2$，可闻及S3奔马律，未闻及杂音。腹膨隆，腹软，无压痛及反跳痛，肝脾脏未触及，移动性浊音阴性。双下肢无水肿，四肢肢端暖。

请为患者完善必要的辅助检查。

三、辅助检查选择

（一）实验室检查

1. 血常规。
2. 肝肾功能、血糖、血脂、电解质。
3. BNP/NT-proBNP 所有急性呼吸困难和疑诊急性心衰患者均推荐检测血浆BNP水平。

排除急性心衰诊断采用的界值：BNP < 100ng/L、NT-proBNP < 300ng/L，存在肾功能不全［（肾小球滤过率 < 60ml/（min·1.73m²）］时，NT-proBNP < 1200ng/L。NT-proBNP诊断急性心衰的根据年龄分层设定诊断界值：< 50岁患者 > 450ng/L，50 ~ 75岁患者 > 900ng/L，> 75岁患者 > 1800ng/L。

4. cTn 用于急性心衰患者的病因诊断（如急性心肌梗死）和预后评估。
5. 动脉血气分析 患者有呼吸窘迫或缺氧时进行检测，尤其是伴有急性肺水肿、心源性休克或有慢性阻塞性肺疾病者应行动脉血气分析。
6. D-二聚体 疑诊肺栓塞患者检测。
7. C反应蛋白、降钙素原 怀疑感染时检测，指导抗菌药物治疗。
8. 甲状腺功能 怀疑甲状腺功能异常时检测。
9. 血乳酸 存在低灌注时检测。

（二）心电图

有助于了解心衰的病因或诱因，如心肌缺血、心肌梗死、心律失常等。

（三）X线胸片

对疑似、急性、新发的心衰患者应行胸片检查，以识别/排除肺部疾病或其他引起呼吸困难的疾病（如肺炎、气胸），提供肺淤血/水肿和心脏增大的信息，但X线胸片正常并不能除外心衰。

（四）超声心动图

对血流动力学不稳定的急性心衰患者，推荐立即进行超声心动图检查以获取心脏结构和心脏功能的信息。对心脏结构和功能不明或临床怀疑自既往检查以来可能有变化的患者，推荐在48小时内进行超声心动图检查。

（五）床旁胸部超声检查

可发现肺间质水肿的征象。

（六）肺部计算机体层血管成像

可疑肺栓塞时检查。

（七）冠状动脉造影

可疑急性冠脉综合征时检查。

临床场景 C

完善相关检查后，患者的病历资料补充如下。

1. 血常规　WBC $6.27×10^9$/L，NEUT% 71.7%，Hb 130g/L，PLT $138×10^9$/L。

2. 血生化　肝功能：TP 70.8g/L，Alb 38.2g/L，GPT 42U/L，GOT 45U/L，TBil 15.9μmol/L，DBil 3.7μmol/L，IBil 12.2μmol/L。肾功能：BUN 10.7mmol/L，Cr 137.4μmol/L。电解质：K^+ 4.52mmol/L，Na^+ 135mmol/L，Cl^- 98mmol/L。随机 Glu 7.2mmol/L。

3. BNP 3545pg/ml（正常＜100pg/ml）。

4. cTnI＜0.060ng/ml（正常＜0.060ng/ml）。

5. D-二聚体　0.38mg/L（正常＜0.50mg/L）。

6. 血气分析　pH 7.48，PaO_2 58mmHg，$PaCO_2$ 33mmHg，SaO_2 86%，HCO_3^- 24.6mmol/L，二氧化碳总量25.6mmol/L，BE 1.7mmol/L，阴离子间隙（anion gap，AG）12mmol/L。

7. Lac 1.3mmol/L。

8. CRP和PCT　正常。

9. 甲状腺功能　正常。

10. 心电图　窦性心动过速，HR 128次/分，左心室高电压，V_3～V_5导联ST压低。

11. 胸片　主动脉型心外形，双中下肺内、中带边缘模糊的斑片状阴影，提示肺淤血。

12. 超声心动图　左心房和左心室扩大，室间隔增厚，升主动脉轻度增宽，二尖瓣轻度反流，左心室射血分数48%，左心室舒张功能不全（Ⅱ级）。

四、诊断流程

（一）诊断

根据基础心血管疾病、诱因、临床表现（症状和体征）以及相关检查（心电图、胸片、BNP、超声心动图）作出急性心衰的诊断。急性心衰的诊断流程见图14-2。

1. 病因及诱因　新发心衰的常见病因为急性心肌坏死和/或损伤（如急性冠脉综合征、重症心肌炎、心肌病等）和急性血液动力学障碍（如急性瓣膜关闭不全、高血压危象、心脏压塞、严重心律失常等）。

慢性心衰急性失代偿常有一个或多个诱因，如血压显著升高、急性冠状动脉综合征、心律失常、

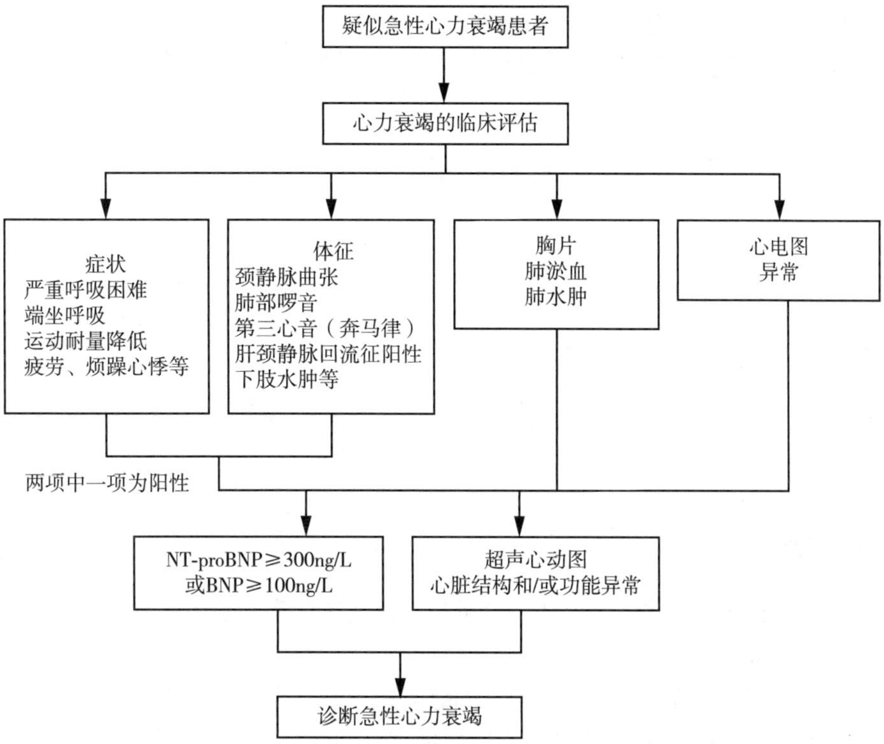

图14-2　急性心力衰竭诊断流程

感染、治疗依从性差、急性肺栓塞、贫血、慢性阻塞性肺疾病急性加重、围手术期、肾功能恶化、甲状腺功能异常、药物（如非甾体抗炎药、皮质激素、负性肌力药物）等。

急性心力衰竭的诱因与原因可通过CHAMPIT来记忆。C：急性冠脉综合征（acute coronary syndrome，ACS），H：高血压急症（hypertension emergency），A：严重性心律失常（arrhythmia），M：急性机械性原因（acute mechanical cause），P：急性肺栓塞（pulmonary embolism），I：各种严重性感染（infection），T：心脏压塞（tamponade）。

2. 临床表现　急性心衰的临床表现是以肺淤血、体循环淤血和组织器官低灌注为特征的各种症状及体征。

（1）急性失代偿性心力衰竭：大多数患者有各种心脏疾病史，存在引起急性心衰的各种病因。根据病情的严重程度表现为劳力性呼吸困难、夜间阵发性呼吸困难、不能平卧、端坐呼吸等。查体可发现心脏增大、舒张早期或中期奔马律、肺动脉瓣区第二心音（P_2）亢进、两肺部干湿啰音、体循环淤血体征（颈静脉充盈、肝颈静脉反流征阳性、下肢和骶部水肿、肝大、腹水）。

（2）急性肺水肿：急性肺水肿与肺淤血相关，表现为突发严重呼吸困难、端坐呼吸、烦躁不安，并有恐惧感，呼吸急促（R＞25次/分），咳嗽并咳粉红色泡沫样痰，心率快，心尖部常可闻及奔马律，两肺满布湿啰音和哮鸣音，伴呼吸衰竭（低氧血症－高碳酸血症）。

（3）心源性休克：在血容量充足的情况下存在持续低血压（收缩压＜90mmHg），伴有组织低灌注的表现，如四肢湿冷、少尿、无尿、意识障碍、头晕、脉压减小。此外，存在提示低灌注的生化指标异常，如血清肌酐水平升高、代谢性酸中毒（pH＜7.35）和血清乳酸水平升高（Lac＞2mmol/L）。

（二）病情评估

根据是否存在肺淤血或体循环淤血（分为"湿"和"干"）和外周组织低灌注情况（分为"暖"

和"冷")的临床表现，可将急性心衰患者分为4型："干暖""干冷""湿暖"和"湿冷"（表14-5）。这种分类可能有助于指导早期治疗并指导预后。低血压性急性心衰患者预后最差，尤其是同时存在低灌注时（湿冷型）。

急性心肌梗死患者并发急性心衰时应用Killip分级，因它与患者的近期病死率相关。

表14-5 急性心力衰竭患者分型

项目	肺/体循环淤血（—）	肺/体循环淤血（＋）
外周组织低灌注（—）	干暖	湿暖
外周组织低灌注（＋）	干冷	湿冷

注：＋有；—无。

（三）鉴别诊断

1. 急性心衰也可能同时合并肺部疾病。大量粉红色泡沫样痰和心尖部舒张期奔马律、BNP水平升高有助于急性肺水肿的诊断。

2. 合并心源性休克时，应与其他原因引起的休克相鉴别。心源性休克多与肺淤血、肺水肿并存是主要特征，如无肺循环和体循环淤血征，心源性休克可能性极小。

3. 心衰的病因鉴别。急性冠脉综合征、高血压急症、主动脉夹层、肺栓塞、心律失常等通过相应的症状、体征及辅助检查（心电图、X线胸片、实验室评估和超声心动图）进行鉴别。

病例诊断分析

该患者为老年男性，有高血压、冠心病基础心脏病史，未规律服用降压药。临床表现为突发严重呼吸困难、端坐呼吸、烦躁不安，咳嗽、咳痰。体检：血压极度升高，两肺满布湿啰音和哮鸣音，心脏扩大，心率快，心尖部闻及奔马律。辅助检查：心衰标志物BNP升高，胸片提示肺淤血，心电图提示窦性心动过速，超声心动图提示左心增大、心功能不全，血气分析提示呼吸衰竭（Ⅰ型）。

综合患者病史、体检和辅助检查可以明确急性左心衰（急性肺水肿）诊断，发生急性心衰的病因为高血压急症（因药物依从性差）。患者同时合并呼吸衰竭和肾功能不全。

结合相关检查，可排除急性冠脉综合征、心律失常、急性机械原因、急性肺栓塞、心肌炎和心包填塞等其他引起急性心衰的病因。

由此，可得出该患者的完整诊断。

主诊断：急性左心衰（急性肺水肿）

高血压急症

呼吸衰竭（Ⅰ型）

肾功能不全

高血压3级，很高危组

冠状动脉粥样硬化性心脏病、经皮冠脉介入术后

五、治疗

（一）治疗流程

急性心衰的治疗流程（图14-3）。

1. 控制基础病因和纠治心衰的诱因　应用静脉降压药物控制高血压；选择有效抗菌药物控制感染；积极治疗各种影响血液动力学的快速性或缓慢性心律失常；应用硝酸酯类药物改善心肌缺血。

2. 缓解各种严重症状

（1）低氧血症和呼吸困难：给予吸氧、无创/有创呼吸机辅助通气。

（2）胸痛和焦虑：应用吗啡。

（3）呼吸道痉挛：应用支气管解痉药物。

（4）淤血症状：利尿剂有助于减轻肺淤血和肺水肿、缓解呼吸困难。

3. 稳定血液动力学状态，维持收缩压≥90mmHg。可应用正性肌力药物和/或血管收缩药物纠正和防止低血压。血压过高者的降压治疗可选择血管扩张药物。

4. 纠正水、电解质紊乱和维持酸碱平衡。

5. 保护重要脏器如肺、肾、肝和大脑，防止功能损害。

6. 降低死亡风险，改善近期和远期预后。

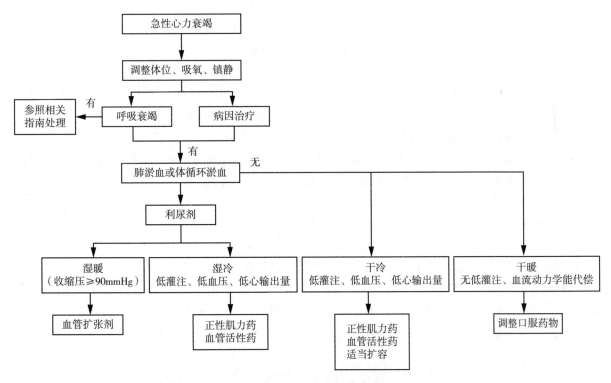

图14-3　急性心力衰竭治疗流程

（二）治疗方案

1. 一般处理

（1）监测：①无创监测。严密监测血压、心率、心律、连续心电监测、呼吸频率、SpO$_2$，监测出入量及每日体重，每日评估心衰症状和体征变化。复查肝肾功能和电解质、利钠肽。②血流动力学监测。有创性血流动力学监测包括动脉内血压监测、肺动脉导管、脉搏波指示连续心输出量等，主要适用于血流动力学状态不稳定，病情严重且治疗效果不理想的患者。

（2）调整体位：静息时呼吸困难明显者，应半卧位或端坐位，双腿下垂以减少回心血量，减轻心脏前负荷。

（3）吸氧：①鼻导管吸氧。低氧流量（1～2L/min）开始，若无CO_2潴留，可采用高流量给氧（6～8L/min）。②面罩吸氧。适用于伴呼吸性碱中毒的患者。

（4）镇静：阿片类药物如吗啡可缓解焦虑和呼吸困难，急性肺水肿患者可谨慎使用。用法为2.5～5.0mg缓慢静脉注射，亦可皮下或肌内注射。应密切观察疗效和呼吸抑制的不良反应。伴明显和持续低血压、休克、意识障碍、慢性阻塞性肺疾病等患者禁用。

2. 根据急性心衰临床分型确定治疗方案

（1）"干暖"：无明显体肺循环淤血且外周组织灌注尚可，调整口服药物即可。

（2）"干冷"：无明显体肺循环淤血，机体处于低血容量状态或容量正常、伴外周组织低灌注，首先适当扩容，如低灌注仍无法纠正可给予正性肌力药物。

（3）"湿暖"：分为血管型和心脏型两种，前者由液体血管内再分布引起，高血压为主要表现，首选血管扩张药，其次为利尿剂；后者由液体潴留引起，伴体肺循环淤血，首选利尿剂，其次为血管扩张药。

（4）"湿冷"：最危重的状态，提示体肺循环淤血明显且外周组织灌注差，如收缩压≥90mmHg，则给予血管扩张药、利尿剂，若治疗效果欠佳可考虑使用正性肌力药物；如收缩压＜90mmHg，则首选正性肌力药物，若无效可考虑使用血管收缩药，当低灌注纠正后再使用利尿剂。对药物治疗无反应的患者，可行机械循环支持治疗。

3. 容量管理　肺淤血、体循环淤血及水肿明显者应严格限制饮水量和静脉输液速度。无明显低血容量因素（如大出血、严重脱水、大汗淋漓等）者，每天摄入液体量一般宜在1500ml以内，不要超过2000ml。保持每天出入量负平衡约500ml，严重肺水肿者水负平衡为1000～2000ml/d，甚至可达3000～5000ml/d，以减少水钠潴留，缓解症状。3～5天后，如肺淤血、水肿明显消退，应减少水负平衡量，逐渐过渡到出入量大体平衡。同时限制钠摄入＜2g/d。

4. 药物治疗

（1）利尿剂：有液体潴留证据的急性心衰患者均应使用利尿剂。

首选静脉袢利尿剂，如呋塞米、托拉塞米，应及早应用。常用呋塞米，宜先静脉注射20～40mg，之后可静脉滴注5～40mg/h，其总剂量在起初6小时不超过80mg，起初24小时不超过160mg。亦可应用托拉塞米10～20mg静脉注射。如果平时使用袢利尿剂治疗，最初静脉剂量应不小于长期每日所用剂量。需监测患者症状、尿量、肾功能和电解质。可选择推注或持续静脉输注的方式，根据患者症状和临床状态调整剂量和疗程。有低灌注表现的患者应在纠正后再使用利尿剂。

（2）血管扩张药：收缩压是评估患者是否适宜应用此类药物的重要指标。收缩压＞110mmHg的患者通常可安全使用；收缩压在90～110mmHg，应谨慎使用；收缩压＜90mmHg，禁忌使用。有明显二尖瓣或主动脉瓣狭窄的患者应慎用。应用过程中需密切监测血压，根据血压情况调整合适的维持剂量。常用血管扩张药及其剂量见表14-6。

（3）正性肌力药物：适用于症状性低血压（收缩压＜90mmHg）伴低心输出量和/或组织器官低灌注的患者。常用药物见表14-7。

表14-6 急性心力衰竭常用血管扩张药及其剂量

药物	剂量	剂量调整与疗程
硝酸甘油	初始剂量5～10μg/min，最大剂量200μg/min	每5～10分钟增加5～10μg/min
硝酸异山梨酯	初始剂量1mg/h，最大剂量5～10mg/h	逐渐增加剂量
硝普钠	初始剂量0.2～0.3μg/(kg·min)	每5～10分钟增加5μg/min，疗程≤72小时
重组人脑利钠肽	负荷量1.5～2.0μg/kg或不用负荷量，继以0.0075～0.0100μg/(kg·min)维持	疗程一般3天，根据血压调整剂量

注意事项：①症状性低血压伴低心输出量或低灌注时应尽早使用，而当器官灌注恢复和/或淤血减轻时则应尽快停用。②药物的剂量和静脉滴注速度应根据患者的临床反应作调整，需个体化治疗。③此类药物可诱发心动过速、心律失常、心肌缺血等，用药期间应持续心电、血压监测。④血压正常、无器官和组织灌注不足的急性心衰患者不宜使用。⑤因低血容量或其他可纠正因素导致的低血压患者，需先去除这些因素再权衡使用。

（4）血管收缩药：如去甲肾上腺素、肾上腺素等，适用于已应用正性肌力药物后仍出现心源性休克或合并明显低血压状态的患者。心源性休克时首选去甲肾上腺素维持收缩压。常用药物见表14-7。

这些药物具有正性肌力活性，也有类似于正性肌力药的不良反应，用药过程中应密切监测，当器官灌注恢复和/或循环淤血减轻时应尽快停用。

表14-7 急性心力衰竭常用正性肌力药物和血管收缩药及其剂量

药物类别	药物	剂量
β肾上腺素能激动剂	多巴酚 多巴酚丁胺	＜3μg/(kg·min)：激动多巴胺受体，扩张肾动脉 3～5μg/(kg·min)：激动心脏β₁受体，正性肌力作用 ＞5μg/(kg·min)：激动心脏β₁受体、外周血管α受体 小剂量起始，根据病情逐渐调节 2.5～10μg/(kg·min)维持
磷酸二酯酶抑制剂	米力农	负荷量25～75μg/kg静脉推注（＞10min），继以0.375～0.75μg/(kg·min)静脉滴注
钙离子增敏剂	左西孟旦	负荷量6～12μg/kg静脉推注（＞10min），继以0.05～0.20μg/(kg·min)静脉滴注维持24h 低血压时不推荐予以负荷剂量
血管收缩药	去甲肾上腺素 肾上腺素	0.2～1.0μg/(kg·min)静脉滴注维持 复苏时首先1mg静脉注射，效果不佳时可每3～5分钟重复静脉注射用药，每次1～2mg，总剂量通常不超过10mg

（5）洋地黄类药物：可轻度增加心输出量、降低左心室充盈压、减慢房室结传导和改善症状。主要适应证是房颤伴快速心室率（HR＞110次/分）的急性心衰患者。使用剂量为西地兰0.2～0.4mg缓慢静脉注射，2～4小时后可再用0.2mg。急性心肌梗死后24小时内应尽量避免使用。

（6）抗凝治疗：抗凝治疗（如低分子量肝素）建议用于深静脉血栓和肺栓塞发生风险较高且无抗凝治疗禁忌证的患者。

（7）改善预后的药物：对于新发心衰患者，在血流动力学稳定后，应给予改善心衰预后的药物。

包括β受体阻滞剂、ACEI/ARB/ARNI、醛固酮受体阻滞剂和SGLT2抑制剂，根据病情适当调整用量。

5. 非药物治疗

（1）主动脉内球囊反搏（intra-aortic ballon pump，IABP）：可有效改善心肌灌注，降低心肌耗氧量，增加心输出量。适应证：①急性心肌梗死或严重心肌缺血并发心源性休克，且不能由药物纠正。②伴血流动力学障碍的严重冠心病（如急性心肌梗死伴机械并发症）。③心肌缺血或急性重症心肌炎伴顽固性肺水肿。④作为左心室辅助装置（1eft ventricular assist device，LVAD）或心脏移植前的过渡治疗。

（2）机械通气：包括无创呼吸机辅助通气和气道插管/人工机械通气。

无创呼吸机辅助通气：有呼吸窘迫者（R＞25次/分，SpO$_2$＜90%）应尽快给予无创通气。

气道插管和人工机械通气：适用于呼吸衰竭导致低氧血症（PaO$_2$＜60mmHg）、PaCO$_2$＞50mmHg和酸中毒（pH＜7.35），经无创通气治疗不能改善者。

（3）肾脏替代治疗：高容量负荷如肺水肿或严重外周水肿，且存在利尿剂抵抗的患者可考虑超滤治疗。难治性容量负荷过重合并以下情况时可考虑肾脏替代治疗：液体复苏后仍然少尿；血钾＞6.5mmol/L；pH＜7.2；血尿素＞25mmol/L，SCr＞300μmol/L。

（4）机械循环辅助装置：对于药物治疗无效的急性心衰或心源性休克患者，可短期（数天至数周）应用机械循环辅助治疗，包括经皮心室辅助、体外生命支持（extracorporeal life support，ECLS）和体外膜肺氧合（extracorporeal membrane oxygenation，ECMO）装置。

病例治疗方案

（一）一般处理

1. 监测　严密监测血压、心率、心律、呼吸频率、SpO$_2$，连续心电监测、记录出入量及每日体重。每日复查肝肾功能和电解质，隔日复查利钠肽。

2. 调整体位　嘱患者半卧位或端坐位，双腿下垂。

3. 吸氧、无创呼吸机辅助通气　鼻导管吸氧（3L/min）后，患者仍有呼吸窘迫（呼吸频率＞25次/min，SpO$_2$＜90%），后改用无创呼吸机辅助通气。

4. 镇静　吗啡3mg静脉缓慢注射。

（二）容量管理

低盐饮食，每天摄入液体量在1500ml以内，每日出入量负平衡500ml。

（三）扩血管、利尿治疗

该患者属于湿暖型急性心衰，应予血管扩张剂和利尿剂治疗，因无低心输出量、低灌注和低血压情况，暂无须使用正性肌力药物。

1. 硝酸甘油　静脉泵入，初始剂量5～10μg/min，每5～10分钟增加5～10μg/min。最初数分钟至1小时内，平均动脉压降低≤25%；2～6小时内降至160/100mmHg，于48小时逐步降至正常。

2. 呋塞米　先静脉注射20～40mg，后予呋塞米静脉泵入5～10mg/h。

（四）高血压治疗

静脉使用硝酸甘油同时，加用ACEI/ARB/ARNI（培哚普利）口服，急性心衰纠正、病情稳定后加用β受体阻滞剂降压，降压目标＜130/80mmHg。如血压不达标可加用利尿剂、钙通道阻滞剂。

（五）合并疾病治疗

冠心病二级预防治疗：抗血小板（阿司匹林）、调脂稳定斑块（阿托伐他汀）、β受体阻滞剂（琥珀酸美托洛尔）、ACEI/ARB（培哚普利降压、抗心脏重构）。

（六）对症支持治疗

维持水电解质平衡，补钾，避免使用肾毒性药物，营养支持等。

（七）健康教育

低盐、低脂饮食，监测血压、心率、体重，避免心衰加重的诱因，如感染、劳累或应激反应、心肌缺血、药物减量或停药、心脏容量超负荷、服用非甾体抗炎药等。坚持降压药物和冠心病二级预防治疗，定期心内科门诊随访。

六、预后

急性心衰预后很差，住院病死率为3%，6个月的再住院率约50%，5年病死率高达60%。低血压性急性心衰患者预后最差，尤其是同时存在低灌注时（湿冷型）。入院时较低的收缩压、较高的血肌酐水平是住院期间死亡的强预测因子。

BNP水平高、肌钙蛋白升高、低钠血症、QRS波增宽、合并冠心病或心律失常患者预后较差。

七、医患沟通要点

（一）急性心衰的诊治难点、可能出现的问题

急性心衰属于心内科急重症，致死率极高，尽管给予最佳治疗，病情仍可能恶化，出现心源性休克或心源性猝死而导致死亡。

（二）急性心衰合并疾病的危害

高血压急症除引起急性心衰外，还存在其他靶器官损害的风险（如脑梗死、脑出血、主动脉夹层、肾衰竭等），亦可致死、致残。

（三）急性心衰的非药物治疗

1. 无创通气（呼吸机治疗）

（1）益处：不仅可减轻急性心衰症状，还可降低气管内插管的概率。

（2）不良反应：右心衰恶化，高碳酸血症，焦虑、气胸、血压下降等。

2. IABP

（1）目的与益处：可有效改善心肌灌注，降低心肌耗氧量，增加心输出量。

（2）风险：①血管并发症，包括穿刺部位并发症（如出血、血肿、假性动脉瘤）、主动脉穿孔、肢体缺血、血栓栓塞。②球囊导管并发症。③溶血、血小板减少等。

（3）沟通内容：IABP治疗的必要性、风险、费用等。

3. 超滤治疗或其他肾脏替代治疗

（1）目的与益处：用于有明显的容量超负荷且常规利尿剂治疗效果不佳的心衰患者，以快速缓解淤血症状和液体潴留。可控地减低容量超负荷，不引起电解质紊乱，并可恢复利尿剂疗效。

（2）风险：可能造成与体外循环相关的不良反应，如生物不相容、出血、凝血、血管通路相关并发症、感染、机械相关并发症等。

（3）沟通内容：肾脏替代治疗的必要性、风险、费用等。

临 床 大 练 兵

1. 患者突发呼吸困难，应如何明确呼吸困难的病因？

2. 急性心衰的病因应如何鉴别？

3. 合并心源性休克时，如何与其他原因引起的休克进行鉴别？

4. 急性左心衰抢救时如何正确使用血管扩张剂和正性肌力药物？

（李 琳 杨 军）

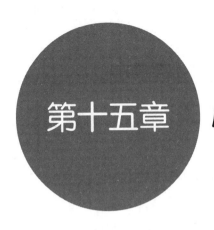

心律失常

心律失常（cardiac arrhythmia）是指心脏冲动的频率、节律、起源部位、传导速度或激动次序的异常，可见于生理情况，更多见于病理情况，包括心脏本身疾病和非心脏疾病。

心律失常的病因可分为遗传性和后天获得性。后天获得性心律失常中，生理性因素及病理性因素均可诱发心律失常。

心律失常按发生部位分为室上性（包括窦性、房性、房室交界性）和室性心律失常两大类；按发生时心率的快慢，分为快速型与缓慢型心律失常两大类；按发生机制分为冲动形成异常和冲动传导异常两大类。

【案例一】

临床场景 A

> **急诊科**
>
> 患者，女性，28岁。因"心悸2小时"入院。生命体征：T 36.5℃，P 170次/分，R 16次/分，BP 102/62mmHg。
>
> 请你接诊患者。

一、问诊要点

（一）现病史

1. 发作诱因和频度，起止方式，发作时症状和体征。
2. 伴随症状的特点 详细的伴随症状询问有助于心悸病因的判断（图15-1）。
3. 是否有引起心脏病变的全身性疾病，如甲亢等。
4. 诊治经过及疗效 本次入院前接受的诊断措施和结果；治疗的药物名称、剂量、时间和疗效。
5. 一般情况 精神、睡眠、尿便、体重。

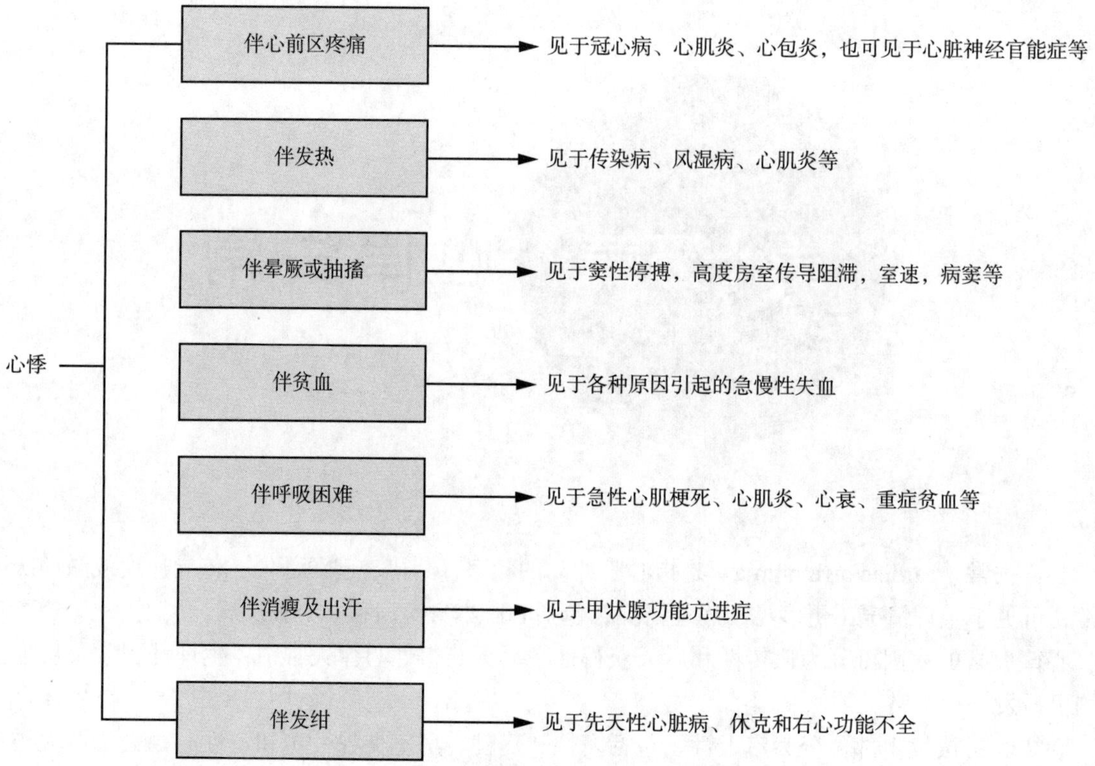

图15-1　常见心悸伴随症状思维导图

（二）既往史、家族史

1. 是否有服药史，尤其是抗心律失常药物、洋地黄和影响电解质的药物。
2. 是否有植入人工心脏起搏器史等。
3. 既往是否有类似心律失常发作史。
4. 是否有心脏病史。
5. 家族成员是否有类似发作史。

二、查体要点

除检查心率与心律外，某些心脏体征有助于心律失常的诊断。

同时，特殊注意患者的生命体征，有助于快速选择治疗方案。

临床场景 B

　　经过问诊、查体后，患者的病历资料补充如下。

　　1. 现病史　患者反复心悸3年余，突发突止，每次持续20分钟到数小时不等。偶可因干呕等终止发作。2小时前症状再发，持续不缓解，未治疗，遂来院。病程中尿便正常，饮食正常，睡眠可。

2. 查体 T 36.5℃，P 170次/分，R 22次/分，BP 110/70mmHg。神志清楚，语言流利，营养良好，表情痛苦。无肝掌、蜘蛛痣。结膜无苍白，浅表淋巴结无肿大。双肺呼吸音清，未闻及干湿啰音。HR 170次/分，心律齐，无额外心音，未闻及杂音。腹软，肝脾未触及，移动性浊音阴性，肠鸣音4次/分。双下肢无水肿。

请为患者完善必要的辅助检查。

三、辅助检查

1. 心电图检查 是诊断心律失常最重要的一项无创性检查技术。

2. 长时间心电图记录 动态心电图（Holter）可连续记录患者24～72小时的心电图，患者日常工作与活动均不受限制。

事件记录器适用于间歇发作且不频繁的心律失常诊断，可记录发生心律失常及其前后的心电图，通过直接回放或经有线或无线网络实时传输心电图至医院。植入式循环心电记录仪埋植于患者皮下，可自行启动、检测和记录心律失常，其电池寿命达36个月，主要用于发作不频繁、原因未明且疑心律失常所致的晕厥患者。

3. 运动试验 患者在运动时出现心悸症状，可进行运动试验协助诊断。常用于评估与儿茶酚胺有关的心律失常，并评估心律失常危险性，协助判断预后等。但运动试验诊断心律失常的敏感性不如动态心电图。

4. 食管心电生理检查 将食管电极经鼻腔送入食管的心房水平，可记录心房和心室电活动，并能进行心房快速起搏或程序电刺激，常用于鉴别室上性心动过速的类型。应用电刺激诱发与终止心动过速还可用于协助评价抗心律失常药物疗效、评估窦房结功能、终止药物无效的某些折返性室上性心动过速。食管电生理检查简单易行，安全性高。

5. 心腔内电生理检查 心腔内电生理检查是将几根多电极导管经静脉和/或动脉置于心腔内的不同部位，辅以8～12通道多导生理仪同步记录各部位电活动。主要包括3个目的。①诊断性应用：确诊心律失常及其类型，并明确心律失常的起源部位与发生机制。②治疗性应用：以电刺激终止心动过速发作或评价某项治疗措施能否防止电刺激诱发的心动过速；通过电极导管，消融参与心动过速的心肌，以达到治愈心动过速的目的。③判断预后。

常见需要进行心电生理检查的适应证包括：①窦房结功能测定。②房室与室内阻滞。③心动过速。④不明原因晕厥。

6. 三维心脏电生理标测及导航系统。

7. 其他实验室检查

（1）患者基础情况评估：血尿便常规、肝肾功能、电解质水平、血糖、血脂、凝血功能及纤溶功能等。

（2）心肌损伤相关指标：cTn、CK-MB及Myo等。

临床场景 C

完善相关检查后，患者的病历资料补充如下。

1. 血尿便常规未见异常，生化检查未见异常。

2. cTnI 0.12ng/dl。

3. 心电图　室上性心动过速，HR 171次/分（图15-2）。

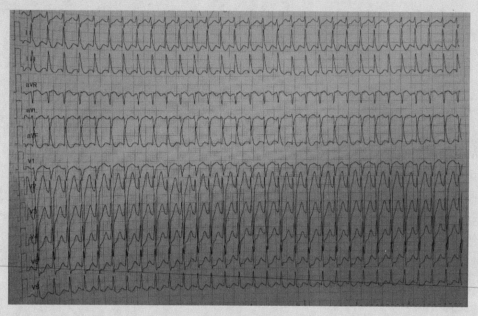

图15-2　入院心电图

请完善患者的诊断并给予治疗。

四、诊断流程

1. 首先确定患者生命体征是否平稳。
2. 心电图检查明确患者有无心律失常及其类型。

病例诊断分析

患者以阵发性心悸为主要临床表现，且有突发突止的特点。体格检查生命体征平稳，心肺腹查体无异常。同时结合患者的辅助检查结果，心电图诊断明确，12导联心电图示室上性心动过速。由此，可得出该患者的完整诊断。

主诊断：阵发性室上性心动过速

五、治疗

（一）急性发作期

应根据患者基础的心脏状况，既往发作情况及对心动过速的耐受程度进行适当处理（图15-3）。

1. 如患者心功能与血压正常，可先尝试刺激迷走神经的方法。

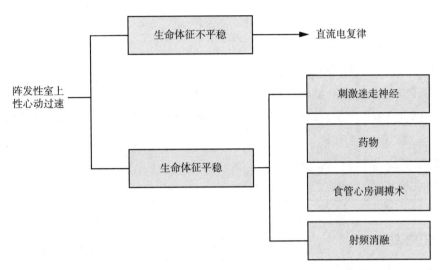

图15-3　急性发作期治疗流程

（1）颈动脉窦按摩：患者取仰卧位，先行右侧，每次5～10秒，无效再按摩左侧，切勿双侧同时按摩。

（2）Valsalva动作：患者深吸一口气后闭上嘴，用拇指和示指捏鼻子后，试着轻轻呼气，全程保持脸颊肌肉紧绷，不要让它们鼓胀。为保证该操作标准，可以借助吹注射器或血压计的方法，要求呼气时压力能达到40mmHg。仅屏住呼吸，而没有尝试呼吸动作，不能算作Valsalva动作。目前还有改良的Valsalva动作，即在标准Valsalva动作基础上，助手帮助患者迅速躺平，并抬起双腿。《柳叶刀》杂志发表的一项研究证实，改良的Valsalva动作，可以使19%～54%室上性心动过速患者得到终止。是目前临床最常用的手法。

（3）其他：包括咽刺激诱导恶心，将面部浸没于冰水内可使心动过速终止。部分患者应用药物再次实施刺激迷走神经的方法可能会成功。

2. 药物治疗　药物是终止心动过速发作的最常用和有效的方法。首选腺苷，起效迅速，副作用为胸部压迫感，呼吸困难，面部潮红，窦性心动过缓，房室传导阻滞等，其半衰期短于6秒，副作用很快消失。腺苷无效时可改用维拉帕米静脉推注。其他也可选用β受体阻滞剂、洋地黄、普罗帕酮和某些升压药物。

3. 食管心房调搏术　可有效中止心动过速的发作。

4. 直流电复律　当患者出现严重心绞痛、低血压、充血性心力衰竭表现或急性发作应用上述药物无效时，应立即直流电复律（表15-1）。但应注意，已应用洋地黄者不应电复律治疗。

注意电复律并发症，主要包括诱发各种心律失常，出现肺水肿，低血压，体循环栓塞和肺动脉栓塞，血清心肌酶升高和皮肤烧伤等。

表15-1 直流电复律操作流程

步骤	操作
准备	适应证、禁忌证判断
	核对患者信息，医患沟通，交代风险，签署知情同意书，测生命体征，连接监护仪，选择一个R波高耸的导联进行示波观察
	穿工作服，戴口罩、帽子，洗手
	准备用物，检查除颤仪
电复律	患者去枕平卧于硬板床上，暴露胸腹部
	咪达唑仑静脉推注麻醉患者
	纱布擦干患者除颤部位皮肤，涂抹导电糊
	选择同步电复律，单向波100～150J，双向波50～100J
	心底部电极板置于胸骨右缘第2、3肋间，另一电极板置于心尖部，两个电极板之间距离不小于10cm
	充电，所有人员离开
	放电
复律后监测	心电、血压、呼吸和神志监测持续24小时

（二）预防复发

导管消融技术已十分成熟，安全、有效且能根治心动过速，应优先应用。

病例治疗方案

（一）急性发作期治疗

1. 患者年轻女性，生命体征基本平稳，先予患者吸氧，心电、血压监护，开放静脉通路。

2. 患者生命体征平稳，先予颈动脉窦按摩无效，后协助患者行改良的Valsalva动作，未恢复窦性心律，监护仍示室上性心动过速。

3. 给予腺苷弹丸式静脉推注，患者迅速恢复窦性心律（图15-4）。

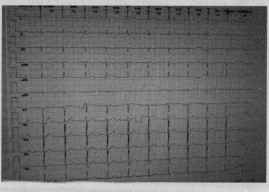

图15-4 治疗后心电图

（二）介入手术

待患者过急性期后，为患者行射频消融术根治室上性心动过速。

六、医患沟通要点

（一）病情沟通

包括告知家属及患者目前情况，考虑诊断，后续所需检查，治疗方案及可能出现的并发症及预后。

（二）介入射频手术相关

1. 目的与益处　可帮助根治该病，提高生存质量。
2. 风险　①手术风险（麻醉意外，感染，出血，脏器损伤等）。②手术过程中可能出现的意外。③费用高昂。④术后可能出现的并发症。
3. 沟通内容　手术必要性，手术时间，手术方式，手术最好结局与最坏结局，手术费用等。

临 床 大 练 兵

1. 阵发性心房颤动的患者应如何选择检查与治疗？如患者生命体征不稳，选择直流电复律，但复律后患者出现心肌酶升高，考虑什么？如何处理？
2. 病窦综合征患者出现房性心动过速时应如何处理？如何评估病情？如何与患者沟通？

【案例二】

临床场景 A

急诊科

患者，男性，58岁。因"反复胸闷心悸1年，加重1个月"入院。生命体征：T 36.5℃，P 130次/分，R 16次/分，BP 152/72mmHg。

请你接诊患者。

一、问诊要点

（一）现病史

1. 发作诱因和频度，起止方式，发作时症状和体征。
2. 既往是否有类似心律失常发作史，家族成员中是否有类似发作史。
3. 是否有已知心脏疾病史。
4. 伴随症状的特点　详细的伴随症状询问有助于心悸病因的判断。
5. 是否有引起心脏病变的全身性疾病，如甲亢、其他心脏病等。
6. 诊治经过及疗效　本次入院前接受的诊断措施和结果；治疗的药物名称、剂量、时间和疗效。
7. 一般情况　精神、睡眠、尿便、体重。

（二）既往史

1. 是否有服药史，尤其是抗心律失常药物、洋地黄和影响电解质的药物。
2. 是否伴有高血压、糖尿病、痛风等相关疾病。
3. 是否有植入人工心脏起搏器史等。

二、查体要点

除检查心率与心律外，某些心脏体征有助于心律失常的诊断（图15-5）。
同时，特殊注意患者生命体征，有助于快速选择治疗方案。

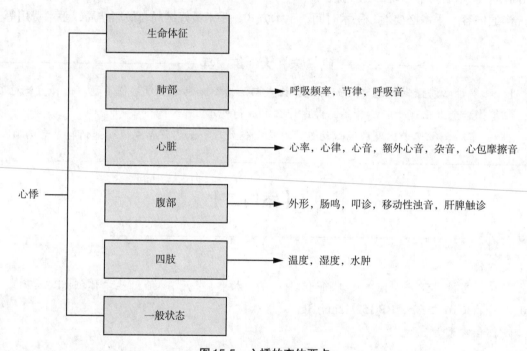

图15-5 心悸的查体要点

临床场景 B

经过问诊、查体后，患者的病历资料补充如下。

1. **现病史** 患者反复心悸1年，无突发突止，每次持续数分钟到数小时不等。与活动无明显关系。1个月前症状加重，发作频率增加，每日数次，偶伴呼吸困难，未治疗，遂来院就诊。病程中尿便正常，饮食正常，睡眠差。

2. **既往史** 高血压病史8年，服用培哚普利8mg，每日1次，血压高于130/90mmHg；糖尿病病史10年，恩格列净片10mg口服每日1次，二甲双胍片500mg口服，每日3次；冠心病史6年，规律服用阿司匹林、阿托伐他汀、琥珀酸美托洛尔。2015年因心肌梗死行经皮冠脉介入术（percutaneous coronary intervention，PCI），2020年再次行PCI。

3. **个人史、家族史** 否认药物成瘾，否认吸烟饮酒史。家族史无特殊。

4. 查体　T 36.5℃，P 130次/分，R 22次/分，BP 110/70mmHg。神志清楚，语言流利，营养良好，表情痛苦。无肝掌、蜘蛛痣。结膜无苍白，浅表淋巴结无肿大。双肺呼吸音清，未闻及干湿啰音。HR 170次/分，心律绝对不齐，无额外心音，未闻及杂音。腹软，肝脾未触及，移动性浊音阴性，肠鸣音4次/分。双下肢无水肿。

请为患者完善必要的辅助检查。

三、辅助检查

1. 心电图检查。

2. 长时间心电图记录。

3. 运动试验。

4. 食管心电生理检查。

5. 心腔内电生理检查。

6. 三维心脏电生理标测及导航系统。

7. 评估其他基础疾病

（1）心脏彩超：可评估是否伴随有心脏结构或功能的改变。

（2）胸部X线片或肺部CT：可评估心脏大小、形状及是否合并肺部疾病。

（3）其他：如双下肢超声可评估下肢动脉硬化及有无血栓形成；颈部血管超声可评估有无颈动脉硬化等。

8. 其他实验室检查

（1）患者基础情况评估：血尿便常规、肝肾功能、电解质水平、血糖、血脂、凝血功能、纤溶功能等。

（2）心肌损伤相关指标：cTn、CK-MB及Myo等。

临床场景 C

完善相关检查后，患者的病历资料补充如下。

1. 血尿便常规未见异常；生化检查未见异常。

2. 心肌损伤指标　cTnI未见异常，NT-proBNP 221.00pg/ml。

3. 心电图　心房颤动（图15-6）。

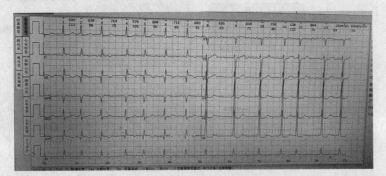

图15-6　治疗前心电图

4. 心脏彩超　左心房、左心室内径增大；室间隔厚度14mm，节段性室壁运动异常；左心室射血分数48%（图15-7）。

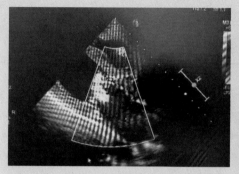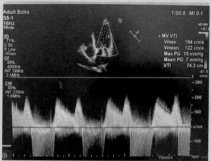

图15-7　心脏彩超

请完善患者的诊断并给予治疗。

四、诊断流程

1. 确认心律失常的类型。
2. 看是否有合并疾病。
3. 房颤的管理策略（图15-8）。

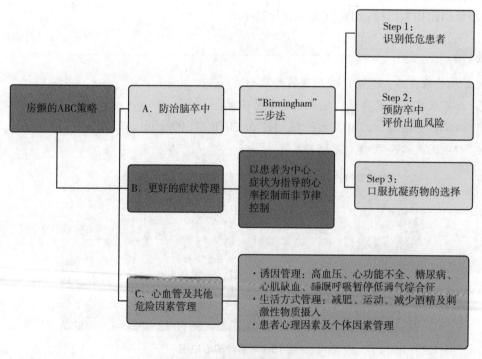

图15-8　房颤的诊断治疗流程

病例诊断分析

　　患者以阵发性心悸为主要临床表现，且有冠心病、高血压、糖尿病等基础疾病。结合患者体格检查及患者的辅助检查结果，心电图诊断明确，可得出患者的完整诊断。

　　主诊断：心律失常　心房颤动　双房、左心室扩大　心功能 I 级（NYHA分级）

　　其他诊断：冠心病　陈旧性心肌梗死　PCI术后

　　　　　　　高血压2级　很高危组

　　　　　　　2型糖尿病

五、治疗

　　心房颤动的治疗强调长期综合管理，即在治疗原发病和诱发因素的基础上，积极预防血栓栓塞，转复并维持窦性心律，控制心室率，这是房颤治疗的基本原则。

（一）抗凝治疗

　　房颤患者的栓塞发生率较高，因此，抗凝治疗是房颤治疗的重要内容。对于合并瓣膜病患者，需应用华法林。对于非瓣膜病患者，需使用CHA2DS2-VASc评分系统进行血栓栓塞的危险分层（表15-2）。

表15-2　CHA2DS2-VASc评分

危险因素	评分/分
充血性心力衰竭 心脏衰竭的症状/体征或左心室射血分数降低的客观证据	+1
高血压 ≥2次静息血压≥140/90mmHg或正在接受降压药物治疗	+1
年龄≥75岁	+2
糖尿病 空腹血糖＞125mg/dl（7mmol/L）或口服降糖药和/或注射胰岛素	+1
既往脑卒中/短暂性脑缺血发作/血栓栓塞	+2
血管疾病 既往心肌梗死，周围动脉疾病，主动脉斑块	+1
年龄65～74岁	+1
性别（女性）	+1

　　房颤患者抗凝治疗前需同时进行出血风险评估。临床上常用HAS-BLED评分系统（表15-3）。但应当注意，对于高出血风险患者应积极纠正可逆的出血因素，不应将HAS-BLED评分升高视为抗凝治疗的禁忌证。

表15-3　HAS-BLED评分

字母	临床特点	评分/分
H	高血压	1
A	肝肾功能异常（各1分）	1或2
S	卒中史	1
B	出血史	1
L	INR值波动	1
E	老年（如年龄＞65岁）	1
D	药物或嗜酒（各1分）	1或2

注：评分≥3分为高危患者。最高9分。

经皮左心耳封堵术是预防脑卒中和体循环栓塞事件的策略之一。对于CHA2DS2-VASc评分2分及以上的非瓣膜性房颤，且不适合长期抗凝治疗或长期规范抗凝治疗基础上仍发生卒中或栓塞事件，出血高风险的患者，可考虑行经皮左心耳封堵术。

（二）转复并维持窦性心律

可使用药物复律、电复律及导管消融治疗。此外，外科迷宫手术也可用来维持窦性心律，且具有较高的成功率。

（三）控制心室律

持续性房颤患者选择控制心室率加抗凝治疗，预后与经复律后维持窦性心律者并无显著差异，且更简便易行，尤其适用于老年患者。

对于房颤伴快速心室率、药物治疗无效者，可施行房室结消融或改良术，并同时安置永久起搏器。对于心室率较慢的房颤患者，最长RR间期＞5秒或症状显著者，亦应考虑起搏器治疗。

病例治疗方案

1．一般治疗

（1）心电血压监护，开放静脉通路。

（2）治疗冠心病，积极控制高血压、糖尿病。

（3）射频消融恢复窦性心律（图15-9）。

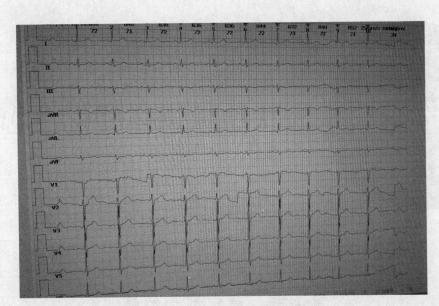

图15-9 治疗后心电图

2. 药物治疗维持窦性心律。

六、医患沟通要点

同本章病例一。

临·床·大·练·兵

1.重度二尖瓣狭窄合并心房颤动患者如何选择抗凝方案?

2.房颤射频术后患者是否还需继续服用抗凝药物?

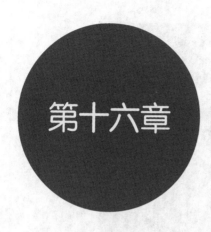

冠状动脉粥样硬化性心脏病

第十六章

第一节 稳定型心绞痛

稳定型心绞痛（stable angina pectoris，SAP）又称劳力性心绞痛，是在冠状动脉固定性严重狭窄基础上，由于心肌负荷的增加引起心肌急剧的、暂时的缺血缺氧的临床综合征。其特点为阵发性的前胸压榨性疼痛或憋闷感觉，主要位于胸骨后部，可放射至心前区和左上肢尺侧，常发生于劳力负荷增加时，持续数分钟，休息或舌下含服硝酸酯制剂后疼痛消失。疼痛发作的程度、频度、性质及诱发因素1个月内无明显变化。

临床场景 A

心脏内科住院部

患者，男性，62岁。因"反复活动时胸痛6月余"入院。生命体征：T 36.2℃，P 73次/分，R 21次/分，BP 157/98mmHg。

请你接诊患者。

一、问诊要点

（一）现病史

1. 主要症状的特点　胸痛的部位、性质、诱因、持续时间、缓解方式（图16-1）。
2. 伴随症状　有无多部位放射痛，有无大汗淋漓，有无黑矇、晕厥。
3. 可供鉴别诊断的阴性症状　有无胸部撕裂样疼痛，有无呼吸困难、咯血，有无呕血、黑便、腹痛、腹胀、反酸、嗳气、恶心、呕吐，有无外伤史。
4. 诊疗经过　本次入院前接受的诊断和治疗措施及其结果，使用过的药物名称、剂量、时间及

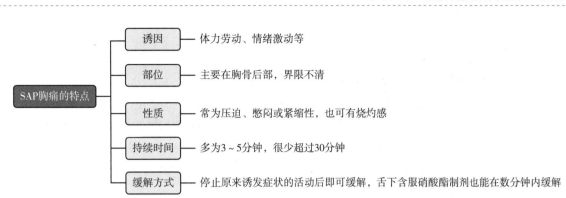

图 16-1　SAP 胸痛的特点

疗效。

5. 一般情况　精神、饮食、睡眠、尿便及近期体重变化情况。

（二）既往史

既往有无高血压、糖尿病、高脂血症、外周动脉疾病、脑血管疾病、肥胖等疾病，有无PCI、冠状动脉旁路移植术（coronary artery bypass grafting，CABG）史，有无消化道系统疾病史，包括消化性溃疡、大出血、不明原因贫血或黑便。

（三）个人史

有无长期吸烟史、嗜酒史。

（四）家族史

有无冠心病家族史。

二、查体要点

1. 生命体征　体温、血压、心率、呼吸、脉搏、血氧饱和度。

2. 一般情况　意识、面容、体位等。

3. 皮肤　有无苍白、发绀、黄染以及皮温。

4. 心脏　①视诊：观察心尖搏动的位置与范围。②触诊：心尖搏动最强点的位置。③叩诊：叩出心界。④听诊：心率、心律、心音，有无心脏杂音及心包摩擦音。

5. 肺　有无干湿啰音，呼吸音有无增加或减弱。

6. 腹部　观察外形，肝脾触诊，有无移动性浊音，全腹有无压痛、反跳痛、肌紧张。

7. 头颈部及四肢　有无肝颈静脉反流征、颈静脉充盈或曲张，全身浅表淋巴结有无肿大，四肢有无水肿、皮疹、瘀点、瘀斑等。

临床场景 B

经过问诊、查体后，患者的病历资料补充如下。

1. **现病史**　患者快步走时出现心前区压榨性闷痛感，持续约5分钟，休息后可缓解，行走1km或爬2层楼无明显不适。近期胸痛的频率、持续时间、程度未加重，未予特殊诊治。起病以来，精神、睡眠、食欲尚可，尿便如常，体重无明显改变。

2. **既往史**　体检发现血压升高10年余，血压最高182/100mmHg，规律服用苯磺酸氨氯地平片5mg，每日1次降压治疗，血压控制不详。

3. **个人史**　有吸烟史40年余，平均20支/日。

4. **查体**　T 36.2℃，P 73次/分，R 21次/分，BP 157/98mmHg，SpO$_2$ 98%（未吸氧下）。一般情况尚可，神志清楚，语言流利，营养良好，正常面容。口唇无发绀，巩膜未见黄染或苍白，全身浅表淋巴结未触及肿大。双肺呼吸音清，未闻及干湿啰音。HR 73次/分，律齐，各瓣膜区未闻及杂音。腹软，无压痛、反跳痛，肝脾未触及，移动性浊音阴性，肠鸣音4次/分。双下肢无水肿。

请为患者完善必要的辅助检查。

三、辅助检查

（一）实验室检查

1. 血尿便常规。
2. 肝肾功能、电解质、血糖、血脂、凝血功能、D-二聚体。
3. cTnI/cTnT、Myo、CK、CK-MB、BNP或NT-proBNP。

（二）心电图

1. **静息时心电图**　约半数患者在正常范围，也可有非特异性ST段和T波异常。

2. **活动平板试验**　运动中持续监测心电图改变。运动中出现典型心绞痛，心电图改变主要以ST段水平型或下斜型压低≥0.1mV持续2分钟为阳性标准。

（三）影像学检查

1. **多层螺旋CT冠状动脉成像**　可用于判断冠脉管腔狭窄程度和管壁钙化情况，对判断管壁内斑块分布范围和性质也有一定意义。

2. **超声心动图**　有严重心肌缺血者，二维超声心动图可探测到缺血区心室壁的运动异常。

（四）有创性检查

1. **冠状动脉造影**　是目前诊断冠心病的金标准。

2. **其他**　冠脉内超声显像、冠脉内光学相干断层扫描（optical coherence tomography，OCT）、冠脉血流储备分数测定及定量冠脉血流分数等也可用于冠心病的诊断并有助于指导介入治疗。

临床场景 C

完善相关检查后，患者的病历资料补充如下。

1. 心肌坏死标志物 未见异常。

2. 血生化 TG 3.2mmol/L，TC 6.2mmol/L，LDL-C 4.6mmol/L，余未见异常。

3. 超声心动图 室间隔增厚，升主动脉内径增宽。

4. 静息状态下心电图 窦性心律，大致正常心电图（图16-2）。

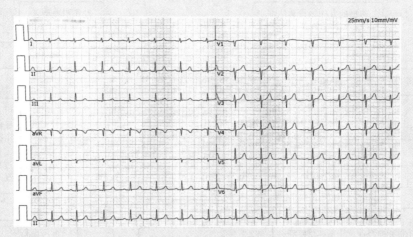

图16-2 静息时心电图

5. 胸痛发作时心电图 窦性心动过速，V1～V6导联T波倒置、双向，ST段压低（图16-3）。

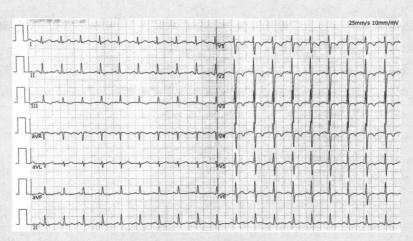

图16-3 胸痛发作时心电图

请完善患者的诊断并给予治疗。

四、诊断流程

稳定型心绞痛的诊断依赖于患者典型的心绞痛症状、冠心病危险因素及相关辅助检查提示心肌缺血的证据（图16-4）。典型的心绞痛表现为胸骨后或心前区呈压榨性疼痛，与活动密切相关，时间短暂，休息或含服硝酸酯制剂可缓解。但是，临床上并不是所有患者都表现为典型的心绞痛或有心肌缺血的证据，必要时可完善冠状动脉造影术或冠状动脉CTA来明确诊断。

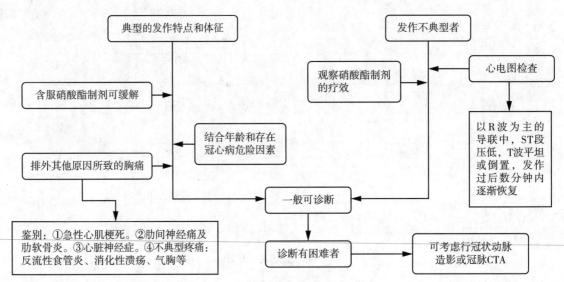

图16-4　稳定型心绞痛的诊断流程

病例诊断分析

患者以反复活动时心前区压榨性闷痛为主要临床表现，持续数分钟，休息后可缓解，为典型的劳力性心绞痛表现，近期心绞痛的频率、持续时间、程度未进行性加重；患者静息状态下心电图未见明显异常，胸痛发作时心电图示窦性心动过速，V1～V6导联T波倒置、双向，ST段压低，高度提示冠状动脉可能存在病变；目前患者同时存在高血压，高脂血症。由此，可得出该患者的完整诊断。

　　主要诊断：冠状动脉粥样硬化性心脏病　稳定型心绞痛　室间隔增厚　窦性心律　心功
　　　　　　　能Ⅰ级（NYHA分级）
　　次要诊断：高血压3级　很高危组
　　　　　　　高脂血症

五、治疗

（一）一般处理

卧床休息、吸氧、心电监护、开放静脉通路。

（二）冠心病二级预防治疗

1. 抗血小板治疗 ①环氧化酶（cyclooxygenase，COX）抑制剂：包括不可逆COX抑制剂（阿司匹林）和可逆COX抑制剂（吲哚布芬）。阿司匹林是抗血小板治疗的基石，常用剂量为100mg/d，对阿司匹林不耐受者，可使用吲哚布芬替代，维持剂量为100mg，每日2次。②P2Y12受体阻滞剂：常用的有氯吡格雷和替格瑞洛。氯吡格雷常用维持剂量为75mg/d，替格瑞洛常用维持剂量为90mg，每日2次。

2. 调脂治疗 ①所有明确诊断为冠心病的患者，无论其血脂水平如何，都应该给予他汀类药物，并应该将低密度脂蛋白水平降至1.4mmol/L以下或较基线水平下降50%。临床常用的他汀类药物包括阿托伐他汀（20mg，每晚1次）、瑞舒伐他汀（10mg，每晚1次）等。②对于单独应用他汀类药物LDL-C水平不能达标或不能耐受较大剂量他汀治疗的患者，可以联合应用依折麦布。③前蛋白转化酶枯草溶菌素9（PCSK9）抑制剂：适应证包括杂合子家族性高胆固醇血症或在强化降脂治疗下LDL-C仍不达标的冠心病患者。

3. ACEI或ARB 稳定型心绞痛患者合并高血压、糖尿病、心力衰竭或左心室收缩功能不全的高危患者建议使用ACEI。临床常用的ACEI类药物包括卡托普利（12.5～50mg，每日3次）、依那普利（5～10mg，每日2次）、培哚普利（4～8mg，每日1次）。不能耐受ACEI类药物的患者可使用ARB类药物。

4. β受体阻滞剂 可以减少心血管事件的发生。临床常用药物为琥珀酸美托洛尔23.75～47.5mg，每日1次；酒石酸美托洛尔25～50mg，每日1次。

（三）血运重建治疗

1. PCI 冠脉造影提示冠脉管腔直径减少70%～75%或以上时可考虑行PCI，冠脉狭窄介于50%～70%也可能在体力负荷增加时导致心肌缺血和胸痛，此时可结合腔内影像学或功能学检查辅助决策。

2. CABG 糖尿病伴多支血管复杂病变、严重左心功能不全和无保护左主干病变者，首选CABG。

（四）健康教育

1. 健康饮食 冠心病患者应遵循低盐、低脂、低热量的饮食原则，要少吃或不吃动物内脏、肥肉、动物油等。

2. 戒烟限酒 香烟含有尼古丁可以引起血管收缩，促使血压升高，心率加快，心肌耗氧量增加，并且会损伤血管内皮细胞，诱发冠心病。

3. 控制危险因素 高血压患者应严格控制血压，对于合并高血压的稳定性冠心病患者，推荐的降压目标为收缩压＜140mmHg，如能耐受，可将至130/80mmHg，静息心率控制在55～60次/分；对于合并糖尿病的冠心病患者，血糖控制标准为空腹血糖＜6.0mmol/L，餐后2小时血糖＜7.8mmol/L，糖化血红蛋白＜6.5%；冠心病患者，无论有无高脂血症，都应使用他汀类药物治疗，并控制LDL-C在1.4mmol/L以下。

4. 遵医嘱按时规律服药，定期门诊复查 冠心病患者原则上来说须终生服药，尤其是植入支架的患者，双联抗血小板药物应持续服用1年，1年后可改为单抗。冠心病患者严禁私自停药或调整药物用量，如需调整，必须至心内科门诊。

病例治疗方案

1. 一般治疗　卧床、吸氧、心电监护、开放静脉通路。

2. 手术治疗　行冠脉造影检查明确患者冠脉病变情况，患者冠脉造影提示左前降支中段狭窄约80%，结合患者有典型劳力性心绞痛，可行冠脉介入治疗，在冠脉病变处行经皮冠状动脉腔内成形术（percutaneals transluminal coronary angiopla-sty，PTCA）术后，植入药物洗脱支架1枚（图16-5，图16-6）

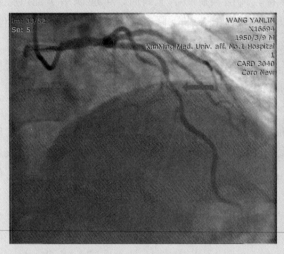

图16-5　支架植入前　　　　　　　　　　　　图16-6　支架植入后

3. 药物治疗　冠心病二级预防治疗：阿司匹林肠溶片100mg，每日1次；氯吡格雷75mg，每日1次；阿托伐他汀钙片20mg，每晚1次；培哚普利叔丁胺8mg，每日1次；苯磺酸氨氯地平片5mg，每日1次；琥珀酸美托洛尔缓释片47.5mg，每日1次。

4. 健康教育　嘱患者戒烟限酒，低盐低脂低热量饮食，不吃动物内脏、动物油、肥肉等食物；控制血压在130/80mmHg以下；心率55～60次/分；严格按照医嘱服药，不得随意调整药量甚至停药，出院后第1、3、6、12个月心内科门诊复诊，以后每年门诊复诊1次。

六、医患沟通要点

1. 与患者家属交代病情，充分告知其该疾病的相关风险及预后。

2. 冠脉造影术

（1）目的与益处：明确胸痛是否为冠心病所致，并为后续冠脉介入治疗提供基础。

（2）风险与不足：①穿刺并发症。出血、血肿，假性动脉瘤，动静脉瘘，血管迷走反射，动脉鞘打折、折断。②导管和导丝并发症。外周动脉夹层和穿孔，导管打折、打结，动脉栓塞，冠状动脉开口夹层，造影导管嵌顿。③与对比剂相关并发症。过敏反应，对比剂肾病等。

3. 冠脉介入手术

（1）目的与益处：解除冠状动脉狭窄，提高患者生活质量。

（2）风险与不足：①冠状动脉夹层。②急性冠状动脉闭塞：严重夹层、急性血栓形成、靶血管严重痉挛。③冠状动脉无复流：再灌注损伤、冠状动脉微循环血管收缩、冠状动脉远端栓塞。④冠状动脉穿孔。⑤支架内血栓。⑥支架脱载。⑦出血相关风险。

> **临·床·大·练·兵**
>
> 1. 稳定型心绞痛患者合并严重肾功能不全时，该如何选择检查手段？是否能行冠脉造影术？若行手术，术后应做何处理？
>
> 2. 稳定型心绞痛患者行支架植入术后2小时出现剧烈头痛，单侧肢体偏瘫，诊断如何考虑？如何处理？

（蔡红雁）

第二节　急性ST段抬高心肌梗死

急性ST段抬高心肌梗死（ST-segment elevation myocardial infarction，STEMI）是指急性心肌缺血性坏死，大多是在冠脉病变的基础上，发生冠脉血供急剧减少或中断，因相应的心肌严重而持久的急性缺血所致。通常原因是在冠脉不稳定斑块破裂、糜烂的基础上继发血栓形成导致冠状动脉血管持续、完全闭塞。

> **临床场景 A**
>
> 心脏内科住院部
>
> 患者，男性，60岁。因"持续胸痛3小时"入院。生命体征：T 36.2℃，P 90次/分，R 21次/分，BP 150/70mmHg。
>
> 请你接诊患者。

一、问诊要点

（一）现病史

1. 胸痛的时间和诱因　于何时出现胸痛，有无情绪激动、剧烈运动等诱因。
2. 胸痛的特点　胸痛的部位、性质、持续时间、缓解方式。
3. 伴随症状　有无多部位放射痛，有无大汗淋漓，有无心悸、黑矇、晕厥。
4. 可供鉴别诊断的阴性症状　有无胸部撕裂样疼痛，有无呼吸困难、咯血，有无呕血、黑便、腹痛、腹胀、反酸、嗳气、恶心、呕吐，有无外伤史。
5. 诊疗经过　本次入院前接受的诊断和治疗措施及其结果（尤其是心电图及心肌坏死标志物），使用过的药物名称、剂量、时间及疗效。

6. 一般情况　精神、饮食、睡眠、尿便及近期体重变化情况。

（二）既往史

既往有无高血压、糖尿病、高脂血症、外周动脉疾病、脑血管疾病、肥胖等疾病，有无PCI、CABG手术史，有无消化道系统疾病史，包括消化性溃疡、大出血、不明原因贫血或黑便。

（三）个人史

有无长期吸烟史、嗜酒史。

（四）家族史

有无冠心病家族史。

二、查体要点

急性ST段抬高心肌梗死查体需兼顾病情严重程度的判断，以及心肌梗死可能出现的阳性体征，综合判断患者心肌梗死面积大小、心功能状况及血流动力学状态。

1. 生命体征　体温、血压、心率、呼吸、脉搏、血氧饱和度。

2. 一般情况　意识、面容、体位，有无烦躁不安。

3. 皮肤　有无皮肤湿冷、面色苍白、发绀、黄染。

4. 心脏　①视诊：观察心尖搏动的位置与范围。②触诊：心尖搏动最强点的位置。③叩诊：叩出心界。④听诊：心率（心动过缓伴血压下降，多见于下、后壁急性心肌梗死患者）、心律、心音（心尖区第一心音减弱，出现第三心音或第四心音奔马律，常提示有左心衰竭），有无心脏杂音（心尖区出现粗糙的全收缩期杂音，提示有乳头肌功能失调或断裂引起二尖瓣关闭不全，胸骨左缘出现响亮的收缩期杂音，伴有震颤，常提示发生室间隔穿孔）及心包摩擦音。

5. 肺　有无干湿啰音及其范围，呼吸音有无增加或减弱。

6. 腹部　观察外形，肝脾触诊，有无移动性浊音，全腹有无压痛、反跳痛、肌紧张。

7. 头颈部及四肢　有无肝颈静脉反流征、颈静脉充盈或曲张，全身浅表淋巴结有无肿大，四肢有无水肿、皮疹、瘀点、瘀斑等。

临床场景 Ｂ

经过问诊、查体后，患者的病历资料补充如下。

1. 现病史　患者3小时前情绪激动时突发心前区剧烈疼痛，为烧灼样疼痛，并放射至左肩背部，持续不缓解，伴全身大汗、恶心、呕吐，自服速效救心丸后仍不缓解。

2. 既往史　高血压病史10年，血压最高190/100mmHg，规律口服硝苯地平片30mg/片，每天1次，每次1片，血压未规律监测。

3. 个人史　吸烟史40余年，平均20支/日。无嗜酒史。

4. 家族史　其父于60岁时死于急性心肌梗死。

　　5. 查体　T 36.2℃，P 90次/分，R 22次/分，BP 150/70mmHg。神志清楚，语言流利，营养良好，急性面容。双肺呼吸音稍粗，未闻及干湿啰音。HR 90次/分，律齐，$A_2 > P_2$，各瓣膜听诊区未闻及病理性杂音，叩诊心界向左下扩大，颈静脉无曲张，肝颈静脉回流征阴性。腹软，无压痛、反跳痛、肌紧张，肝脾肋下未触及，移动性浊音阴性，肠鸣音4次/分。双下肢无水肿。

　　请为患者完善必要的辅助检查。

三、辅助检查选择

（一）实验室检查

1. 心肌坏死标志物（急诊Myo、cTnI、CK、CK-MB）（表16-1）、急诊BNP、D-二聚体。
2. 血尿便常规、肝肾功能、电解质、血糖、血脂、凝血功能等。
3. 肝炎病毒学＋HIV＋梅毒。

表16-1　血清心肌标志物升高时间

心肌坏死标志物	升高时间/h	达峰时间/h	恢复时间
Myo	2	12	24～48h
cTnI或cTnT	3～4	11～24	7～10d
CK-MB	4	16～24	3～4d

（二）心电图检查

　　根据胸痛中心（chest pain center，CPC）建设的要求，首次医疗接触（first medical contact，FMC）后10分钟内应完成首份心电图检查。

　　1. 特征性改变　在面向透壁心肌坏死区的导联上出现以下特征性改变：①宽而深的Q波（病理性Q波）。②ST段弓背向上抬高。③T波倒置。在背向梗死区的导联上则出现相反的改变，即R波升高、ST段压低、T波直立并升高（表16-2）。

表16-2　心肌梗死心电图定位诊断

导联	梗死部位	供血的冠状动脉
Ⅱ、Ⅲ、aVF	下壁	RCA或LCX
Ⅰ、aVL、V5、V6	侧壁	LAD或LCX
V1～V3	前间壁	LAD
V3～V5	前壁	LAD
V1～V5	广泛前壁	LAD
V7～V9	正后壁	LCX或RCA
V3R～V4R	右心室	RCA

　　注：LAD，左前降支；LCX，左回旋支；RCA，右冠状动脉。

2. 动态性改变　①超急性期：起病数分钟至数小时内，可尚无异常，或出现异常高大、两肢不对称的T波。②急性期：数小时后，ST段明显抬高，弓背向上，与直立的T波连接，形成单相曲线。③亚急性期：一般指心梗数天至数周内，ST段抬高持续数天至2周，逐渐回到基线水平，T波通常对称性倒置：此阶段通常Q波稳定不变，以后70%～80%永久存在。④陈旧期：一般指心梗3个月以上，此时ST段及T波大多恢复正常，异常Q波多数持续存在。

临床场景 C

完善相关检查后，患者的病历资料补充如下。

1. 心肌坏死标志物　cTnI 8.09ng/ml，Myo＞500ng/ml，CK-MB＞80ng/ml。

2. TG 3.65mmol/L，LDC 4.25mmol/L，D-二聚体阴性，血常规、肝肾功能、电解质、凝血功能等均未见明显异常。

3. 入院心电图　窦性心律，V1～V4导联ST段弓背上抬0.1～0.7mV（图16-7）。

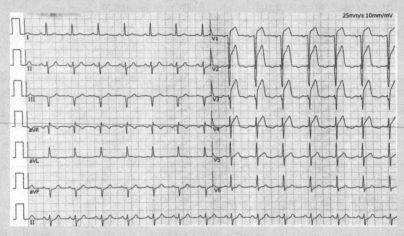

图16-7　入院心电图

请完善患者的诊断并给予治疗。

四、诊断流程

（一）早期诊断

STEMI的早期诊断主要依据典型的胸痛症状和心电图检查。

STEMI典型的胸痛表现为胸骨后或心前区剧烈的压榨性疼痛（通常超过20分钟），可向左上臂、下颌、颈部、背或肩部放射；常伴有恶心、呕吐、大汗淋漓和呼吸困难等，部分患者可发生晕厥。含服硝酸甘油不能完全缓解。特征性心电图表现为ST段弓背向上型抬高（呈单相曲线）伴或不伴病理性Q波、R波减低，常伴对应导联镜像性ST段压低。

症状和心电图能够明确诊断STEMI的患者不需等待心肌损伤标志物和/或影像学检查结果，应尽早给予再灌注及其他相关治疗。

（二）鉴别诊断

STEMI应与主动脉夹层、急性心包炎、急性肺动脉栓塞、气胸和消化道疾病（如反流性食管炎）等引起的胸痛相鉴别。

（三）风险评估

STEMI的风险评估非常重要，主要包括Killip分级（表16-3）和TIMI评分（表16-4）。

表16-3　Killip分级

分级	表现
Ⅰ级	无明显心力衰竭证据
Ⅱ级	轻、中度心衰表现：肺底啰音（＜50%肺野）、第三心音及X胸片上肺淤血表现
Ⅲ级	重度心衰（肺水肿）：啰音＞50%的肺野
Ⅳ级	心源性休克

表16-4　TIMI评分

项目	评分/分
年龄65～74岁/＞75岁	2/3
收缩压＜100mmHg	3
HR＞100次/分	2
Killip Ⅱ～Ⅳ级	2
急性前壁心肌梗死或左束支传导阻滞	1
糖尿病、高血压或心绞痛病史	1
体重＜67kg	1
发病至再灌注时间＞4小时	1

注：低危0～4分；中危5～9分；高危10～14分。

病例诊断分析

　　患者以持续胸痛3小时为主要临床表现，心肌坏死标志物升高，心电图有STEMI典型ST段抬高改变，结合患者病史，STEMI的诊断基本是明确的。体格检查：心脏听诊未闻及病理性杂音，可以大致判断患者暂未出现机械并发症，肺部听诊未闻及干湿啰音，颈静脉未见曲张，肝颈静脉反流征阴性，可以判断患者目前尚未并发心力衰竭。结合患者既往病史，可得出该患者的完整诊断。

　　主诊断：冠状动脉粥样硬化性心脏病　急性前间壁ST段抬高心肌梗死　心脏扩大　窦性心律　心功能Ⅰ级（Killip分级）

　　次诊断：高血压3级　很高危组

　　　　　　高甘油三酯血症

五、治疗

（一）一般处理

卧床休息、吸氧、心电监护、开放静脉通路、记录液体出入量，必要时行中心静脉置管，危重患者注意气道保护，除颤仪备用。

（二）再灌注治疗

1. PCI　若患者在救护车上或无PCI能力的医院，但预计120分钟内可转运至有PCI条件的医院并完成PCI，则首选直接PCI策略，并力争在90分钟内完成再灌注治疗；若患者在可行PCI的医院，则应力争在60分钟内完成再灌注治疗。

直接PCI适应证：发病12小时内的STEMI患者；院外心搏骤停复苏成功的STEMI患者；存在提示心肌梗死的进行性心肌缺血症状，但无ST段抬高，出现以下一种情况（血液动力学不稳定或心源性休克；反复或进行性胸痛，保守治疗无效；致命性心律失常或心搏骤停；机械并发症；急性心力衰竭；ST段或T波反复动态改变，尤其是间断性ST段抬高）患者；STEMI发病超过12小时，但有临床和/或心电图进行性缺血证据；伴持续性心肌缺血症状、血液动力学不稳定或致命性心律失常。

直接PCI禁忌证：发病超过48小时，无心肌缺血表现，血流动力学和心电稳定的患者不推荐行直接PCI。

2. 溶栓治疗　如果预计直接PCI时间＞120分钟，则首选溶栓策略，并力争在10分钟内给予患者溶栓药物（表16-5）。

溶栓适应证：急性胸痛发病未超过12小时，预期首次医疗接触至导丝通过罪犯血管时间＞120分钟，无溶栓禁忌证；发病12～24小时仍有进行性缺血性胸痛和心电图至少相邻2个或2个以上导联ST段抬高＞0.1mV，或血液动力学不稳定的患者。

溶栓禁忌证：①绝对禁忌证。既往任何时间发生过颅内出血或未知原因卒中；近6个月发生过缺血性卒中；中枢神经系统损伤、肿瘤或动静脉畸形；近1个月内有严重创伤/手术/头部损伤、胃肠道出血；已知原因的出血性疾病（不包括月经来潮）；明确、高度怀疑或不能排除主动脉夹层；24

表16-5　常见溶栓药物用法及其特点

溶栓药物	用法及用量	特点
尿激酶	150万U溶于100ml生理盐水，30分钟内静脉滴注	不具有纤维蛋白选择性，再通率低
重组人尿激酶原	5mg/支，一次用50mg，现将20mg（4支）用10ml生理盐水溶解后，3分钟静脉推注完毕，其余30mg（6支）溶于90ml生理盐水，于30分钟内静脉滴注完毕	再通率高，脑出血发生率低
阿替普酶	50mg/支，用生理盐水稀释后静脉注射15mg负荷剂量，后续30分钟内以0.75mg/kg静脉滴注（最多50mg），随后60分钟内以0.5mg/kg静脉滴注（最多35mg）	再通率高，脑出血发生率低
瑞替普酶	2次静脉注射，每次1000万U负荷剂量，间隔30分钟	2次静脉注射，使用较方便
rhTNK-tPA	16mg/支，用注射用水3ml稀释后5～10秒内静脉推注	再通率高，一次静脉注射，使用方便

小时内接受非可压迫性穿刺术（如肝脏活检、腰椎穿刺）。②相对禁忌证。6个月内有短暂性脑缺血发作；口服抗凝药治疗中；妊娠或产后1周；严重未控制的高血压（收缩压＞180mmHg和/或舒张压＞110mmHg）；晚期肝脏疾病；感染性心内膜炎；活动性消化性溃疡；长时间或有创性复苏。

溶栓再通的判断标准：典型的溶栓治疗成功标准是在抬高的ST段回落≥50%的基础上，伴有胸痛症状明显缓解和/或出现再灌注性心律失常。临床评估溶栓成功的指标包括在60～90分钟内：①抬高的ST段回落≥50%。②胸痛症状缓解或消失。③出现再灌注性心律失常，如加速性室性自主心律、室性心动过速甚至心室颤动、房室传导阻滞、束支阻滞突然改善或消失，或下壁心肌梗死患者出现一过性窦性心动过缓、窦房传导阻滞，伴或不伴低血压；心肌坏死标志物峰值提前，如cTn峰值提前至发病后12小时内，肌酸激酶同工酶峰值提前至14小时内。

溶栓后处理：溶栓成功的患者应在溶栓后2～24小时内常规行冠状动脉造影，必要时行血运重建治疗；溶栓失败，或在任何时候出现血液动力学、心电不稳定或缺血症状加重，推荐立即行补救性PCI；初始溶栓成功后缺血症状再发或有证据证实再闭塞，推荐行急诊冠状动脉造影和PCI（图16-8）。

3. 紧急冠状动脉旁路移植术　介入治疗失败或溶栓治疗无效有手术指征者，宜争取6～8小时内施行紧急CABG。

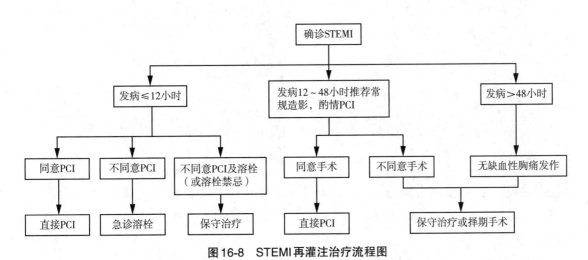

图16-8　STEMI再灌注治疗流程图

（三）药物治疗

1. 抗血小板治疗　所有STEMI患者均应接受抗血小板治疗，建议阿司匹林联合替格瑞洛或氯吡格雷至少持续12个月，12个月后选择1种抗血小板药物终身服用。

2. β受体阻滞剂　无禁忌证的STEMI患者应在发病后24小时内开始口服β受体阻滞剂。

3. ACEI/ARB　在STEMI最初24小时内，对有心力衰竭证据、左心室收缩功能不全、糖尿病、前壁心肌梗死但无低血压（收缩压＜90mmHg）或明确禁忌证者，应尽早口服ACEI；发病24小时后，如无禁忌证，所有STEMI患者均应给予ACEI长期治疗。如患者不能耐受ACEI，可考虑给予ARB。

4. 醛固酮受体阻滞剂　STEMI后已接受ACEI和/或β受体阻滞剂治疗，但仍存在左心室收缩功能不全（LVEF≤40%）、心力衰竭或糖尿病，且无明显肾功能不全［SCr≤221μmol/L（男性），≤177μmol/L（女性），血钾≤5.0mmol/L］的患者，应给予醛固酮受体阻滞剂治疗。

5. 他汀类药物　所有无禁忌证的STEMI患者入院后均应尽早开始高强度他汀类药物治疗，且无须考虑胆固醇水平。

（四）并发症处理

并发症处理包括抗心力衰竭治疗、抗休克治疗、抗心律失常治疗、处理机械并发症、心包并发症等。

病例治疗方案

1. **急诊介入治疗** 患者STEMI诊断明确，发病时间在12小时以内，首选直接PCI，一经确诊，立即给予阿司匹林300mg，替格瑞洛180mg，阿托伐他汀40mg，嘱患者嚼服，绕行冠心病监护病房（coronary care unit，CCU）直接送至导管室行冠脉介入治疗，冠状动脉造影提示患者左前降支中段完全闭塞，开通后在左前降支中段植入药物洗脱支架1枚（图16-9、图16-10）。

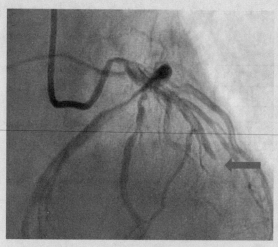

图16-9　支架植入前冠状动脉造影

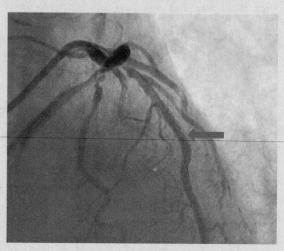

图16-10　支架植入后冠状动脉造影

2. **术后治疗** 术后送入CCU继续治疗，绝对卧床、吸氧、心电监护、开放静脉通路、记录液体出入量，注意关注患者症状和生命体征，查体关注是否有心脏杂音、肺部啰音。

3. **药物治疗** 冠心病二级预防治疗：阿司匹林肠溶片100mg，每日1次；替格瑞洛90mg，每日2次；阿托伐他汀钙片20mg，每晚1次；培哚普利叔丁胺4mg，每日1次；硝苯地平控释片30mg，每日1次；琥珀酸美托洛尔47.5mg，每日1次。

4. **健康教育** 嘱患者戒烟限酒，低盐、低脂、低热量饮食，不吃动物内脏、动物油、肥肉等食物；控制血压在130/80mmHg，心率控制在55～60次/分；严格按照医嘱服药，不得随意调整药量甚至停药，出院后第1、3、6、12个月心内科门诊复诊，以后每年门诊复诊1次。

六、医患沟通要点

1. **主要沟通内容** 重点交代该疾病的凶险性，告知患者家属患者住院期间随时有死亡的风险，包括术前、术中和术后，并告知家属手术的必要性、手术最好结局与最坏结局等。

2. 冠脉介入手术沟通内容

（1）目的与益处：开通患者闭塞的冠状动脉，挽救濒死心肌。

（2）风险与不足：①手术最大的风险来源于急性心梗这个疾病本身，急性心梗具有高致死率，有诸多致命性并发症，如心脏破裂、恶性心律失常、急性心力衰竭。②手术相关风险包括出血（消化道出血、颅内出血等）、冠状动脉夹层；急性冠状动脉闭塞：严重夹层、急性血栓形成、靶血管严重痉挛；冠状动脉无复流：再灌注损伤、冠状动脉微循环血管收缩、冠状动脉远端栓塞；冠状动脉穿孔；支架内血栓；支架脱载等。

临·床·大·练·兵

该患者转入CCU治疗期间，突发胸闷、呼吸困难，端坐呼吸，咳粉红色泡沫样痰，伴有尿量减少，无明显胸痛，查体：急性面容，呼吸急促，SpO_2 80%，BP 100/60mmHg，两肺呼吸音粗，双肺满布湿啰音，HR 110次/分，律齐，未闻及明显心脏杂音，双下肢轻度水肿，心电图较前未见明显ST段改变。诊断如何考虑，如何处理？

（蔡红雁）

第三节　非ST段抬高型急性冠脉综合征

非ST段抬高型急性冠脉综合征（non-ST segment elevation acute coronary syndrome，NSTEACS）包括不稳定型心绞痛（unstable angina，UA）和非ST段抬高心肌梗死（NSTEMI）两类，是由于动脉粥样斑块破裂或糜烂，伴有不同程度的表面血栓形成、血管痉挛及远端血管栓塞所导致的一组临床综合征。UA/NSTEMI的病因和临床表现相似但程度不同，主要不同表现在缺血严重程度和是否导致心肌损害。

临床场景 A

心脏内科住院部

患者，男性，65岁。因"反复活动后胸痛9个月，加重2天"入院。生命体征：T 36.2℃，P 60次/分，R 19次/分，BP 142/93mmHg。

请你接诊患者。

一、问诊要点

（一）现病史

1. 胸痛的特点　诱因、部位、性质、持续时间、缓解方式；近期诱发心绞痛的体力活动阈值是否降低；心绞痛发生的频率、严重程度和持续时间是否增加；是否出现静息或夜间心绞痛；胸痛是否放射至新的部位；发作时是否伴有新的相关症状，如出汗、恶心、呕吐、心悸、呼吸困难；休息或舌下含服硝酸甘油是否只能暂时甚至不能完全缓解症状。

2. 可供鉴别诊断的阴性症状　有无胸部撕裂样疼痛，有无呼吸困难、咯血，有无呕血、黑便、腹痛、腹胀、反酸、嗳气、恶心、呕吐。

3. 诊治经过及疗效　本次入院前接受的诊断措施和结果（尤其是心电图及心肌坏死标志物），治疗的药物名称、剂量、时间和疗效。

4. 一般情况　精神、饮食、睡眠、尿便及近期体重变化情况。

（二）既往史

既往有无高血压、糖尿病、高脂血症、外周动脉疾病、脑血管疾病、肥胖等疾病；有无PCI、CABG史；有无消化系统疾病史，包括消化性溃疡、大出血、不明原因贫血或黑便；有无外伤史。

（三）个人史

有无长期吸烟史、嗜酒史。

（四）家族史

有无冠心病家族史。

二、查体要点

1. 生命体征　体温、血压、心率、呼吸、脉搏、血氧饱和度。

2. 一般情况　意识、面容、体位，有无烦躁不安。

3. 皮肤　有无皮肤湿冷、面色苍白、发绀、黄染。

4. 心脏　①视诊：观察心尖搏动的位置与范围。②触诊：心尖搏动最强点的位置。③叩诊：叩诊心界，有无心脏扩大。④听诊：心率、心律、心音，有无心脏杂音及心包摩擦音。

5. 肺　有无干湿啰音及其范围，呼吸音有无增加或减弱。

6. 腹部　观察外形，肝脾触诊，有无移动性浊音，全腹有无压痛、反跳痛、肌紧张。

7. 头颈部及四肢　有无肝颈静脉反流征、颈静脉充盈或曲张，全身浅表淋巴结有无肿大，四肢有无水肿、皮疹、瘀点、瘀斑等。

临床场景 B

经过问诊、查体后，患者的病历资料补充如下。

1. 现病史　患者9个月前反复出现活动时心前区疼痛，休息或含服硝酸甘油可缓解，未予重视。2天前再次于活动时出现胸痛，持续时间较前延长，休息或含服硝酸甘油症状不能完全缓解，同时出现活动耐量下降，爬1层楼即感胸痛，伴有出汗、呼吸困难。

2. 既往史　高血压病史20年，血压最高185/110mmHg，规律口服苯磺酸氨氯地平片5mg/片，每天1次，每次1片；厄贝沙坦片150mg/片，每天1次，每次1片，血压未规律监测；2型糖尿病史2年，规律口服二甲双胍0.5g/片，每天3次，每次1片，血糖控制情况不详。

3. 个人史　吸烟史40余年，20支/日，无嗜酒史。

4. 查体　T 36.2℃，P 60次/分，R 19次/分，BP 142/93mmHg。神志清楚，语言流利，营养良好，正常面容。双肺呼吸音清，未闻及干湿啰音。HR 60次/分，律齐，$A_2 > P_2$，各瓣膜听诊区未闻及病理性杂音，叩诊心界向左下扩大，颈静脉无曲张，肝颈静脉回流征阴性。腹软，无压痛、反跳痛、肌紧张，肝脾肋下未触及，移动性浊音阴性，肠鸣音4次/分。双下肢无水肿。

请为患者完善必要的辅助检查。

三、辅助检查选择

（一）实验室检查

1. 心肌坏死标志物（急诊Myo、cTnI、CK、CK-MB）、急诊BNP、D-二聚体。
2. 血尿便常规、肝肾功能、电解质、血糖、血脂、凝血功能等。
3. 肝炎病毒学＋HIV＋梅毒。

（二）心电图检查

特征性的心电图异常包括ST段下移、一过性ST段抬高和T波（低平或倒置）改变。通常上述心电图特征性改变可随着心绞痛的缓解而完全或部分消失。若患者具有稳定型心绞痛的典型表现或既往有心肌梗死、冠状动脉造影提示狭窄或非侵入性试验阳性，即使没有心电图改变，也可以根据临床表现作出UA的诊断。

（三）CTA

冠状动脉CTA有较高阴性预测价值，若未见狭窄病变，一般可不进行有创检查，但其对狭窄程度的判断有一定限度，特别是当冠状动脉存在钙化时会显著影响判断的准确性。

（四）冠状动脉造影术

冠状动脉造影术属于有创性检查，是目前诊断冠心病的"金标准"，若高度怀疑患者为NSTEACS，可根据患者危险分层决定行冠状动脉造影术的时机，必要时行冠状动脉介入治疗。

临床场景 C

完善相关检查后，患者的病历资料补充如下。

1. 心肌坏死标志物　cTnI 2.02ng/ml，Myo 87ng/ml，CK-MB 1.00ng/ml。
2. TC 6.02mmol/L，LDL-C 4.05mmol/L，D-二聚体阴性，血尿便常规、肝肾功能、电解质、凝血功能均未见明显异常。
3. 入院心电图　窦性心律，Ⅱ、Ⅲ、aVF导联T波低平、倒置（图16-11）。

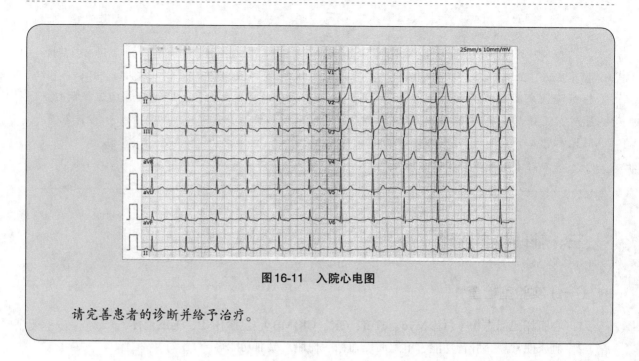

25mm/s 10mm/mV

图16-11　入院心电图

请完善患者的诊断并给予治疗。

四、诊断流程

（一）初始诊断

根据典型的心绞痛症状、典型的缺血性心电图改变（新发或一过性ST段压低≥0.1mV，或T波倒置≥0.2mV），以及心肌损伤标志物（cTnT、cTnI或CK-MB）测定，可以作出UA/NSTEMI的诊断。

（二）鉴别诊断

应与急性ST段抬高心肌梗死、稳定型心绞痛、肋间神经痛和肋软骨炎、心脏神经症、不典型疼痛（包括反流性食管炎等食管疾病、膈疝、消化性溃疡、肠道疾病等）相鉴别。

（三）危险分层

1. 缺血风险评估　常用的评分模型包括全球急性冠状动脉事件注册危险（global acute coronary events registry risk，GRACE）评分（表16-6）、GRACE评分风险分层（表16-7）和TIMI风险评分（表16-4）。

2. 出血风险评估　可使用CRUSADE评分（表16-8）量化接受冠状动脉造影患者住院期间发生严重出血事件的可能性。

表16-6 GRACE评分

Killip分级	评分/分	收缩压/mmHg	评分/分	心率/(次·分⁻¹)	评分/分	年龄/岁	评分/分	CK/(mg·dl⁻¹)	评分/分	危险因素	评分/分
I	0	<80	58	<50	0	<30	0	0.00~0.39	1	入院前心搏骤停	39
II	20	80~99	53	50~69	3	30~39	8	0.40~0.79	4	ST段下移或上抬	28
III	39	100~119	43	70~89	9	40~49	25	0.80~1.19	7	心肌酶升高	14
IV	59	120~139	34	90~109	15	50~59	41	1.20~1.59	10		
		140~159	24	110~149	24	60~69	58	1.60~1.99	13		
		160~199	10	150~199	38	70~79	75	2.00~3.99	21		
		≥200	0	≥200	46	80~89	91	>4.00	28		
						≥90	100				

表16-7 GRACE评分风险分层

危险级别	GRACE评分/分	院内死亡风险/%	危险级别	GRACE评分/分	出院后6个月死亡风险/%
低危	≤108	<1	低危	≤88	<3
中危	109~140	1~3	中危	89~118	3~8
高危	>140	>3	高危	>118	>8

表16-8 CRUSADE评分

评价内容	范围/%	评分/分	评价内容	范围/(ml·min⁻¹)	评分/分	评价内容	范围/(次·分⁻¹)	评分/分
基线HCT	>39.9	0	GFR	>120	0	HR	<71	0
	37~39.9	2		91~120	7		71~80	1
	34~36.9	3		61~90	17		81~90	3
	31~33.9	7		31~60	28		91~100	6
	<31	9		16~30	35		101~111	8
				<16	39		111~120	10
							>120	11

评价内容	范围/mmHg	评分/分	评价内容	范围	评分/分	总分/分	危险分层	发生大出血风险/%
收缩压	<91	10	性别	男性	0	<21	很低	3.1
	91~100	8		女性	8	21~30	低	5.5
	101~120	5	是否心衰	否	0	31~40	中	8.6
	121~180	1		是	7	41~50	高	11.9
	181~200	3	糖尿病	否	0	>50	很高	19.5
	>200	5		是	6			
			既往血管疾病	否	0			
				是	6			

病例诊断分析

　　患者以反复活动时胸痛为主要临床表现，近2天胸痛症状较前恶化，肌钙蛋白I升高，心电图Ⅱ、Ⅲ、aVF导联T波低平、倒置，结合患者病史，NSTEMI诊断明确。心脏听诊未闻及病理性杂音，可以大致判断患者暂未出现机械并发症，肺部听诊未闻及干湿啰音，颈静脉未见曲张，肝颈静脉反流征阴性，双下肢无水肿，可以判断患者目前尚未出现心力衰竭。结合患者既往病史，可得出该患者的完整诊断。

　　　　主要诊断：冠状动脉粥样硬化性心脏病　急性非ST段抬高心肌梗死　心脏扩大　窦性心
　　　　　　　　　律　心功能Ⅰ级（Killip分级）
　　　　次要诊断：高血压3级　很高危组
　　　　　　　　　高胆固醇血症
　　　　　　　　　2型糖尿病

五、治疗

（一）一般处理

　　卧床休息、吸氧、心电监护、开放静脉通路、记录液体出入量，必要时行中心静脉置管，危重患者注意气道保护，除颤仪备用。

（二）药物治疗

　　1. 抗心肌缺血药物　主要目的是减少心肌耗氧量（减慢心率或减弱左心室收缩力）或扩张冠状动脉，缓解心绞痛发作。

　　包括：①硝酸酯类药物。硝酸甘油、单硝酸异山梨酯和5-单硝酸异山梨酯等。②β受体阻滞剂。美托洛尔、比索洛尔等，应尽早用于所有无禁忌证的UA/NSTEMI患者。③钙通道阻滞剂。足量β受体阻滞剂与硝酸酯类药物治疗后仍不能控制缺血症状的患者可口服长效钙通道阻滞剂。尤其适用于血管痉挛性心绞痛的患者。

　　2. 抗血小板药物　①COX抑制剂：阿司匹林是抗血小板治疗的基石，如无禁忌证，无论采用何种治疗策略，所有患者均应口服阿司匹林，负荷量300mg，维持剂量为每日100mg，长期服用。对于阿司匹林不耐受患者，可考虑使用吲哚布芬替代。②P2Y12受体阻滞剂：除非有极高出血风险等禁忌证，UA/NSTEMI患者均建议在阿司匹林基础上，联合应用一种P2Y12受体抑制剂，并维持至少12个月。如氯吡格雷，负荷量为300mg，维持剂量每日75mg；替格瑞洛，负荷量为180mg，维持剂量90mg，2次/日。③血小板糖蛋白Ⅱb/Ⅲa（GPⅡb/Ⅲa）受体阻滞剂（GPI）：如阿昔单抗、替罗非班和依替非巴肽。目前各指南均推荐GPI可应用于接受PCI的UA/NSTEMI患者和选用保守治疗策略的中高危UA/NSTEMI患者，不建议常规术前使用GPI。

　　3. 抗凝治疗　除非有禁忌，所有患者均应在抗血小板治疗基础上常规接受抗凝治疗，根据治疗策略及缺血、出血事件风险选择不同药物。常用的抗凝药包括普通肝素、低分子量肝素、磺达肝癸钠和比伐芦定。

4．调脂治疗　无论基线血脂水平如何，UA/NSTEMI患者均应尽早（24小时内）开始使用他汀类药物。

5．ACEI或ARB　对UA/NSTEMI患者，如果不存在低血压（收缩压＜100mmHg或较基线下降30mmHg以上）或其他已知的禁忌证（如肾衰竭、双侧肾动脉狭窄和已知的过敏），应该在24小时内给予口服ACEI，不能耐受ACEI者可用ARB替代。

（三）血运重建治疗

1．PCI　对于出现以下任意一条极高危标准的患者推荐2小时内行紧急侵入治疗策略：血流动力学不稳定或心源性休克、药物治疗无效的反复发作或持续性胸痛、致命性心律失常或心搏骤停、心肌梗死合并机械并发症、急性心力衰竭，以及反复的ST-T动态改变尤其是伴随间歇性ST段抬高；对于出现以下任意一条高危标准的患者推荐24小时内行侵入治疗策略：心肌梗死相关的肌钙蛋白上升或下降、ST段或T波的动态改变（有或无症状）及GRACE评分≥140分；对于出现以下任意一条中危标准的患者推荐72小时内行侵入治疗策略：糖尿病、肾功能不全［eGFR＜60ml/（min·1.73m²）］、LVEF＜40％或充血性心力衰竭、早期心梗后心绞痛、PCI史、CABG史、GRACE评分＞109分但＜140分等；对于无上述危险标准和症状无反复发作的患者，建议在决定有创评估之前先行无创检查以寻找缺血证据（图16-12）。

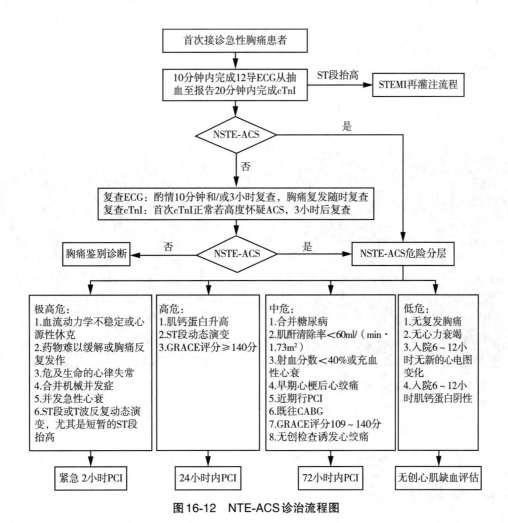

图16-12　NTE-ACS诊治流程图

2. 冠状动脉旁路移植术 冠状动脉旁路移植术最大的受益者是病变严重、有多支血管病变的症状严重和左心室功能不全的患者。

病例治疗方案

（一）一般治疗

住CCU，绝对卧床休息，吸氧，心电监护，开放静脉通路，记录液体出入量，除颤仪备用。

（二）药物治疗

1. 抗血小板治疗 阿司匹林肠溶片300mg、氯吡格雷300mg口服，后以阿司匹林肠溶片100mg qd、氯吡格雷75mg，qd维持口服。

2. 抗凝治疗 低分子量肝素0.4ml，q12h皮下注射。

3. 调脂治疗 阿托伐他汀钙片20mg，qn，po。

4. 降压治疗 苯磺酸氨氯地平片5mg，qm，po；厄贝沙坦片150mg，qm，po；琥珀酸美托洛尔缓释片23.75mg，qm，po。

5. 降糖治疗 二甲双胍0.5g，tid，po，血糖控制不佳时请内分泌科医生会诊。

（三）冠脉介入治疗

患者肌钙蛋白升高，ST段压低，诊断考虑为NSTEMI，危险分层属于高危患者，原则上应在24h内行冠脉介入治疗，故该患者入院2小时后即予行冠状动脉造影，示右冠状动脉中段、远段重度狭窄，在右冠状动脉中段、远段各植入1枚药物洗脱支架（图16-13，图16-14）。

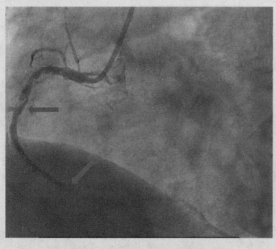 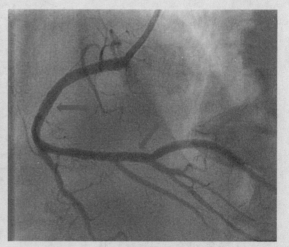

图16-13 支架植入前冠状动脉造影　　　图16-14 支架植入后冠状动脉造影

（四）健康教育

嘱患者戒烟限酒，低盐、低脂、低热量饮食，不吃动物内脏、动物油、肥肉等食物；控制血压在130/80mmHg，心率控制在55～60次/分；严格按照医嘱服药，不得随意调整药量甚至停药，出院后第1、3、6、12个月心内科门诊复诊，以后每年门诊复诊一次。

六、医患沟通要点

1. 疾病危险性　重点交代该疾病的凶险性，告知患者家属患者院内随时有病情恶化风险，甚至死亡。

2. 抗凝治疗风险　主要是出血的风险，包括消化道出血、颅内出血等。

3. 冠脉介入手术相关

（1）目的与益处：明确患者诊断，解除血管狭窄。

（2）风险与不足：①手术最大的风险来源于该疾病本身，本疾病具有高致死率，有诸多致命性并发症，如心脏破裂、恶性心律失常、急性心力衰竭。②手术相关风险包括冠状动脉夹层；急性冠状动脉闭塞：严重夹层、急性血栓形成、靶血管严重痉挛；冠状动脉无复流：再灌注损伤、冠状动脉微循环血管收缩、冠状动脉远端栓塞；冠状动脉穿孔；支架内血栓；支架脱载等。

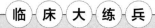

临 床 大 练 兵

若患者行冠脉介入手术（手术时间较长，对比剂用量较大）后突发无尿，诊断如何考虑？如何处理？

（蔡红雁）

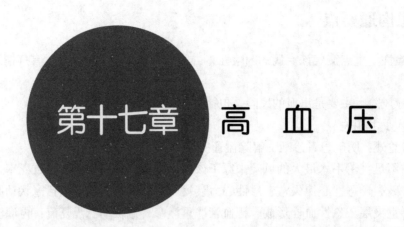

第十七章 高血压

高血压是以体循环动脉压升高为主要临床表现的心血管综合征，可分为原发性高血压（essential hypertension）和继发性高血压（secondary hypertension）。原发性高血压又称高血压病，是心脑血管疾病最重要的危险因素，常与其他心血管危险因素共存，可损伤重要脏器，如心、脑、肾的结构和功能，最终导致这些器官的功能衰竭。

临床场景 A

心内科住院部

患者，女性，66岁。因"发现血压升高3年"入院。生命体征：T 36.6℃，P 78次/分，R 20次/分，BP 176/102mmHg（右上肢）。

请你接诊患者。

一、问诊要点

（一）现病史

1. 起病情况与患病时间　询问起病的缓急，第一次血压升高的时间。

2. 血压升高的特点　询问血压的最高水平和一般水平，血压是否为阵发性、持续性升高或是在持续性高血压的基础上阵发性加重。

3. 血压升高的非特异性症状　询问有无头晕、头痛、颈项板紧、耳鸣、眼花、失眠、记忆力减退等。

4. 伴随症状的特点　详细的伴随症状询问可有助于提示并发症的产生，或提供鉴别诊断的依据（图17-1）。

5. 诊治经过及疗效　本次就诊前接受的诊断和治疗措施及其结果。若已进行治疗，则应问明使用过的药物名称、剂量、时间、疗效及反应。

6. 一般情况　精神、饮食、睡眠、尿便、体重。

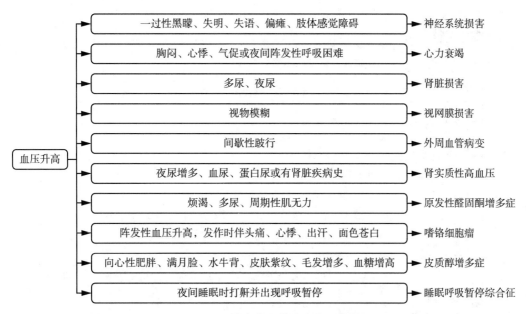

图 17-1 血压升高常见伴随症状思维导图

（二）既往史

了解有无冠心病、心力衰竭、脑血管病、外周血管病、糖尿病、痛风、血脂异常、支气管哮喘、睡眠呼吸暂停低通气综合征、肾脏疾病、甲状腺疾病等病史。

（三）个人史

1. 生活习惯与嗜好 生活起居情况、运动习惯、饮食习惯、烟酒嗜好、有无毒品使用情况等。
2. 社会心理因素 是否长期存在精神紧张等应激情况，如城市脑力劳动者、从事精神紧张度高的职业者、长期生活在噪声环境中等。
3. 有无应用特殊药物 如避孕药、麻黄碱、伪麻黄碱、肾上腺皮质激素、非甾体抗炎药、抗抑郁药、甘草等。

（四）家族史

了解有无高血压、冠心病、脑卒中、糖尿病的家族史及其发病年龄。

二、查体要点

高血压的体格检查需要兼顾查找是否存在并发症及继发性高血压的重要阳性体征（图17-2）。

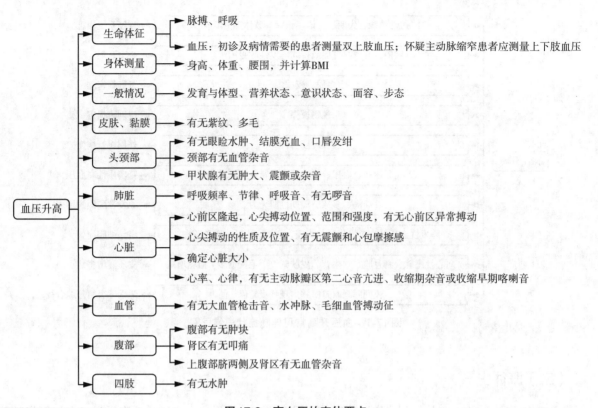

图 17-2　高血压的查体要点

临床场景 B

经过问诊、查体后，患者的病历资料补充如下。

1. **现病史**　患者3年前体检时发现血压升高，血压最高达180/100mmHg，平素偶测血压，血压波动于140～160/90～100mmHg，偶感头晕、头痛，但无偏瘫、失语，无胸闷、心悸、气促，无夜尿增多，无视物模糊，无间歇性跛行，无多饮、多尿、周期性无力，无突发面色苍白、出汗等症状。曾在当地医院就诊，诊断为原发性高血压3级，不规律口服硝苯地平控释片、依那普利片等降压药物治疗。患者自起病以来，精神、饮食可，睡眠不佳，尿便正常，体重无明显变化。

2. **既往史**　既往身体健康，否认冠心病、心力衰竭、脑血管病、糖尿病等病史。

3. **个人史**　患者为农民，平时以干农活为主。喜食咸、甜等食物。无吸烟、饮酒史。

4. **家族史**　父亲、母亲、哥哥及儿子均有高血压病史，父亲发病年龄为65岁，母亲发病年龄为70岁。

5. **查体**　T 36.6℃，P 78次/分，R 20次/分，BP 170/96mmHg（左上肢）、176/102mmHg（右上肢），身高162cm，体重80kg，BMI 30.48kg/m²。神志清楚，语言流利，腹型肥胖，无紫纹与多毛。口唇无发绀，气管居中，甲状腺不大，颈部未闻及血管杂音。双肺呼吸音清晰。心界无扩大，HR 78次/分，律齐，各瓣膜区未闻及杂音。上腹部脐两侧、肾区未闻及血管杂音。双下肢无水肿。神经系统检查未见异常。

请为患者完善必要的辅助检查。

三、辅助检查选择

根据个人病情需要及医疗机构实际情况，选择相应的检查项目。

（一）基本项目

包括血液生化（空腹血糖、血脂、血肌酐、血尿酸、电解质、血同型半胱氨酸）、血细胞分析、尿液分析、心电图。

（二）推荐项目

1. 餐后2小时血糖（空腹血糖升高者）、糖化血红蛋白（合并糖尿病的患者）、尿蛋白定量（尿蛋白定性阳性者）、尿微量白蛋白或白蛋白/肌酐比。

2. 动态血压监测　是由仪器自动定时测量血压，每隔15～30分钟自动测压，连续24小时或更长时间。动态血压监测可诊断白大衣高血压，发现隐蔽性高血压，检查是否存在难治性高血压，评估血压升高程度、短时变异和昼夜节律及治疗效果等。

3. 超声心动图　由于高血压时常伴有心脏形态和功能的改变，超声心动图检查有助于了解患者心脏有无出现增厚或扩大的情况，判断患者有无合并高血压性心脏病、冠心病。

4. 颈动脉超声　可观察动脉有无斑块或狭窄，判断患者有无合并动脉粥样硬化。

5. 胸部X线/CT　有助于明确患者有无心脏形态的改变，有无主动脉结突出或者钙化，可评估患者是否因为高血压造成了心脏形态的改变。

6. 眼底检查　有助于评价患者的血管病变程度。高血压性视网膜病变能反映高血压的严重程度及客观反映周身小血管病变的损伤程度，眼底检查有助于临床诊断、治疗及估计预后。

7. 脉搏波传导速度和踝臂血压指数　有助于评价动脉僵硬度，为有效防治高血压及其靶器官损害提供临床依据。

（三）选择项目

对怀疑继发性高血压的患者，可根据病情需要选择下列检查。

1. 实验室检查　①血浆肾素活性、血和尿醛固酮：可有助于原发性醛固酮增多症的诊断。②血皮质醇及节律测定、24小时尿游离皮质醇测定：可有助于皮质醇增多症的诊断。③血和尿儿茶酚胺、血游离甲氧基肾上腺素及甲氧基去甲肾上腺素：可有助于嗜铬细胞瘤的诊断。

2. 肾和肾上腺超声　首先，可用于明确是否存在肾实质、肾血管疾病所致的继发性高血压；其次，肾上腺超声可为醛固酮增多症、嗜铬细胞瘤等提供影像学依据；最后，对于长期高血压患者，可用超声评价有无肾实质损害和肾动脉损害。

3. 睡眠呼吸监测　睡眠呼吸暂停低通气综合征是一个独立于肥胖、年龄等因素以外的高血压危险因子，是继发性高血压的一个重要原因，睡眠呼吸监测有助于继发性高血压的诊断。

4. 对有并发症的高血压患者，可根据病情需要进一步行心、脑、肾等方面的相关检查。

临床场景 C

完善相关检查后，患者的病历资料补充如下。

1. 血细胞分析、尿液分析、肝肾功能、电解质、空腹血糖、同型半胱氨酸未见异常。TC 5.92mmol/L，TG 1.85mmol/L，LDL-C 3.59mmol/L，HDL-C 0.80mmol/L。

2. 心电图　窦性心律不齐，HR 72次/分（图17-3）。

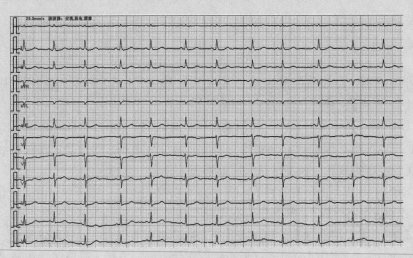

图17-3　心电图

3. 24小时动态血压　总测压40次，有效36次，有效率90%，24小时平均血压140/74 mmHg，白天血压均值145/80mmHg，夜间血压均值131/73mmHg。血压昼夜节律呈"非勺型"变化。

4. 超声心动图　左心房内径正常（33mm），室间隔增厚（12mm），左心室质量指数升高（118g/m²），左心室舒张功能不全（E/A＜1），二尖瓣少量反流。

5. 颈部血管超声　双侧颈总动脉、颈内及颈外动脉走行正常；右侧颈内动脉起始段前后壁多发硬化斑形成，管腔未见明显狭窄。

6. 眼底检查　高血压性视网膜病变2级：视网膜动脉呈银丝样改变，动静脉交叉征（＋）。

四、诊断流程

（一）高血压的诊断标准

1. 诊室血压　在未服用抗高血压药的情况下，非同日3次测量诊室血压的收缩压≥140mmHg和/或舒张压≥90mmHg，可诊断为高血压。如患者既往有高血压史，目前正在服用降压药物，血压虽然正常，仍诊断为高血压。

2. 家庭自测血压　非同日多次家庭自测血压的收缩压≥135mmHg和/或舒张压≥85mmHg，可诊断为高血压。

3．动态血压监测　动态血压诊断高血压的标准为24小时收缩压平均值≥130mmHg和/或舒张压平均值≥80mmHg，白天收缩压平均值≥135mmHg和/或舒张压平均值≥85mmHg，夜间收缩压平均值≥120mmHg和/或舒张压平均值≥70mmHg。

（二）鉴别诊断

继发性高血压在高血压人群中占5%～15%。继发性高血压除高血压本身对机体的影响外，往往伴随有内分泌紊乱、低钾血症、肾功能不全、低氧血症等。出现以下几种情况应警惕继发性高血压的可能性，需进行常见继发性高血压的筛查以排除继发性高血压。

1．发病年龄＜40岁的2级高血压或儿童时期出现的任何级别高血压。
2．高血压程度严重（3级）或出现高血压急症。
3．高血压伴有自发或利尿剂引起的低钾血症。
4．夜尿增多、血尿、蛋白尿或有肾脏疾病史。
5．阵发性高血压，发作时伴头痛、心悸、皮肤苍白及多汗等。
6．双侧上肢血压相差20mmHg以上，股动脉等搏动减弱或不能触及。
7．降压效果差，不易控制。
8．夜间睡眠时打鼾并出现呼吸暂停。
9．长期口服避孕药及糖皮质激素等药物者。
10．长期血压稳定的患者突然出现急性恶化性高血压。
11．难治性高血压。

（三）原发性高血压的分类

目前我国采用的血压分类和标准见表17-1。根据血压升高水平，进一步将高血压分为1～3级。

表17-1　血压水平分类和定义　　　　　　　　　　　　单位：mmHg

分类	收缩压		舒张压
正常血压	＜120	和	＜80
正常高值血压	120～139	和/或	80～89
高血压	≥140	和/或	≥90
1级高血压（轻度）	140～159	和/或	90～99
2级高血压（中度）	160～179	和/或	100～109
3级高血压（重度）	≥180	和/或	≥110
单纯收缩期高血压	≥140	和	＜90

注：当收缩压和舒张压分属不同分级时，以较高的级别作为标准。以上标准适用于任何年龄的成年男性和女性。

（四）原发性高血压的危险评估

高血压患者的预后不仅与血压水平有关，而且与是否合并其他心血管危险因素及靶器官损害程度有关。因此，从指导治疗和判断预后的角度，应对高血压患者进行心血管危险分层，将高血压患者分为低危、中危、高危和很高危。具体危险分层标准根据血压升高水平（1、2、3级）、其他心血管危险因素、糖尿病、靶器官损害及并发症情况（表17-2）。用于分层的其他心血管危险因素、靶器官损害程度和伴随临床疾病见表17-3。

表17-2 高血压患者心血管危险分层标准

其他危险因素和病史	高血压		
	1级	2级	3级
无	低危	中危	高危
1～2个其他危险因素	中危	中危	很高危
≥3个其他危险因素或靶器官损害	高危	高危	很高危
临床合并症或合并糖尿病	很高危	很高危	很高危

表17-3 影响高血压患者心血管预后的重要因素

心血管危险因素	靶器官损害	伴随临床疾病
· 高血压（1～3级） · 年龄＞55岁（男性） 　　＞65岁（女性） · 吸烟 · 糖耐量受损和/或空腹血糖受损 · 血脂异常 　TC≥5.7mmol/L（220mg/dl）或LDL-C 　＞3.3mmol/L（130mg/dl）或HDL-C 　＜1.0mmol/L（40mg/dl） · 早发心血管病家族史（一级亲属发病年龄男性＜55岁，女性＜65岁） · 腹型肥胖（腰围男性≥90cm，女性≥85cm）或肥胖（BMI≥28kg/m²） · 血同型半胱氨酸升高（≥10μmol/L）	· 左心室肥厚 心电图：Sokolow（$SV_1 + RV_5$） ＞38mm或Cornell（$RaVL + SV_3$） ＞2440mm·ms 超声心动图LVMI男性≥115g/m²，女性≥95g/m² · 颈动脉超声IMT≥0.9mm或动脉粥样硬化斑块 · 颈股动脉PWV≥12m/s · ABI＜0.9 · eGFR＜60ml/（min·1.73m²）或血肌酐轻度升高115～133μmol/L（1.3～1.5mg/dl，男性），107～124μmol/L（1.2～1.4mg/dl，女性） · 尿微量白蛋白30～300mg/24h或白蛋白/肌酐≥30mg/g	· 脑血管病 脑出血，缺血性脑卒中，短暂性脑缺血发作 · 心脏疾病 心肌梗死，心绞痛，冠状动脉血运重建，慢性心力衰竭 · 肾脏疾病 糖尿病肾病，肾功能受损 肌酐≥133μmol/L（1.5mg/dl，男性） 　　≥124μmol/L（1.4mg/dl，女性） 尿蛋白≥300mg/24h · 周围血管病 · 视网膜病变 出血或渗出，视盘水肿 · 糖尿病

注：TC，总胆固醇；LDL-C，低密度脂蛋白胆固醇；HDL-C，高密度脂蛋白胆固醇；BMI，体重指数；LVMI，左心室质量指数；IMT，内膜中层厚度；ABI，踝臂指数；PWV，脉搏波传导速度；eGFR，估测的肾小球滤过率。

病例诊断分析

1. 患者的发病与多种危险因素有关，包括年龄≥45岁、高血压家族史、高盐饮食、肥胖、血脂异常等。

2. 患者有高血压病史3年，血压最高达180/100mmHg，根据血压升高水平，划分为高血压3级。根据患者存在年龄＞65岁、腹型肥胖、血脂异常3个危险因素，同时有左心室肥厚、右侧颈内动脉粥样硬化斑块形成等靶器官损害表现，提示该高血压患者的心血管危险分层为很高危。

3. 通过问诊、体格检查、实验室检查等得知患者无继发性高血压的相关症状及体征，排外继发性高血压。

由此，可得出该患者的完整诊断。

主诊断：原发性高血压3级（很高危）

并发症：高脂血症

　　　　颈内动脉粥样硬化

合并症：肥胖

五、治疗

（一）血压控制目标值

1. 目前一般主张血压控制目标值应＜140/90mmHg。

2. 糖尿病、慢性肾脏病、心力衰竭或病情稳定的冠心病合并高血压患者，血压控制目标值应＜130/80mmHg。

3. 对于老年收缩期高血压的患者，收缩压控制于150mmHg以下，如果能够耐受可降至140mmHg以下。

（二）治疗性生活方式干预

1. 治疗对象　适用于所有高血压患者。

2. 干预措施　①减轻体重：将BMI尽可能控制在＜24kg/m²；体重降低对改善胰岛素抵抗、糖尿病、血脂异常和左心室肥厚均有益。②减少钠盐摄入：膳食中约80%钠盐来自烹调用盐和各种腌制品，所以应减少烹调用盐，每人每日食盐量以不超过6g为宜。③补充钾盐：每日吃新鲜蔬菜和水果。④减少脂肪摄入：减少食用油摄入，少吃或不吃肥肉和动物内脏。⑤戒烟限酒。⑥增加运动：运动有利于减轻体重和改善胰岛素抵抗，提高心血管调节适应能力，稳定血压水平。⑦减轻精神压力，保持心态平衡。⑧必要时补充叶酸制剂。

（三）药物治疗

1. 治疗对象　①高危和很高危患者，应立即开始药物治疗。②确诊的2级及以上高血压患者，应考虑开始药物治疗。③高血压合并糖尿病，或者已经有心、脑、肾靶器官损害或并发症的患者。

④凡血压持续升高，改善生活方式后血压仍未获得有效控制者。

2. 常用降压药物种类及作用特点　目前临床上常用的降压药物主要有五大类：利尿剂、β受体阻滞剂、CCB、ACEI、ARB。五大类降压药物均可作为初始和维持用药，应根据患者的危险因素、靶器官损害及伴随临床疾病情况，合理使用药物。除此之外，临床上还有由不同作用机制的两种降压药组成的单片固定复方制剂。各类降压药物适应证及禁忌证见图17-4。

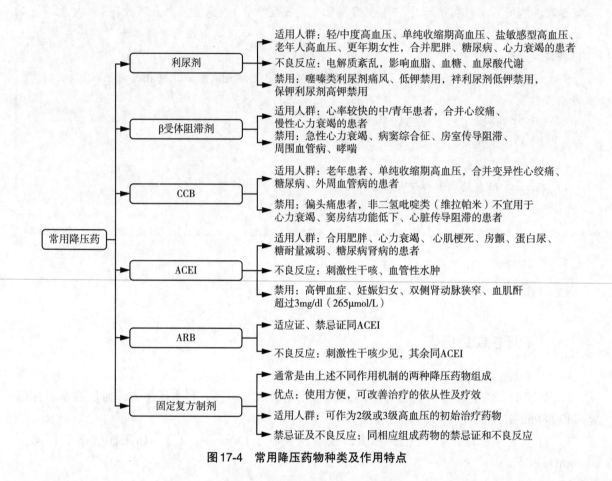

图17-4　常用降压药物种类及作用特点

3. 降压治疗方案　大多数无并发症的患者可单独或联合使用噻嗪类利尿剂、β受体阻滞剂、CCB、ACEI和ARB，治疗应从小剂量开始。目前认为，2级高血压、高于目标血压20/10mmHg、高危及以上患者在开始时就可以采用两种降压药物联合治疗，联合治疗有利于血压较快达到目标值，也利于减少不良反应。联合治疗应采用不同降压机制的药物，联合治疗方案包括主要推荐方案和次要推荐方案（图17-5）。三种降压药联合治疗时应包含利尿剂。

4. 高血压合并血脂异常的调脂治疗　高血压伴血脂异常的患者，在生活方式干预的基础上，应积极进行降压药物治疗和适度调脂药物治疗。在下列情况下，高血压患者应考虑应用他汀类药物：①高血压合并≥1种代谢性危险因素或伴靶器官损害，应使用他汀类药物作为心血管疾病的一级预防。②高血压合并临床疾病（包括心、脑、肾、血管等），应使用他汀类作为二级预防。

5. 阿司匹林在心血管疾病一级预防中的应用　年龄＜40岁或者＞70岁的人群，目前证据尚不足以做出一级预防推荐，需个体化评估。对于40～70岁的成人，动脉粥样硬化性心血管疾病

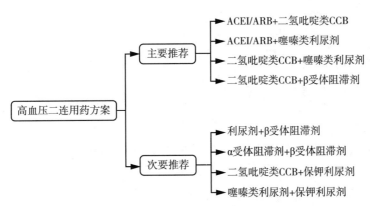

图17-5　高血压联合用药方案

的初始风险评估提示10年预期风险≥10%的患者，且经积极治疗干预后仍然有≥3个主要危险因素控制不佳或难于改变（如早发心血管病家族史），可以考虑服用阿司匹林降低缺血性心血管疾病风险。

主要危险因素包括：①高血压。②糖尿病。③血脂异常（TC≥6.2mmol/L或LDL-C≥4.1mmol/L或HDL-C＜1.0mmol/L）。④吸烟。⑤早发心血管疾病家族史。⑥肥胖（BMI≥28kg/m²）。⑦冠脉钙化评分≥100或非阻塞性冠脉狭窄（＜50%）。

（四）介入或器械治疗

肾动脉交感神经射频消融术、颈动脉窦刺激器及髂动静脉吻合术等器械介入治疗可用于治疗难治性高血压。

六、高血压患者的随访管理

针对不同的管理对象进行分类随访管理（表17-4）。

表17-4　高血压分类随访管理

	一般管理	重点管理
随访对象	血压控制达标，年度风险评估为低危的高血压患者	血压控制未达标、年度风险评估为中危及以上的高血压患者
随访频率	原则上每3个月1次，每年至少完成4次	原则上每2～4周随访1次，直至血压达标后，根据情况予以调整
随访内容	测量血压 健康管理教育和健康生活方式指导 服药依从性和疗效 测量腰围、计算BMI 随访情况录入患者健康档案	测量血压 健康管理教育和健康生活方式指导 根据情况调整治疗方案 危险因素监测 发现靶器官损害、伴随临床疾病 随访情况录入患者健康档案

病例治疗方案

（一）治疗性生活方式干预

膳食指导，制订运动计划，制订心理平衡处方，帮助患者减轻体重及养成良好的生活习惯。

（二）药物治疗

1. 口服单片固定复方制剂氨氯地平贝那普利片12.5mg，qd降压治疗。

2. 口服阿托伐他汀钙片20mg，qn调脂治疗。

3. 该患者存在高血压、血脂异常、肥胖3个危险因素，属于动脉粥样硬化性心血管疾病的高危人群。通过2～3个月的时间来积极纠正这些因素，如应用他汀类药物降低胆固醇水平、减重等，如果这些因素得到有效纠正，就不用服用阿司匹林；无法纠正且没有出血高危因素，再考虑用药。

七、医患沟通要点

（一）高血压的危害

高血压严重危害心、脑、肾等重要器官，可引起冠心病、心力衰竭、脑卒中、肾衰竭等，被称为影响人类健康的"无形杀手"。高血压容易导致以下并发症：①脑血管疾病，如脑出血、缺血性脑卒中、短暂性脑缺血发作。②心脏疾病，如心肌梗死、心绞痛、冠状动脉血运重建、充血性心力衰竭。③肾脏疾病，如糖尿病肾病、肾功能受损。④外周血管疾病，如动脉粥样硬化。⑤视网膜病变，如出血或渗出，视乳头水肿。⑥糖尿病。

（二）高血压的膳食指导

1. 均衡饮食　均衡饮食要把握好一个大方向——既种类齐全，不缺乏某种营养素，又配比合理，这样不会使体内垃圾过多，也能避免出现任何形式的营养不良（表17-5）。

表17-5　五大类食物及营养素对照

种类	食物	主要营养素
粮食类	米饭、面条、豆类、根茎（薯）类	以碳水化合物为主
蛋白质类	蛋、奶、肉（牛、羊、猪、鱼、虾、蟹、动物内脏）	蛋白质、脂类、矿物质、脂溶性维生素
蔬菜类	叶菜、瓜菜、海藻、紫菜、菌类	维生素、矿物质、纤维素
水果类	瓜类、柑橘类、浆果类、仁果类、核果类	碳水化合物（果糖）、维生素、矿物质、纤维素
油类	动物油（皮下脂肪）、植物油（烹调油和坚果）、鱼油	脂肪酸、EPA、DHA

2. 控制总热量　对高血压患者来说，减肥很重要。体重减少1kg，血压会下降1mmHg。建议每日减少主食100～150g，食量大者可以每日减150～200g，可有效降低摄入热量。特别要注意减少

米饭、米粥、面条、蛋糕、面包、糖果、饮料等食物的摄入，要多吃蔬菜和水果等低热量食物，适当增加优质蛋白质的摄入，如肉、蛋、奶。同时注意勤锻炼，如果没有运动习惯的人，每天坚持走6000步，就能达到有效锻炼的效果。

3．适量控制盐

（1）限盐：正常人每天摄入盐的量应在6g以内。如果血压已经升高，那么每日限盐在5g以下才好。5g盐大约是装满一啤酒瓶盖的量。

（2）拒绝"隐形盐"：盐中影响血压的主要成分是钠，但钠常常不仅仅以盐的形式出现，还有很容易被忽略的其他形式，如咸菜、面条、汤、盖浇饭、火腿肠及一些小食品里都含有钠这种"隐形盐"（表17-6）。因此，购买食物时要学会看食品成分表，看看是否含钠，如海藻酸钠、抗坏血酸钠、碳酸氢钠（小苏打）、苯甲酸钠、柠檬酸钠、氢氧化钠、糖精钠、亚硫酸钠、磷酸氢二钠、谷氨酸钠（味精）等，以及含有多少钠。

表17-6　常见含钠的食品

常见有咸味含钠的食品	常见不咸但含钠的食品
1. 咸味主食：面条、包子、挂面、切面	1. 碱发的馒头、饼干、面包
2. 调味品：鸡精、味精（谷氨酸钠）、黄豆酱、小苏打（碳酸氢钠）、食物添加剂等	2. 零食：糖果、果干、巧克力、果仁苏打饼干等
3. 零食：牛肉干、即食紫菜、小食品、罐头食品、速冻食品、熟肉、肉松等	3. 饮料：汽水、果蔬汁、茶饮料等
4. 肉类：火腿肠、汉堡包、酱肉、腌制鱼类等	4. 方便食品：麦片、玉米片

4．摄入足量蛋白质　适量补充优质蛋白质有利于降血压。优质蛋白的来源包括牛、羊、猪、鸡、鸭、鱼类。简单地说，优质蛋白质主要是动物蛋白质。当然，鸡蛋和奶制品也是优质蛋白很好的来源。

《中国居民膳食指南》指出，中国居民每天每千克体重应摄入1g蛋白质。一个标准体重为70kg的成年男性每日应摄入70g蛋白质，女性约为60g。70g蛋白质中所包含的优质蛋白质应占到一半，也就是35g，相当于喝一杯牛奶，吃一个鸡蛋和吃100～150g瘦肉。

5．吃对脂肪吃够量　高血压患者吃脂肪类食物时要注意数量和质量。

（1）油类占膳食总热量的35%：国际上推崇的地中海饮食拥有加工简单、口味清淡、食物种类多样、营养全面的特点，是全世界平衡膳食的标杆。它的食物构成包括五大类：粮食类、蔬菜类、水果类、蛋白质类和油类。其中，油类包括橄榄油、坚果油和鱼油，占膳食总热量的35%。长期坚持地中海饮食，可以减少糖尿病、高血压、心血管病、痴呆、肿瘤等慢性病的发生。

（2）脂类配比1∶1∶1：饱和脂肪酸、单不饱和脂肪酸、多不饱和脂肪酸都可以吃，尽量做到1∶1∶1就好了。有个简单办法可以判断脂肪的分类：在室温下饱和脂肪酸大多处于凝固状态，如大肥肉、腊肉，椰子油和棕榈油也是饱和脂肪酸；单不饱和脂肪酸含量在70%以上的有2种油——橄榄油和茶籽油；其余的在室温下呈流动状态的油基本上都是含多不饱和脂肪酸较多的油，如鱼油、大豆油、小麦胚芽油、玉米油、芝麻油和花生油。

（3）杜绝反式脂肪酸：像酥皮点心、奶油蛋糕、咖啡伴侣、奶茶等食物中，普遍含有大量反式脂肪酸。长期吃这类食物一方面容易发胖，患高血压、冠心病的可能性明显增加；另一方面会影响大脑的功能，所以一定要远离这些"甜蜜炮弹"。

6. 多吃富含钾、钙、镁的食物

（1）多吃高钾食物：钾离子与钠离子有拮抗作用，所以多吃含钾高的食物，如香蕉、莲子、苹果、柑橘、橙子、大豆、南瓜、香菇等，都有助于降血压。

（2）多吃坚果：镁是维持心脏正常运转的重要元素，能够辅助心肌收缩，降低周围血管阻力，促使血液运送到全身组织器官。含镁多的食物有坚果、牛奶、海带、紫菜、鳕鱼、燕麦、糙米等，也就是种子、海物、奶类和粗粮。每天我们要摄入300～360mg镁。100g松子中含镁567mg，100g西瓜子中含镁448mg，100g黑芝麻中含镁290mg。可见，每天吃一些坚果对补充镁元素非常有用。

（3）每天喝400～500ml牛奶：我国流行病学证实，人群中平均日钙摄入量多者血压低，少者则反之，所以建议高血压患者多吃高钙食物，每日应摄入1200～2000mg钙。可以多喝牛奶或酸奶，每天喝400～500ml比较合适，也可多吃小鱼干、虾皮、海带、紫菜、黄豆等食物。

7. 膳食纤维不可少　高血压患者，尤其是比较肥胖的患者一定要注意补充膳食纤维。含膳食纤维多的食物有蔬菜、粗粮、水果、豆类等。主食尽量选择粗粮，如白薯、土豆、玉米、燕麦、黑米等。

（三）长期服用降压药是否会产生耐药性

降压药与抗生素不同，不存在"耐药"。原发性高血压合理诊治后血压不易控制的常见原因：①随着年龄老化，全身血管硬化和各类脏器功能衰退，导致血压升高更明显。②长期高血压导致压力感受器敏感性下降，减压反射调定阈值升高。③长期血压未控制，血压波动性大，心、脑、肾血管损伤导致血压持续升高。

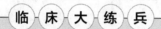

临·床·大·练·兵

1. 高血压有哪些危害？

2. 高血压的危险因素有哪些？

3. 如何对高血压患者进行危险分层？不同危险分层的患者治疗需注意些什么？

4. 降压药物应用的基本原则是什么？

5. 高血压合并高脂血症的患者，如何综合的结合血压、血脂水平来选择治疗方案？

（郭　皓　杨　斓　李丹云）

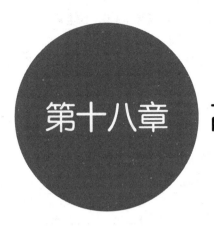

高血压危象

高血压危象（hypertensive crisis）是指一系列需要快速降低动脉血压治疗的临床紧急情况。根据有无新近发生的急性进行性靶器官损害，分为高血压急症（hypertensive emergencies）和高血压亚急症（hypertensive urgencies）。高血压急症是指原发性或继发性高血压患者，在某些诱因的作用下，短时间内血压严重升高（通常收缩压＞180mmHg和/或舒张压＞120mmHg），并伴有高血压相关靶器官损害，或器官原有功能受损进行性加重为特征的一组临床综合征。高血压急症包括高血压脑病、颅内出血（脑出血和蛛网膜下腔出血）、脑梗死、急性心力衰竭、急性冠状动脉综合征、急性主动脉夹层、子痫前期和子痫、急性肾功能不全、嗜铬细胞瘤危象及围手术期高血压急症等。高血压亚急症是指血压明显升高但不伴有严重临床症状及进行性靶器官损害。高血压急症和高血压亚急症降压治疗的紧迫程度不同，前者需要迅速降低血压，可采用静脉途径给药；后者需要在24～48小时内降低血压，可使用快速起效的口服降压药。

临床场景 A

心内科住院部
患者，男性，70岁。因"发现血压升高10年，加重伴胸痛、呼吸困难2小时"入院。生命体征：T 36.8℃，P 90次/分，R 30次/分，BP 193/126mmHg（右上肢）。
请你接诊患者。

一、问诊要点

（一）现病史

1. **高血压病史及诊治情况**　询问有无高血压病史，如有高血压病史，应继续询问高血压的病因、持续时间、严重程度、合并症、药物使用情况及平时血压控制情况。

2. **诱因**　有无使血压急剧升高的诱因，包括：①停用降压药或未按医嘱服用降压药（最常见原因）。②服用影响降压药代谢的药物（非甾体抗炎药、类固醇、免疫抑制剂、抗血管生成治疗药物、胃黏膜保护剂等）。③服用拟交感毒性药品（可卡因、麦角酸二乙酰胺、安非他命等）。④严重外伤、手术。⑤急、慢性疼痛。⑥急性感染。⑦急性尿潴留。⑧情绪激动、精神紧张、惊恐发作。⑨对伴随的危险因素（如吸烟、肥胖症、高胆固醇血症、糖尿病等）控制不佳。

3. **主要症状**　询问患者有无胸痛、急性呼吸困难、神经系统症状、头痛、视力障碍等高血压急症相关靶器官损害的五大主要症状。对有上述症状的患者，需进一步针对性询问是否存在高血压急症的不同临床类型的相关临床表现（图18-1）。

4. **一般情况**　精神、饮食、睡眠、尿便、体重。

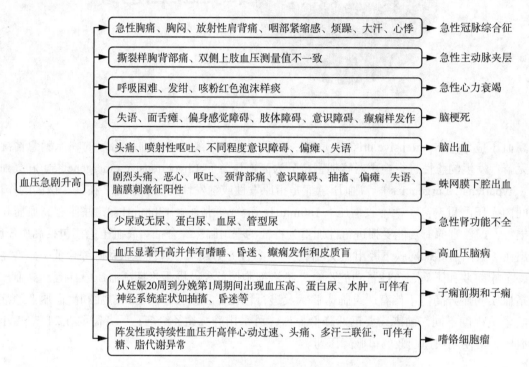

图18-1　常见高血压急症临床类型的相关临床表现思维导图

（二）既往史

既往有无冠心病、心力衰竭、脑血管病、糖尿病、痛风、血脂异常、肾脏疾病等病史，有无长期特殊药物服用史等。

（三）个人史

有无吸烟、饮酒史。

二、查体要点

体格检查应重点关注心血管系统、神经系统及眼底检查，目的在于评估高血压相关靶器官损害，鉴别有无继发性高血压（如颈部及腹部包块、血管杂音等），辅助诊断症状不典型的血压显著升高患者。

1. 在保证患者安全的前提下，血压应重复多次测量，同时评估患者容量状态。

2. 测量双上肢血压，病情需要者建议测量四肢血压，四肢血压明显不同可见于主动脉夹层、主动脉缩窄或大动脉炎等。触诊双上肢桡动脉、双下肢股动脉及足背动脉搏动是否对称。

3. 循环系统查体侧重于判定有无心力衰竭，如颈静脉曲张、双肺湿啰音、病理性第三心音或奔马律等。

4. 神经系统查体侧重于评估意识状态、脑膜刺激征、四肢感觉及运动功能、视野改变及病理征等。

5. 眼底镜检查发现新发的出血、渗出、视乳头水肿均提示高血压急症可能。建议每位疑似高血压急症的患者都应进行眼底镜检查。

临床场景 B

经过问诊、查体后，患者的病历资料补充如下。

1. **现病史**　患者于10年前体检时发现血压升高，血压最高达180/110mmHg，血压明显升高时感头晕、头痛，伴耳鸣，未正规治疗，2小时前患者在与家人激烈争吵后出现胸痛，为压榨样疼痛，位于心前区，向左肩背部放射，疼痛持续不缓解，伴心悸、胸闷、烦躁、出湿汗，伴呼吸困难、平卧受限、咳嗽、咳粉红色泡沫样痰，无咯血，无发热，无视物模糊、视力缺损，无黑矇、晕厥、恶心、呕吐、肢体偏瘫、意识障碍等，遂来院急诊。急诊查BP 186/122mmHg（左上肢），193/126mmHg（右上肢），心电图：心房颤动，Ⅱ、Ⅲ、aVF、V4～V6导联ST段压低0.05～0.20mV，以"高血压急症，急性左心衰，急性冠脉综合征？"收入科。患者自发病以来，精神状态差，饮食、睡眠尚可，尿便正常，体重无明显变化。

2. **既往史**　否认脑血管病、糖尿病、血脂异常、肾脏疾病等病史，否认长期特殊药物服用史。

3. **个人史**　患者吸烟50年，每日20～30支。无饮酒嗜好。

4. **查体**　T 36.8℃，P 90次/分，R 30次/分，BP 186/122mmHg（左上肢），193/126mmHg（右上肢），身高170cm，体重82kg，BMI 28.37kg/m²。神志清楚，急性重病容，端坐位，呼吸浅快，球结膜无水肿，口唇发绀，颈静脉无曲张。双肺呼吸音粗，可闻及散在干湿啰音。心界向左下扩大，心尖搏动位于左侧第6肋骨锁骨中线外侧1cm，HR 122次/分，节律不齐，第一心音强弱不等，心音低钝，心尖部可闻及3/6级收缩期吹风样杂音，向腋下传导。腹软，肝脾肋下未触及，肝颈静脉回流征阴性，腹部未闻及血管杂音。双上肢桡动脉、双下肢股动脉及足背动脉搏动对称，双下肢无水肿。神经系统检查未见异常。眼底检查未发现新发的出血、渗出、视乳头水肿。

请为患者完善必要的辅助检查。

三、辅助检查

（一）实验室检查

1. 常规检查项目包括血细胞分析、尿液分析、血液生化、凝血功能、D-二聚体、血气分析、心电图。

2. 进一步完善项目包括心肌损伤标志物、心肌酶学、BNP/NT-proBNP、尿蛋白定量、血尿儿茶酚胺、卧立位肾素、血管紧张素Ⅱ和醛固酮等检查。

（二）影像学检查

影像学检查包括超声心动图、胸部X线/CT、头颅CT/MRI、胸部/腹部CT/CTA、肾上腺CT/MRI、血管造影术等。

临床场景 C

完善相关检查后，患者的病历资料补充如下。

1. WBC 12.53×10^9/L，NEUT% 80.40%，Hb 136.00g/L，PLT 250×10^9/L；尿液分析正常。

2. 肝肾功能、电解质、同型半胱氨酸正常；随机血糖10.4mmol/L；TC 4.79mmol/L，TG 2.01mmol/L，HDL-C 1.00mmol/L，LDL-C 3.62mmol/L。

3. D-二聚体2.50mg/L。

4. 血气分析 pH 7.34，PO_2 51mmHg，PCO_2 36mmHg，BE −10.10mmol/L，Lac 4.20mmol/L，SaO_2 70%。

5. 心肌标志物 Myo 82.6ng/ml，CK-MB 25.88ng/ml，cTnI 3.20ng/ml。

6. NT-proBNP 3361pg/ml。

7. 心电图 快速型心房颤动，V1～V3导联R波递增不良，Ⅱ、Ⅲ、aVF、V4～V6导联ST段压低0.05～0.20mV（图18-2）。

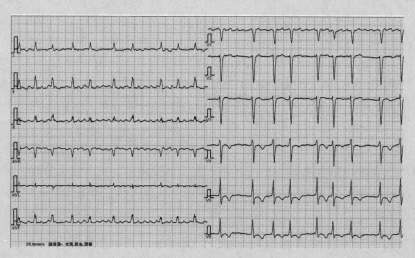

图18-2 心电图

8. 超声心动图 左心房内径增大（43mm）、左心室内径增大（63mm）、EF降低（43%）、左心室质量指数升高（146g/m^2）、二尖瓣中度关闭不全。

9. 胸部CT 肺水肿征象，左心房、左心室增大（图18-3）。

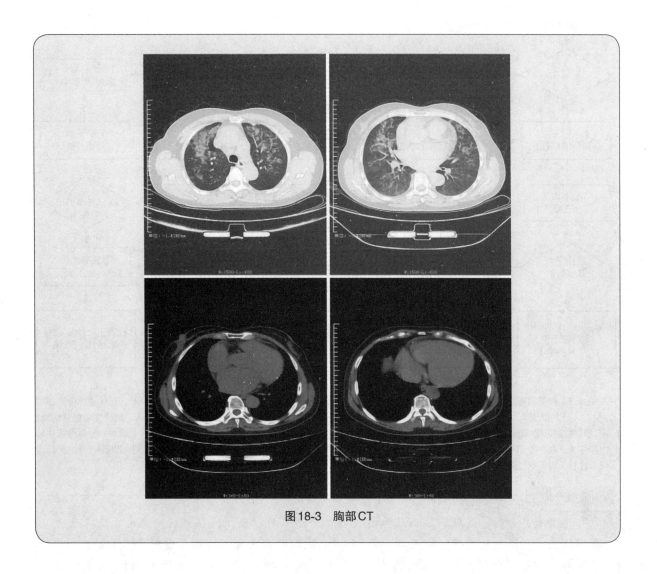

图18-3　胸部CT

四、诊断流程

　　高血压急症的诊断与治疗依赖于急诊科、心血管科、神经科、眼科、肾脏科等科室多学科协作。最重要的是要及时发现并识别已经出现的靶器官损害和正在发生的靶器官损害。高血压急症的规范诊疗流程见图18-4。

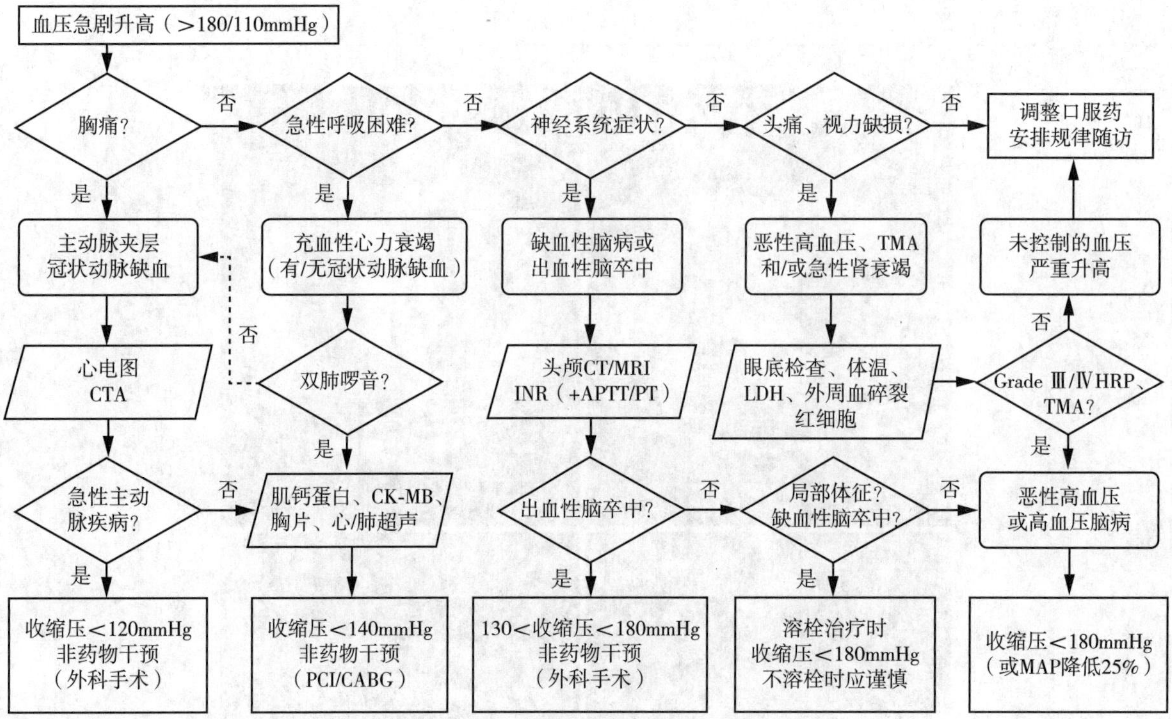

图18-4 高血压急症的规范诊疗流程

注：CT，计算机断层成像；CTA，CT血管成像；CK-MB，肌酸激酶-MB；PCI，经皮冠脉介入术；CABG，冠状动脉旁路移植术；MRI，磁共振成像；INR，国际标准化比值；APTT，活化部分凝血活酶时间；PT，凝血酶原时间；TMA，血栓性微血管病变；LDH，乳酸脱氢酶；Grade Ⅲ/Ⅳ HRP，高血压视网膜病变Ⅲ级/Ⅳ级；MAP，平均动脉压。圆角长方形框（端点）为标准流程的开始与结束，每一个流程图只有一个起点；菱形框（判断）为决策或判断；平形四边形框（数据）表示数据的输入/输出；长方形框（进程）为要执行的处理。

病例诊断分析

患者老年男性，既往有高血压病史10年，平素不规律服用降压药物。此次发病特点为短时间内血压严重升高并伴有胸痛、呼吸困难，发病诱因为与家人激烈争吵、情绪激动，以及吸烟、肥胖、血脂异常等危险因素控制不佳，发病时血压高达186/122mmHg（左上肢）、193/126mmHg（右上肢），并伴有胸痛、呼吸困难两大高血压急症靶器官损害的主要症状，结合患者的血压值及靶器官损害相关症状，诊断为高血压急症。

体格检查：端坐呼吸，双肺散在干湿啰音，心界明显向左下扩大，心音低钝，心尖部可闻及病理性收缩期杂音。化验：心肌标志物和NT-proBNP水平明显升高。心电图：快速型心房颤动，V1～V3导联R波递增不良，Ⅱ、Ⅲ、aVF、V4～V6导联ST段压低0.05～0.20mV。心脏超声提示左心扩大，EF值降低。综合患者的病史、体格检查和辅助检查的结果，进一步支持高血压急症、急性非ST段抬高心肌梗死、急性左心衰。

由此，可得出该患者的完整诊断。

主诊断：高血压急症

并发症：冠状动脉粥样硬化性心脏病　急性非ST段抬高心肌梗死

　　　　急性左心衰

　　　　快速型心房颤动

合并症：高脂血症

　　　　肥胖

五、治疗

（一）总体原则

首先，加强一般治疗，如吸氧、安静休息、心理护理、监测生命体征、维持水电解质平衡、防治并发症等，酌情可使用有效的镇静药消除患者恐惧心理。遵循"先救命、后治病"的原则，在维持生命体征稳定的前提下，进行详细临床评估，判断患者是否存在高血压相关靶器官损害。高血压急症的降压需遵循迅速平稳降压、控制性降压、合理选择降压药的原则，根据不同类型特点单用一种或者联合使用静脉降压药控制性降压。

高血压急症的总体控制目标包括：①初始阶段（1小时）血压控制目标为平均动脉压的降低幅度不超过治疗前水平的25%，但应根据患者基础血压及高血压相关靶器官损害程度决定。②在随后的2～6小时将血压降至较安全水平，一般为160/100mmHg左右，但需根据不同疾病的降压目标和降压速度进行后续血压管理。③当病情稳定后，24～48小时血压逐渐降至正常水平。

（二）高血压急症不同临床类型的降压原则与药物选择

当高血压急症不同临床类型诊断明确后，需要再根据不同疾病的降压目标和速度进行控制性降压。高血压急症不同临床类型的降压原则与药物选择见表18-1。

表18-1 高血压急症不同临床类型的降压原则与药物选择

疾病名称	降压目标、降压速度	推荐药物选择	
		一线推荐	其他选择
急性冠脉综合征	立刻，血压维持在130/80mmHg以下，舒张压＞60mmHg	硝酸甘油、β受体阻滞剂	地尔硫䓬，乌拉地尔
主动脉夹层	立刻，收缩压＜120mmHg，HR 50～60次/分	艾司洛尔、尼卡地平、硝普钠	拉贝洛尔、美托洛尔
急性心力衰竭	立刻，收缩压＜140mmHg	硝普钠、硝酸甘油联合利尿剂、ACEI/ARB	乌拉地尔
缺血性脑卒中			
溶栓	立刻，第1小时MAP降低15%，目标血压＜180/110mmHg	拉贝洛尔、尼卡地平	硝普钠
不溶栓	当收缩压＞220mmHg，舒张压＞120mmHg时，第1小时MAP降低15%，收缩压不宜＜160mmHg		
脑出血	立刻，收缩压130～180mmHg	拉贝洛尔、尼卡地平	乌拉地尔、甘露醇等
蛛网膜下腔出血	立刻，高出基础血压20%左右	尼卡地平、尼莫地平	拉贝洛尔、硝普钠
高血压脑病	第1小时MAP降低20%～25%，血压160～180/100～110mmHg	拉贝洛尔、尼卡地平	硝普钠、甘露醇等
恶性高血压	数小时内，MAP降低20%～25%	拉贝洛尔、尼卡地平	硝普钠、乌拉地尔

续 表

疾病名称	降压目标、降压速度	推荐药物选择	
		一线推荐	其他选择
嗜铬细胞瘤危象	术前24小时血压＜160/90mmHg	酚妥拉明、乌拉地尔、硝普钠	
子痫及重度子痫前期	立刻，血压＜160/110mmHg	尼卡地平、拉贝洛尔、硫酸镁	

注：MAP，平均动脉压；ACEI，血管紧张素转化酶抑制剂；ARB，血管紧张素Ⅱ受体阻滞药。

病例治疗方案

1. 初步方案

（1）一般处理：患者取坐位，双腿下垂，50%酒精湿化高流量氧气吸入，监测生命体征、心电监护、血氧饱和度，开放静脉通路，留置导尿管，记录液体出入量。

（2）血管扩张剂：微量泵泵入硝酸甘油，初始剂量10μg/min，根据血压情况逐渐调整剂量，维持收缩压120～130mmHg，舒张压70～80mmHg。应用过程中须密切监测血压，根据血压情况调整至合适的维持剂量。

（3）快速利尿：呋塞米20mg于2分钟内静脉注射，4小时后再次重复给药1次。

（4）镇静：吗啡5mg静脉缓慢注射，用药过程中密切观察疗效和呼吸抑制等不良反应。

（5）监测患者症状、尿量、肾功能，维持电解质平衡。

（6）呼吸机、主动脉内球囊反搏仪备用。

2. 进一步治疗方案　口服阿司匹林肠溶片0.3g顿服（次日0.1g qd）、硫酸氢氯吡格雷片0.3g顿服（次日75mg qd）、培哚普利叔丁胺片4mg qd、阿托伐他汀钙片20mg qn、呋塞米20mg qd、螺内酯20mg qd、达格列净5mg qd，皮下注射低分子量肝素钠0.4ml q12h。在水钠潴留改善后，再加用β受体阻滞剂。

3. 1周后择期行冠状动脉造影检查。

六、预后

高血压急症的评估：①通过了解基础血压值及血压急性升高的幅度，来评估高血压相关靶器官损害的风险。②急性血压升高的速度和持续时间与病情严重程度相关，血压缓慢升高和/或持续时间短提示病情较轻，反之则较重。③影响短期预后的脏器损伤表现，包括肺水肿、胸痛、抽搐及神经系统功能障碍等。

研究显示，在高血压急症患者中，cTnI水平升高和出现肾损害是主要心血管事件的预测因素；与无视网膜病变的患者相比，有晚期视网膜病变的高血压急症患者即使血压水平相当，其他高血压相关靶器官损害的程度更明显。通过①、②两项指标的评估相比于当前血压的绝对值而言更可靠，通过以上3项的评估可对高血压急症患者的病情严重程度、治疗方案及策略、预后情况做出初步判断。

七、医患沟通要点

1. 高血压患者中有1% ～ 2%可以发生高血压急症。

2. 高血压急症诱发因素多、病因复杂、病理生理变化多端，导致临床救治困难，与高血压急症相关的住院死亡率高达0.48% ～ 12.5%。

3. 高血压急症具有起病急、预后转归变化大、病死率高三大临床特征。高血压急症一旦发生，就会导致严重的靶器官损害，甚至危及生命。绝大多数高血压急症是缓进型高血压患者在某些诱因的作用下发生的，常见的诱因包括情绪激动、劳累、创伤、手术、不适当治疗（如停药、减药、合并应用引起血压升高的药物）、急（慢）性疼痛、急性感染、急性尿潴留等。因此，在医生的指导下，充分告知患者控制诱因的重要性，提高患者的依从性，保持良好的生活习惯，是预防高血压急症的关键所在。

临 床 大 练 兵

1. 导致血压急剧升高的常见诱因有哪些？
2. 高血压急症相关靶器官损害的五大主要症状是什么？
3. 高血压急症的主要临床类型及特点是什么？
4. 高血压急症治疗的总体原则是什么？

（郭　皓　李丹云　杨　斓）

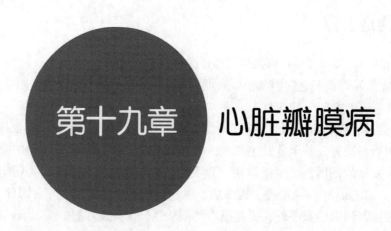

第十九章　心脏瓣膜病

心脏瓣膜病（valvular heart disease）是由多种原因引起的心脏瓣膜狭窄和/或关闭不全所致的心脏疾病。当瓣膜狭窄时，心腔压力负荷增加；当瓣膜关闭不全时，心腔容量负荷增加。这些血流动力学改变可导致心房或心室结构改变及功能失常，最终出现心力衰竭、心律失常等临床表现。

临床场景 A

心脏内科住院部

患者，女性，56岁。因"劳力性呼吸困难10年，加重1周"入院。生命体征：T 36.2℃，P 115次/分，R 22次/分，BP 102/60mmHg。

请你接诊患者。

一、问诊要点

（一）现病史

1. 呼吸困难的特点

（1）呼吸困难的发作时间、持续时间、程度、诱因、缓解或加剧的因素、与劳力程度的关系、有无端坐呼吸或夜间阵发性呼吸困难，是否伴随心悸、咳嗽、咳痰、咯血和水肿等。

（2）近半个月来是否用过洋地黄药物（种类、剂量），治疗反应如何。

（3）过去有无呼吸困难和/或水肿等病史。

（4）询问有关疾病病史：风湿病史、高血压病史，肾炎史、冠心病史、慢性呼吸道疾病史，以及与妊娠、分娩的关系等病史。

2. 其他症状

（1）是否咳嗽，是否咳痰，痰液性状。

（2）有无咯血：咯血的情况，是否大咯血，痰中带血或血痰，是否有胶冻状暗红色痰、粉红色泡沫样痰。

（3）有无血栓栓塞的其他症状。

（4）有无存在声音嘶哑（左心房扩大所致），有无吞咽困难。

（5）有无消化道淤血症状：包括食欲减退、腹胀、恶心等。

3. 诊治经过及疗效：本次入院前接受的诊断措施和结果；治疗的药物名称、剂量、时间和疗效。

4. 一般情况：精神、睡眠、尿便、体重变化。

（二）既往史

既往有无风湿病、冠心病、高血压、脑血管意外等心脑血管疾病史，有无消化道溃疡、肝硬化、痛风、关节炎等疾病，有无长期特殊毒物、药物服用史等。

二、查体要点

呼吸困难的体格检查需要兼顾病情严重程度的判断及对原发疾病的体格检查，同时，由于心力衰竭涉及多系统多器官，还需要兼顾心力衰竭的体格检查。

1. 注意血压，有无高血压或休克。

2. 脉搏的强弱、速率、节律，有无脉搏短绌或交替脉。

3. 呼吸困难的程度及体位，有无潮式呼吸。

4. 发绀及水肿的程度及部位，颈静脉有无曲张及异常搏动。

5. 注意心浊音界大小，心率及节律，第一心音强弱，肺动脉瓣第二心音强度，各瓣膜区有无震颤及杂音，有无房性或室性奔马律。

6. 有无胸腔积液、肺部啰音。

7. 肝脏大小，有无压痛及腹水征，肝颈静脉回流征是否阳性。

8. 双下肢是否水肿。

临床场景 B

经过问诊、查体后，患者的病历资料补充如下。

1. 现病史　患者1周前因着凉后出现咳嗽，咳黄色黏痰，后痰中带血丝。3天后逐渐出现呼吸困难，活动时明显，夜间需高枕卧位。伴有双下肢水肿。小便较前明显减少。自服"风寒感冒颗粒"无好转。未服用其他药物。起病以来，精神、睡眠、食欲欠佳，大便正常，体重近1周增加1kg。

2. 查体　T 36.5℃，P 98次/分，R 22次/分，BP 150/92mmHg。神志清楚，语言流利，营养良好，表情痛苦。无肝掌、蜘蛛痣。双颧绀红，结膜无苍白，浅表淋巴结无肿大。双肺呼吸音粗，右肺可闻及湿啰音，双肺底未闻及呼吸音。HR 110次/分，心律绝对不齐，第一心音强弱不等，可闻及心尖区舒张中晚期低调的隆隆样杂音，呈递增型，左侧卧位明显，伴舒张期震颤。腹软，肝肋下2cm，质软，未触及脾脏，移动性浊音阴性，肠鸣音4次/分。双下肢中度水肿。

请为患者完善必要的辅助检查。

三、辅助检查选择

（一）实验室检查

1. 患者基础情况评估　血尿便常规、肝肾功能、电解质水平、血糖、血脂、凝血功能、纤溶功能等。

2. 心功能相关指标　BNP/NT-proBNP水平，心肌酶谱。

3. 风湿活动相关指标　CRP，ESR，抗"O"因子等。

4. 感染相关指标　血培养，痰培养等。

（二）影像学检查

1. 心电图　可评估患者有无心律失常，有无房室增大。

2. 超声心动图　是确诊瓣膜病最敏感、最可靠的方法。通过二维超声可以观察瓣叶的活动度、瓣叶的厚度、瓣叶是否有钙化及是否合并其他瓣膜病变等，从而有利于干预方式的选择。同时还可对房室大小、心室功能、肺动脉压、先天性畸形等方面提供信息。

3. X线　可判断心脏大小，协助判断心肺功能，其他还可看到有无食管压迫等。

临床场景 C

完善相关检查后，患者的病历资料补充如下。

1. 血常规　WBC 12×10^9/L，NEUT% 77%，Hb 128g/L，PLT 150×10^9/L。

2. 血生化　GPT 66U/L，GOT 58U/L，Alb 28.5g/L；BUN 4.7mmol/L，Cr 115μmol/L；K^+ 4.05mmol/L，Na^+ 138mmol/L，Cl^- 99mmol/L。

3. 心功能　cTnI 0.12ng/dl，BNP 1150pg/L。

4. D-dimer 0.2ng/L。

5. 心电图　房颤伴快速心室率。

6. 超声心动图　全心扩大，风湿性心脏瓣膜病：二尖瓣中度狭窄，心脏收缩功能受损，轻度肺动脉高压。

7. X线　后前位可见肺门增大，边缘模糊，Kerley B线可见，右肺可见片状模糊影；双房影。左前斜位可见左心房使左主支气管上抬。

请完善患者的诊断并给予治疗。

四、诊断流程

1. 确认是否为风湿性心脏瓣膜病。

2. 确认受累瓣膜及严重程度（表19-1）（以二尖瓣为例）。

表19-1　二尖瓣狭窄程度判定

狭窄程度	瓣口面积/cm²	平均压力阶差/mmHg	肺动脉压/mmHg
轻度	>1.5	<5	<30
中度	1.0～1.5	5～10	30～50
重度	<1.0	>10	>50

3. 判断患者心功能　目前主要使用NYHA分级（表19-2）确定患者心功能。

表19-2　NYHA心功能分级

分级	症状
Ⅰ级	日常活动量不受限，一般活动不引起心衰症状
Ⅱ级	体力活动轻度受限，休息时无自觉症状，一般活动即出现症状
Ⅲ级	体力活动明显受限，低于平时一般活动即出现症状
Ⅳ级	不能从事任何体力活动，休息状态下也存在心衰症状

4. 并发症和合并症的评估

（1）心房颤动：最常见的心律失常，也是相对早期的常见并发症。

（2）急性肺水肿：严重并发症，常因剧烈体力活动或情绪激动、感染、心律失常等诱发。

（3）血栓栓塞：可发生于全身各系统。

（4）肺部感染。

（5）其他。

病例诊断分析

　　患者以呼吸困难为主要临床表现，主要是以心力衰竭发病。体格检查发现二尖瓣狭窄伴房颤的典型体征。同时结合患者的辅助检查结果，风湿性二尖瓣狭窄可明确诊断。结合病史特征，患者已出现心力衰竭相关症状及体征。并考虑本次加重因素为感染诱发心衰。目前患者同时存在感染，低蛋白血症，心源性肝损伤。由此，可得出该患者的完整诊断。

　　主诊断：风湿性心脏瓣膜病　二尖瓣中度狭窄　全心扩大　心房颤动　心功能Ⅳ级　　　　　　　（NYHA分级）

　　次诊断：肺部感染

　　　　　　低蛋白血症

　　　　　　肝损伤

五、治疗

（一）一般治疗

轻度二尖瓣狭窄无症状者，无须特殊治疗，但应避免剧烈的体力活动。窦性心律的二尖瓣狭窄患者，不宜使用地高辛。

如存在肺淤血导致的呼吸困难，应减少体力活动，限制钠盐摄入，间断使用利尿剂。

（二）并发症的处理

1. 急性肺水肿　处理原则与急性左心衰竭相似。需注意2点：①避免使用以扩张小动脉为主、减轻心脏后负荷的血管扩张药物，选用扩张静脉系统、减轻心脏前负荷为主的硝酸酯类药物。②正性肌力药物对二尖瓣狭窄的肺水肿无益，仅在房颤伴快速心室率时可静脉注射毛花苷丙，以减慢心室率。

2. 房颤　慢性房颤患者应争取介入或者手术解决狭窄，在此基础上对于房颤<1年，左心房内径<60mm，且无窦房结或房室结功能障碍者，可考虑电复律或药物复律。成功复律后需长期口服抗心律失常药物，以预防复发。复律前3周和后4周需口服抗凝药物预防栓塞。如不宜复律，可考虑控制心室率。急性房颤以控制心室率为主。

3. 预防栓塞　二尖瓣狭窄合并房颤时，极易发生血栓栓塞。无禁忌者均应长期口服华法林抗凝，达到2.5～3.0的INR，以预防血栓形成及栓塞事件发生。

4. 积极控制感染。

（三）手术治疗

瓣膜的病变程度是手术考虑的主要问题（表19-3），除此之外，还要根据心脏功能（表19-4）决定手术时机。

1. 经皮球囊二尖瓣成形术（percutaneous balloon mitral valvuloplasty，PBMV）　适用于单纯二尖瓣狭窄的患者。

2. 二尖瓣分离术　有闭式和直视式两种。

3. 人工瓣膜置换术。

表19-3　瓣膜病变程度及手术指征

瓣膜病变程度	影响或症状	手术指征
轻度	对病理生理影响较小	无须手术
中度	可长期无症状	无须手术，出现症状时考虑手术
重度	长期有症状	无法避免，应手术

表19-4 心脏功能与手术时机

心脏功能	随访	手术
Ⅰ级	定期随访	无须手术
Ⅱ级	定期随访	可以手术，但需等待
Ⅲ级	择期手术	需要手术，为最佳手术时期
Ⅳ级	改善心功能后再手术	限期手术

病例治疗方案

1. 一般治疗　吸氧，心电血压监护，开放静脉通路，记录液体出入量。

2. 积极治疗肺部感染　因患者培养均为阴性，经验性选择适宜抗生素抗感染治疗。

3. 治疗房颤合并心力衰竭　该患者房颤伴快速心室率可静脉缓慢注射毛花苷丙0.4mg，以减慢心室率。同时可予呋噻米利尿减轻心脏负荷。因患者全心扩大，左心房内径已达60mm，暂不考虑房颤复律。但需口服华法林预防血栓栓塞。

4. 对症支持治疗　维持水电解质平衡，营养支持。

5. 手术时期的选择　因患者反复发作心衰，可考虑在本次肺感染控制后，且心功能恢复后行人工瓣膜置换术或经皮球囊二尖瓣成形术。

六、预后

未开展手术治疗的年代，本病被确诊而无症状的患者10年存活率为84%，症状轻者为42%，重者为15%。当严重肺动脉高压发生后，其平均生存时间为3年。手术治疗提高了患者的生活质量和存活率。

七、医患沟通要点

（一）病情沟通

病情沟通包括告知家属患者的目前情况，考虑诊断，后续所需检查，治疗方案及可能出现的并发症及预后。

（二）手术相关

1. 目的与益处　可帮助解决二尖瓣狭窄，提高生存质量及生存率。

2. 风险　①手术风险（麻醉意外，感染，出血，脏器损伤等）。②手术过程中可能出现的意外。③创伤较大，术后可能需要进入ICU。④费用高昂。⑤术后并发症。

3. 沟通内容　手术必要性、手术时间、术式、手术最好结局与最坏结局、手术费用等。

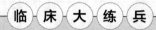

1. 风湿性联合瓣膜病，若出现心脏瓣膜赘生物，诊断如何考虑，如何处理？
2. 风湿性主动脉狭窄的患者如何选择手术时期？

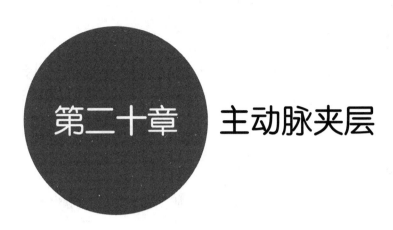

主动脉夹层（aortic dissection，AD）又称主动脉夹层动脉瘤，是指主动脉内膜撕裂后，腔内的血液通过内膜破口进入动脉壁中层形成夹层血肿，并沿血管长轴大方向扩展，形成动脉真、假腔病理改变的严重主动脉疾病。主动脉夹层的临床特点为急性起病，突发剧烈疼痛、高血压、血管症状及其他脏器或肢体缺血症状等，如不及时诊治，48小时内死亡率高达50%，其主要致死原因为主动脉夹层动脉瘤破裂至胸、腹腔或者心包腔，进行性纵隔、腹膜后出血，以及急性心力衰竭或者肾衰竭等。

临床场景 A

心脏内科住院部

患者，男性，42岁。因"胸痛3小时"入院。生命体征：T 36.3℃，P 82次/分，R 22次/分，BP 210/120mmHg（左上肢）、220/116mmHg（右上肢）。

请你接诊患者。

一、问诊要点

（一）现病史

1. 胸痛的诱因　是否由情绪激动、体力活动、提重物、用力解大便等诱发。

2. 胸痛的特点　是否有突发持续性前胸或胸背部剧烈的撕裂样或刀割样疼痛，疼痛耐受情况，疼痛持续时间（起病即达到高峰，无缓解），疼痛是否可放射至肩背部、肩胛间区、腹部、下肢。

3. 伴随症状　是否有呼吸困难、晕厥、血尿、少尿/无尿、肢体偏瘫、尿便失禁、腹痛、腰痛、呕血、咯血等。

4. 诊治经过及疗效　本次入院前接受的诊疗经过和结果；治疗的药物名称、剂量、时间和疗效。

5. 一般情况　精神、饮食、睡眠、尿便、体重变化。

（二）既往史

既往有无高血压、冠心病、糖尿病、高脂血症等疾病，有无主动脉疾病相关手术史及外伤史。

（三）个人史

有无长期吸烟、饮酒史等。

（四）家族史

有无先天性主动脉疾病，如马方（Marfan）综合征、家族性胸主动脉瘤、主动脉瓣二叶瓣等。

二、查体要点

主动脉夹层的体格检查需要兼顾病情严重程度的判断，以及查找有助于明确诊断的重要阳性体征（图20-1）。

1. 生命体征　体温、脉搏、呼吸、血压（需检测双上肢血压），血氧饱和度。
2. 一般情况　意识，体位（是否端坐位），面容与表情。
3. 皮肤　有无发绀、黄染，有无大汗。
4. 头颈部　有无口唇发绀、颈静脉曲张（或充盈）、肝颈静脉回流征，气管位置，有无甲状腺肿大。
5. 肺部　呼吸运动、肺部叩诊音、呼吸音，有无干湿啰音。
6. 心脏　有无心脏扩大，心率、心律、心音强弱（低钝）、额外心音（奔马律）、心脏杂音、奇脉。
7. 腹部　腹部外形、肝脾触诊、移动性浊音。
8. 四肢　肢体末端温度（有无四肢湿冷）、下肢水肿。

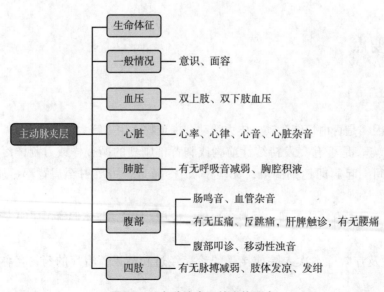

图20-1　主动脉夹层的查体要点

临床场景 B

经过问诊、查体后，患者的病历资料补充如下。

患者3小时前无明显诱因安静时出现前胸撕裂样疼痛，程度重，持续不能缓解，伴出汗、气促、乏力、心悸，无晕厥、咳嗽、咯血，无发绀、面色苍白，无皮肤湿冷、少尿、水肿，无意识丧失。

2. 既往史　高血压病史10年，血压最高190/100mmHg，平素规律服用硝苯地平缓释片5mg qm、厄贝沙坦片150mg qm降压治疗，血压控制不详。

3. 查体　T 36.3℃，P 82次/分，R 22次/分，BP 210/120mmHg（左上肢）、220/116mmHg（右上肢）。神志清楚，语言流利，营养良好，急性痛苦面容，颈静脉无曲张，肝颈静脉回流征阴性。双肺呼吸音稍粗，未闻及干湿啰音。HR 82次/分，律齐，$A_2 > P_2$，心脏不大，各瓣膜听诊区未闻及病理性杂音及心包摩擦音。腹软，无压痛、反跳痛，肝脾肋下未触及，移动性浊音阴性。双下肢无水肿。

请为患者完善必要的辅助检查。

三、辅助检查选择

（一）实验室检查

1. 心肌坏死标志物、急诊BNP、D-二聚体。
2. 急诊血尿便常规、肝肾功能、电解质、血糖、血脂、凝血功能等。

（二）心电图

一般无特异性改变，急性胸痛患者的心电图常作为与急性心肌梗死的鉴别手段之一。

（三）影像学检查

1. 主动脉CTA及MRA　均有很高的诊断价值，其敏感性与特异性可达98%左右。主动脉CTA可观察到夹层隔膜将主动脉分割为真、假两腔，重建图像可提供主动脉全程的二维和三维图像，其主要缺点是对比剂产生的副作用和主动脉搏动产生的伪影干扰。主动脉MRA可准确评估主动脉夹层真、假腔和累及范围，其缺点是扫描时间较长，不适用于血流动力学不稳定的患者。

2. 超声心动图　包括经胸超声心动图（transthoracic echocardiography，TTE）和经食管超声心动图（trans-esophageal echocardiography，TEE），可显示主动脉夹层真、假腔的状态及血流情况，查获主动脉的内膜裂口下垂物，并排查是否合并主动脉瓣关闭不全和心脏压塞等并发症；其优点是可在床旁检查，无创，且不用对比剂，敏感性为59%～85%，特异性为63%～96%。经TEE的敏感性和特异性更高，但对局限于升主动脉远端和主动脉弓部的病变因受主气道内空气的影响，超声探测可能漏诊。TEE的缺点是可能引起干呕、心动过速、高血压等，有时需要在麻醉条件下进行。

3. 主动脉数字减影血管造影（digital subtraction angiography，DSA）　尽管仍然是诊断主动脉夹层的金标准，但基本上已被主动脉CTA和MRA取代，目前多只在腔内修复术中应用，而不作为术前常规诊断手段。

临床场景 **C**

完善相关检查后，患者的病历资料补充如下。

1. 心肌坏死标志物　未见异常。

2. D-二聚体 0.9ng/L。

3. 血常规、血生化、凝血功能　未见明显异常。

4. 心电图　窦性心律，V1导联T波倒置（图20-2）。

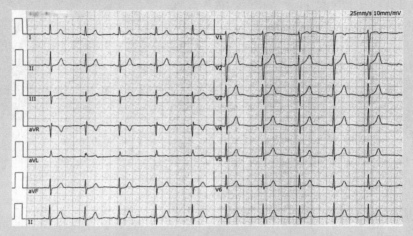

图20-2　入院心电图

5. 主动脉CTA　主动脉弓-肾动脉水平，主动脉夹层Ⅲ型，第一破口位于主动脉弓降部，假腔呈瘤样扩张，最宽处约8.0cm，对比剂充盈不均；周围可见附壁血栓形成，最厚约4.6cm。

请完善患者的诊断并给予治疗。

四、诊断流程

（一）确诊主动脉夹层

根据急性起病、胸背部撕裂样剧痛、血压明显升高、脉搏细速甚至消失或两侧肢体动脉血压明显不等，以及影像学检查如主动脉CTA，基本可以明确诊断（图20-3）。

（二）鉴别诊断

由于本病的急性胸痛为首要症状，鉴别诊断主要考虑急性心肌梗死和急性肺栓塞。此外，因可产生多系统血管的压迫，导致组织缺血或夹层破入某些器官，需与相应疾病鉴别。

（三）分型

1. De Bakey分型　根据夹层起源和主动脉受累部位，可将主动脉夹层按De Bakey系统分为3型。

Ⅰ型：夹层起源于升主动脉，扩展超过主动脉弓到降主动脉，甚至腹主动脉。此型最多见。

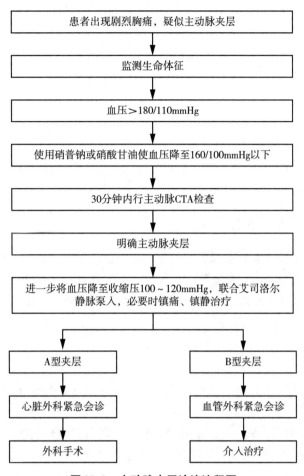

图20-3　主动脉夹层诊治流程图

Ⅱ型：夹层起源并局限于升主动脉。

Ⅲ型：病变起源于降主动脉左锁骨下动脉开口远端，并向远端扩展，可直至腹主动脉（Ⅲa，仅累及胸降主动脉；Ⅲb累及胸、腹主动脉）。

2. Stanford分型　Stanford分型将主动脉夹层分为A、B两型。无论夹层起源于哪一部位，只要累及升主动脉者称为A型，相当于De Bakey Ⅰ型和Ⅱ型；夹层起源于胸降主动脉且未累及升主动脉者称为B型，相当于De Bakey Ⅲ型。

病例诊断分析

　　患者既往有高血压病史，血压控制不详，以突发胸部撕裂样疼痛为主要临床表现，入院时血压高，辅助检查心肌坏死标志物正常，D-二聚体升高，主动脉CTA考虑主动脉夹层（Stanford B型），因此，主动脉夹层诊断明确。体格检查血压高，其他系统未见阳性体征，可以大致判断患者目前主动脉夹层尚未累及重要脏器。结合患者既往病史和相关辅助检查，可得出该患者的完整诊断。

　　主诊断：主动脉夹层Stanford B型

　　次诊断：高血压3级　很高危组

五、治疗

本病系危重急诊，如不及时处理1周内死亡率高达60%～70%，Ⅲ型较Ⅰ型、Ⅱ型预后好。

（一）即刻处理

绝对卧床休息，严密监测血流动力学指标，包括血压、心率、心律及出入液量平衡；凡有心衰或低血压者还应监测中心静脉压、肺毛细血管楔压和心排血量。强效镇静与镇痛，必要时静脉注射较大剂量吗啡或冬眠治疗。

（二）随后的治疗决策应按以下原则

1. 急性期患者无论是否采取介入或手术治疗，均应首先给予强化的内科药物治疗。
2. 升主动脉夹层特别是波及主动脉瓣或心包内有渗液者宜行急诊外科手术。
3. 降主动脉夹层急性期病情进展迅速，病变局部血管直径≥5cm或有血管并发症者应争取介入治疗植入支架。

（三）药物治疗

1. 降压　首选静脉应用硝普钠，迅速将收缩压降至100～120mmHg或更低，预防夹层血肿的延伸。必要时使用其他降压药，如α受体阻滞剂、ACEI、利尿剂等药物。血压应降至能保持重要脏器灌注的最低水平，避免出现少尿、心肌缺血及精神症状等重要脏器灌注不良的症状。
2. β受体阻滞剂或钙通道阻滞剂　在降压的同时进一步降低左心室张力和心肌收缩力，减慢心率至60～80次/分，以防止夹层进一步扩展。对于β受体阻滞剂不能耐受的患者，可使用非二氢吡啶类钙通道阻滞剂（地尔硫䓬、维拉帕米等）代替。

（四）介入治疗

主要针对Stanford B型主动脉夹层，经股动脉入路输送主动脉覆膜支架到破口位置后释放，将破口封闭，手术成功率较高。

（五）外科手术治疗

开胸外科手术是升主动脉夹层治疗的基石，病变累及冠状动脉或主动脉瓣膜时，应相应行CABG术及主动脉瓣膜修补术或置换术。

> **病例治疗方案**
>
> （一）一般治疗
> 绝对卧床休息、吸氧、心电监护、血压监测、开放静脉通路、记录液体出入量。
> （二）药物治疗
> 1. 降压治疗　静脉应用硝普钠，迅速将收缩压降至100～120mmHg。
> 2. 降低左心室张力、心肌收缩力　艾司洛尔持续静脉泵入，控制心室率在60次/分。

3. 镇痛治疗 静脉注射吗啡。

（三）转科治疗

强化内科药物治疗后，转至血管外科进行进一步治疗。

六、医患沟通要点

（一）疾病的危险性

重点交代该疾病的凶险性，本病系危重急诊，如不及时处理1周内死亡率高达60%～70%，告知患者家属患者院内随时有死亡的风险，并与家属沟通尽快转科进行手术治疗事宜。

（二）主动脉夹层的外科手术

1. 目的与益处 控制主动脉夹层进一步进展，挽救患者生命。

2. 风险与不足 ①手术风险（麻醉意外，感染，出血，脏器损伤等）。②可能需要反复外科手术。③创伤较大，术后可能需要进入ICU。④费用高昂。⑤术后并发症。

临 床 大 练 兵

1. 若该患者入院1小时后复查心电图，提示Ⅱ、Ⅲ、aVF导联ST段弓背上抬，肌钙蛋白升高，诊断应如何考虑？如何处理？

2. 若该患者入院后胸痛加剧，并逐渐向腰背部进展，且出现血尿，进而出现无尿，诊断应如何考虑？如何处理？

（蔡红雁）

第三篇
消化系统疾病

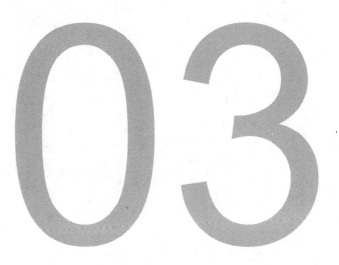

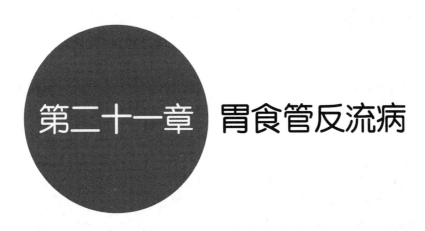

第二十一章　胃食管反流病

胃食管反流病（gastroesophageal reflux disease，GERD）是指胃十二指肠内容物反流入食管引起胃灼热等症状，根据是否导致食管黏膜糜烂、溃疡，分为反流性食管炎（reflux esophagitis，RE）及非糜烂性反流病（non erosive reflux disease，NERD）。反流也可引起口腔、咽喉、气道等食管邻近组织损害，出现食管外表现，如哮喘、慢性咳嗽、特发性肺纤维化、声嘶、咽喉炎和牙蚀症等。

临床场景 A

消化内科门诊

患者，男性，42岁。因"间断反酸、胃灼热2月余"就诊。

请你接诊患者。

一、问诊要点

（一）现病史

1. 拟诊GERD　胃灼热是指胸骨后自下而上的灼烧感，反流定义为胃内容物向咽部或口腔方向流动的感觉，可以是反酸、反食或反流物有苦味。反流和胃灼热是GERD最常见的典型症状，胃灼热及反流容易在进食后1小时、卧位、夜间、腹压升高时发生，患者有典型的胃灼热和反酸症状，可作出GERD的初步临床诊断。

2. 不典型症状和伴随症状　询问是否有胸痛、上腹痛、上腹部烧灼感、嗳气等，这些为GERD的不典型症状。

3. 食管外表现　询问是否有哮喘、慢性咳嗽、特发性肺纤维化、声嘶、咽喉症状和牙蚀症。

4. 鉴别诊断　我国上消化道肿瘤发病率及幽门螺杆菌感染率高，单纯的症状容易漏诊。因此，对于拟诊GERD的患者，需注意对报警征象的采集，报警征象包括吞咽疼痛、吞咽困难、呕吐、消瘦和粪便隐血阳性、贫血、食管癌和胃癌家族史等，对伴有胸痛的患者，需排外心源性和肺源性胸痛。

5. 诊治经过及疗效　本次入院前接受的诊断措施和结果；治疗的药物名称、剂量、时间和疗效。

6. 一般情况 精神、睡眠、尿便、体重。

（二）既往史

询问是否存在GERD的危险因素：遗传，肥胖，吸烟、饮酒史，既往是否存在幽门螺杆菌感染，生活方式如久坐、进食油腻食物、中强度劳动、浓茶、便秘、辛辣饮食、饱食。

临床场景 B

经过问诊、查体后，患者的病历资料补充如下。

1. 现病史 患者2个月前于进食后出现反酸、胃灼热，伴嗳气，3～4次/周，无胸痛、上腹痛、吞咽困难、呕吐、消瘦、黑便、头晕、心悸、乏力，无咳嗽、声嘶、咽部不适，体重无明显变化。

2. 既往史、家族史 既往体健，办公室职员，平日久坐办公，平素好饮浓茶及进食辛辣、油腻食物。否认家族史。否认CCB使用史。

二、辅助检查选择

（一）胃食管反流病问卷

该问卷是一种简便易行的患者自我评估症状的诊断方法，尤其适合在没有内镜检查条件、没有消化专科医生的基层医疗机构使用；具有典型反流症状的患者中反流问卷的诊断价值高于非典型症状的患者，可作为GERD的辅助诊断工具。

（二）消化内镜

我国是上消化道肿瘤高发的国家，食管癌及胃癌在青年人中也可能发生，且胃镜检查成本低，在我国普及率高，早期进行胃镜检查有利于肿瘤的筛查、确认是否存在食管炎及其严重程度，若条件允许，建议所有具有反流症状的患者初诊时均行内镜检查；除此之外，消化内镜也是重度反流性食管炎治疗后疗效评估、癌前病变监测、随访监测、GERD合并出血、狭窄、早期癌病灶的治疗手段。

内镜检查可以对糜烂性食管炎的严重程度进行分级。目前应用最广泛的分级方法是洛杉矶分级。

A级：食管黏膜有1处或多处长度＜5mm的黏膜损伤。

B级：至少有1处长度＞5mm的黏膜损伤，但不融合。

C级：至少1处有2条黏膜损伤并互相融合，但未超过食管环周的75%。

D级：黏膜破损融合，达到或超过75%的食管环周范围。

（三）食管反流监测

可提供反流的客观证据，以明确诊断。单纯食管pH监测可检测酸反流，食管阻抗pH监测可同时检测酸反流和非酸反流。该方法可检测在生理条件下食管腔内有无胃内容物反流、胃食管反流的发生情况，以及昼夜、进餐、体位、睡眠等变化，特别是胃食管反流与症状发生之间的关系，食管反流提供客观的诊断证据，并可评估抑酸治疗的疗效，该技术是临床上应用最广泛的监测酸反流的方法；具有典型的反流症状但内镜检查正常、症状不典型、药物治疗无效或拟行抗反流手术的患者需行食管反流监测。

（四）食管高分辨率测压

食管高分辨率测压可反映食管的动力状态，包括食管体部的动力障碍和胃食管交界处的形态特点。可检测GERD患者的食管动力状态，观察是否有GERD患者常见的动力障碍，如无效食管动力和片段蠕动。胃食管交界处的形态可反映食管下括约肌与膈肌之间的关系，诊断食管裂孔疝有较高的灵敏性。食管高分辨率测压诊断GERD价值有限，但可了解GERD常见的发病机制，包括瞬间LES松弛、胃食管交界处低压和食管清除功能下降等。

临床场景 C

患者完善胃镜检查，检查结果：反流性食管炎（LA-B）。

请完善患者的诊断并给予治疗。

三、诊断流程

胃食管反流病的诊断流程见图21-1。

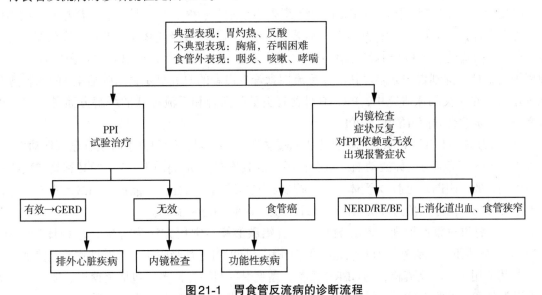

图21-1　胃食管反流病的诊断流程

注：BE，Barrett食管。

病例诊断分析

患者以反酸、胃灼热为主要临床表现，平素好饮浓茶及进食辛辣、油腻食物，完善胃镜检查后提示反流性食管炎。由此，可得出该患者的诊断。

主诊断：反流性食管炎（LA-B）

四、治疗

（一）生活方式的改善

体位是减少反流的有效方法，如餐后保持直立，避免过度负重，不穿紧身衣，抬高床头，左侧卧位等。肥胖者应减肥。睡前3小时勿进食以减少食物诱发的胃酸分泌。饮食宜少量、高蛋白、低脂肪、高纤维素。提倡戒烟酒，限制咖啡因、巧克力、酸辣食品。许多药物能降低LES的压力，在应用时应加以注意。

（二）内科治疗

1. 抑酸剂　抑酸剂包括H_2受体阻滞剂、质子泵抑制剂（proton pump inhibitor，PPI）和新型抑酸药钾离子竞争性酸阻滞剂（potassium-channel acid blocker，P-CAB）。PPI能持久抑制基础与刺激后胃酸分泌，是治疗GERD最有效的药物。代表药物有奥美拉唑、兰索拉唑、泮托拉唑、雷贝拉唑、艾司奥美拉唑等，剂量分别为每次20mg、30mg、40mg、10mg、20mg，每日1～2次口服。PPI常规或双倍剂量治疗8周后，多数患者症状完全缓解，反流性食管炎得到愈合。停药后约80%的患者在6个月内复发，故在愈合治疗后应继续维持治疗1个月。若停药后仍有复发，建议再次取得缓解后给予按需维持治疗，即在PPI中任选一种，当有症状出现时及时用药以控制症状。为防止夜间酸突破（夜间酸突破指应用质子泵抑制剂的患者，在夜间胃内pH小于4.0且持续时间超过60分钟）的发生，可以在早晨口服1次PPI的基础上，临睡前加用H_2受体阻滞剂1次，二者有协同作用。此外，有研究结果显示，合并食管裂孔疝的GERD治疗需要更高剂量的PPI；反流性食管炎洛杉矶分级为C级或D级的患者经PPI治疗8周后，其愈合率显著低于洛杉矶分级A级或B级的患者，故推荐对洛杉矶分级为C级或D级的患者PPI剂量应加倍。P-CAB为新型的抑酸药物，通过竞争性阻断H-K-ATP酶中钾离子的活性，抑制胃酸分泌。其治疗反流性食管炎患者的研究显示，治疗后4周的黏膜愈合率达90%左右，在相关临床研究中，P-CAB对食管炎黏膜愈合和反流症状的缓解方面是不劣于PPI，在重度的食管炎愈合方面可能优于PPI。

2. 促动力剂　①多潘立酮为选择性多巴胺受体阻滞剂，对食管和胃平滑肌有显著促动力作用。②莫沙必利是5-羟色胺4受体激动剂，对全胃肠平滑肌均有促动力作用。③伊托必利具有独特的双重作用机制，既可阻断多巴胺D_2受体，又可抑制乙酰胆碱酯酶活性，还能提高LES的张力，对心脏几乎无不良影响。治疗用量为每次50mg，每日3次，饭前30分钟服用。

3. 制酸剂和黏膜保护剂　制酸剂常用的有铝碳酸镁，常用方法为每次1g，每日3次，饭后1～2小时嚼碎服下。铝碳酸镁对黏膜也有保护作用，同时可逆性吸附胆酸等碱性物质，使黏膜免受损伤，尤其适用于非酸反流相关的GERD患者。黏膜保护剂种类繁多，包括硫糖铝、铋剂、替普瑞酮、瑞巴派特等。此类药物能在受损黏膜表面形成保护膜以隔绝有害物质的侵蚀，从而有利于受损黏膜的愈合。硫糖铝的常用剂量为每次1g，每日4次，饭前1小时和睡前服用。

4. 联合用药　抑酸剂与促动力药物的联合应用是目前治疗反流性食管炎最常用的方法。PPI与促动力药物联用通过抑制反流和改善食管廓清及胃排空能力起到协同作用。

5. GERD的维持治疗　①按需治疗：指治疗成功后停药观察，一旦出现胃灼热、反流症状，随即再用药。②间歇治疗：指PPI剂量不变，延长用药间期，最常应用的是隔日疗法。③长期治疗：指症状缓解后维持原剂量或半量PPI，每日1次，长期使用。

（三）内镜下治疗

内镜下射频消融术可改善GERD患者症状。

（四）GERD的外科治疗

GERD抗反流手术的主要适应证是：①年龄较轻，手术条件好，可作为药物维持疗法的替代选项。②控制反流及其伴随的哮喘、吸入性肺炎。药物治疗失败不是手术治疗的指征，因为这表明症状未必是反流引起的，往往与内脏高敏感或焦虑、抑郁有关。

病例治疗方案

予以伏诺拉生抑酸、莫沙必利促动力、瑞巴派特修复黏膜，服用4周。

嘱患者改善生活方式，进行健康教育：餐后保持直立，避免过度负重，不穿紧身衣，抬高床头，左侧卧位，睡前3小时禁饮禁食，每餐7分饱，多食高蛋白、低脂肪、高纤维素食物，限制咖啡因、巧克力、酸辣食品。

临床大练兵

1. 以"反酸、胃灼热"为主诉就诊的患者，除考虑胃食管反流病，可能还有什么疾病会有此表现，该如何问诊及鉴别？

2. 诊断为胃食管反流病的患者，若规律抗反流治疗后仍症状缓解不明显，诊断如何考虑，如何处理？

（于晓义）

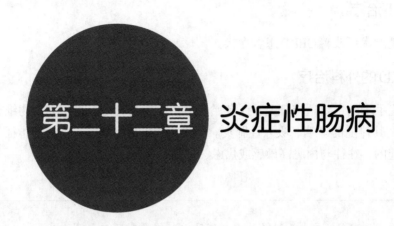

第二十二章 炎症性肠病

炎症性肠病（inflammatory bowel disease，IBD）是一组病因尚未阐明的慢性非特异性肠道炎症性疾病，包括溃疡性结肠炎（ulcerative colitis，UC）和克罗恩病（Crohn disease，CD）。

临床场景 A

消化内科住院部

患者，男性，18岁。因"反复腹痛、黏液血便半年，加重1周"入院。生命体征：T 36.2℃，P 90次/分，R 16次/分，BP 101/71mmHg。

一、问诊要点

（一）现病史

1. 诱因　有无饮酒、不洁饮食等情况。
2. 症状的特点　主要分为消化系统症状，肠外表现，严重者可有全身症状（图22-1）。

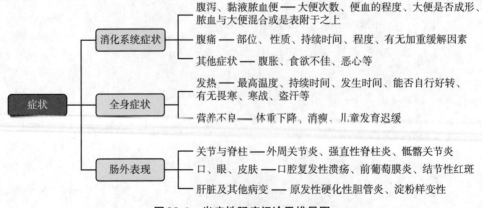

图22-1　炎症性肠病问诊思维导图

3. 诊治经过及疗效　发病到本次入院前接受的诊断措施和结果，治疗的药物名称、剂量、时间和疗效。

4. 一般情况　精神、睡眠、尿便、体重。

（二）既往史

既往有无传染病史（结核接触、乙肝）、手术史（如阑尾切除术、肠道手术、肛周手术等）及其他疾病，有无长期特殊药物服用史等。

（三）家族史

家族中有无类似情况。

二、查体要点

轻中度患者可无明显体征，或存在腹部轻压痛，重度患者可出现发热、贫血、营养不良、合并穿孔或中毒性巨结肠或炎症累及腹膜时，可有腹肌紧张、明显压痛反跳痛、肠鸣音减弱等。儿童可有生长受限。

除一般情况及腹部体征外，还需检查眼睛、口腔有无溃疡，皮肤有无红斑、瘀斑，关节有无压痛，有无肛周脓肿、肛瘘、肛裂等（图 22-2）。

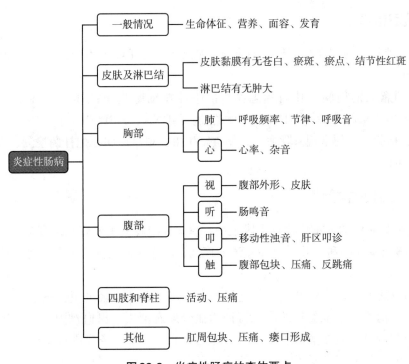

图 22-2　炎症性肠病的查体要点

临床场景 B

经过问诊、查体后，患者的病历资料补充如下。

1. 现病史　患者半年前无明显诱因出现排黏液脓血便，每天4～6次，每次量约60ml，不成形，伴有里急后重、阵发性左下腹痛，排便后好转。无发热、头晕等。曾在当地医院就诊，诊断为溃疡性结肠炎，口服美沙拉秦4g qd后逐渐好转。1周前喝酒后再次出现上述症状，大便7～10次/天，腹痛较前加重。起病以来，精神、睡眠、食欲欠佳，小便正常，体重无明显改变。

2. 既往史　既往无特殊。

3. 查体　T 36.5℃，P 96次/分，R 16次/分，BP 112/62mmHg。神志清楚，语言流利，营养尚可，贫血貌，可见肝掌、蜘蛛痣，结膜苍白，浅表淋巴结无肿大。双肺呼吸音清。HR 90次/分，律齐，未闻及杂音。腹软，左下腹轻压痛，无反跳痛，肝脾未触及，移动性浊音阴性，肠鸣音5次/分。双下肢无水肿。

请为患者完善必要的辅助检查。

三、辅助检查

（一）实验室检查

1. 病情及基础状态的判断与评估　血常规、感染相关蛋白、红细胞沉降率、肝肾功能、电解质、凝血纤溶功能等。

2. 具有鉴别意义的检验　肿瘤标志物、抗中性粒细胞胞质抗体（antineutrophil cytoplasmic antibody，ANCA）、ANA、EB病毒-DNA、巨细胞病毒-DNA、T-SPOT。

3. 大便相关检验　大便常规＋隐血、大便查寄生虫、艰难梭状芽孢杆菌检测、大便培养、真菌图片、粪便钙卫蛋白。

（二）内镜及组织学检查

胃肠镜是炎症性肠病的最重要检查手段之一。溃疡性结肠炎主要累及结直肠，故选择肠镜作为首选检查。但克罗恩病是一种可累及全消化道的疾病，故选择同时完善胃肠镜评估病情并进行疾病分型。

溃疡性结肠炎病变多从直肠开始，呈连续性、弥漫性分布。轻度炎症的内镜特征为红斑，黏膜充血和血管纹理消失；中度炎症的内镜特征为血管形态消失，出血黏附在黏膜表面、糜烂，常伴有粗糙呈颗粒状的外观及黏膜脆性增加（接触性出血）；重度炎症内镜下则表现为黏膜自发性出血及溃疡。缓解期可见正常黏膜衣现，部分患者可有假性息肉形成，或瘢痕样改变。对于病程较长的患者，黏膜萎缩可导致结肠袋形态消失、肠腔狭窄，以及炎（假）性息肉。伴巨细胞病毒（cytomegalovirus，CMV）感染的UC患者内镜下可见不规则、深凿样或纵行溃疡，部分伴大片状黏膜缺失。内镜下黏膜活检建议多段、多点取材。组织学上可见以下主要改变（图22-3，图22-4，表22-1）。

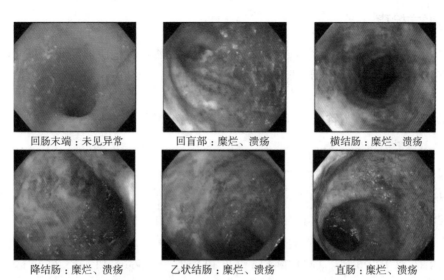

| 回肠末端：未见异常 | 回盲部：糜烂、溃疡 | 横结肠：糜烂、溃疡 |
| 降结肠：糜烂、溃疡 | 乙状结肠：糜烂、溃疡 | 直肠：糜烂、溃疡 |

图22-3　溃疡性结肠炎（初发型、全结肠型）

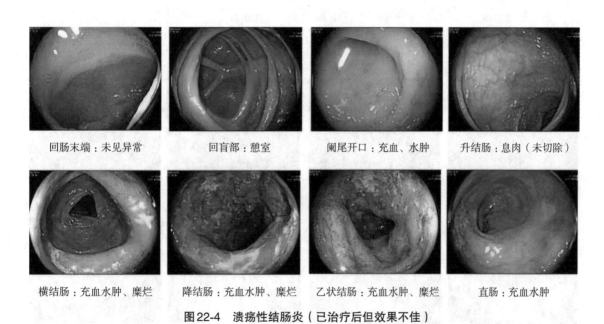

| 回肠末端：未见异常 | 回盲部：憩室 | 阑尾开口：充血、水肿 | 升结肠：息肉（未切除） |
| 横结肠：充血水肿、糜烂 | 降结肠：充血水肿、糜烂 | 乙状结肠：充血水肿、糜烂 | 直肠：充血水肿 |

图22-4　溃疡性结肠炎（已治疗后但效果不佳）

表22-1　溃疡性结肠炎组织学主要改变

活动期	缓解期
可见黏膜表面糜烂、浅溃疡形成和肉芽组织	黏膜糜烂或溃疡愈合
固有膜内有弥漫性、急性、慢性炎症细胞浸润，包括中性粒细胞、淋巴细胞、浆细胞、嗜酸性粒细胞等，尤其是上皮细胞间有中性粒细胞浸润（即隐窝炎），乃至形成隐窝脓肿	固有膜内中性粒细胞浸润减少或消失，慢性炎症细胞浸润减少
隐窝结构改变，隐窝大小、形态不规则，分支、出芽，排列紊乱，杯状细胞减少等	隐窝结构改变可保留，如隐窝分支、减少或萎缩，可见帕内特细胞（Paneth cell）化生（结肠脾曲以远）

（三）影像学检查

1. **CT/MRI** 完善胸部CT以除外结核。腹部CT可除外腹腔其他脏器问题，并可观察肠道炎症情况，判断有无穿孔、瘘管、脓肿形成等并发症。CT小肠造影/核磁小肠造影则作为评估小肠情况的重要检查手段之一。

2. **X线钡剂灌肠** 不作为首选，但可作为肠镜检查存在禁忌时的补充。

临床场景 C

完善相关检查后，患者的病历资料补充如下。

1. **血常规** WBC $10.2 \times 10^9/L$，NEUT% 87%，Hb 96/L，PLT $400 \times 10^9/L$。
2. **大便常规** 黏液脓血便，WBC 50个，大便OB（＋）。
3. **血生化** GPT 26U/L，GOT 30U/L，Alb 30.5g/L，Cr 66μmol/L，K^+ 3.2mmol/L。
4. **凝血功能** PT 15.2s。
5. **EB病毒-DNA** 阴性。
6. **大便常规** 红细胞50～100个，白细胞50～100个。
7. **肠镜**（图22-5）。

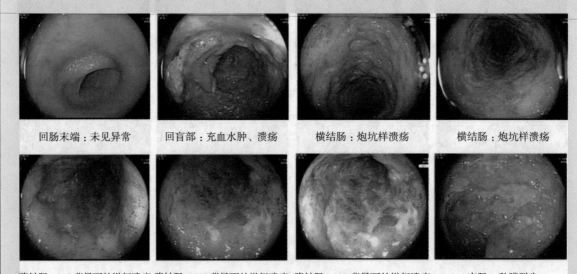

回肠末端：未见异常　回盲部：充血水肿、溃疡　横结肠：炮坑样溃疡　横结肠：炮坑样溃疡

降结肠：UC背景下的纵行溃疡　降结肠：UC背景下的纵行溃疡　降结肠：UC背景下的纵行溃疡　直肠：黏膜脱失

图22-5　肠镜

8. **胸部CT** 未见异常。

9. **腹部CT** 横结肠、降结肠、乙状结肠及部分直肠壁广泛增厚水肿，符合溃疡性结肠炎表现。

请完善患者的诊断并给予治疗。

四、诊断流程

1. 在排除其他疾病（详见"鉴别诊断"部分）的基础上，可按下列要点诊断。

（1）具有上述典型临床表现者为临床疑诊，安排进一步检查。

（2）同时具备上述结肠镜和/或放射影像学特征者，可临床拟诊。

（3）如再具备上述黏膜活检和/或手术切除标本组织病理学特征者，可以确诊。

（4）初发病例如临床表现、结肠镜检查和活检组织学改变不典型者，暂不确诊UC，应予密切随访。

2. 诊断格式　溃疡性结肠炎＋临床类型＋严重程度＋病变范围＋病情分期＋并发症。

（1）临床类型：慢性复发型、初发型。

（2）病变范围：采用蒙特利尔分型（表22-2）。

表22-2　溃疡性结肠炎蒙特利尔分型

分型	分布	结肠镜下所见炎性病变累及的最大范围
E1	直肠	局限于直肠，未达乙状结肠
E2	左半结肠	累及左半结肠（脾曲以远）
E3	广泛结肠	广泛病变累及脾曲以近乃至全结肠

3. 病情分期　采用改良Truelove和Witts疾病严重程度分型（表22-3）。

表22-3　改良Truelope和Witts疾病严重程度分型

严重程度分型	排便次数/ （次·天$^{-1}$）	便血	P（次·分$^{-1}$）	T/℃	Hb	ESR/（mm·h^{-1}）
轻度	＜4	轻或无	正常	正常	正常	＜20
重度	≥6	重	＞90	＞37.8	＜75%的正常值	＞30

注释：中度介于轻度和重度之间。

五、鉴别诊断

1. 感染性肠炎　常有不洁饮食史，急性起病伴发热、腹痛，具有自限性，一般数天至1周，抗菌药物治疗有效，粪便检出病原菌可确诊。

2. 阿米巴肠炎　有流行病学史，粪便或组织中找到病原体可确诊，抗阿米巴治疗有效。

3. 血吸虫病　有疫区接触史，常有肝脾大，确诊有赖于粪便检查见血吸虫卵或孵化毛蚴阳性。

4. 克罗恩病　克罗恩病作为炎症性肠病其中一种类型，诊断缺乏金标准，且时常有与溃疡性结肠炎鉴别不清的情况，其肠外表现与溃疡性结肠炎类似，但与之不同的是克罗恩病易并发瘘管、腹腔脓肿、肠道狭窄、肠梗阻、肛周病变。故需结合临床表现、实验室检查、内镜检查、影像学检查和组织病理学检查进行综合分析并密切随访（表22-4～表22-6）。

表22-4　克罗恩病疾病特点

项目	临床表现	放射影像学检查	内镜检查	活组织检查	手术标本
非连续性或节段性改变①	阳性		阳性		阳性
卵石样外观或纵行溃疡②	阳性		阳性		阳性
全壁性炎症反应改变③	阳性	阳性		阳性	阳性
非干酪性肉芽肿④			阳性	阳性	
裂沟、瘘管⑤	阳性	阳性		阳性	
肛周病变⑥	阳性				

注：具有①、②、③者为疑诊；再加上④、⑤、⑥三者之一可确诊；具备第④项者，只要加上①、②、③三者之两项亦可确诊。

表22-5　克罗恩病蒙特利尔分型

项目	标准	备注		
确诊年龄（A）				
	A1	≤16岁		
	A2	17～40岁		
	A3	＞40岁		
病变部位（L）				
	L1	回肠末段	或	L1＋L4
	L2	结肠	或	L2＋L4
	L3	回结肠	或	L3＋L4
	L4	上消化道		
疾病行为（B）				
	B1	非狭窄非穿透		B1＋B1P
	B2	狭窄		B2＋B2P
	B3	穿透		B3＋B3P

表22-6　Best克罗恩病活动指数计算法

变量	权重
稀便次数（1周）	2
腹痛程度（1周总评，0～3分）	5
一般情况（1周总评，0～4分）	7
肠外表现与并发症（1项1分）	20
阿片类止泻药（0、1分）	30

变量	权重
腹部包块（可疑2分，肯定5分）	10
血细胞比容降低值（正常：男0.40，女0.37）	6
100×（1－体质量/标准体质量）	1

注：血细胞比容正常值按国人标准；总分为各项分值之和；克罗恩病活动指数＜150分为缓解期，≥150分为活动期，其中150～220分为轻度，221～450分为中度，＞450分为重度。

克罗恩病的完整诊断示例：克罗恩病　回结肠型　非狭窄非穿透（A2L3B1）。对患有结肠IBD一时难以区分UC与CD者，即仅有结肠病变，但内镜及活检缺乏UC或CD的特征，临床可诊断为未分类的IBD（IBD-unclassified，IBDU）。未定型结肠炎（indeterminate colitis，IC）是指结肠切除术后病理检查仍然无法区分UC和CD者（表22-7）。

表22-7　克罗恩病与溃疡性结肠炎鉴别要点

项目	溃疡性结肠炎	克罗恩病
症状	脓血便多见	有腹泻但脓血便较少见
病变分布	病变连续	呈节段性
直肠受累	绝大多数受累	少见
肠腔狭窄	少见，中心性	多见，偏心性
内镜表现	溃疡浅，黏膜弥漫性充血水肿、颗粒状，脆性增加	纵行溃疡、卵石样外观，病变间黏膜外观正常（非弥漫性）
活组织检查特征	固有膜全层弥漫性炎症反应、隐窝脓肿、隐窝结构明显异常、杯状细胞减少	裂隙状溃疡、非干酪性肉芽肿、黏膜下层淋巴细胞聚集

如考虑克罗恩病的患者，需与肠结核、肠白塞病、淋巴瘤等相鉴别。

病例诊断分析

患者为青年男性，以反复腹痛、黏液脓血便为主要症状，病程超过半年，且外院曾诊断溃疡性结肠炎，美沙拉秦治疗有效，我院复查肠镜考虑溃疡性结肠炎，目前诊断相对明确；但患者1周前饮酒后复发，需考虑症状加重是否为原发疾病加重或是同时合并肠道感染。由此，可得出该患者的完整诊断。

诊断：溃疡性结肠炎　慢性复发型　中度　全结肠型　活动期并出血　EB病毒感染

六、治疗

治疗目的：诱导并维持疾病缓解。疾病缓解目标为症状缓解及黏膜愈合，甚至组织学缓解，防治并发症，改善生存质量。

（一）控制炎症

1. 氨基水杨酸制剂　包括5-氨基水杨酸制剂（如美沙拉秦、奥沙拉秦等）和柳氮磺吡啶，适用于轻、中度溃疡性结肠炎的诱导缓解及维持缓解。诱导缓解期可3～4g/d口服，症状缓解后相同剂量或减量维持治疗。5-氨基水杨酸制剂灌肠剂适用于病变局限于直肠和乙状结肠者，栓剂适用于病变局限于直肠者。

2. 糖皮质激素　适用于5-氨基水杨酸制剂疗效不佳的中度及重度患者治疗，但只能作为诱导缓解，不能维持缓解，症状控制后应逐渐减量至停药。病变在直肠者可使用激素灌肠，氢化可的松琥珀酸钠100～200mg或布地奈德泡沫剂灌肠，病变广泛者可使用全身激素，口服泼尼松0.75～1mg/（kg·d），重症患者可使用静脉滴注氢化可的松200～300mg/d，或甲泼尼龙40～60mg/d，症状好转后改为口服。激素无效指：泼尼松0.75mg/（kg·d）治疗超过4周，疾病仍处于活动期。激素依赖指：①虽能维持缓解，但激素治疗3个月后，泼尼松仍不能减量至10mg/d。②在停用激素3个月内复发。

3. 免疫抑制剂　可作为5-氨基水杨酸制剂疗效不佳或激素依赖的维持治疗。但由于起效慢不可作为诱导治疗。常用的有硫唑嘌呤和沙利度胺，使用期间需监测白细胞计数。标准剂量为硫唑嘌呤1.5～2.5mg/（kg·d），起效时间为3～6个月，沙利度胺起始剂量75mg/d或以上，不耐受者可选择甲氨蝶呤。沙利度胺不作为首选药物，但可用于难治性溃疡性结肠炎的治疗。重度UC静脉使用糖皮质激素治疗无效时，还可应用环孢素或他克莫司作为补救治疗，部分患者可取得暂时缓解而避免急症手术。

4. 生物制剂　目前英夫利昔单抗、维得利珠单抗可作为中重度溃疡性结肠炎的诱导及维持缓解治疗，使用前应常规筛查感染和肿瘤（表22-8）。

表22-8　具体药物给药剂量

药物	剂量
5-氨基水杨酸制剂（如美沙拉秦、奥沙拉秦等）和柳氮磺吡啶	3～4g/d，po，分次或顿服
5-氨基水杨酸制剂灌肠剂	0.5～1g/次，1～2次/天，灌肠
美沙拉秦栓	0.5～1g/次，1～2次/天，灌肠
泼尼松	0.75～1mg/（kg·d），po
氢化可的松	200～300mg/d，ivgtt
甲泼尼龙	40～60mg/d，ivgtt
氢化可的松琥珀酸钠	100～200mg，灌肠，1～2次/天
布地奈德泡沫剂	2mg/次灌肠，1～2次/天
硫唑嘌呤	1.5～2.5mg/（kg·d），po
沙利度胺	起始剂量75mg/d，po
环孢素	2～4mg/（kg·d），ivgtt（症状缓解后可改口服）
英夫利昔单抗	5mg/kg，ivgtt，首次给药后第2周和第6周及以后每隔8周各给予一次相同剂量
维得利珠单抗	300mg，ivgtt，首次给药后第2周和第6周及以后每隔8周各给予一次相同剂量

（二）对症治疗

纠正水电解质平衡紊乱，严重贫血者予输血，低蛋白血症者补充蛋白。

（三）营养支持

1. 肠内营养　建议肠内营养支持治疗，甚至可禁饮食，放置胃管使用完全肠内营养。
2. 肠外营养　对肠内营养无法接受或不能耐受、存在禁忌者。

（四）抗感染

①抗菌：左氧氟沙星等（对革兰阴性菌有效，能兼顾革兰阳性菌和厌氧菌的抗生素）。②抗EB或CMV病毒：更昔洛韦。③抗艰难梭状芽孢杆菌感染：甲硝唑、万古霉素。

（五）患者教育

1. 活动期患者应充分休息，调节好情绪，避免心理压力过大。
2. 急性活动期可给予流质或半流质饮食，条件允许可全肠内营养，病情好转后改为富营养、易消化的少渣饮食，不宜过于辛辣。注重饮食卫生，避免肠道感染性疾病。
3. 按医嘱服药及定期医疗随访，不要擅自停药。反复病情活动者，应有长期服药的心理准备。

（六）手术

因手术后复发率高，故手术适应证主要针对并发症。预防性用药应在术后2周开始，维持时间不少于4年。

（七）粪菌移植

可作为难治性溃疡性结肠炎的一种治疗手段，并对艰难梭状芽孢杆菌等肠道感染有一定治疗作用。

七、预后

侵袭性病程和结肠切除术的预测因素是：诊断时年轻（年龄＜40岁）、广泛疾病、严重的内镜活动（存在大的和/或深的溃疡）、存在肠外表现、早期需要皮质类固醇和炎症标志物升高。

病例治疗方案

1. 一般治疗　卧床，吸氧，建议放置胃管型肠内营养支持。
2. 抗感染　使用左氧氟沙星0.4g ivgtt qd和甲硝唑0.4g po tid抗感染，更昔洛韦抗病毒治疗。
3. 抗炎　继续使用美沙拉秦4g po qd及抗感染治疗3天后感症状未见明显好转，加用甲泼尼龙60mg ivgtt qd治疗，辅以抑酸护胃、补钙、调节肠道菌群等对症支持治疗。考虑患者发病年龄小，且肠道病变广泛，肠镜黏膜表现严重，预后不佳，故建议患者考虑使用生物制剂维持治疗。
4. 健康教育　鼓励全肠内营养，症状缓解后予清洁清淡饮食，避免饮酒，平时饮食注意多摄入富含维生素食物。

八、医患沟通要点

（一）患者教育

由于炎症性肠病是不可治愈的疾病，需要患者长期使用药物控制，并且诊断存在一定难度，以及疾病演变复杂，可能会出现药物控制不佳，且多次换药、反复行肠镜等情况。因此，与患者及其家属沟通时，需反复交代饮食、服药及随访的相关注意事项，给予患者信心和支持。

（二）外科手术

1. 目的与益处　可帮助明确诊断，切除病变严重部位，改善病情。

2. 风险与不足　①手术风险（麻醉意外，感染，出血，脏器损伤等）。②术后愈合不良，术后并发症较其他疾病高发等。③创伤较大，术后可能需要进入ICU。④外科手术不能根治炎症性肠病，术后仍需要长期服药控制。

3. 沟通内容　手术目的、手术最好结局与最坏结局、手术费用、术后治疗方案等。

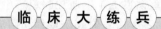

临　床　大　练　兵

> 　　一位40岁患者，溃疡性结肠炎10年，曾使用过激素，近期使用美沙拉秦4g qd治疗感症状控制不佳，大便5～6次/天，黏液脓血较多，请制订入院后下一步诊疗方案？

（祁雅婷）

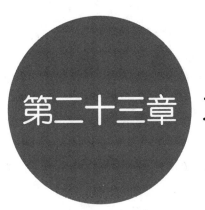

第二十三章　功能性胃肠病

功能性胃肠病（functional gastrointestinal disorders，FGIDs）是一组没有生理结构异常、慢性或反复发作胃肠道症状的综合征。因与生理、心理、社会因素共同作用而引起的肠道与脑相互作用异常相关，又称为脑-肠互动异常。是多种因素（包括动力紊乱、肠道微生态、黏膜免疫功能的改变、肠道信号变化内脏高敏、中枢神经系统对肠道信号和运动功能调节异常）相互作用的结果。本章以肠易激综合征（irritable bowel syndrome，IBS）为例，介绍功能性胃肠病的诊治流程。

临床场景 A

消化内科住院部

患者，女性，37岁。因"间断腹痛、腹泻10年，加重4个月"入院。生命体征：T 36.5 ℃，P 66次/分，R 15次/分，BP 97/60mmHg。

请你接诊患者。

一、问诊要点

（一）现病史（图23-1）

1. 发病诱因　着凉、劳累、进食特定饮食、服用药物、情绪异常等。

2. 主要症状　病程持续时间；腹痛部位、性质、发作频率，缓解因素，是否夜间发作；大便性状（水样便、糊状便、干结大便、脂肪泻、便血等）、腹泻频率、缓解因素、是否存在夜间发作；腹痛及大便性状改变关系，即腹痛是否在排便后缓解或与大便性状及排便频率有关。

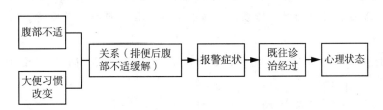

图23-1　肠易激综合征现病史问诊要点

3. 伴随症状特点 详细询问伴随症状特点有利于协助了解是否存在器质性疾病：皮疹、黄疸、腹部包块、呕血、便血、关节疼痛、发热、体重下降等。

4. 既往健康及心理状况，评估患者生活质量和对生活应激事件（如离婚，亲人过世或失业等）的应对能力。

5. 诊治经过及疗效 本次入院前接受的诊断措施和结果；治疗药物名称、剂量、时间和疗效。

6. 一般情况 精神、睡眠、尿便、体重。

（二）既往史

心血管、消化、呼吸系统、内分泌疾病、风湿免疫疾病、肿瘤，传染病，食物药物过敏史，毒物、药物接触史，手术史，放疗史等。

（三）个人史

有无长期饮酒史、饮酒量，吸烟史，吸烟量。

（四）家族史

有无家族性肿瘤病史，传染病接触史，精神病史，遗传疾病史。

二、查体要点

需认真仔细排查各系统异常阳性体征，以协助诊断。

临床场景 B

经过问、诊查体后，患者的病历资料补充如下。

1. 现病史 患者10年前起进食生冷食物或情绪激动时可出现阵发性脐周隐痛，疼痛与呼吸、体位无明显关系，无放射痛，无夜间痛发生，疼痛时伴腹泻，为糊状大便，便中无黏液、脓血、油脂，便后腹痛可自行缓解。反复于外院就诊，完善血常规、大便常规、血生化、胃肠镜、腹部CT等相关检查未见明显异常，自行口服乳酶生、黄连素等药物症状可缓解。近4个月患者因准备晋升职称事宜感焦虑，腹痛、腹泻频率增加，每周2～3次，余性质同前。为进一步治疗来院就诊。起病以来，精神可，食欲减退，入睡困难，夜间易醒，小便正常，体重无明显改变。

2. 既往史 否认心脑血管、肝肾、内分泌、风湿免疫系统相关重大疾病；否认传染性疾病；否认毒物、药物接触史；否认过敏史；否认手术病史；否认吸烟饮酒史；否认家族遗传病及肿瘤疾病史。

3. 查体 T 36.5℃，P 66次/分，R 15次/分，BP 97/60mmHg。一般情况好。营养中等，神志清楚，对答切题，无贫血貌，全身无皮疹，自主体位。双肺呼吸音清，未闻及干湿啰音。HR 90次/分，律齐，未闻及杂音。腹软，腹无压痛、反跳痛，肝脾肋下未触及，未触及包块，肝肾区叩痛阴性，墨菲征阴性，麦氏点压痛阴性，移动性浊音阴性，肠鸣音4次/分。双下肢无水肿。

请为患者完善必要的辅助检查。

三、辅助检查选择

（一）实验室检查

血常规、粪便常规＋隐血、肝肾功能、电解质、血糖、血脂、凝血功能、甲状腺功能、肿瘤标志物、抗核抗体谱等。

（二）内镜检查

对于新近出现持续的大便习惯改变（频率、性状）或与以往发作形式不同或症状逐步加重者，有报警症状、有大肠癌／结肠息肉／炎症性肠病／乳糜泻家族史者、年龄≥40岁者，应将结肠镜列为常规。

（三）其他检查

对于诊断可疑和症状顽固、治疗无效者，应有选择性地做进一步检查以排外器质性疾病：血钙、甲状腺功能、乳糖氢呼气试验、粪便培养、72小时粪便脂肪定量、胃肠道内镜检查和抽取胃十二指肠液镜检、腹部CT、胃肠动力测定等相关检查。

临床场景 C

完善相关检查后，患者的病历资料补充如下。

1. 血常规 WBC $3.8×10^9$/L，NEUT% 65%，Hb 150/L，PLT $270×10^9$/L。

2. 大便检查 大便常规：黄色糊状便，WBC（－），OB（－）。大便培养：（－）。大便寄生虫：（－）。大便真菌涂片：（－）。

3. 血生化 GPT 26U/L，GOT 30U/L，Alb 40g/L；BUN 4.7mmol/L，Cr 89μmol/L；K^+ 4.05mmol/L，Na^+ 138mmol/L，Cl^- 99mmol/L；Glu 6.4mmol/L。

4. 凝血功能 PT 14.2s，APTT 45s。

5. 肿瘤标志物（－）、甲状腺功能（－）、结核（－）、抗核抗体（－）。

6. 胃肠镜、胶囊内镜 未见明显异常。

7. 腹部CT 未见明显异常。

8. 汉密尔顿焦虑量表16分；汉密尔顿抑郁量表21分。

请完善患者的诊断并给予治疗。

四、诊断流程

2016年，FGIDs国际专家工作组推出了功能性胃肠病罗马Ⅳ标准，根据人群特征、器官区域、症状特点等因素将FGIDs分为6大类28种。

1．A食管疾病

A1功能性胸痛

A2功能性胃灼热

A3高敏性反流

A4癔球症

A5功能性吞咽困难

2．B胃十二指肠疾病

B1功能性消化不良

B1a餐后不适综合征

B1b上腹痛综合征

B2嗳气疾病

B2a胃前过度嗳气

B2b胃过度嗳气

B3恶心和呕吐疾病

B3a慢性恶心呕吐综合征

B3b周期性呕吐综合征

B3c大麻素剧吐综合征

B4反刍综合征

3．C肠道疾病

C1肠易激综合征（IBS）

便秘为主的IBS（IBS-C）

腹泻为主的IBS（IBS-D）

混合型IBS（IBS-M）

无法分型的IBS（IBS-U）

C2功能性便秘

C3功能性腹泻

C4功能性腹胀

C5非特异性功能性肠病

C6阿片引起的便秘

4．D中枢性胃肠疼痛性疾病

D1中枢性腹痛综合征

D2麻醉药肠道综合征/阿片引起胃肠感觉过敏

5．E胆囊和Oddi括约肌（SO）疾病

E1胆道性疼痛

E1a功能性胆囊病

E1b功能性胆道SO疾病

E2功能性胰腺SO疾病

6．F肛门直肠疾病

F1大便失禁

F2功能性肛门直肠疼痛

F2a提肛肌综合征

F2b非特异性功能性肛门直肠痛

F3功能性排便性疾病

F3a不充分的排便推力

F3b不协调排便

注：上诉标准要求在诊断前症状至少存在6个月，且最近3个月有活动症状。

IBS是常见的功能性胃肠病，我国普通人群IBS总体患病率为1.4%～11.5%，主要表现为与排便习惯和频率、大便性状改变相关的腹胀、腹痛、腹部不适，且未发现可解释上诉症状的相关器质性疾病。

IBS的诊断主要基于患者症状及功能性胃肠病罗马Ⅳ诊断标准：在诊断前至少6个月且最近3个月内每周至少1天反复发作腹痛，且伴有以下2条或2条以上：①与排便相关。②发作时伴排便次数改变。③发作时伴排便性质改变。对于符合诊断标准的IBS患者，应认真询问病程中是否存在报警症状，尽早做出IBS诊断。对于具有报警症状的患者，应针对性地选择辅助检查以排除器质性疾病。报警症状包括：年龄＞40岁、便血、粪便隐血试验阳性、夜间症状、贫血、腹部包块、腹水、发热、非刻意体重减轻、结肠癌和IBD家族史。

功能性胃肠病罗马Ⅳ标准将Bristol大便性状分型（BSFS）（图23-2）作为IBS亚型的分型标准（基于患者14天的日记）：

IBS便秘型（IBS-C）：块状/硬便（BSFS：1～2型）＞25%，且稀/水样便（BSFS：1～2型）＜25%。

IBS腹泻型（IBS-D）：稀/水样便（BSFS：1～2型）＞25%，且块状/硬便（BSFS：1～2型）＜25%。

IBS混合型（IBS-M）：稀便和硬便均＞25%。

IBS未定型（IBS-U）：排便性状改变未达到上诉三型要求。根据症状分为IBS伴腹泻和IBS伴便秘。

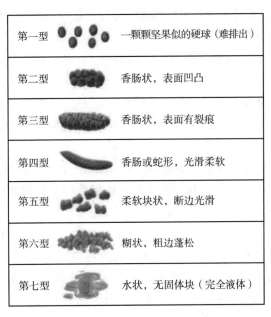

图23-2　布里斯托大便分型

IBS与其他功能性肠病存在转换、重叠，应基于主要症状群进行鉴别诊断。IBS诊断成立时，需全面了解消化道症状，以明确IBS是否与功能性消化不良、胃食管反流病等疾病重叠。IBS诊断后，需进一步评估患者肠道外症状、精神心理状态及生活治疗。

罗马标准专家委员会推荐多维度资料剖析包括以下5个方面：①按罗马标准作出疾病诊断。②对治疗有指导意义的分型。③疾病对患者的影响。④精神状态和社会活动。⑤生理功能异常或标志物。该方法可作为IBS临床诊断的参考。

病例诊断分析

患者中年女性，慢性病程，以腹痛、腹泻为主要临床表现，便后腹痛可缓解，症状多在饮食习惯或精神因素下出现，无夜间症状发作；患者无便血、发热、体重下降，查体未发现异常阳性体征，无相关家族肿瘤病史等报警症状，辅助检查无特殊异常。由此，可得出该患者的完整诊断。

主诊断：肠易激综合征腹泻型

五、治疗

（一）一般处理

1. 患者健康教育，解释疾病的良性性质，建立良好的医患关系，使患者树立信心，增加信任，从而减少患者的就医次数，提高患者的满意度。

2. 饮食调整　建立规律饮食模式，限制潜在的饮食诱因。

（二）药物治疗

1. 解痉药　通过松弛胃肠道平滑肌而达到缓解腹痛等症状的药物，包括抗胆碱能药物、选择性钙通道阻滞剂、外周阿片受体激动剂等。

2. 泻药　常用于治疗便秘型IBS。泻药可分为渗透性泻药、刺激性泻药、盐性泻药、膨胀性泻药、润滑性泻药。根据便秘轻重，有针对性地选择泻药。

3. 止泻药　洛哌丁胺为人工合成外周阿片受体激动剂，可刺激肠神经系统中的抑制性突出前体，抑制肠道蠕动及分泌，适用于腹泻较重者，但不宜长期使用。轻症者宜选用吸附剂，如双八面体蒙脱石散等。

4. 肠道感觉和动力调节药　非多托嗪是阿片类受体激动剂，特异性抑制外周内脏传入神经而降低内脏敏感性，有效缓解患者腹痛症状。促动力药物如普芦卡必利是高选择性5-HT$_4$受体激动剂，对于结肠的促动力效应尤为显著，可用于便秘型IBS患者。

5. 抗生素　利福昔明是一种难以吸收的利福霉素衍生物，可以抑制细菌转录，在胃肠道吸收不良，降低严重的全身副作用的风险。可用于IBS-D，对于非便秘型IBS和胀气也有效。

6. 益生菌　IBS患者多存在肠道菌群紊乱，某些益生菌可以减低肠道细胞钙离子通道和类阿片受体表达，减少循环中细胞因子的水平，从而减少内脏的高敏和炎症反应，证据显示益生菌比安慰剂有效。

7. 抗抑郁药 对于腹痛症状重而上诉治疗无效，特别是伴有较明显的精神症状者可试用。小剂量抗抑郁药可显著降低内脏敏感性，减少胃肠道症状。腹泻型患者可用三环类抗抑郁药。便秘型患者可考虑选择性5-羟色胺再摄取抑制剂。

（三）心理治疗

心理疗法主要包括认知行为疗法、动态心理治疗、催眠疗法、暗示疗法等。改善IBS患者的生活质量。

病例治疗方案

> 1. 一般治疗 保持心情愉悦，改善饮食习惯，避免进食辛辣、刺激、胀气饮食。
> 2. 药物治疗 ①解痉镇痛：曲美布汀。②止泻：蒙脱石散。③调节肠道菌群：布拉氏酵母菌散。④抗焦虑，改善食欲、睡眠：米氮平、艾司唑仑。

六、医患沟通要点

1. 解释该病的良性性质。
2. 解释精神相关用药的必要性。

临·床·大·练·兵

> 1. 功能性便秘与肠易激综合征便秘型如何鉴别？
> 2. 一名溃疡性结肠炎患者规律服用美沙拉秦抗炎治疗，肠镜提示内镜下缓解，生化无异常，但患者白天仍有腹痛、腹泻，无黏液脓血便，无发热，无体重下降等症状，如何解释？

（郭 蕊）

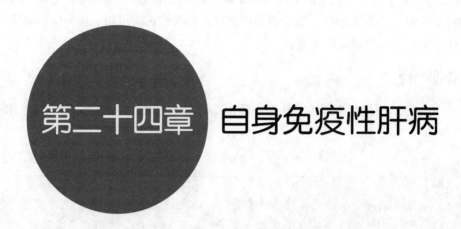

第二十四章 自身免疫性肝病

自身免疫性肝病（autoimmune liver diseases，AILD）是一组累及肝细胞和/或胆管上皮细胞的自身免疫性疾病，主要包括自身免疫性肝炎（autoimmune hepatitis，AIH）、原发性胆汁性胆管炎（primary biliary cholangitis，PBC）、原发性硬化性胆管炎（primary sclerosing cholangitis，PSC）和IgG4相关性硬化性胆管炎（immunoglobulin G4-related sclerosing cholangitis）。若上述几种疾病的任意两者同时发生则称为重叠综合征。AILD起病隐匿，临床表现差异巨大，通常可合并桥本甲状腺炎、干燥综合征、炎症性肠病等其他自身免疫性疾病。加深对ALID相关辅助检查的理解，对于诊断和分类AILD尤为重要。

临床场景 A

消化内科住院部

患者，女性，45岁。因"体检发现肝功能异常1周"入院。生命体征：T 36.2℃，HR 90次/分，R 16次/分，BP 112/86mmHg。表24-1为肝功能检查结果。

表24-1　2022年肝功能检查结果

项目名称	检验结果	结果标识	参考范围	单位
总蛋白	70.6	正常	65.0～85.0	g/L
白蛋白	42.0	正常	40.0～55.0	g/L
球蛋白	28.6	正常	20.0～40.0	g/L
谷草转氨酶	20.5	正常	13.0～35.0	IU/L
谷丙转氨酶	50.2	高	7.0～40.0	IU/L
总胆红素	29.2	高	≤23.0	μmol/L
直接胆红素	16.5	高	≤8.0	μmol/L
间接胆红素	12.7	正常	≤15.0	μmol/L
血清总胆汁酸	27.2	高	＜10.0	μmol/L
碱性磷酸酶	286.2	高	35.0～100.0	IU/L
胆碱脂酶	5.0	正常	4.2～9.6	kU/L
γ谷氨酰转肽酶	119.0	高	7.0～45.0	IU/L

一、问诊要点

（一）现病史

1. 肝损伤的表现　AILD起病隐匿，临床表现多样，晚期患者可出现肝硬化或肝衰竭的表现，早期患者可能仅有胆汁淤积的表现（如黄疸、皮肤瘙痒、大便发白、尿色加深、脂肪性腹泻等），而多数患者可无任何特异性的临床症状，或仅有乏力、食欲差、易疲劳、低热或上腹部不适等非特异性的症状。对于无症状或轻症患者，如"您发现体检结果异常前是否有什么不舒服？"的开放式问诊很容易遗漏习以为常或不重视的症状，围绕肝损伤的表现有序进行封闭性的提问有助于推断肝损伤开始的时间，继而挖掘肝损伤的潜在诱因，对于疾病的排除性诊断提供有用的线索。

2. 肝损伤的诱因　主要用于肝损伤原因的鉴别诊断，可结合既往史和家族史一起询问。既往有无病毒性肝炎病史；酒精使用情况提示酒精性肝病，内容应包括饮酒年限、饮酒偏好（酒精饮料类型和酒精度数），饮酒方式（平均饮酒量、频次和强度等），是否有勾兑酒和药酒的可能；药物性肝损伤涉及各类处方或非处方的化学药物、生物制剂、传统中药、天然药、保健品、膳食补充剂及其代谢产物乃至辅料等的使用情况，应询体检发现肝损伤或症状出现与服药的时间关系，是否有再用药反应。不健康的生活方式、肥胖症、高血压、糖尿病、高脂血症等提示代谢相关脂肪性肝病。由于AILD常合并其他自身免疫性疾病，若患者先前诊断为其他自身免疫性疾病，则应警惕AILD的可能，但也应注意治疗这些疾病使用药物产生药物性肝损伤的的可能。

3. 肝损伤的变化　由于转诊制度的完善和健康体检的普及，患者往往有不同机构、不同时间的众多客观性病历资料（包括门诊病历、住院病历、检验报告、影像检查资料、医嘱单等），整理客观性病历资料的时间线和关键异常值的时间变化，并根据肝损伤的变化补充病史有助于指定后续的诊疗计划：如患者长期ALP或GGT升高，其他肝功能无明显异常，无酒精、药物和胆石症等致病因素，则PBC或PSC可能性大；若长期不明原因的肝功能异常，伴有急性的GPT和GOT升高，则AIH的可能性大；若肝功能变化与服药和停药有相关性，则需考虑药物性肝损伤。

（二）既往史（图24-1）

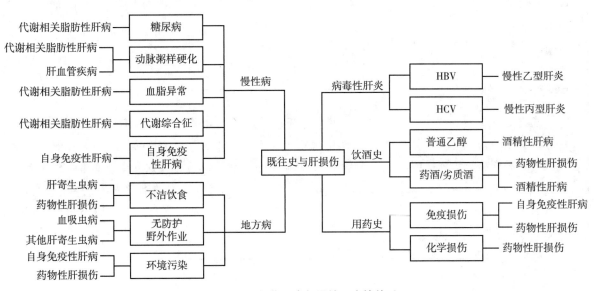

图24-1　肝损伤因素与慢性肝病的关系

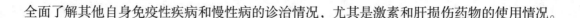

全面了解其他自身免疫性疾病和慢性病的诊治情况，尤其是激素和肝损伤药物的使用情况。

二、查体要点

虽然AIH、PBC、PSC的诊断标准均不涉及症状和体征，查体对于明确AILD的诊断意义不大，但查体可以发现胆汁淤积症、肝硬化、肝衰竭等疾病，并评估合并症和并发症的严重程度，为患者的综合诊治提供依据。具体可参考肝硬化章节。

临床场景 B

1. **现病史** 嘱患者回家取来过去的体检报告，患者最早在3年前体检就发现肝功能异常，腹部B超提示脂肪肝，体型偏胖（BMI 25.5kg/m²），医生诊断为非酒精性脂肪肝，并建议科学减肥。患者通过健康饮食和加强运动将BMI控制在23～24kg/m²，未服用减肥药和保健品。表24-2为近3年体检的肝功能指标。

表24-2 2019—2022年肝功能结果汇总

项目名称	2019年	2020年	2021年	2022年	参考范围	单位
总蛋白	68.2	81.5	73.3	70.6	65.0～85.0	g/L
白蛋白	41.2	44.1	43.8	42.0	40.0～55.0	g/L
球蛋白	27.0	37.4	29.5	28.6	20.0～40.0	g/L
谷草转氨酶	34.4	25.1	30.1	20.5	13.0～35.0	IU/L
谷丙转氨酶	66.7	42.1	50.1	50.2	7.0～40.0	IU/L
总胆红素	22.5	16.0	18.8	29.2	≤23.0	μmol/L
直接胆红素	7.9	6.6	7.0	16.5	≤8.0	μmol/L
间接胆红素	14.6	9.4	11.8	12.7	≤15.0	μmol/L
血清总胆汁酸	25.2	30.1	20.5	27.2	<10.0	μmol/L
碱性磷酸酶	147.1	115.9	124.1	286.2	35.0～100.0	IU/L
胆碱酯酶	6.0	6.1	5.4	5.0	4.2～9.6	KU/L
γ谷氨酰转肽酶	66.5	80.4	55.1	119.0	7.0～45.0	IU/L

患者否认黄疸、皮肤瘙痒、皮疹、腹胀、下肢肿胀、食欲差、低热等不适，偶有乏力和疲劳感，多数与调休、加班、工作压力和家庭压力有关，对生活和工作的影响不大，通过自我放松和补充睡眠均可缓解。近1周精神可，睡眠正常，食欲正常，大便和小便正常，体重无明显改变。偶尔因感冒服用感冒药（包括正规药店和三甲医院开立的片剂中成药、镇咳药水、维生素C和非甾体抗炎药物），每年4～5次，每次用药3～7天，遵医嘱或说明书用药，用药后无特殊不适。

2. **既往史、个人史、家族史** 有非酒精性脂肪性肝病3年。否认吸烟史和饮酒史，否认传染病史、过敏史、输血史、特殊疾病史。父亲因胃癌于46岁病故（具体不详），母亲60多岁查出2型糖尿病和高血压，身体状况欠佳。否认家族有肝炎、肝硬化和肝癌病史。出生地和生活地无血吸虫、肝吸虫等寄生虫病疫情。

3. **查体** T 36.2℃，R 16次/分，HR 90次/分，BP 112/86mmHg，身高165cm，体重67kg，BMI 24.6kg/m^2。神志清楚，发育正常，体型偏胖，自主体位，对答切题。皮肤及巩膜无黄染，全身浅表淋巴结未触及肿大。双肺呼吸音清，未闻及干湿啰音。心前区无隆起，心界无扩大，HR 90次/分，律齐，各瓣膜听诊区未闻及病理性杂音。腹平坦，下腹部可见一长约5cm陈旧性手术瘢痕，未见腹壁静脉曲张，未见胃肠型及蠕动波，腹软，全腹压痛，无反跳痛，肝脾肋下未触及，墨菲征阴性，肝、肾区无叩击痛，移动性浊音阴性，肠鸣音4次/分。双下肢不肿，生理反射存在，病理反射未引出。

请为患者完善必要的辅助检查。

三、辅助检查选择

（一）实验室检查

1. **患者基础情况** 血尿便常规、肝肾功能、随机血糖、血脂、电解质、心肌损伤标志物、凝血功能、CRP、PCT、肝炎病原学＋HIV＋梅毒、肿瘤标志物。

2. **病毒性肝炎** EB-DNA定量、CMV-DNA定量。若肝炎病原学提示乙型肝炎或丙型肝炎感染，可继续完善乙肝（乙肝两对半定量，HBV-DNA定量）、丙肝（HCV-RNA定量，HCV基因分型）的检查。

3. **自身免疫性疾病** ANAs抗体谱、ANCA抗体谱、免疫球蛋白及补体、自身免疫性肝炎抗体谱、类风湿相关抗体、甲状腺功能及抗体、血清IgG4定量等。

4. **代谢性疾病** 糖化血红蛋白、口服葡萄糖耐量试验、同型半胱氨酸、血清铜蓝蛋白、24小时尿铜、叶酸和维生素B$_{12}$测定、贫血四项、25-羟基维生素D、α$_1$抗胰蛋白酶测定等。

（二）影像学检查

1. **腹部超声** 可作为筛查肝、胆、胰、脾疾病的首选检查，具有操作简便、费用较低的特点。以黄疸或胆汁淤积为主要表现的患者可行腹部超声快速评估是否有胆道梗阻、胆道扩张、胆石症、肝硬化失代偿期、腹水等表现，为早期临床干预提供依据。

2. **肝脏CT/MRI** 若怀疑为肝脏疾病，肝脏CT和MRI检查必须常规做平扫和增强扫描（动脉期＋门脉期），必要时还要做延迟扫描。CT和MRI主要用于判断AILD是否进展到肝硬化或肝癌，排除胆道系统的肿瘤和胆石症。

3. **经内镜逆行胆胰管成像**（endoscopic retrograde cholangiopancreatography，ERCP） 虽然是诊断PSC的金标准，但存在胰腺炎、胆道感染、穿孔、出血的手术并发症风险，除非有治疗需要或需胆管取样，一般不行诊断性ERCP。

4. **磁共振胰胆管成像**（magnetic resonance cholangiopancreatography，MRCP） 在临床及生化诊

断证据存在时，MRCP对PSC的诊断具有非常高的特异性。

（三）肝组织学检查

肝活检对于诊断所有类型的AILD均有重要意义，当血清学检测和影像学检查无法明确病因时，应考虑肝穿刺活组织检查。肝穿刺活检的方法包括：①经皮肝穿活检。②封堵式肝穿活检。③经颈静脉或股静脉肝穿活检。④内镜超声引导肝穿活检。⑤腹腔镜下肝穿活检。⑥肝肿瘤活检。在临床实践过程中，应严格把握肝穿活检的适应证和禁忌证，肝穿活检的禁忌证因采用的穿刺技术不同或穿刺针型号不同而有所区别。临床上须审慎、充分评估利弊以决定是否实施，应在术前详细告知肝穿活检必要性、风险及替代医疗方案，签署知情同意书。根据《肝脏穿刺活检湘雅专家共识》（2021年），肝穿活检的适应证、禁忌证和风险升高的情况如表24-3所示。

表24-3　肝穿活检的适应证、禁忌证和风险升高的情况

类型	具体情况
适应证	1. 原因不明的肝功能异常、肝硬化，以及需要明确有无肝纤维化或肝硬化的临床情况
	2. 原因不明的肝大
	3. 慢性乙型肝炎患者的抗病毒时机选择（评估肝纤维化或炎症坏死程度）及疗效评估与监测，预后判断
	4. 考虑自身免疫性肝病，含自身免疫性肝炎、原发性胆汁性胆管炎、原发性硬化性胆管炎及重叠综合征。肝穿活检有助于诊断及治疗方案制定
	5. 考虑遗传代谢性肝病，如Wilson病（肝豆状核变性）、遗传性血色病、α_1抗胰蛋白酶缺乏症等，肝穿活检有助于诊断及治疗方案制订
	6. 酒精性肝病与非酒精性脂肪性肝病的诊断及肝组织纤维化程度的确定
	7. 肝脓肿建议在置管引流的同时行脓肿壁（实质性成分）穿刺活检以排除恶性肿瘤
	8. 肝脏肿物性质不明（但肝脏肿物有手术指征且患者同意手术切除者，无活检必要）
	9. 肝移植患者术后，如考虑排斥反应或感染等并发症，可考虑肝穿活检协助诊断
禁忌证	1. 临床考虑肝血管瘤、肝多房棘球蚴病
	2. 肝外梗阻性黄疸
	3. 有明显出血倾向，或严重血小板减少、凝血功能障碍
	4. 昏迷或其他疾病不配合者
	5. 穿刺路径有感染病灶
风险升高	1. 血小板减少：PLT $\leqslant 50 \times 10^9$/L
	2. 凝血功能障碍：INR $\geqslant 1.5$
	3. 大量腹水：因大量腹水使肝脏与腹壁分离较远，肝穿活检后出血或胆汁漏不易被腹腔网膜所包裹、局限，可能造成腹腔内大出血或弥漫性腹膜炎。可考虑经静脉途径穿刺
	4. 肝淀粉样变性：如果强烈怀疑肝脏淀粉样变，可通过皮下脂肪或直肠活检
	5. 肝脏囊性病灶：由于囊性病灶可能与包括胆管在内的多种结构相通，穿刺相关并发症（如胆汁漏）发生率和风险较大
	6. 妊娠
	7. 其他：血友病，严重贫血没有纠正时，医院血库缺乏适合患者的稀有血型血液，严重高血压，或有其他威胁生命的脏器疾病或功能不全（如合并急性肾损伤的失代偿性肝硬化患者，慢性肾衰患者，此类患者常有消耗性凝血功能不全和低纤维蛋白血症），穿刺中和穿刺后发生出血等并发症的风险增大，且出血后处理较棘手，建议暂缓肝穿活检，待病情改善或准备充分后再实施。例如，对于接受慢性肾脏替代治疗的患者，透析通常在肝活检之前进行。也可经颈静脉途径穿刺

临床场景 C

完善相关检查后，患者的资料补充如下。

1. 血常规　无明显异常。

2. 肝功能　TP 71.5g/L，Alb 43.3g/L，Glb 38.2g/L，GOT 33.2IU/L，GPT 46.5IU/L（↑），TBil 25.6μmol/L（↑），DBil 14.3μmol/L（↑），IBil 11.3μmol/L，TBA 22.2μmol/L（↑），ALP 297.1IU/L（↑），胆碱脂酶 4.7KU/L，GGT 111.8IU/L（↑）。

3. 凝血功能　AT Ⅲ 135%，PT 11.6s，PTA 129%，INR 0.87，TT 21.8s，APTT 33s，FIB 3.51，FDP 1mg/L，D-二聚体 0.25mg/L。

4. 肾功能　无明显异常。

5. 血电解质　无明显异常。

6. PCT 和 CRP　正常。

7. 血脂　TC 6.05mmol/L，LDL 3.75mmol/L，其余正常。

8. 口服葡萄糖耐量试验　正常。

9. HbA1c 6.1%。

10. 甲状腺功能　正常。

11. 大便常规＋OB　（－）。

12. 尿常规　无明显异常。

13. 术前八项（乙肝＋丙肝＋HIV＋梅毒）乙肝表面抗体阳性，其余阴性。

14. 自身免疫性肝病相关抗体　AMA-M2（3＋），其余抗体均阴性。

15. 免疫球蛋白及补体　无明显异常。

16. 血清蛋白电泳　无明显异常。

17. ANA 抗体谱　ANA 滴度：1：100，其余阴性。

18. EB-DNA 定量、CMV-DNA 定量　正常。

19. 铜蓝蛋白　正常。

20. 血清 IgG4 定量　正常。

21. 腹部增强 CT　轻度脂肪肝。

22. MRCP　肝实质信号不均，肝损伤可能。

23. 胃镜检查　反流性食管炎（LA-A），慢性非萎缩性胃炎。

24. 肠镜检查　内痔。

四、诊断流程

遗传易感背景、环境诱发因素、肝内免疫微环境失衡是 AILD 发生的重要原因，三者之间的相互作用决定了 AILD 患者的临床特点，这也意味着 AILD 的个体之间可能存在很大的异质性，慢性肝病的患者在明确有无病毒性肝炎、酒精性肝病、药物性肝损伤、代谢相关脂肪性肝病等常见肝损伤因素后，也应考虑 AILD 的可能。当其他自身免疫性疾病的患者发现肝功能异常、肝脏影像学异常或 AILD 相关抗体异常时亦需除外合并 AILD。

（一）AIH的诊断标准

2008年国际自身免疫性肝炎小组（International Autoimmune Hepatitis Group，IAIHG）提出AIH简化诊断积分系统，是目前使用最为广泛的AIH诊断标准。该系统分为自身抗体、血清IgG水平、肝组织学改变和排除病毒性肝炎等4个部分。若使用该积分系统，拟诊AIH的患者应检测自身抗体如ANA、ASMA、抗SLA/LP、抗LKM-1和抗LC-1等，并常规检测血清免疫球蛋白IgG和/或γ球蛋白水平，对无肝穿刺活检禁忌证者应完善肝组织学检查（图24-2）。

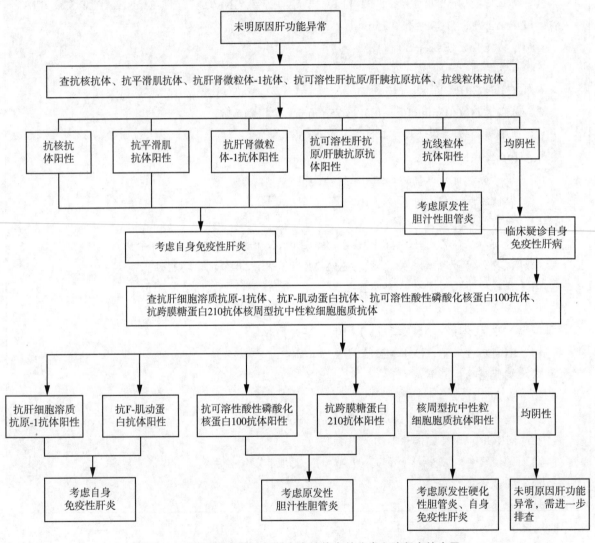

图24-2　自身免疫性肝病相关自身抗体在其分类和诊断中的应用

（二）PBC的诊断标准

下述3条满足2条，可诊断为PBC：①反映胆汁淤积的生化异常如ALP和GGT升高，且影像学检查排除了肝外或肝内大胆管梗阻。②血清AMAs/AMA-M2阳性，或其他PBC特异性自身抗体如抗gp210抗体、抗sp100抗体阳性。③肝组织活检有非化脓性破坏性胆管炎和小胆管破坏的组织学证据。需注意，对于病因不明的GPT和/或GGT升高者，应常规检查AMAs和/或AMA-M2，对于

AMAs和/或AMA-M2阴性的患者应进一步检查抗gp210抗体、抗sp100抗体。对于满足①和②的患者，肝组织病理学检查并非诊断所必须，但肝组织活检有助于准确评估病理分期、判断疾病严重程度、评估是否有AIH-PBC重叠综合征。

（三）PSC的诊断标准

由于缺乏PSC的特异性抗体或基因，目前尚无公认的PSC诊断标准。2021年，国际PSC研究小组的PSC共识意见分别制定了大胆管型PSC和小胆管型PSC的诊断标准。

1. 大胆管型PSC诊断标准需同时满足以下3条标准

（1）MRCP、ERCP等胆管成像具备PSC典型特征。

（2）以下标准至少满足1条：①胆汁淤积的临床表现及生物化学改变（成人ALP升高、儿童GGT升高）。②IBD临床或组织学证据。③典型PSC肝脏组织学改变。

（3）除外其他因素引起继发性硬化性胆管炎。对于胆管成像无PSC典型表现，如果满足以上标准第2条中2条以上或仅有PSC典型胆道影像学特征可疑诊PSC。

2. 小胆管型PSC诊断标准需同时满足以下3条标准 ①近期胆管影像学无明显异常改变。②典型PSC肝脏组织病理学改变。③除外其他因素所致胆汁淤积。如果患者胆管影像学无异常，但肝脏组织学具有PSC特点但不典型时，若患者同时存在IBD临床或组织学证据及胆汁淤积的生物化学证据时，也可诊断小胆管型PSC。

（四）AILD的合并症

AILD常合并其他自身免疫性疾病，如表24-4所示。当疑诊AIH、PBC、PSC或重叠综合征时，应综合评估患者的症状、体征、辅助检查结果去除外相关疾病。

表24-4　AILD常合并的自身免疫性疾病

AIH		PBC		PSC	
合并症	%	合并症	%	合并症	%
以下任意情况	40	以下任意情况	53	以下任意情况	70
自身免疫性甲状腺病	10.1	干燥综合征	25	炎症性肠病	70
白癜风	1.8	雷诺综合征	24	1型糖尿病	10.1
类风湿关节炎	1.8	自身免疫性甲状腺病	23	自身免疫性甲状腺病	8.4
干燥综合征	1.4	类风湿关节炎	17	银屑病	4.2
溃疡性结肠炎	1.4	硬皮病	8	结节病	4.1
结膜炎	1.4	恶性贫血	4	类风湿关节炎	3.4
乳糜泻	1.1	红斑狼疮	1	肾炎	1.7
红斑狼疮	0.7	免疫性血小板减少	1	白癜风	1.7
1型糖尿病	0.7			红斑狼疮	1.7
多发性硬化	0.7			乳糜泻	1.7

注："以下任意情况"指合并以下一种或多种疾病。

病例诊断分析

　　连续4年均存在以ALP、GGT升高为主的胆汁淤积症，此次入院后查AMA-M2阳性（3＋），影像学检查除外结石、狭窄、肿瘤引起的肝外或肝内胆管梗阻，综上满足PBC的诊断标准。值得注意的是，该病例同时合并代谢相关脂肪性肝病，由于自始至终无明显症状，患者乐观地将体检发现的肝功能异常归因于代谢相关脂肪性肝病，并未选择至医院进一步查明原因。根据患者家族史，完善胃肠镜检查和糖尿病筛查。虽然ANA滴度为1∶100，因未发现皮肤、关节、黏膜和其他内分泌器官的异常表现，暂不考虑其他自身免疫性疾病。患者了解病情后，暂不考虑肝穿刺活检，表示愿意先药物治疗，若随访过程中治疗效果不佳再考虑肝穿刺活检。由此可得出该患者的完整诊断。

　　主诊断：原发性胆汁性胆管炎

　　合并症：代谢相关脂肪性肝病

　　　　　　高胆固醇血症

　　　　　　超重

　　　　　　反流性食管炎（LA-A）

　　　　　　慢性非萎缩性胃炎

　　　　　　内痔

五、治疗

　　由于发病机制和个体情况的不同，AIH、PBC和PSC的治疗方案存在极大的差异，即便是同种AILD的患者也各不相同。需根据肝损伤的具体原因、是否发生肝硬化及其并发症，是否有肝衰竭来制订具体的治疗方案。

（一）针对PBC的药物治疗

　　熊去氧胆酸（UDCA）是PBC的一线治疗药物，循证医学证据表明中等剂量的UDCA（每天13～15mg/kg）可有效改善PBC患者的生化指标和预后，可分次或一次顿服用，在使用UDCA前需排除急性胆囊炎或胆管炎、胆道梗阻、经常性胆绞痛等药物禁忌证。UDCA应长期服用，停药可能会导致生化指标反弹或疾病进展。若UDCA治疗欠佳（生化指标未见改善）可考虑二线治疗，二线治疗的药物主要包括奥贝胆酸、贝特类药物及布地奈德为代表的糖皮质激素，仅有奥贝胆酸为FDA批准的PBC二线药物。

（二）非特异性的抗炎保肝治疗

　　抗炎保肝药是指具有改善肝脏功能、促进肝细胞再生和/或增强肝脏解毒功能等作用的药物，在临床中有广泛应用。不同的抗炎保肝药的药理作用机制不同，应结合各种病因肝脏炎症的特点和不同药物的功能特性进行适当选择，通常选用1～2种抗炎保肝药物，最多一般不超过3种，通常不推荐选用主要成分相同或相似的药物进行联用。

（三）针对代谢相关脂肪性肝病的药物治疗

根据目前的指南推荐，符合标准的代谢相关脂肪性肝病患者应开始使用他汀类药物，尤其是已经患有高胆固醇血症或心血管疾病的患者。积极治疗高血压、糖尿病和肥胖症等合并症亦能改善MAFLD，如SGLT2抑制剂、GLP-1受体激动剂、二甲双胍、吡格列酮等糖尿病治疗用药除能控制血糖外，也能改善MAFLD的相关指标，但临床使用过程中应注意药物的适应证和不良反应。

（四）针对代谢相关脂肪性肝病的非药物治疗

非药物治疗包括饮食、运动和改变不良生活方式。适当控制膳食热量摄入，根据基础代谢率，建议每日减少500～1000kcal的能量摄入；调整膳食结构，建议适量脂肪和碳水化合物的平衡膳食，限制含糖饮料、糕点和深加工精致食品，增加全谷类食物、omega-3脂肪酸及膳食纤维摄入；一日三餐定时适量，严格控制晚餐的热量和晚餐后进食行为。避免久坐少动，建议根据患者兴趣并以能够坚持为原则选择体育锻炼方式，每天中等强度的运动至少30分钟，每周至少5天。

（五）肝移植

PBC和代谢相关脂肪性肝病均有发展为终末期肝病或肝细胞肝癌的可能，若患者已发展到上述阶段应考虑进行肝移植，但肝移植后部分PBC可能再发。

（六）预后评估

肝穿刺活检对于评估PBC和/或代谢相关脂肪性肝病的预后有重要意义，组织病理见肝纤维化和肝硬化提示预后不良。另外，抗gp210阳性的患者肝硬化发生率明显高于阴性患者，因此，该抗体阳性提示预后相对较差。目前有GLOBE和UK-PBC评分模型可用于预测PBC患者5年、10年、15年无肝移植生存率。

病例治疗方案

1. 一般治疗　Ⅱ级护理，低盐低脂饮食。

2. 药物治疗　PBC的一线治疗：熊去氧胆酸250mg qid po（15mg/kg×67kg＝1005mg）；同时予以异甘草酸镁200mg qd ivgtt抗炎保肝治疗，富马酸伏诺拉生片20mg qd治疗反流性食管炎，阿托伐他汀钙片10mg qn po降血脂治疗。

3. 健康宣教　嘱患者下载食物能量计算的App，记录每天食物的能量摄入量，在条件允许的情况下，每日至少减少500kcal的能量摄入。因患者喜好游泳和羽毛球，建议患者每周游泳或打羽毛球至少150分钟，运动时检测心率，保持心率100～140次/分。测量体重，建议患者第一年减少2～3kg的体重。

4. 随访计划　出院后定期复查血常规、肝功能、血脂和腹部超声，若条件允许可定期查FibroScan或FibroTouch评估肝纤维化和肝脂肪变性。

六、医患沟通要点

（一）肝穿刺活检

1. 目的与益处　进一步明确病因，了解肝脏炎症和肝纤维化的程度，为后续诊治和预后评估提供依据。

2. 风险与不足　①穿刺后局部疼痛或不适。②穿刺点感染。③腹腔出血。④损伤毗邻器官引起的消化道穿孔、气胸、血胸或血气胸。⑤胆心反射。⑥肿瘤转移。

3. 谈话要点　穿刺方式的选择（不同方式的优点、缺点、费用和风险），穿刺的必要性，穿刺后的注意事项等。

（二）随访计划

所有PBC患者都应该进行结构化的终身随访。一方面患者开始服用UDCA后，需3～6个月检测肝脏生化指标，评估血清学指标的应答情况，必要时可完善肝穿刺活检，少数病例可能在随访中发现AIH-PBC重叠综合征，对于UDCA失应答者酌情启用二线治疗方案；另一方面建议母亲、女儿、姐妹等一级女性亲属行PBC筛查，主要筛查AMA抗体和ALP，对于结果异常者需进一步完善检查。当患者发展为肝硬化后，建议每6个月行肝脏超声和AFP检测以筛查肝细胞癌。

临 床 大 练 兵

1. 一名溃疡性结肠炎的中年男性在使用英夫利昔单抗规范治疗半年后，随访时发现肝功能指标异常升高，诊断如何考虑，该选择哪些检查？

2. 肝细胞型肝损伤与自身免疫性肝炎有哪些相同点和不同点？若一个3年前诊断为AIH的女性患者因皮肤巩膜黄染1周再次入院，10天前曾服用不明成分的中药，完善相关检查后可初步判断为急性肝衰竭，应如何为患者制订检查计划和初步治疗方案？

3. 一位31岁的女性因母亲确诊PBC到门诊行PBC筛查，结果提示AMA阳性（滴度1：100），AMA-M2、抗gp210抗体、抗sp100抗体均为阴性，肝功能和腹部B超未见明显异常。如何向患者解释上述结果，是否有其他手段可进一步明确PBC？

（马燕琼　杨焱垚）

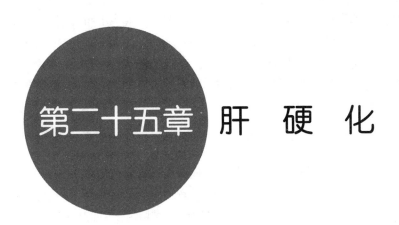

第二十五章　肝　硬　化

　　肝硬化（cirrhosis）是一种或多种肝损伤因素导致的肝脏病理改变，其特征表现为肝脏弥漫性纤维化、假小叶形成和肝内外血管增殖。肝硬化始于肝损伤后的炎症反应和病理性修复，肝细胞在广泛性坏死的基础上产生肝脏纤维组织弥漫性增生，在肝纤维化（hepatic fibrosis）的影响下逐渐形成肝再生结节和假小叶，继而导致肝小叶正常结构和血流供应遭到破坏，临床上出现肝功能减退和门静脉高压等表现。根据临床表现不同，肝硬化可分为代偿期和失代偿期，代偿期无明显临床症状或仅有食欲减退、乏力、体重下降等非特异性表现，失代偿期则有消化道出血、腹水、肝性脑病等表现。并非所有的慢性肝病都会发展为肝硬化，且慢性肝病发展为肝硬化的速度有很大差异，从数周（如完全性胆道梗阻）到数十年不等（如慢性病毒性肝炎）。肝硬化是众多慢性肝病普遍存在的一个病理阶段，因此，临床工作中诊治肝硬化患者的重点又分为个性部分和共性部分，个性部分包括病因诊断和病因治疗，共性部分包括肝硬化的临床诊断和并发症治疗。

> **临床场景 A**
>
> 消化内科门诊
> 　　患者，男性，45岁。主因"乏力1月余，进行性腹胀1周"来院。生命体征：T 37.0℃，HR 62次/分，R 12次/分，BP 94/60mmHg。
> 　　请你接诊患者。

一、问诊要点

（一）现病史

　　1. 主要症状的特点　①乏力：乏力是临床上最常见的主诉之一，作为一种非特异性的主观感受，首先需要将它与生理性疲劳进行鉴别。生理性疲劳通常没有特定的空间或时间分布特征，通常与睡眠、工作、生活或特殊应激事件有关，而病理性乏力通常伴随其他症状或诱因。因此，问诊过程中应详细询问乏力与活动、饮食有无关系，持续时间，是否进行性加重，有无加重及缓解因素。②腹胀：亦是消化科最常见的主诉之一，主观感受上轻重不一，轻者类似进食后饱腹感，重者可影响呼吸、工作或生活；引起腹胀的原因包括消化道内部积气、腹水、腹腔积气、腹腔肿物、腹壁脂肪积累。首先需明确患者腹胀是功能性还是器质性病变所致，故病史采集中需关注腹胀的部位、发作频率、持续时间、严重程度、诱发及缓解因素；若考虑器质性病变，则需先明确是否存在胃肠道穿孔、肠梗阻、幽门梗阻、腹腔脏器破裂等需及时处理的急腹症。

2. 诱因　感染、大量饮酒、近期中草药或其他特殊药物用药史等。

3. 伴随症状　是否合并头晕、肢体运动障碍、意识障碍、贫血、消瘦、发热、咯血、胸闷、呼吸困难、呕血、黑便、便血、尿量减少、黄疸、厌油、皮肤瘙痒、四肢水肿等重要伴随症状。

4. 诊治经过及治疗效果　此次入院前是否曾于外院就诊，以及详细诊疗经过，包括诊断、具体用药史、相关检验检查结果及治疗效果。

5. 一般情况　精神、饮食、睡眠、尿便等。

（二）既往史、个人史

既往史主要围绕有无消化系统疾病及全身性疾病史展开。①病毒性肝炎：既往体检、输血或住院是否检出或被告知肝炎病毒感染。②胆道及胰腺疾病：既往有无慢性胆囊炎、慢性胰腺炎等。③饮酒史：需要询问饮酒频次、饮酒类型和饮酒偏好，最终估算日均乙醇消耗量。④用药情况：包括处方或非处方的化学药物、生物制剂、传统中药，天然药，保健品，膳食补充剂等，由于很多患者对药物的概念模糊，需结合当地的文化特色进行适当提醒，如"面面药""头痛粉"等。⑤地方病：部分地区有食用生肉或野生动植物、无防护野外作业、环境污染的情况，可结合当地流行病学特征进行提问。⑥其他系统疾病（包括代谢性疾病和自身免疫性疾病），如心衰、糖尿病、动脉粥样硬化、血脂异常、系统性红斑狼疮、甲状腺炎、干燥综合征等。

二、查体要点

体格检查可以围绕现病史及既往史发现的线索，进行补充和判断（图25-1）。

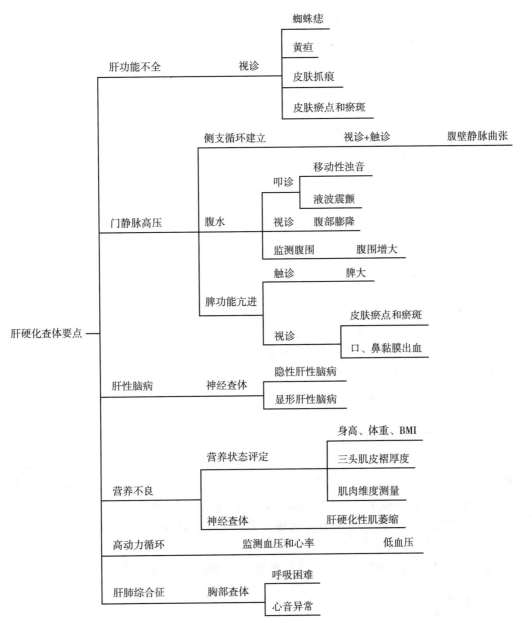

图25-1 肝硬化的查体要点

临床场景 B

经过问诊、查体后，患者的病历资料补充如下。

1. 现病史 患者自诉于1个多月前无明显诱因出现乏力，乏力无明显时间规律、加重或缓解因素，因不影响工作和生活未予重视。1周前无明显诱因出现进行性腹胀，伴腹围进行性增大，遂至门诊就诊。否认黑便、呕血、腹痛、头晕、恶心、发热、皮肤巩膜黄染等。自起病以来，精神较差，睡眠一般，食欲尚可，大便正常，尿量少，1个月内体重增加约2kg。

2. 既往史、个人史、家族史 10余年前因车祸外伤住院，被医生告知有乙型肝炎，建议至传染科继续治疗（具体不详），出院后患者未予重视，未继续正规诊治。偶有应酬性饮酒，每月2～3次，每次少于100ml，多为白酒。否认输血史、特殊用药史、家族疾病史和慢性病史。

3. 查体 T 37.0℃，HR 62次/分，R 12次/分，BP 94/60mmHg，身高172cm，体重65kg。神志清楚，查体合作，营养一般，贫血貌，巩膜无黄染，浅表淋巴结无肿大，可见肝掌，前胸壁见2枚蜘蛛痣，双下肺呼吸音减弱；腹部膨隆，可见腹部壁静脉显露，肝脾触诊不满意，移动性浊音阳性，肠鸣音3次/分，双下肢轻度水肿。

请为患者完善必要的辅助检查。

三、辅助检查选择

（一）实验室检查

1. 患者基础情况 血常规、肝肾功能、随机血糖、血脂、电解质、心肌损伤标志物、BNP、凝血功能、CRP、PCT、尿常规、粪便常规、肝炎病原学＋HIV＋梅毒。

2. 病毒性肝炎 若肝炎病原学提示乙型肝炎或丙型肝炎感染，可继续完善乙肝（乙肝两对半定量，HBV-DNA定量）、丙肝（HCV-RNA定量，HCV基因分型）的检查。

3. 自身免疫性肝病 根据皮肤、关节、眼、甲状腺等器官的阳性症状或体征，可选择性完善ANAs抗体谱、ANCA抗体谱、免疫球蛋白及补体、自身免疫性肝炎抗体谱、类风湿相关抗体、甲状腺功能及抗体、IgG4定量等指标。

4. 根据病史和查体的检查 若患者查体发现K-F环或神经查体异常，可进一步完善血清铜蓝蛋白和24小时尿铜定量检测（肝豆状核变性）；若患者有慢性呼吸系统疾病史或肺部听诊异常，有疑似家族史者可进一步完善血清蛋白电泳和α_1抗胰蛋白酶测定（α_1抗胰蛋白酶缺乏）；若患者有黑便、脾大、贫血表现或皮肤瘀点瘀斑，需尽早完善输血前的血型鉴定和交叉配血，可尽早完善贫血三项、贫血四项、外周血涂片。

5. 腹水相关检验 腹水常规、生化、查脱落细胞、抗酸染色、腹水培养。

（二）影像学检查

1. 腹部B超 普通的腹部超声对诊断肝硬化本身并不具有敏感性或特异性的优势，但可快速发现如门静脉高压、脾大、腹水等肝硬化失代偿期并发症，亦能鉴别胆道梗阻、胆道感染等胆道疾病引起的肝损伤，为临床上的早期干预提供证据。可作为肝硬化筛查或入院急查项目。

2. CT和MRI 可观察肝脏的形态学改变，对于肝硬化和肝占位有较大的价值，但难以对早期肝硬化和肝纤维化进行定量评估。

3. 弹性成像 瞬时弹性成像（transient elastography，TE）是一种无创性检测肝纤维化的技术，通过测定肝脏的弹性评估肝纤维化程度，对于早期肝硬化的诊断有较高的灵敏度，但受肥胖、腹水等因素的影响。目前临床应用的是FibroScan和FibroTouch。

4. 磁共振弹性成像（magnetic resonance elastography，MRE） MRE是在磁共振技术基础上再加入应变声波（波长）检测系统，从而将组织弹性程度和磁共振图像相结合的一项无创肝纤维化诊断技术，诊断准确性不受患者年龄、性别、肥胖和肝脏炎症活动程度的影响。但MRE成本较高，且对肝纤维化分期诊断的价值仍需要临床研究。

（三）病理活检

肝活检是诊断与评价不同病因所致的肝硬化及明确诊断衡量炎症与纤维化程度的金标准。肝活检的基本要求包括：用粗针穿刺（最好用16G），肝穿组织长度应＞1.6cm，宽度＞1.5mm或镜下包含10个以上汇管区。肝活检标本应进行连续切片，常规进行苏木精-伊红染色、Masson三色染色和/或网状纤维染色。肝硬化患者肝穿组织易碎，标本不完整，有时肝组织学检查不能准确反映肝硬化病变全貌。肝活检为有创操作，存在一定风险，患者接受度相对较低，临床上应严格掌握适应证。

临床场景 ◉

完善相关检验检查后，患者的病历资料补充如下。

1. 血常规　WBC 2.8×10^9/L（↓），RBC 3.12×10^{12}/L（↓），Hb 90g/L，PLT 74×10^9/L（↓），未见中性粒细胞比例升高。

2. 血生化　GPT 68.2IU/L（＜2倍正常值上限），血清 Alb 22.5g/L。

3. 凝血功能　PT 16.8s，INR 1.25。

4. 腹部增强CT　肝体积缩小，肝表面凹凸不平，肝裂隙增宽，门静脉增宽，脾大，腹盆腔大量积液。

5. 肝炎病原学　HBsAg、抗-HBe、抗-HBc三项阳性，丙肝抗体阴性；HBV-DNA定量 6×10^4 IU/L。

6. 胃镜　食管-胃底静脉重度曲张；门脉高压性胃病。

7. 腹水　黄色清亮，比重1.015，李凡他试验阴性。

8. 其他　ANA、ANCA、自身免疫性肝病抗体谱、肿瘤标志物未见异常。

请完善患者的诊断并给予治疗。

四、诊断流程

（一）肝硬化的诊断

肝硬化的诊断需综合考虑病因、病史、临床表现、并发症、治疗过程、检验、影像学及组织学等检查。

1. 病因　诊断肝硬化时，应积极寻找病因，在对症处理肝硬化并发症的基础上尽早开展对因治疗。肝硬化的常见病因包括：①肝炎病毒感染，如慢性乙型肝炎、丙型肝炎。②酒精性肝病。③非酒精性脂肪性肝病。④药物或化学毒物，如对乙酰氨基酚、抗结核药物（异烟肼、利福平、吡嗪酰胺等）、抗肿瘤化疗药物、部分中草药（雷公藤、何首乌等）、抗风湿病药物、四氯化碳、毒蕈等。⑤寄生虫感染，如血吸虫病、华支睾吸虫病等。⑥遗传、代谢性疾病，如血色病、肝豆状核变性、肝淀粉样变、α_1抗胰蛋白酶缺乏、糖原累积症、半乳糖血症、高酪氨酸血症、肝性卟啉病。⑦循环障碍，如布-加综合征、右心衰竭。⑧自身免疫性肝病，如PBC、原发性硬化性胆管炎、自身免疫性肝炎。⑨隐源性肝硬化。

2. 肝硬化临床　可分为代偿期和失代偿期。根据是否出现腹水、食管静脉曲张出血、肝性脑病等并发症，国外指南也有将肝硬化分为5期，代偿期（1、2期）和失代偿期（3、4、5期），其年病死率分别为1.5%、2%、10%、21%和87%，临床特征见表25-1。

（1）代偿期肝硬化的诊断依据（下列4条之1）

1）组织学符合肝硬化诊断。

2）内镜显示食管胃静脉曲张或消化道异位静脉曲张，除外非肝硬化性门静脉高压。

3）B超、肝弹性成像或CT等影像学检查提示肝硬化或门静脉高压。

4）无组织学、内镜或影像学检查者，以下检查指标异常提示存在肝硬化（需符合下述4条中2条）：①PLT＜100×10^9/L，且无其他原因可以解释。②血清Alb＜35g/L，排除营养不良或肾脏疾病等其他原因。③INR＞1.3或PT延长（停用溶栓或抗凝药7天以上）。④GOT/PLT比率指数（APRI）：成人APRI评分＞2。需注意降酶药物等因素对APRI的影响。

（2）失代偿期肝硬化的诊断依据：在肝硬化基础上，出现门静脉高压并发症和/或肝功能减退。①具备肝硬化的诊断依据。②出现门静脉高压相关并发症：如腹水、食管胃静脉曲张破裂出血、脓毒症、肝性脑病、肝肾综合征等。

表25-1　各期肝硬化的临床特征

分期	代偿期肝硬化			失代偿期肝硬化		
	la期	1b期	2期	3期	4期	5期
特征	临床无显著门静脉高压，无静脉曲张	临床有显著门静脉高压，但无消化道静脉曲张	消化道有静脉曲张，但无出血及腹水	有腹水，无消化道静脉曲张出血，伴或不伴消化道静脉曲张	有消化道静脉曲张出血，伴或不伴腹水或肝性脑病	脓毒症，难控制消化道静脉曲张出血或顽固性腹水、急性肾损伤-肝肾综合征及肝性脑病等多器官功能损伤
注意要点	预防临床显著门静脉高压 预防肝功能失代偿	预防静脉曲张 预防肝功能失代偿	预防肝功能失代偿	预防肝硬化失代偿期并发症		降低病死率
已知主要风险因素	饮酒、肥胖、持续性肝脏损伤因素（如乙型肝炎、丙型肝炎）			可导致肝肾功能受损的因素，饮酒，肌肉减少，维生素D缺乏		

（二）肝功能分级评估

肝硬化的严重程度和预后取决于病因、严重程度、并发症、伴随的疾病、宿主因素和治疗有效性等多种因素。目前常用的有CTP（Child-Turcotte-Pugh）评分系统（表25-2）和终末期肝病模型（model for end-stage liver disease，MELD）。

CTP评分系统使用2个临床症状（肝性脑病和腹水）和3个血清学指标（血清白蛋白、总胆红素、凝血酶原时间延长或INR）对肝损伤的严重程度进行A、B、C 3个等级的评估。CTP评分计算简单，评估指标临床易获取，对于药物使用指导、手术风险评估及总体预后分层具有重要意义，但因该评分系统基于酒精性肝硬化患者的临床数据，其中腹水和肝性脑病的分级有较强的主观因素，评分的精确性有一定限制。

MELD评分系统包括血清胆红素、Cr、INR及肝脏病因或血清钠5个指标，最初用于评估肝硬化患者经颈静脉门-体分流术后的临床转归，该评分系统仅使用实验室检测的客观结果，将定量参数代入公式计算对结果取整数。由于MELD评分不受主观因素影响，重复性好，分值连续，能较准确地评估肝损伤的情况，不仅可用于非肝移植的终末期肝病短期、中期死亡率的预测，亦可作为肝移植肝源分配的参考。

表25-2　CTP评分系统

观测指标	1分	2分	3分
肝性脑病分期	无	Ⅰ～Ⅱ	Ⅲ～Ⅳ
腹水	无	少	多
胆红素/（mol·L^{-1}）	＜34	34～51	＞51
Alb/（g·L^{-1}）	＞35	28～35	＜28
PT（＞对照秒）	＜4	4～6	＞6

该评分预测短期存活率的敏感性及特异性约80%（表25-3）。

表25-3　CTP评分与存活率的关系

分级	评分	1～2年存活率/%
A	5～6	100～85
B	7～9	80～60
C	10～15	45～35

（三）肝硬化的并发症

1. 浆膜腔积液　肝硬化浆膜腔积液包括腹水、胸腔积液和心包液，是肝硬化失代偿期患者常见且严重的并发症。其诊断标准包括：①症状和体征。肝硬化患者近期出现乏力、食欲减退等或原有症状加重，或新近出现腹胀、双下肢水肿、少尿等表现。查体见移动性浊音阳性、腹壁静脉曲张及腹部膨隆等。移动性浊音阳性提示患者腹腔内液体＞1000ml，但如果阴性也不能排除腹水。②影像学检查。最常用的是腹部超声。超声可以确定有无腹水及腹水量，初步判断来源、位置（肠间隙、下腹部等）及作为穿刺定位。其次包括腹部CT和MRI检查。

2. 消化道出血　可表现为黑便、便血、呕血等，主要原因包括食管胃底静脉曲张破裂、消化性溃疡和门静脉高压性胃肠病。若以急性上消化道出血入院的患者，在全面评估患者病情除外内镜禁忌证应于24小时内行胃镜检查；90%肝硬化患者的静脉曲张发生在食管和/或胃底，胃镜检查可直接观察食管及胃底有无静脉曲张，了解其曲张程度和范围，并可确定有无消化性溃疡和门静脉高压性胃病。

3. 肝性脑病　是由急、慢性肝功能严重障碍或各种门静脉-体循环分流（以下简称"门-体分流"）异常所致的、以代谢紊乱为基础、轻重程度不同的神经精神异常综合征。在明确肝硬化或肝衰竭的诊断后，可结合临床表现、神经查体、神经心理测试等方法，将肝性脑病分为MHE和

HE1～4级。

4. **感染** 肝硬化患者可出现多个部位多种病原体的感染，其中最常见的部位是腹腔感染，表现为自发性细菌性腹膜炎。由于脾功能亢进或全脾切除后免疫功能低下，也会发生肺部、泌尿道、血液等部位的感染。

5. **电解质代谢紊乱** 可能与腹水（包括腹水形成、腹水形成后的利尿剂使用和穿刺引流）、脂肪泻、继发性醛固酮增多、进食减少等多个因素有关。而低钠、低氯、代谢性碱中毒又容易诱发肝性脑病。

6. **肾功能损伤** 肝硬化患者的肾功能损伤包括急性肾损伤、肝肾综合征－急性肾损伤、肝肾综合征－非急性肾损伤、慢性肾病。当肝硬化患者出现少尿、无尿、氮质血症、血肌酐水平升高或尿常规异常时，应警惕与肝硬化相关的肾功能损伤。

7. **肝肺综合征**（hepatopulmonary syndrome，HPS） 是在肝硬化的基础上排除原发性心肺疾病后出现劳力性呼吸困难或静息时呼吸困难。

8. **原发性肝癌** 在我国，85%左右的原发性肝癌发生在肝硬化基础上。无论病因如何（尤其是乙肝、丙肝和酒精性肝病的患者），均需定期随访肝癌。建议肝硬化患者每6个月行腹部超声检查，如果超声怀疑肝细胞肝癌时，应进一步完善增强MRI或增强CT。

9. **门静脉血栓** 是指门静脉主干及其属支和/或分支内的血栓。其相关的危险因素不同，有无肝硬化，部位、范围不同，其临床症状与预后差别很大。分为急性、慢性。

病例诊断分析

由于患者诉既往有乙型肝炎病史，入院后查乙肝两对半提示HBsAg、抗-HBe、抗-HBc三项阳性，丙肝抗体阴性，继而完善乙肝-DNA定量$6×10^4$ IU/L，考虑患者确实存在慢性乙型肝炎；肝功能提示GPT轻度升高（<2倍正常值上限），血清Alb 22.5g/L，GOT、TBil、ALP、GGT未见异常，血氨、血脂、肾功能和血清各项离子未见明显异常，凝血功能提示PT延长但INR<1.3；血常规提示白细胞、红细胞和血小板计数均下降，未见中性粒细胞比例升高；肿瘤标志物未见异常。腹水常规李凡他试验阴性，腹部增强CT可见肝体积缩小，肝表面凹凸不平，肝裂隙增宽，门静脉增宽，脾大，腹腔、盆腔大量积液。胃镜检查可见食管下段、胃底静脉曲张。自身免疫性疾病的抗体均未见异常。虽然有长期饮酒史，但日均乙醇摄入量<40g/d，未达到酒精性肝损伤的标准，BMI<24kg/m²且血糖正常，无特殊用药史，住院期间意识清醒，无精神行为异常和性格改变。目前可明确的肝损伤因素为乙肝病毒，暂无肝占位性病变和肝衰竭的依据。由此，可得出该患者的完整诊断。

主诊断：乙型肝炎肝硬化失代偿期（CTP分级B级）
并发症：门静脉高压
　　　　食管胃底静脉曲张
　　　　腹水（大量）
　　　　脾功能亢进
　　　　低蛋白血症
　　　　出血倾向
　　　　HbeAg阴性慢性乙型肝炎

五、治疗

肝硬化诊断明确后，应尽早开始综合治疗。在病因治疗的基础上，积极防治并发症，根据患者的病情选择抗炎保肝治疗、人工肝治疗、介入治疗或肝移植。

（一）病因治疗

慢性乙型肝炎的治疗目标是最大限度地长期抑制HBV复制，减轻肝细胞炎症坏死及肝纤维化，延缓和减少肝衰竭、肝硬化失代偿、HCC及其他并发症的发生，从而改善生命质量和延长生存时间。抗病毒治疗则是病因治疗的关键，对于肝硬化失代偿期的患者，只要HBsAg阳性者均建议抗病毒治疗。目前已批准上市的两大类抗病毒药物为：核苷（酸）类药物和干扰素α。目前的核苷（酸）类药物的一线药物主要包括恩替卡韦、富马酸替诺福韦酯和富马酸丙酚替诺福韦片。中华医学会《慢性乙型肝炎防治指南》（2019年版）推荐乙肝患者首选强效低耐药恩替卡韦、富马酸替诺福韦酯和富马酸丙酚替诺福韦片进行抗病毒治疗。上述药物各有优劣，需结合患者的实际情况进行选择，无论选择何种药物，服药过程中均需注意以下两大问题：①遵医嘱服药，每天定时服药，不可漏服或擅自停药，否则病毒反弹可引起危及生命的肝衰竭。②定期复查血常规、肝脏生化指标、HBV-DNA定量和HBV两对半定量、肝硬度测定、肝脏超声和甲胎蛋白等，监测抗病毒治疗的疗效、耐药情况和药物不良反应。

（二）并发症的治疗

1. 肝硬化腹水　在开始治疗前应明确腹水的严重程度。临床上根据腹水的量，可分为1级（少量）、2级（中量）和3级（大量）。1级或少量腹水：只有通过超声检查才能发现的腹水，患者一般无腹胀的表现，查体移动性浊音阴性；超声下腹水位于各个间隙，深度＜3cm。2级或中量腹水：患者常有中度腹胀和对称性腹部隆起，查体移动性浊音阴/阳性；超声下腹水淹没肠管，但尚未跨过中腹，深度3～10cm。3级或大量腹水：患者腹胀明显，查体移动性浊音阳性，可有腹部膨隆甚至脐疝形成；超声下腹水占据全腹腔，中腹部被腹水填满，深度＞10cm。

治疗目标：腹水消失或基本控制，改善临床症状，提高生活质量，延长生存时间。

一线治疗：①病因治疗。②合理限盐（4～6g/d）及应用利尿药物（螺内酯和/或呋塞米）。③避免应用肾毒性药物。

二线治疗：①合理应用缩血管活性药物和其他利尿药物，如特利加压素、盐酸米多君及托伐普坦等。②大量放腹水及补充人血白蛋白。③经颈静脉肝内门体静脉分流术（transjugular intrahepatic portosystemic shunt，TIPS）。④停用NSAIDs及扩血管活性药物，如ACEI、ARB等。

三线治疗：①肝移植。②腹水浓缩回输或肾脏替代治疗。③腹腔α-引流泵或腹腔静脉Denver分流（图25-2）。

2. 消化道出血　并非所有肝硬化合并上消化道出血都是食管或胃底静脉曲张破裂出血，消化性溃疡和门静脉高压性胃病也可能导致出血。食管、胃底静脉曲张的诊断依据为食管胃十二指肠镜检查。当内镜显示下列任一情况时，即可诊断食管、胃底静脉曲张破裂出血：①静脉曲张有活动性出血。②静脉曲张上覆"白色乳头"。③静脉曲张上覆血凝块或无其他潜在出血原因的静脉曲张。根据肝硬化分期（代偿期和失代偿期）和门静脉压力梯度对门静脉高压症患者进行危险程度分级（共分为6级），以便对不同等级的患者进行针对性监测、管理和治疗。1级和2级的患者主要围绕病因

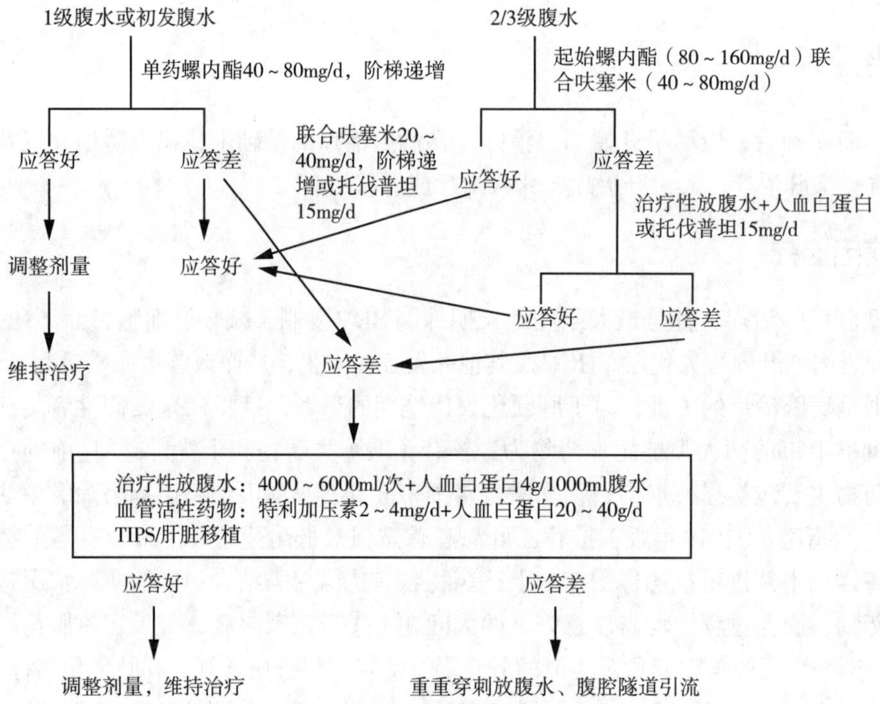

图25-2 肝硬化腹水的治疗流程

治疗、生活和饮食管理；从3级开始，对于轻度及以上食管、胃底静脉曲张的患者采用非选择性β受体阻滞剂（nonselective beta blocker，NSBB）治疗。对于中重度静脉曲张的患者，推荐传统NSBB、卡维地洛或内镜下食管静脉曲张套扎术（endoscopic variceal ligation，EVL）治疗。治疗目标是预防首次出血。对于4级以上的患者，除三腔二囊管压迫止血、内镜治疗和药物治疗急性活动性出血外，建议应用硬化剂注射治疗、介入治疗、手术治疗或上述方法的联合应用（图25-3）。

3. 感染 肝硬化患者可出现多个部位多种病原体的感染，其中最多见的是自发性细菌性腹膜炎。一旦出现发热及中性粒细胞、CRP、PCT升高等感染的征象，应及时进行病原学检查，尽快开始经验性抗感染治疗（腹腔感染多见革兰阴性杆菌）。获得病原学检测及药敏结果后，尽快转化为目标性抗感染治疗。病原学检测结果阴性者，根据其经验性治疗的效果和病情进展情况采取进一步检测或调整用药，同时需注意防治继发真菌感染。

4. 肝性脑病

（1）去除诱因：对于肝硬化肝性脑病患者，感染是最常见的诱发因素，应积极寻找感染源，即使没有明显感染灶，但由于肠道细菌易位、内毒素水平升高，存在潜在的炎症状态，而抗菌药物治疗可减少这种炎症状态。因此，应尽早开始经验性抗菌药物治疗。消化道出血也是肝性脑病的常见诱发因素，出血当天或其后几天，均易诱发肝性脑病；隐匿性消化道出血也可诱发肝性脑病。应尽快止血，并清除胃肠道内积血。过度利尿引起的容量不足性碱中毒和电解质紊乱会诱发肝性脑病。此时应暂停利尿剂、补充液体及白蛋白，纠正电解质紊乱。

（2）调节肠道菌群：核心在于减轻肠道菌过度增殖和菌群移位，继而减低氨的生成和吸收。①缓泻通便：乳果糖、拉克替醇。②抗菌：利福昔明、甲硝唑、万古霉素等。③调节肠道菌群：益生菌、益生元。

（3）调节代谢：门冬氨酸鸟氨酸、精氨酸、谷氨酰胺等。

（4）镇静药物：对于躁狂患者可在除外器质性精神病后酌情使用镇静药物。

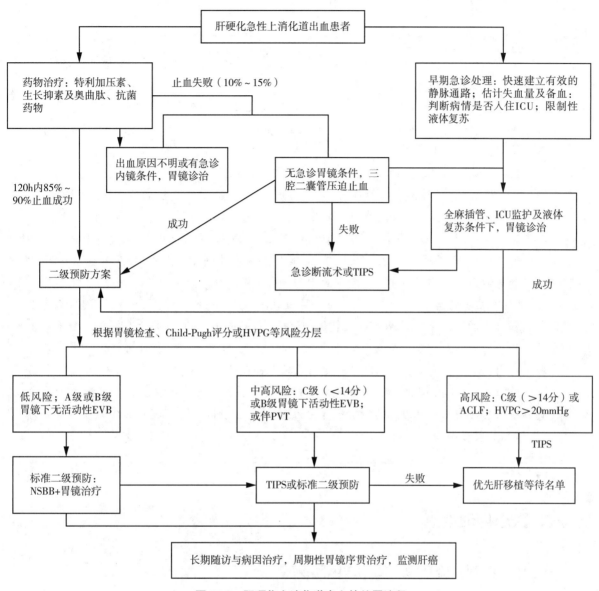

图25-3 肝硬化上消化道出血的处置流程

5. 营养支持治疗 若患者存在下列任一情况时提示存在营养不良，应开始营养支持治疗：①低白蛋白血症（Alb≤35g/L）。②CTP分级B级或C级。③肌肉减少症。④BMI<18.5kg/m²。每日能量摄入30～35kcal/kg，每日蛋白质摄入1.2～1.5g/kg，首选植物蛋白。并发严重肝性脑病时可酌情减少或短时限制口服蛋白质摄入，根据患者耐受情况，逐渐增加蛋白质摄入至目标量。并发肝性脑病者可补充支链氨基酸，失代偿期肝硬化或有营养风险者可补充维生素和微量元素。避免长时间饥饿状态，建议少量多餐，每日4～6餐。

6. 预后 一般使用CTP评分系统对患者1年生存率、2年生存率和分流术后死亡率进行预后评估，或使用MELD评分预测患者3个月内死亡率。

病例治疗方案

1. 病因治疗　富马酸丙酚替诺福韦片每天1次，每次1片（25mg），随食物一起服用，并叮嘱患者不能漏服和擅自停药。

2. 利尿治疗　使用呋塞米20mg iv qd和螺内酯20mg bid po治疗，嘱患者每日上午早餐前测量体重和腹围。因体重和腹围均稳定减少，血压和心率无明显波动，腹胀逐渐好转，考虑利尿剂应答好，维持该剂量治疗。

3. 预防肝性脑病　嘱患者口服乳果糖，每次10ml，在保持大便通畅且不腹泻的情况下每日使用1～3次；予复方嗜酸乳杆菌每天3次，每次2片，餐后口服。患者住院期间意识清醒，无性格改变和睡眠障碍，暂不予抗感染和其他降血氨治疗。

4. 预防消化道出血　予普萘洛尔10mg q8h po，服药期间血压可控制在100～110/60～70mmHg，夜间心率维持在60～70次/分，暂不调整剂量。请介入科医生会诊评估TIPS，与患者沟通手术相关事宜后，患者同意转科行手术治疗。

5. 其他对症支持治疗　入院后予人血白蛋白10mg qd ivgtt补充白蛋白。使用利尿剂后出现低钾，查心电图无异常，嘱患者口服氯化钾缓释片1g bid po，适当多食用香蕉、橙子等富钾食物。因患者腹胀后伴有食欲差、进食量减少的情况，根据患者饮食日记评估可得每日的能量和蛋白摄入不足，建议患者在每日膳食的基础上加服肠内营养剂。

6. 健康宣教　低盐饮食（4～6g/d），鼓励少食多餐，可睡前加餐，将每日摄入量均匀分配到各顿饮食之中。每日理想的能量摄入量为35～40kcal/kg，每日理想的蛋白质摄入量为1.2～1.5g/kg，植物蛋白优于动物蛋白。

六、医患沟通要点

（一）腹腔穿刺引流及腹水超滤浓缩回输

1. 目的与益处　作为肝硬化腹水治疗的二线治疗选择，腹腔穿刺引流不仅是顽固型腹水的有效治疗方法，也是快速、有效缓解患者腹胀的方法。与腹腔穿刺引流结合的腹水超滤浓缩回输技术可将腹水中的有用成分重新输回体内，不仅可以增加单次放腹水的量，也可以减少白蛋白的消耗。

2. 风险与不足　可能存在出血、感染、低血容量、肾损伤及大量放腹水诱发肝性脑病的风险。

（二）TIPS

1. 目的与益处　降低门脉压力，继而减少消化道出血的风险，缓解腹水的产生，改善尿钠排泄。可以作为需要频繁进行腹腔穿刺引流或频繁住院患者（≥3次/月）或肝移植的过渡治疗。

2. 风险与不足　①由于部分血流直接进入体循环，缺少肝脏的解毒作用，容易发生肝性脑病。②肝硬化失代偿期的患者多伴有凝血功能异常，手术所必须的抗凝可能会增加出血的风险，危及患者生命。③支架可能有阻塞的风险，若发生阻塞需再次行介入手术保持支架通畅。

（三）肝移植

1. 目的与益处　肝移植是终末期肝病的唯一治疗手段，通过健康供体提供的肝脏替代失去生理功能的病肝，改善生存质量并延长生存期。

2. 风险与不足　①供体稀缺。②手术费用和术后维持治疗的费用高昂。③排斥反应。④移植后肝炎复发。

临·床·大·练·兵

1. 一名因黑便3天入院的患者查体发现血压偏低和情感淡漠，既往有丙肝病史。血压偏低和情感淡漠的原因可能有哪些？

2. 一名患者有肝硬化和肝癌家族史（具体病因不详），连续3年体检均发现转氨酶水平升高（但GPT和GOT均小于2倍上限）和乙肝核心抗体阳性，门诊查腹部超声和肝脏CT平扫未发现肝占位性病变，也无法明确是否有肝硬化。请问该患者下一步该做哪些检查，是否有肝穿刺活检的必要？

3. 一名肝硬化腹水的患者对利尿剂应答较差，腹水逐渐增多且出现呼吸困难，但此时有血小板减少和凝血功能异常，是否可行腹腔穿刺引流？如何与患者的家属沟通腹腔穿刺引流的益处和风险？

（马燕琼　杨焱垚）

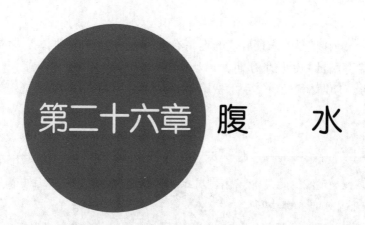

第二十六章 腹 水

腹水是指各种原因导致腹腔内游离液体积聚。生理状态下腹腔中含有100 ～ 200ml液体,当腹腔中液体积聚超过300ml称为腹水。

临床场景 A

消化内科住院部

患者,女性,34岁。因"腹胀、腹围增大2月余"入院。

请你接诊患者。

一、问诊要点

腹水的病因多样,肝硬化门静脉高压引起的腹水约占所有病因的85%,其次是恶性肿瘤、结核性腹膜炎,三种病因共占全部腹水病例的90% ～ 95%。

腹水根据病因分类可分为肝源性腹水、心源性腹水、肾源性腹水、胆/胰源性腹水、感染性腹水、肿瘤性腹水、结缔组织病、血液系统疾病、营养不良、其他病因。

肝源性腹水患者常有乏力、食欲减退、眼黄、尿黄、牙龈出血、肝掌、蜘蛛痣、脾大、腹壁静脉曲张。结核性腹水可有午后低热、盗汗等结核中毒症状。肿瘤性腹水患者可有消瘦、恶病质等肿瘤消耗表现。心源性腹水患者常伴胸闷、心悸、劳力性呼吸困难、夜间阵发性呼吸困难,查体可见下肢水肿,颈静脉曲张。肾病患者可有血尿、蛋白尿、少尿、颜面部水肿等表现。感染性腹水有外伤史,常有腹膜刺激征。若患者有治疗腹水的病史,可根据治疗效果进行判断,恶性腹水通常治疗效果差或腹水增长速度快,利尿剂对心衰患者、肝硬化所致腹水患者效果尚可,抗结核治疗对结核性腹水治疗有效。

(一)现病史

1. **腹水的进展速度** 腹水的进展取决于腹水的病因,发展数日的可以是创伤引起的血性腹水;发展数月的可以是恶性肿瘤;肝硬化所致腹水通常在数周内快速发展。

2. 腹水的伴随症状

（1）腹水原发疾病的伴随症状询问：针对病因的询问，如上述肝源性、结核性、心源性等原因引起腹水各自有原发病相关表现，有助于判断腹水的病因。

（2）腹水症状所致的伴随症状询问：由于液体积聚和腹部压力升高，患者也可能主诉体重增加、呼吸急促、早饱和呼吸困难。

3. 诊治经过及疗效 本次入院前接受的诊断措施和结果；治疗的药物名称、剂量、时间和疗效。

4. 一般情况 精神、睡眠、尿便、体重。

（二）既往史

既往有无冠心病、高血压、肝炎、肺结核、肾脏疾病等，有无长期特殊药物服用史等。

二、查体要点

腹水的体格检查需要兼顾腹水的严重程度，以及查找有助于判断病因的重要阳性体征。

1. 视诊 患者皮肤、巩膜是否黄染，颜面部是否水肿，是否有颈静脉曲张，有无蜘蛛痣、肝掌、腹壁静脉曲张，腹部是否膨隆。

2. 听诊 肠鸣音减弱或正常。

3. 触诊 腹部有无压痛、反跳痛，有无肌紧张，是否可触及肿块，有无柔韧感，肝脾是否大。

4. 叩诊 移动性浊音、液波震颤。

临床场景 B

经过问诊、查体后，患者的病历资料补充如下。

1. 现病史 2个月前无明显诱因自觉腹围增大，伴腹胀，病程中伴乏力，偶伴咳嗽、盗汗，无心悸、胸闷、呼吸困难、腹痛、恶心、呕吐、食欲减退，无尿色加深、血尿、泡沫尿，外院腹部超声提示腹腔大量积液，为进一步诊治收入院。近1月体重下降3kg。

2. 既往史、个人史 既往体健，否认肝炎、结核病史。无烟酒嗜好史。

3. 体格检查 全身皮肤、巩膜无黄染，浅表淋巴结未及肿大，颈静脉无曲张，心肺查体无明显异常。腹膨隆，无腹壁静脉曲张，移动性浊音阳性，腹软，剑突下轻压痛，无反跳痛，肝脾未及肿大，双下肢无水肿。

请为患者完善必要的辅助检查。

三、辅助检查选择

（一）实验室检查

1. 血尿便常规检查 外周血白细胞及血小板减少常见于肝硬化脾功能亢进，白细胞及中性粒细胞计数升高可见于自发性细菌性腹膜炎；大量尿蛋白提示肾病综合征；多次大便隐血强阳性提示消化道肿瘤。

2. 肝肾功能检查、肝炎病毒血清标志物、AFP检查、BNP　BNP升高可见于心衰所致腹水患者，肌酐及尿素氮升高见于肾病患者，肝功能、肝炎病原学及AFP帮助确定是否存在肝脏疾病。

3. T-SPOT　结核分枝杆菌感染的免疫应答反应以细胞免疫为主，结核感染者和既往结核感染者的T细胞受结核抗原刺激致敏，形成活化的效应T细胞。T-SPOT试验是利用结核分枝杆菌特异抗原（ESAT-6，CFP-10），刺激全血中的T细胞，结核感染者及既往感染者血液中的T细胞再次接收到抗原刺激，会迅速形成效应T细胞，并分泌γ干扰素。通过酶联免疫斑点技术，分泌的γ干扰素被预包被在反应孔膜上的特异抗体捕获，可溶的底物溶液加入每个检测孔，在反应部位被酶分解形成不溶性色素沉淀斑点。每一个斑点代表一个分泌γ干扰素的T细胞，计数斑点数量可以获得外周血中结核致敏的T细胞数量。

（二）影像学检查

腹部超声、腹部CT和MRI检查可以明确有无腹水、腹水量及来源，判断腹水的位置，了解腹腔脏器病变，还可测定门静脉直径，并为诊断性腹腔穿刺定位。其中，腹部超声是最常用的影像学检查方法。

（三）腹水检查

腹水检查是明确腹水性质的关键。常用的腹水检查包括腹水常规（外观、比重、细胞总数及分类等）、生化（总蛋白、白蛋白、腺苷脱氨酶、淀粉酶、胆红素等）、肿瘤标志物（CEA等）、细胞学、细菌学（细菌培养、抗酸染色）等。针对腹水需弄清两个问题：①腹水是否感染。②是否存在门静脉高压。首次送检的腹水标本，需针对这两个问题进行检验。

1. 常规和生化　包括腹水细胞计数和分类、腹水总蛋白和白蛋白。若获取的腹水量不足以完成常规和生化的所有检测项目，应先送检细胞计数和分类。

根据外观及常规化验（比重、蛋白质定性及定量、细胞计数和分类），腹水可分为漏出液、渗出液、血性及乳糜性等。①漏出液颜色呈淡黄色，清亮，比重低于1.018，李凡他试验阴性，蛋白质定量＜25g/L，白细胞计数＜100×10⁶/L。②渗出液常浑浊或为脓黏性，比重大于1.018，李凡他试验阳性，蛋白质定量＞30g/L，白细胞计数＞500×10⁶/L。③血性腹水外观呈暗红或淡红，镜下可见大量红细胞，若为穿刺引起的出血，则呈不均匀血性，有血凝块。④乳糜性腹水外观呈乳白浑浊，首先要区别真性与假性乳糜腹水。真性乳糜腹水富含淋巴液，乳糜试验阳性；假性乳糜腹水常因坏死降解的肿瘤或炎症细胞碎片形成，放置后可分层，乳糜试验阴性。

2. 血清-腹水白蛋白梯度（serum-ascites albumin gradient，SAAG）　方法：同时抽血及抽腹水分别检测所含白蛋白量，血清白蛋白浓度减去腹水白蛋白浓度之差即SAAG。SAAG可分为高SAAG（≥11g/L）和低SAAG（＜11g/L），对腹水性质进行分类优于漏出液和渗出液的分类法。SAAG≥11g/L，腹水蛋白＜25g/L，考虑肝硬化门静脉高压性腹水（肝硬化、晚期Budd-Chiari综合征、广泛肝转移）。SAAG＞11g/L，腹水蛋白＞25g/L，考虑心源性门静脉高压性腹水（心功能不全/缩窄性心包炎、早期Budd-Chiari综合征、下腔静脉阻塞、血窦阻塞综合征）。SAAG＜11g/L，基本上可以排除门静脉高压性腹水，应该考虑肿瘤性和结核等引起的腹水。

3. 肿瘤标志物　AFP检测有助于肝癌的诊断，CEA检测有助于胰腺和肠道肿瘤的诊断。

4. 腹水ADA　该项目阳性提示结核性腹膜炎可能，尤其当ADA＞45U/L时有较高的临床意义。

5. 腹水细菌涂片染色、培养和药物敏感性测定　若腹水多形核白细胞计数≥250×10^6/L时提示感染性腹水；腹水可送检涂片革兰染色和抗酸染色，且在使用抗生素前进行腹水需氧和厌氧细菌培养，部分标本可培养出细菌。多种菌阳性提示消化道穿孔可能。

6. 腹水病理细胞检查　有助于肿瘤诊断，如引流较多量腹水在离心后送检敏感性升高。

7. 其他　淀粉酶升高提示胰源性腹水可能，LDH显著升高提示肿瘤可能。

（四）其他检查

视诊断需要选择其他辅助检查，目的是寻找引起腹水的原发病因。对于腹水病因诊断有困难的病例，腹腔镜检查结合直视下活检常可获确诊，特别是对结核性腹膜炎与腹膜转移癌的鉴别诊断、腹腔恶性肿瘤的诊断，以及一些罕见疾病的发现，腹腔镜检查有其独特的价值。

临床场景 C

完善相关检查后，患者的病历资料补充如下。

血、尿、便常规未见异常；血清Alb 37g/L，余肝肾功能、电解质、肿瘤标志物、BNP未见异常；胸部CT未见异常。腹部超声：肝胆脾胰双肾未见明显异常，大量腹水，最深10.3cm。门静脉、肝静脉、下腔静脉超声：未见明显异常。腹部、盆腔CT平扫：腹膜略增厚，腹水、盆腔积液。ANA、ANCA未见异常，T-SPOT阳性。

腹水常规：外观呈黄色浑浊；李凡他试验（＋）；比重1.038；细胞总数1830/mm^3；有核细胞数906/mm^3，单核细胞94%，多核细胞6%。腹水生化：Alb 35g/L，LDH 270IU/L，ADA 56U/L。血生化：Alb 41g/L，LDH 141IU/L。3次腹水浓缩查结核杆菌（－）。腹水细胞学：腹水中见大量淋巴细胞，异形淋巴细胞易见，吞噬细胞多见，偶见双核细胞。

胃镜：慢性非萎缩性胃炎。肠镜：阑尾开口周围可见散在片状充血斑点，余肠道黏膜光滑无异常。

请完善患者的诊断并给予治疗。

四、诊断流程

1. 确认腹水。
2. 进行腹腔穿刺，计算SAGG。
3. 根据SAGG完善相关检查（图26-1）。

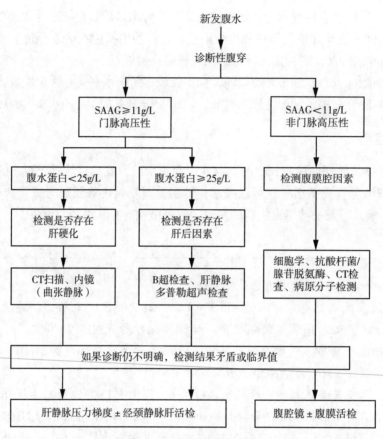

图26-1　腹水的诊断流程

病例诊断分析

　　该患者为中年女性，主因"腹胀、腹围增大2月余"就诊。完善相关检验检查，现腹水存在；经计算，患者SAAG＜11g/L，考虑非门脉高压性腹水，其肾功能、尿常规、自身免疫指标、肿瘤标志物、脱落细胞学未见异常，病程中有低热、盗汗的表现，T-SPOT阳性，腹膜略增厚，腹水化验单核比例94%，腹水ADA、LDH明显升高。综上，患者结核性腹水可能性大，但3次腹水浓缩查结核分枝杆菌、痰查抗酸杆菌皆为阴性。由此，下一步可选择诊断性抗结核治疗或行腹腔镜探查。

　　充分与患者及其家属沟通后，患者同意腹腔镜探查，不考虑诊断性抗结核治疗。经全麻下行腹腔镜探查术，腹壁取腹膜组织送病理，腹膜病理：（腹膜）上皮样肉芽肿性炎，可见干酪样坏死及多核巨细胞，抗酸染色可见结核分枝杆菌，结核杆菌基因检测阳性。诊断结核性腹膜炎。

五、治疗

（一）治疗原则

坚持早期、联合、全程规范化抗结核药物治疗及加强全身性支持疗法，以达到彻底治愈、避免复发及防止并发症为目的。

（二）加强支持治疗

卧床休息为主，摄食高蛋白、高热量、高维生素及易消化的饮食，每日补充新鲜水果、鲜奶，需要时静脉输液，定期注射白蛋白等。

（三）抗结核治疗

抗结核药物见表26-1。

表26-1 抗结核药物

药物	机制	不良反应
异烟肼	抑制DNA与细胞壁的合成	周围神经炎
利福平	抑制mRNA合成	肝损害
吡嗪酰胺	吡嗪酰酸抑菌	高尿酸血症
乙胺丁醇	RNA合成	球后视神经炎
链霉素	抑制蛋白合成	耳毒性、肾毒性和前庭损害

病例治疗方案

予异烟肼0.3g，每日1次；利福平0.45g，每日1次；吡嗪酰胺1.0g，每日2次；乙胺丁醇0.75g，每日2次。同时给营养支持治疗，开始抗结核治疗1周，服药期间无不适症状，予以带药出院，治疗4周时，复诊患者腹胀症状已明显缓解，可以正常工作和生活。治疗3个月后，复查腹部超声提示腹水消失。

六、医患沟通要点

（一）腹腔探查

1. 目的与益处　可帮助取材送检，对诊断帮助较大。
2. 风险与不足　①手术风险（麻醉意外，感染，出血，脏器损伤等）。②取材可能无法获得明确结果。③创伤较大，术后可能需要进入ICU。④费用高昂。⑤术后并发症。

（二）诊断学抗结核治疗

1. 目的与益处　经治疗后可能效果明显，帮助诊断。

2. 风险与不足　①抗结核药物相关副作用。②抗结核治疗时间久，其间可能出现病情变化。③过敏反应。④肝肾功能损伤。

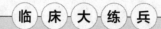

1. 什么是SAAG？ SAAG对腹水病因诊断有何意义？

2. 结核性腹膜炎常用的治疗方案？

3. 若口服抗结核药物后患者症状仍未见明显缓解，该如何考虑诊断，下一步该进行何种处理？

（于晓义）

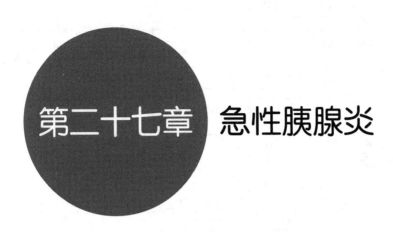

第二十七章 急性胰腺炎

急性胰腺炎（acute pancreatitis，AP）是指多种病因引起的胰酶激活，继以胰腺局部炎症反应为主要特征，伴或不伴有其他器官功能改变的疾病。

临床场景 A

消化内科住院部

患者，男性，45岁。因"持续性上腹痛1天"入院。生命体征：T 36.5℃，P 110次/分，R 25次/分，BP 136/92mmHg。

请你接诊患者。

一、问诊要点

（一）现病史

1. 诱因　有无大量饮酒、暴饮暴食、油腻饮食、外伤、胃肠道手术、体力活动等。

2. 主要症状的特点　腹痛的部位、性质、频率、持续时间、加重缓解因素、有无转移性疼痛、有无放射痛；腹痛与进食、排便、体位、活动的关系。

3. 伴随症状的特点　腹痛病因较多，机制复杂，可涉及腹腔内脏器疾病、腹腔外脏器疾病及全身性疾病。病史询问过程中需多系统问诊，详细询问伴随症状。本章主要讲述急性腹痛诊断思路（图27-1）。

4. 诊治经过及疗效　本次入院前接受的诊断措施和结果；治疗的药物名称、剂量、时间和疗效。

5. 一般情况　精神、睡眠、尿便、体重。

（二）既往史

既往有无心肺疾病、高脂血症、胆道疾病等病史，有无长期特殊药物服用史等。

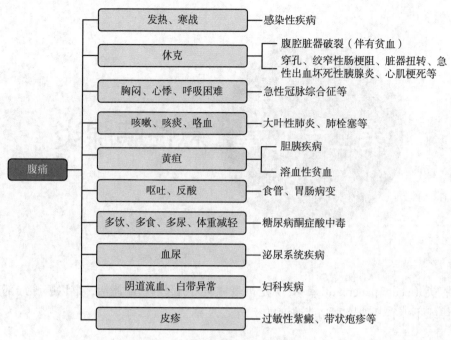

图27-1 常见急性腹痛伴随症状思维导图

二、查体要点

急性腹痛涉及多系统疾病，需要进行全面体格检查初步判断腹痛的定位、定性，并判断病情严重程度（图27-2）。

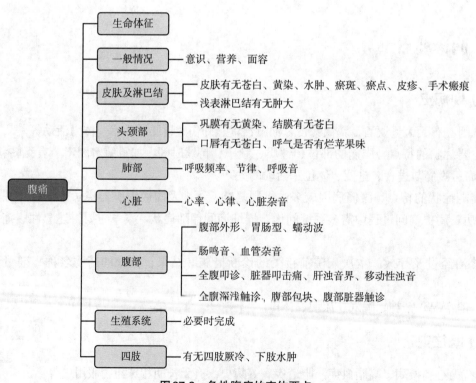

图27-2 急性腹痛的查体要点

经过问诊、查体后，患者的病历资料补充如下。

1. **现病史** 患者1天前进食高脂餐后出现中上腹部疼痛，呈持续性胀痛，程度可耐受，放射至左侧腰背部，进食后疼痛明显加重，无发热、恶心、呕吐、反酸、腹泻，无呼吸困难、咳嗽、咳痰，无胸闷、心悸、胸痛，无血尿、尿急、尿痛等不适。起病以来，精神、睡眠、食欲欠佳，小便正常，大便未解，体重无明显改变。

2. **既往史** 高血脂5年余，未规律治疗，余既往史无特殊。

3. **查体** T 36.5℃，P 108次/分，R 26次/分，BP 102/62mmHg，BMI 28kg/m²。神志清楚，语言流利，营养良好，急性面容。巩膜无黄染，浅表淋巴结无肿大。双肺呼吸音清，未闻及干湿啰音。HR 108次/分，律齐，未闻及杂音。腹部膨隆，上腹部压痛，反跳痛，肝脾肋下未触及，墨菲征阴性，肝浊音界存在，移动性浊音阴性，肠鸣音1次/分。双下肢无水肿。

请为患者完善必要的辅助检查。

三、辅助检查选择

（一）实验室检查

可完善血常规、尿常规、便常规＋隐血、肝肾功能、电解质、血糖、血脂、凝血功能、心肌酶谱、淀粉酶、脂肪酶、C反应蛋白等相关检查，对于育龄期女性下腹痛，需完善血/尿HCG检测。

（二）影像学检查

1. **腹部CT** 典型的CT表现是诊断急性胰腺炎的重要依据，但发病初始的影像学特征不能反映疾病的严重程度。CT增强扫描可准确反映是否存在胰腺坏死及其范围，并判断胰腺外并发症是否存在。通常建议起病5～7天后进行。改良CT严重指数有助于评估急性胰腺炎的严重程度（表27-1）。

2. **腹部MRI** MRI检查适用于碘对比剂过敏、肾功能不全、年轻或妊娠患者，检查胰腺水肿的敏感度优于CT，亦可用于判断是否存在局部并发症，但对诊断积聚液体中气泡的敏感度较低。

3. **腹部超声** 可疑胆源性急性胰腺炎的患者，应在入院时或发病48小时内行超声检查，以明确是否存在胆道系统结石。

4. **其他** 磁共振胰胆管成像（magnetic resonance cholangiopancreatography，MRCP）或超声内镜（endoscopic ultrasonography，EUS）检查有助于发现隐匿性胆道系统结石。

表27-1 改良CT严重指数的评分标准

特征	评分/分
胰腺炎性反应	
正常胰腺	0
胰腺和/或胰周炎性改变	2
单发或多个积液区或胰周脂肪坏死	4

续 表

特征	评分/分
胰腺坏死	
无胰腺坏死	0
坏死范围≤30%	2
坏死范围＞30%	4
胰外并发症，包括胸腔积液、腹水、血管或胃肠道受累等	2

注：改良CT严重指数评分为炎性反应、坏死与胰外并发症评分之和。

临床场景 C

完善相关检查后，患者的病历资料补充如下。

1. 血常规　WBC 19×10^9/L，NEUT% 96%，Hb 136/L，HCT 29.5%。

2. 血生化　GPT 87U/L，GOT 210U/L，Alb 27g/L，BUN 4.7mmol/L，SCr 42.7μmol/L，Ca^{2+} 1.32mmol/L，K^+ 3.05mmol/L，Na^+ 128mmol/L，Cl^- 99mmol/L，Glu 15.6mmol/L，TC 14mmol/L，TG 9.1mmol/L，LDL-C 4.6mmol/L，HDL-C 0.3mmol/L。

3. 感染相关蛋白　CRP＞200mg/L，PCT 7.1ng/ml。

4. 血气分析　pH 7.31，PCO_2 37mmHg，PO_2 84.9mmHg，HCO_3^- 16.9mmol/L，BE −7.1mmol/L，AG 24.0mmol/L。

5. 腹部CT　胰腺体积明显增大，密度不均，胰周脂肪间隙模糊，部分包裹及包裹性坏死，周围液性渗出，腹盆腔大量积液，符合重症胰腺炎并腹膜炎征象，胆囊增大，建议结合超声。

6. 腹部超声　胆囊腔未见异常密度影，脾、双肾、双肾上腺的大小、形态、结构未见明显异常。

请完善患者的诊断并给予治疗。

四、诊断流程

（一）急性胰腺炎的诊断

急性胰腺炎的诊断标准包括3项：①上腹部持续性疼痛。②血清淀粉酶和/或脂肪酶浓度至少高于正常上限值3倍。③腹部影像学检查结果显示符合急性胰腺炎影像学改变。上述3项标准中符合2项即可诊断为急性胰腺炎。

（二）急性胰腺炎的分期

急性胰腺炎的病程可分为早期（发病时间≤2周）和后期（发病时间＞2周），分别对应病程中的两个死亡高峰，两个阶段的病情可能有重叠。早期指发病至发病后2周，其特点为出现全身炎性反应综合征（systemic inflammatory response syndrome，SIRS）及器官功能障碍。虽然急性胰腺炎早期阶段可出现局部并发症，但此时的局部并发症不是疾病严重程度的主要决定因素。后期指发病2周后，其特点为可能持续存在的SIRS、器官功能障碍和局部并发症。在病程的后期，持续存在的SIRS和器官功能障碍是病情严重程度的重要决定因素。此外，局部并发症特别是感染性并发症亦会影响患者预后。

（三）急性胰腺炎的分类诊断

急性胰腺炎的分类诊断，即急性胰腺炎患者病情分级。按照最新的《中国急性胰腺炎诊治指南（2021）》，根据在48小时内是否发生器官功能衰竭及持续情况，急性胰腺炎被分为轻症急性胰腺炎（mild acute pancreatitis，MAP）、中度重症急性胰腺炎（moderately severe acute pancreatitis，MSAP）和重症急性胰腺炎（severe acute pancreatitis，SAP），其分类标准是以"就诊48小时内是否存在器官功能衰竭"进行判别（表27-2）。

表27-2 中国急性胰腺炎的分类诊断及预后

分类诊断	特征	预后
轻症急性胰腺炎	具备急性胰腺炎表现和生化变化，不伴有局部或全身并发症	通常在1～2周内就可恢复，病死率极低
中度重症急性胰腺炎	具备急性胰腺炎表现和生化变化，伴有一过性器官功能衰竭（48小时内可以恢复）和/或局部并发症	早期病死率低，如坏死组织合并感染，病死率升高
重症急性胰腺炎	具备急性胰腺炎表现和生化变化，伴有持续（＞48小时）器官功能衰竭	病死率高，如合并感染，病死率极高

（四）急性胰腺炎的并发症

急性胰腺炎可引起全身或局部并发症。全身并发症主要有SIRS、脓毒症、多器官功能障碍综合征（multiple organ dysfunction syndrome，MODS）、腹腔高压及腹腔间隔室综合征（abdominal compartment syndrome，ACS）。局部并发症主要与胰腺和胰周液体积聚、组织坏死有关，包括早期（发病时间≤4周）的急性胰周液体积聚、急性坏死物积聚（acute necrotic collection，ANC），以及后期（发病时间＞4周）的胰腺假性囊肿（pancreatic pseudocyst，PP）、包裹性坏死（walled-off necrosis，WON）。以上局部并发症又分为无菌性和感染性两种类型。其他并发症还包括消化道出血、腹腔出血、胆管梗阻、肠梗阻、肠瘘等。

病例诊断分析

临床上完整的AP诊断应包括疾病诊断、病因诊断、分级诊断、并发症诊断，临床上应注意一部分AP患者从MAP转化为SAP的可能。因此，必须对病情进行动态观察。

本病例诊断：重症急性胰腺炎，高甘油三酯血症

胰腺包裹性坏死

全身炎症反应综合征

五、治疗

急性胰腺炎特别是伴多种并发症的SAP的治疗，是涉及外科、消化内科、急诊科、重症医学科、感染科、介入科、营养科、康复科等多个学科的复杂问题，应采用多学科综合诊疗（multidisciplinary team，MDT）模式。

（一）早期治疗

急性胰腺炎的早期治疗主要包括液体治疗、镇痛与营养支持，以及针对病因和早期并发症的治疗。

1. 急性胰腺炎的液体治疗　早期液体治疗可改善组织灌注，须在诊断急性胰腺炎后即刻进行。对于SAP，可采用目标导向的治疗模式，应反复评估血流动力学状态以指导液体滴注。液体治疗首选乳酸林格液、生理盐水等晶体液。开始时，推荐以 $5 \sim 10ml/(kg \cdot h)$ 的速度进行液体治疗，过程中应警惕液体负荷过重导致的组织水肿及器官功能障碍。目前，液体治疗成功的指标尚未统一，可参考早期目标导向治疗的复苏目标，包括尿量 $> 0.5ml/(kg \cdot h)$、平均动脉压 $> 65mmHg$（$1mmHg = 0.133kPa$）、中心静脉压 $8 \sim 12mmHg$、中心静脉血氧饱和度 $\geqslant 70\%$。另外，动脉血乳酸、血清尿素氮水平及血细胞比容下降亦提示复苏有效。对持续存在低血压的急性胰腺炎患者，可在液体复苏过程中或之后给予去甲肾上腺素提升血压。

2. 急诊经内镜逆行胆胰管成像（endoscopic retrograde cholangiopancreatography，ERCP）治疗指征与时机　胆道系统结石是急性胰腺炎的常见病因。多年来，急诊ERCP治疗是否有助于缓解胆源性急性胰腺炎存在争议。目前，不推荐对预测为轻症的急性胰腺炎患者行急诊ERCP治疗。APEC研究结果证实，急诊ERCP亦无助于缓解预测为SAP患者的病情。目前认为，急诊ERCP仅适用于胆源性胰腺炎合并胆管炎患者，且应在患者入院24小时内完成。对于存在持续性胆管梗阻的患者亦可考虑ERCP治疗，手术时机可放宽至入院后72小时内。

3. 急性胰腺炎的镇痛治疗　疼痛是急性胰腺炎的主要症状，缓解疼痛是临床重要的治疗目标。明显疼痛的急性胰腺炎患者应在入院24小时内接受镇痛治疗。阿片类药物和非甾体抗炎药等均曾用于急性胰腺炎患者的镇痛治疗，但各种镇痛药物用于治疗急性胰腺炎有效性和安全性的证据有限，目前鲜见针对急性胰腺炎镇痛治疗的共识和指南。有研究发现，对于非气管插管患者，盐酸二氢吗啡酮的镇痛效果优于吗啡和芬太尼。对于需要长期大剂量阿片类药物治疗的SAP和CAP患者，可考虑使用硬膜外镇痛。另有研究发现，ICU内接受硬膜外镇痛治疗的急性胰腺炎患者的30天内病死率更低。目前推荐对急性胰腺炎患者按照围手术期急性疼痛治疗方式（全身给药与局部给药联合，患者自控镇痛与多模式镇痛联合）进行镇痛治疗。

4. 急性胰腺炎的营养支持治疗　有研究显示，相较于肠外营养，肠内营养对于不同严重程度的急性胰腺炎患者是安全、可耐受的，可降低感染性并发症、多器官功能障碍的发生率和病死率。

5. 高脂血症性急性胰腺炎的早期治疗　与其他原因引起的急性胰腺炎相比，高脂血症性急性胰腺炎的临床表现更严重。急性胰腺炎合并静脉乳糜状血或血甘油三酯 $> 11.3mmol/L$ 可明确诊断为高脂血症性急性胰腺炎。除急性胰腺炎的常规治疗外，针对高脂血症性急性胰腺炎的早期治疗应包括禁食水 $\geqslant 24$ 小时后的饮食调节，使用降血脂药物及其他辅助降脂手段（小剂量低分子量肝素、胰岛素、血脂吸附和/或血浆置换）控制血脂。目前，推荐尽快将甘油三酯水平降至 $< 5.65mmol/L$。

6. ACS的早期处理　SAP患者可合并ACS，当腹内压 $> 20mmHg$ 时，常伴有新发器官功能障碍，是急性胰腺炎患者死亡的重要原因之一。ACS的治疗原则是：及时采用有效的措施降低腹内压，包括增加腹壁顺应性，如使用镇痛药、镇静药、肌松药等；清除胃肠内容物，如采用胃肠减压、灌肠、使用促胃肠动力药等方式；避免过量液体滴注，并引流腹腔或腹膜后积液等，如经皮穿刺引流。不建议在急性胰腺炎早期将ACS作为开腹手术的指征。

7. 预防性使用抗菌药物 在急性胰腺炎的治疗中，预防性使用抗菌药物一直存在争议。研究结果显示，预防性使用抗菌药物不能降低胰周或胰腺感染的发生率，反而可能增加多重耐药菌及真菌感染风险。因此，对于无感染证据的急性胰腺炎，不推荐预防性使用抗菌药物。对于可疑或确诊的胰腺（胰周）或胰外感染（如胆道系统、肺部、泌尿系统、导管相关感染等）的患者，可经验性使用抗菌药物，并尽快进行体液培养，根据细菌培养和药物敏感试验结果调整抗菌药物。

8. 急性胰腺炎的药物治疗 现阶段仍缺乏针对急性胰腺炎的特异性药物。有关蛋白酶抑制剂及胰酶抑制剂，如生长抑素及其类似物在急性胰腺炎中的治疗价值尚缺乏高质量的临床证据。中药（大黄、芒硝及复方制剂，如清胰汤、大承气汤等）有助于促进患者胃肠道功能恢复，减轻腹痛、腹胀症状，可选择使用。

（二）后期治疗

急性胰腺炎的后期治疗主要针对其各种局部并发症。在此阶段，患者仍可能存在器官功能障碍。持续的器官功能障碍是患者预后不佳的独立危险因素，显著增加外科处理风险。急性胰腺炎的后期并发症主要包括胰腺假性囊肿、包裹性坏死、出血、消化道瘘等。对无症状的胰腺假性囊肿及包裹性坏死，无须采取处理措施，而包裹性坏死合并感染是外科处理的主要对象。

病例治疗方案

1. 密切监测患者的生命体征及腹部症状体征，尤其是肠鸣音的变化；记录出入量；监测血尿便常规、肝肾功能、电解质、血糖、血气分析、感染指标。

2. 患者腹胀明显，禁食的同时进行胃肠减压。

3. 大量补液6000～7000ml/d。

4. H_2受体阻滞剂或质子泵抑制剂 抑制胃酸保护胃黏膜及减少胰腺分泌，如奥美拉唑。

5. 生长抑素及其类似物 奥曲肽持续泵入。

6. 乌司他丁 为一种蛋白酶抑制剂，可抑制胰蛋白酶等各种胰酶，还可稳定溶酶体膜、抑制溶酶体酶释放、抑制心肌抑制因子产生和炎症介质释放。用法：30万U/d，若考虑SAP，应提高乌司他丁的用量至60万U/d，以达到平衡炎症因子、改善预后的作用。

7. 针对全身炎症反应 地塞米松。

8. 抗生素 头孢哌酮舒巴坦钠3g q8h ivgtt。

六、医患沟通要点

（一）健康宣教

急性胰腺炎住院期间前期应绝对卧床休息，禁饮禁食，减轻胰腺的负担，促进胰腺组织修复。

逐步恢复及出院后应养成规律进食习惯，避免暴饮暴食，应从少量低脂、低糖饮食开始逐渐恢复正常饮食，应避免刺激性强、产气多、高脂肪和高蛋白食物，戒烟酒，防止复发。有胆道相关疾病的患者应积极治疗胆道疾病，避免此病的复发。出院后要定期复查、随访，如出现急性胰腺炎类似症状时，及时就诊。

（二）ERCP

1. 目的与益处　可帮助明确是否有胆源性病因，同时予以处理；需要强调的是由于CT、超声内镜和MRCP的进步，单纯诊断性的ERCP很少应用，除非临床上高度怀疑胆道疾病并且确实需要ERCP协助诊断、处理时才考虑应用。

2. 风险与不足　①手术风险（麻醉意外，感染，出血，脏器损伤等）。②碘对比剂过敏。③创伤较大，术后可能并发医源性胰腺炎、出血、感染、消化道穿孔等相关并发症，加重病情。④费用较高。

3. 沟通内容　手术必要性、手术时间选择、手术后相关并发症、术后疗效及长期预后、手术费用等。

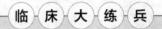

临 床 大 练 兵

1. 急性胰腺炎患者，但相关抽血指标提示淀粉酶、脂肪酶在正常范围内，如何考虑？

2. 急性胰腺炎患者，查体移动性浊音阳性，尿量少，诊断如何考虑，如何处理？

3. 急性胰腺炎患者，查房诉饥饿感明显，如何评估病情，肠内营养支持的时机如何把握？

（陈紫红）

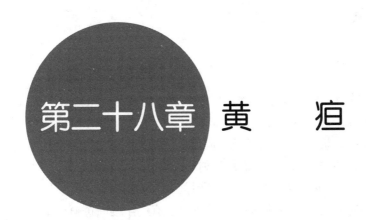

第二十八章 黄 疸

正常血清总胆红素为 1.7～17.1μmol/L（0.1～1mg/dl）。胆红素在 17.1～34.2μmol/L（1～2mg/dl），称为隐形黄疸，超 34.2μmol/L（2mg/dl）时出现临床可见黄疸。黄疸（jaundice）是指由于血浆胆红素浓度升高（＞34.1μmol/L 或＞2mg/dl）沉积于组织中，引起巩膜、皮肤、黏膜及其他组织和体液发生黄染的现象。

正常血液循环中衰老的红细胞经单核-巨噬细胞破坏，降解为血红蛋白，血红蛋白在组织蛋白酶的作用下形成血红素和珠蛋白，血红素在催化酶的作用下转变为胆绿素，后者再经还原酶还原为胆红素，占总胆红素来源的 80%～85%。另外，还有少量胆红素来源于骨髓幼稚红细胞的血红蛋白和肝内含有亚铁血红素的蛋白质，占总胆红素的 15%～20%。上述形成的胆红素称为游离胆红素或非结合胆红素（间接胆红素），与血清白蛋白结合而输送，不溶于水，不能从肾小球滤出，故尿液中不出现间接胆红素。间接胆红素通过血液循环运输至肝脏，与白蛋白分离后被肝细胞摄取，在肝细胞内与 Y、Z 两种载体蛋白结合，并被运输至肝细胞光面内质网的微粒体部分，经葡萄糖醛酸转移酶的催化作用与葡萄糖醛酸结合，形成胆红素葡萄糖醛酸酯，又称结合胆红素（直接胆红素）。直接胆红素为水溶性，可通过肾小球滤过从尿中排出。

直接胆红素从肝细胞经胆管排入肠道后，在回肠末端及结肠经细菌酶的分解与还原作用，形成尿胆原。尿胆原大部分从粪便排出，称为粪胆原。小部分（10%～20%）经肠道吸收，通过门静脉血回到肝内，其中大部分再转变为直接胆红素，又随胆汁排入肠内，形成胆红素的肠肝循环。被吸收回肝的小部分尿胆原经体循环由肾排出体外。

临床场景 A

消化内科住院部
患者，60岁，女性。因"皮肤、巩膜黄染8月余，加重伴皮肤瘙痒1个月"入院。
请你接诊患者。

一、问诊要点

（一）现病史

1. 判断是否为黄疸　应排除摄入过量胡萝卜素（胡萝卜、柑橘等）或大剂量米帕林引起的皮肤、黏膜黄染，即临床上所谓的假性黄疸。

2. 诱因　有无中草药用药史、特殊药物服用史、肝炎病毒史、不洁饮食史、寄生虫接触史、有毒有害物品接触史、饮酒史、输血及血制品注射史。

3. 主要症状的特点　起病缓急、黄疸持续时间及波动情况。

4. 伴随症状的特点　详细的伴随症状（图28-1）有助于判断黄疸类型。

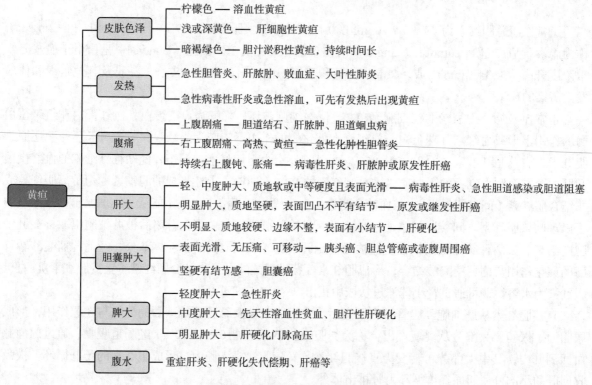

图28-1　常见黄疸伴随症状思维导图

5. 诊治经过及疗效　本次入院前接受的诊疗措施及效果；相关检查、诊断结果，治疗药物名称、剂量、时间、疗效。

6. 一般情况　食欲、精神、睡眠、尿便情况（颜色、量）、体重变化。

（二）既往史

既往有无胆结石、胆道手术史、胆道蛔虫病、肝病史、特殊药物长期服用史、家族类似疾病史等。

二、查体要点

黄疸的体格检查需要兼顾病情严重程度的判断及病因诊断（图28-2）。

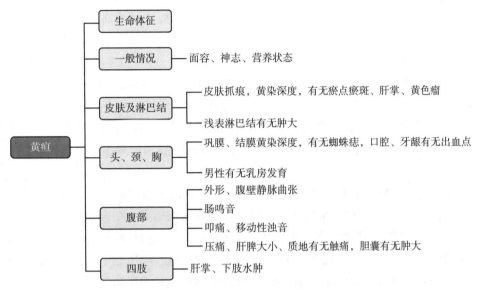

图28-2 黄疸的体格检查要点

临床场景 B

经过问诊、查体后，患者的病历资料补充如下。

1. 现病史 8个多月前患者无明显诱因开始出现皮肤、巩膜黄染，伴尿色加深，未予诊治。1个月前皮肤、巩膜黄染加重，伴全身皮肤瘙痒，不伴发热、腹痛、恶心、呕吐，尿如浓茶，大便正常。多次就诊于当地医院，肝功能提示ALP、GGT、胆红素明显升高，以直接胆红素为主。中西药保肝治疗多次，效果欠佳。

2. 查体 T 36.4℃，P 78次/分，R 18次/分，BP 105/72mmHg。神志清楚，语言流利。营养良好。全身皮肤、巩膜轻度黄染，未见瘀点、瘀斑，双侧上眼睑可见黄色素瘤，无肝掌、蜘蛛痣，全身浅表淋巴结无肿大。双肺呼吸音清。HR 78次/分，律齐，未闻及杂音。腹平软，肝肋下约4cm，质韧，无触痛，脾肋下约3cm，质韧，无触痛，肝区、脾区叩痛（＋），移动性浊音阴性，肠鸣音3次/分。双下肢无水肿。

请为患者完善必要的辅助检查。

三、辅助检查选择

（一）实验室检查

1. 黄疸类型判断 肝肾功能、血尿便常规。

（1）按病因和发病机制：可分为溶血性黄疸、肝细胞性黄疸、胆汁淤积性黄疸和先天性非溶血性黄疸。临床上以前三类为常见，特别是肝细胞性黄疸和胆汁淤积性黄疸。

1）溶血性黄疸：凡能引起溶血的疾病都可引发溶血性黄疸。常见病因有：①先天性溶血性贫血，如海洋性贫血、遗传性球形红细胞增多症。②后天性获得性溶血性贫血，如自身免疫性溶血性贫血、新生儿溶血、不同血型输血后的溶血，以及蚕豆病、伯氨喹、蛇毒、毒蕈、阵发性睡眠性血红蛋白尿等引起的溶血。由于大量红细胞被破坏，形成大量的间接胆红素，超过肝细胞的摄取、结合与排泌能力。溶血性黄疸一般皮肤黏膜呈浅柠檬色，不伴皮肤瘙痒。急性溶血时可有发热、寒战、头痛、呕吐、腰痛，并有不同程度的贫血和血红蛋白尿（尿呈酱油色或茶色），严重者可有急性肾衰竭；慢性溶血多为先天性，除伴贫血外尚有脾大。实验室检查以血清间接胆红素增多为主，直接胆红素基本正常。由于血中间接胆红素增多，故直接胆红素形成也代偿性增加，从胆道排至肠道也增多，致尿胆原增多，粪胆原随少增多，粪色加深。急性溶血性黄疸尿中有血红蛋白排出，隐血试验阳性。血液检查除贫血外尚有网织红细胞增多、骨髓红细胞系列增生旺盛等。

2）肝细胞性黄疸：肝细胞性黄疸由各种致肝细胞损伤的因素引起，如肝硬化、肝炎、钩端螺旋体病、败血症等。由于肝细胞严重损伤致肝细胞对胆红素的摄取、结合功能降低，因而血中的间接胆红素增多。而未受损的肝细胞仍能将部分间接胆红素转变为直接胆红素。直接胆红素部分仍经毛细胆管从胆道排出，另一部分由于肿胀的肝细胞及炎性细胞浸润压迫毛细胆管和胆小管，或因胆栓的阻塞使胆汁排泄受阻而反流入血液循环中，致血中直接胆红素亦增加而出现黄疸。肝细胞性黄疸皮肤、黏膜浅黄至深黄色，可伴有轻度皮肤瘙痒，其他为肝脏原发病的表现，如疲乏、食欲减退、严重者可有出血倾向、腹水、昏迷等。实验室检查血清中直接胆红素与间接胆红素均增加。黄疸型肝炎时，直接胆红素增多幅度多高于间接胆红素。尿中胆红素定性试验阳性，而尿胆原可因肝功能障碍而升高。此外，血液生化检查有不同程度的肝功能损害。

3）胆汁淤积性黄疸：可分为肝内性和肝外性。肝内性又可分为肝内阻塞型和肝内胆汁淤积型。前者见于肝内泥沙样结石、癌栓、寄生虫病。后者见于病毒性肝炎、药物性胆汁淤积（如氯丙嗪、避孕药等）、原发性胆汁性胆管炎、妊娠期肝内胆汁淤积症等。肝外性胆汁淤积可由胆总管结石、狭窄、炎性水肿、肿瘤及蛔虫等阻塞所引起。由于胆道阻塞，阻塞上方胆管内压力升高，胆管扩张，致小胆管与毛细胆管破裂，胆汁中的胆红素反流入血。此外，肝内胆汁淤积有些并非由机械因素引起，而是由胆汁分泌功能障碍、毛细胆管通透性增加、胆汁浓缩而流量减少，导致胆道内胆盐沉淀与胆栓形成。

胆汁淤积性黄疸一般皮肤黏膜呈暗黄色，胆道完全阻塞者颜色呈深黄色，甚至呈黄绿色，并有皮肤瘙痒及心动过缓、尿色深、粪便颜色变浅或呈白陶土色。实验室检查以血清直接胆红素增多为主，尿胆红素试验阳性。因肠肝循环途径被阻断，故尿胆原及粪胆原减少或缺如。血清碱性磷酸酶及总胆固醇升高。

4）先天性非溶血性黄疸：肝细胞对胆红素的摄取、结合和排泄缺陷所致的黄疸，临床较少见。有4种类型：吉尔伯特（Gilbert）综合征、杜宾－约翰逊（Dubin-Johnson）综合征、克里格勒－纳贾尔（Crigler-Najjar）综合征、罗托（Rotor）综合征。

综上所述，黄疸可根据血生化及尿常规检查作出初步分类，再根据临床表现及辅助检查确定病因和性质。

（2）按胆红素性质分类：以间接胆红素升高为主的黄疸、以直接胆红素升高为主的黄疸、混合型高胆红素血症。

（1）间接胆红素升高

产生过多：溶血（多＜85.5μmol/L）、无效造血、血肿吸收、肺栓塞。

结合障碍：甲亢、药物（利福平）、吉尔伯特综合征（多大于102.6μmol/L）、克里格勒-纳贾尔综合征。

（2）直接胆红素升高：罗托综合征、杜宾-约翰逊综合征和胆管转运蛋白缺陷。

2. 黄疸病因判断　肝炎病毒学、自身免疫性肝炎全套、免疫球蛋白、ANA、ANCA、EB、CMV。

3. 基础情况评估　电解质、血脂、凝血功能、肿瘤标志物、心肌酶谱等。

4. 人工肝、输血前准备　肝炎病毒学＋HIV＋梅毒、血型鉴定、交叉配血。

（二）影像学检查

1. 腹部超声　评估肝胆胰情况（首选）。

2. 腹部CT/MRI　有助于肝胆胰疾病、肿瘤性疾病所致黄疸的诊断，若胆道有扩张或局灶性病变则提示肝外胆汁淤积，应行MRCP、ERCP或EUS进一步检查。

（三）活检

必要时行骨髓穿刺活检、肝穿刺活检。

临床场景 C

完善相关检查后，患者的病历资料补充如下。

1. 血生化　GPT 172IU/L，GOT 123IU/L，GGT 108IU/L，ALP 288IU/L，TBil 185μmol/L，DBil 97μmol/L，IBil 58μmol/L。

2. 肝炎病毒学　阴性。

3. 自身免疫性肝炎　AMA-M2阴性；SSA阴性；IgG、IgA正常，IgM明显升高。

4. 腹部超声　肝脏表面不光滑、肝实质颗粒样，门静脉增宽，脾脏增厚，门脉血流正常。

5. MRCP　未见明显胰胆管病变。

6. 肝穿刺活检　非化脓性破坏性胆管炎。

请完善患者诊断并给予治疗。

四、诊断流程

1. 确认黄疸。

2. 明确黄疸类型。

3. 寻找黄疸原因（图28-3）。

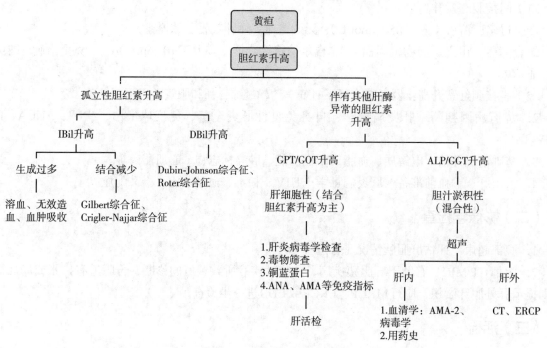

图28-3　黄疸病因思维导图

病例诊断分析

　　1. 该患者为中年女性，慢性病程。临床表现以皮肤、巩膜黄染为主，可初步诊断为肝功能异常。

　　2. 患者黄疸伴皮肤瘙痒，且尿如浓茶色。肝功能提示ALP、GGT及胆红素水平明显升高，以直接胆红素水平升高为主，考虑胆汁淤积性肝病导致的胆汁淤积性黄疸可能性大。

　　3. 拟诊胆汁淤积性肝病后，应进一步区分肝内和肝外胆汁淤积。

　　（1）在仔细询问病史及全面体格检查的基础上，对所有胆汁淤积的患者均应行超声检查。若胆道有扩张或局灶性病变，则提示肝外胆汁淤积（即肝外胆道梗阻），应行MRCP或EUS进一步检查。

　　（2）根据患者的病史及临床表现，应检测血清AMA-M2以除外原发性胆汁性胆管炎（primary biliary cholangitis，PBC），该患者AMA-M2阴性。

　　（3）对血清AMA-M2阴性患者，应行肝脏组织穿刺术以明确诊断，该患者肝穿刺活检符合PBC病理表现。

　　由此，可得出该患者的诊断：原发性胆汁性胆管炎。

五、治疗

　　1. 注意休息，预防感染，低脂优质蛋白饮食，去除危险因素（化学、放射用品）避免肝损伤因素，戒酒。

　　2. 对因治疗　去除病因（解除胆道梗阻、调节免疫、抗炎、放化疗）。

一线治疗：熊去氧胆酸 13 ～ 15mg/（kg·d）。

二线治疗：熊去氧胆酸无效者考虑秋水仙碱、甲氨蝶呤、布地奈德、贝特类降脂药、6-乙基鹅去氧胆酸，但上述药物的长期疗效仍需进一步验证。

PBC进展至肝硬化失代偿期、终末期肝病、顽固性瘙痒，可考虑行肝移植。

3. 对症治疗 利尿、补充白蛋白、营养支持、改善皮肤瘙痒、合并出血时止血治疗、合并感染时抗感染治疗、促进胆红素排泄（非梗阻性黄疸）、人工肝。

（1）利尿、补充蛋白：发展至肝硬化失代偿期出现低蛋白血症、双下肢水肿、腹水的患者，可在充分补充蛋白的基础上利尿治疗。

（2）抑酸、止血：出现肝硬化食管胃底静脉曲张破裂出血的患者需加强抑酸治疗，行急诊内镜＋内镜下止血治疗，内镜治疗效果差的患者可考虑介入治疗。

（3）抗感染：出现自发性腹膜炎的患者需先留置腹水送检病原学，经验性抗感染治疗，待药敏回报后根据药敏结果调整抗生素。

（4）改善皮肤瘙痒：一线药物为消胆胺，推荐剂量为 4 ～ 16g/d，但消胆胺会影响其他药物（熊去氧胆酸、地高辛、避孕药、甲状腺素）的吸收，故应与其他药物间隔4小时服用。若消胆胺效果不佳或患者无法耐受消胆胺的不良反应，可使用利福平治疗，但使用利福平治疗有药物性肝损伤、溶血性贫血、肾功能损伤的风险，用药期间应严密监测药物不良反应。

（5）人工肝：发展至终末期肝病、肝衰竭，药物治疗效果差可考虑行人工肝治疗。

六、医患沟通要点

（一）骨髓穿刺

1. 目的与益处 明确病因，操作相对简单，创伤小。
2. 风险与不足 未能明确病因，出现出血、疼痛、穿刺针折断、感染等并发症。

（二）肝穿刺活检

1. 目的与益处 明确病因。
2. 风险与不足 未成功穿刺到病变部位，无法明确病因，出现大出血、感染、腹膜炎等并发症。

（三）人工肝治疗

1. 目的与益处 快速减轻黄疸、清除内毒素，改善内环境，为明确诊断及后期治疗争取时间。
2. 风险与不足 创伤性体外循环治疗，可能会出现穿刺点出血、体外循环衰竭；短期内大量外源性血浆进入体内，可能面临输血相关风险；短期内胆红素下降不明显甚至反弹等。
3. 沟通内容 人工肝治疗的必要性、手术方式、手术可能结局、手术费用等。

临·床·大·练·兵

1. 现有一黄疸、胆汁淤积患者，AMA-M2阳性，是否能诊断PBC？为明确诊断是否需进一步完善肝穿刺活检？为什么？

2. 临床中疑诊PBC但AMA阴性的患者，可行何种抗体检测协助诊断，该抗体的敏感性、特异性如何？

3. 患者，男性，14岁。因"皮肤巩膜黄染10余年"入院。其父亲有类似病史，但未明确诊断，入院后肝功能提示胆红素轻度升高，余相关影像学检查、检验均无明显异常，初步诊断考虑为何？下一步可考虑行何种检查？

（周联玉）

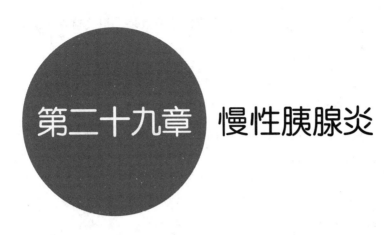

第二十九章　慢性胰腺炎

慢性胰腺炎（chronic pancreatitis，CP）是指各种病因引起的胰腺组织和功能不可逆改变的慢性炎症性疾病，病理特征为胰腺腺泡萎缩、破坏和间质纤维化。临床以反复发作的上腹痛和/或胰腺内外分泌功能不全为主要症状，可伴有胰腺实质钙化、胰管结石、胰管狭窄、胰管不规则扩张、胰腺假性囊肿形成等。慢性胰腺炎的临床分型见表29-1。

表29-1　慢性胰腺炎的临床分型

分型	主要表现
Ⅰ型（急性发作型）	急性上腹痛，伴血淀粉酶升高和影像学急性炎症改变
Ⅱ型（慢性腹痛型）	间歇性或持续性上腹痛
Ⅲ型（局部并发症型）	假性囊肿、消化道梗阻、左侧门脉高压症、腹水、胰瘘等并发症
Ⅳ型（外、内分泌功能不全型）	消化吸收不良、脂肪泻、糖尿病、体重减轻等症状

临床场景 A

患者，男性，60岁。因"反复腹痛3年余，加重6个月"入院。生命体征平稳。请你接诊患者。

一、问诊要点

（一）现病史

1. 起病诱因　有无长期过度饮酒、吸烟史，有无暴饮暴食、高钙血症、高脂血症、有无胆结石等胆道系统疾病。

2. 主要症状特点　腹部不适发作的时间、频次、持续情况、加重缓解因素，表现形式（腹痛、腹胀）、有无放射至其他部位。

3. 伴随症状的特点　有无发热、腹泻（次数、粪便性状）、便秘、反酸、嗳气、黄疸、呕血、黑便。

4. 诊治经过及疗效　本次入院前接受的诊疗措施及效果、相关检查、诊断结果，治疗药物名称、剂量、时间、疗效。

5. 一般情况　精神、食欲、睡眠、尿便、体重情况。

（二）既往史、家族史

既往有无类似疾病发作史，有无冠心病、高血压、糖尿病、肝硬化、消化性溃疡等疾病史，有无胆道系统疾病史。家族有无类似疾病史等。

临床场景 B

经详细问诊后补充病史如下。

3年前餐后感上腹隐痛，尤进食油荤食物后明显，间歇轻泻，近3年曾有4次急性胰腺炎发作，1年前因胆囊结石腹腔镜下切除胆囊。术后未再出现急性胰腺炎发作，但餐后仍有不适、反酸、嗳气，间歇轻泻。近6个月因餐后腹痛，进食量减少；大便2次/天，量不多，黄色，不成形，无黏液血便，偶有稀便黏在便器内不易被冲净，体重下降4kg；曾有长期饮酒史，白酒300g/周×20年，停饮2年。

二、查体要点

腹部不适的查体要点见图29-1。

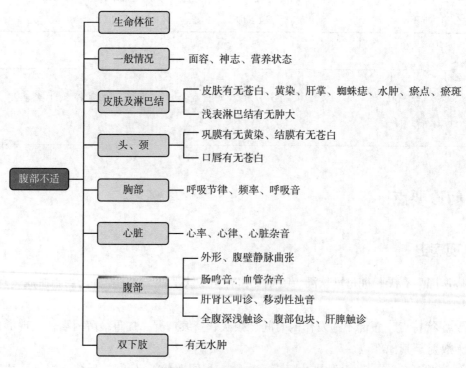

图29-1　腹部不适的查体要点

临床场景 C

> 经详细全身体格检查后补充病历资料如下。
>
> T 37.1℃，P 110次/分，R 20次/分，BP 100/80mmHg。神志清楚，慢性病面容，消瘦，未见黄疸、肝掌、蜘蛛痣，心肺无异常，腹平坦，未见腹壁静脉曲张，全腹软，左上腹轻压痛，无反跳痛、肌紧张，肝脾未触及，肠鸣音3次/分，移动性浊音阴性。
>
> 请完善必要相关检查。

三、辅助检查选择

（一）实验室检查

血常规、血淀粉酶、血脂肪酶、凝血功能、感染相关蛋白、肝肾功能、电解质、血糖、血脂、血钙、甲状旁腺激素。

（二）影像学检查

1. B超　敏感度和特异度较差，可作为初筛。
2. 腹部平片　排外肠梗阻、泌尿系结石等急腹症，初步明确病变部位。
3. CT　首选，是显示胰腺钙化的最优办法，并有助于并发症的诊断，包括假性囊肿、门静脉血栓等。
4. MRI　对胰腺实质异常改变敏感，但对钙化和结石的显示不如CT。
5. 内镜检查　超声内镜避免了肠道气体和肠壁脂肪的干扰，克服了体外超声诊断胰腺疾病的不足，可显示胰腺实质及导管的损害，是早期诊断慢性胰腺炎的手段之一，同时可行超声内镜引导下细针穿刺活检及治疗。

临床场景 D

> 完善相关检查后，患者的补充病历资料如下。
>
> 1. 肝肾功能、血脂正常，空腹血糖9.1mmol/L，WBC 5.6×10⁹/L，PLT 70×10⁹/L，CA19-9 240IU/ml（正常≤45IU/ml）。
>
> 2. 腹部CT　胰腺萎缩，胰管扩张，胰头低密度占位病变最大直径约3cm，强化不明显。
>
> 3. 腹部超声　肝脏形态及大小正常，胆囊未见，肝外胆管约1cm，未见结石，胰头稍大。
>
> 4. 胰头部占位经EUS引导下细针穿刺，病检：胰腺慢性炎症。
>
> 请完善患者的诊断。

四、诊断流程

慢性胰腺炎的诊断流程见图 29-2。

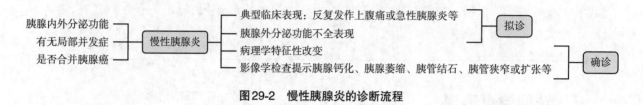

图29-2　慢性胰腺炎的诊断流程

> **病例诊断分析**
>
> 　　患者进食油腻食物后出现腹痛，呈慢性病程，伴腹泻、消瘦。既往有复发性急性胰腺炎、糖尿病、胆囊结石并胆囊切除史、长期饮酒史应考虑慢性胰腺炎，但尚需获得证据。结合该患者的实验室检查，可得出该患者的诊断。
>
> 　　主诊断：慢性胰腺炎Ⅳ型

五、治疗

治疗原则：消除病因、控制症状、改善胰腺功能、治疗并发症和提高生活质量等。

1. 一般治疗　戒烟戒酒，低脂饮食。

2. 内科治疗

（1）去除病因：戒酒和积极治疗胆道疾病。戒酒能使半数以上酒精性CP患者疼痛缓解，延缓胰腺实质破坏进展；TG > 500mg/dl需以贝特类药物控制；硫唑嘌呤等药物能引起胰腺炎，故应注意排除这些可能的原因。

（2）急性发作期的治疗原则同急性胰腺炎。

（3）胰腺外分泌功能不全的治疗主要应用外源性胰酶制剂替代治疗并辅助饮食疗法，有助于改善消化吸收不良、脂肪泻。

（4）镇痛：①胰酶制剂等非镇痛药物。胰酶制剂的替代治疗可抑制胆囊收缩素的释放和胰酶分泌而缓解疼痛；H_2受体阻滞剂或PPI可减少胰液分泌，降低胰管内压，减轻疼痛，并可增加胰酶制剂疗效（保持胰酶活性的最佳pH应 > 6.0）；胆囊收缩素受体阻滞剂（丙谷胺600mg/d）也有一定疗效。如经治疗疼痛无改善，甚或加重者，可试用生长抑素衍生物奥曲肽治疗，每次餐前100 ～ 200pg，皮下注射。②镇痛药物。遵循WHO的疼痛三阶梯治疗原则，宜以对乙酰氨基酚和非甾体抗炎药开始，效果不佳可选择弱阿片类药物，仍个能缓解甚或加重可选用强阿片类镇痛药物。吗啡能使肝胰壶腹括约肌痉挛，应避免使用。③内镜介入治疗。因胰管狭窄、胰管结石、假性囊肿等引起的梗阻性疼痛，可行内镜介入治疗。CT或EUS介导的腹腔神经丛阻滞推荐用于合并胰腺恶性肿瘤的疼痛治疗。

（5）内分泌不足的替代治疗：主要是糖尿病的治疗，二甲双胍是一线治疗。采用强化的常规胰岛素治疗方案，维持慢性胰腺炎患者最佳的代谢状态。由于慢性胰腺炎合并糖尿病患者对胰岛素较敏感，应注意预防低血糖的发生。

（6）营养：营养不良者给予足够的热量、高蛋白、低脂饮食（脂肪摄入量限制在总热量的50%以下，一般不超过75g/d），严重脂肪泻患者可静脉给予中长链甘油三酯。补充脂溶性维生素及水溶性维生素B$_{12}$、叶酸等。有条件者可应用要素饮食或全肠外营养。

3. 内镜介入治疗　内镜治疗主要用于胰管减压、取石及胰腺假性囊肿等，包括十二指肠乳头括约肌切开取石、鼻胆管和鼻胰管引流、胰管胆管支架置入和辅以胰管括约肌切开及狭窄扩张、超声内镜引导下胰管引流术、内镜下网篮取石及气囊扩张取石、碎石、囊肿引流等。对内镜取出困难的、直径大于5mm的主胰管阳性结石，首选体外冲击波碎石（extracorporeal shock wave lithotripsy，ESWL）。

4. 外科治疗　目的为解除胰管梗阻、缓解疼痛及保证胰液和胆汁流出通畅。手术治疗分为急诊手术和择期手术。

（1）急诊手术适应证：慢性胰腺炎并发症引起的感染、出血、囊肿破裂等。

（2）择期手术适应证：①疼痛治疗无效者。②十二指肠、胆道、胰管梗阻，内镜治疗无效者。③有症状假性囊肿、胰源性门静脉高压伴出血、胰瘘、胰源性腹水等，内科和介入治疗无效者。④不能排除恶变者。手术方式主要分为胰管引流术、部分胰腺切除术和全胰切除术。

六、预后

CP病程常较长，反复发作，症状逐渐加重，预后不良。慢性胰腺炎诊断后的20～25年死亡率为50%，15%～20%的患者死于并发症，2%～3%可能发展为胰腺癌。

七、医患沟通要点

（一）内科保守治疗

1. 目的与益处　对症降糖、补充胰酶、解痉镇痛治疗，控制症状，无创伤。

2. 风险与不足　药物治疗效果不佳，胰腺炎反复发作，后期可出现局部甚至全身并发症，可能发展为恶性肿瘤，预后不良。

（二）内镜介入手术

1. 目的与益处　去除病因，缓解症状，相对简单，安全，微创，恢复时间短，疗效确切，患者痛苦较小。

2. 风险与不足　介入失败、刺激慢性胰腺炎急性发作、术后胆道系统感染等。

（三）外科手术

1. 目的与益处　缓解疼痛、纠正并发症和提高生活质量。

2. 风险与不足　创伤大、术后恢复时间长。

3. 沟通内容　手术必要性、手术时间、手术方式、手术可能结局、手术费用等。

临 床 大 练 兵

1. 急性胰腺炎和慢性胰腺炎急性发作的区别？慢性胰腺炎和胰腺癌的鉴别？

2. 现有一患者因呕血入院，既往慢性胰腺炎病史，入院后急诊胃镜提示胃底静脉曲张破裂出血。该患者胃底静脉曲张出血原因是什么？如何制订下一步治疗方案？

（周联玉）

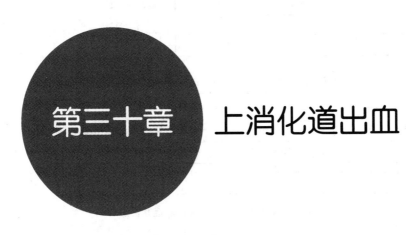

第三十章　上消化道出血

上消化道出血（upper gastrointestinal bleeding，UGIB）是指屈氏韧带以上的食管、胃、十二指肠和胆胰疾病、胃空肠吻合术后的空肠上段病变所致的出血。依据病因可分为急性非静脉曲张性出血和静脉曲张性出血两类。

临床场景 A

消化内科住院部

患者，男性，57岁。因"黑便3天、呕血1天"入院。生命体征：T 36.5℃，P 90次/分，R 16次/分，BP 102/62mmHg。

请你接诊患者。

一、问诊要点

（一）现病史

1. 判断是否为消化道出血　①有无进食可导致大便变黑的食物或药物，如动物血、铁剂、铋剂等。②是否为口鼻咽部出血，是否为咯血。

2. 诱因　有无大量饮酒、暴饮暴食、食管异物、剧烈呕吐、特殊药物服用（如糖皮质激素、非甾体抗炎药、化疗药物等）、严重应激、创伤及放疗等情况。

3. 主要症状的特点　黑便的次数、形状、数量，呕血的次数、数量、颜色。

4. 伴随症状的特点　详细的伴随症状（图30-1）询问有助于出血量的评估及病因的确定。

5. 诊治经过及疗效　本次入院前接受的诊断措施和结果，治疗的药物名称、剂量、时间和疗效。

6. 一般情况　精神、睡眠、尿便、体重。

（二）既往史

既往有无冠心病、消化性溃疡、肝硬化、痛风、关节炎等疾病，有无长期特殊药物服用史等。

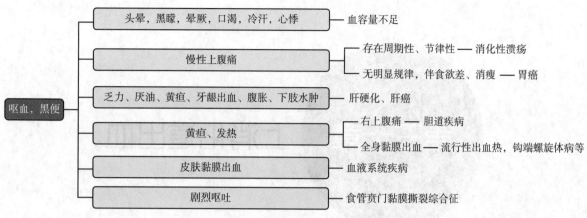

图30-1　常见上消化道出血伴随症状思维导图

二、查体要点

消化道出血的体格检查需要兼顾病情严重程度的判断，以及查找有助于判断病因的重要阳性体征（图30-2）。

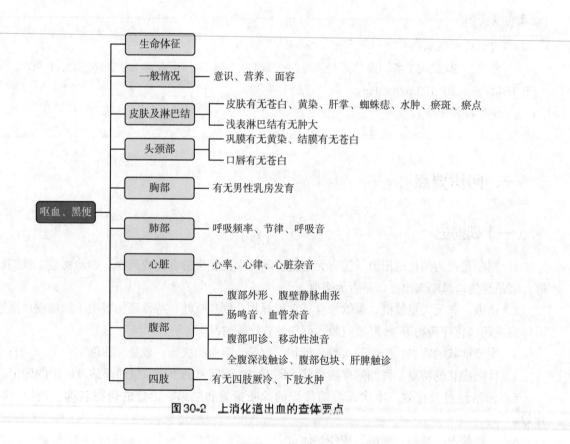

图30-2　上消化道出血的查体要点

临床场景 B

经过问诊、查体后，患者的病历资料补充如下。

1. 现病史 患者3天前因服用镇痛药后出现稀糊状黑便，每次量约100g，每日2～3次，1天前呕血1次，色鲜红，量约200ml，伴有乏力、头晕，未予特殊处理。起病以来，精神、睡眠、食欲欠佳，小便正常，体重无明显改变。

2. 既往史、个人史 酒精性肝硬化病史10年；痛风性关节炎病史10余年，长期不规律服用镇痛药。饮酒20余年，约80g每日，戒酒5年。

3. 查体 T 36.5℃，P 90次/分，R 16次/分，BP 102/62mmHg。神志清楚，语言流利，营养良好，贫血貌。可见肝掌、蜘蛛痣。结膜苍白，浅表淋巴结无肿大。双肺呼吸音清，HR 90次/分，律齐，未闻及杂音。腹软，上腹部轻压痛，肝脾肋下2cm，质韧，移动性浊音阴性，肠鸣音4次/分。双下肢无水肿。

请为患者完善必要的辅助检查。

三、辅助检查选择

（一）实验室检查

1. 出血的判断及评估 血常规、大便常规＋隐血。
2. 患者基础情况评估 肝肾功能、电解质、血糖、血脂、凝血功能、心肌酶谱、肿瘤标志物等。
3. 输血前准备 肝炎病毒学＋HIV＋梅毒、血型鉴定、交叉配血。

（二）内镜检查

胃镜是上消化道出血的首选检查。胃镜既可以帮助明确出血病因、部位及出血情况，又可以完成病灶活检及内镜下止血治疗。当患者无明显禁忌时，急性非静脉曲张性上消化道出血推荐出血24小时内完成胃镜检查，而疑似静脉曲张出血应在12小时内进行内镜检查。

（三）影像学检查

1. 腹部CT/MRI 可有助于肝胆胰疾病、肿瘤性疾病、血管畸形及动脉瘤所致出血的诊断。考虑肝硬化食管胃底静脉曲张破裂出血及血管性出血的患者可加做CTA/MRA，以利于病情的评估及后续治疗方案的选择。
2. 腹部B超 可用于评估肝胆胰情况。
3. 其他 选择性血管造影、放射性核素显像可帮助消化道出血诊断。消化道钡餐对于无法进行内镜检查的患者有一定的诊断价值，但出血急性期不宜行消化道钡餐检查，避免对后续的CT、手术等造成干扰。

临床场景 C

完善相关检查后，患者的病历资料补充如下。

1. 血常规 WBC 2.8×10^9/L，NEUT% 75%，Hb 67g/L，PLT 89×10^9/L。

2. 大便常规 黑色软便，WBC 100个，大便OB（＋）。

3. 血生化 GPT 26U/L，GOT 30U/L，Alb 32.5g/L；BUN 4.7mmol/L，SCr 89μmol/L；CK 121U/L，cTnI 0.02ng/dl，K^+ 4.05mmol/L，Na^+ 138mmol/L，Cl^- 99mmol/L；Glu 7.6mmol/L。

4. 凝血功能 PT 14.2s，APTT 45s。

5. 胃镜 十二指肠球部溃疡（Forrest Ⅰb）。

6. 腹部CT 肝脏体积缩小，肝脏边缘不光滑，肝脏内未见异常强化影，肝门结构未见明显异常，胆囊不大，脾脏增大。

请完善患者的诊断并给予治疗。

四、诊断流程

1. 确认上消化道出血。

2. 评估出血量（图30-3）。

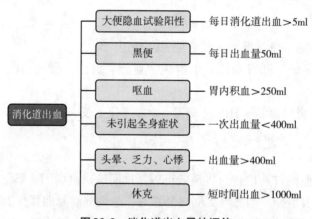

图30-3 消化道出血量的评估

3. 判断有无活动性出血 当患者存在活动性出血时可有以下表现。

（1）呕血、黑便次数增多，肠鸣音活跃。

（2）经过充分补液输血后，患者周围循环衰竭无明显改善，或短暂好转后再次恶化。

（3）血红蛋白水平、红细胞计数及血细胞比容继续下降。

（4）经过充分补液，有足量尿量，血尿素氮持续或再次升高。

4. 出血病因及部位的判断 急性非静脉曲张性上消化道出血常见病因有消化性溃疡、上消化道肿瘤、应激性溃疡、急慢性上消化道黏膜炎症等，也可见于贲门黏膜撕裂综合征、Dieulafoy病等疾病。急性静脉曲张性出血可见于各种原因所致肝硬化、区域性门脉高压等疾病。出血病因及部位的判断需要综合病史、体征及辅助检查结果进行综合判断。

5. 并发症及合并症的评估。

病例诊断分析

　　患者以呕血、黑便为主要临床表现，无特殊饮食、药物及口鼻咽部位出血等干扰因素，消化道出血可以确认；患者存在失血后的全身症状，考虑出血量大于400ml；依据患者目前的临床表现，目前暂无活动性出血证据；依据胃镜检查结果，可明确患者出血原因为十二指肠球部溃疡出血；目前患者同时存在中度失血性贫血、低蛋白血症、酒精性肝硬化代偿期、脾功能亢进及痛风性关节炎。由此，可得出该患者的完整诊断。

　　主诊断：十二指肠球部溃疡（Forrest Ⅰb）并出血

　　并发症：中度失血性贫血

　　　　　　低蛋白血症

　　合并症：酒精性肝硬化代偿期

　　　　　　脾功能亢进

　　　　　　痛风性关节炎

五、治疗

（一）一般处理

　　卧床、禁饮禁食（出血停止24小时可予以低温流质饮食）、吸氧、心电监护、开放静脉通路、记录液体出入量，必要时放置导尿管、中心静脉置管，危重患者注意气道保护。

（二）补充循环血容量

　　1. 当血流动力学不稳定时，应及时容量复苏。条件允许情况下，可通过临床表现、实验室检查及有创血流动力学监测，综合指导容量复苏。复苏过程避免大量晶体液输注。当患者血压恢复至出血前基线水平，脉搏＜100次/分，尿量＞0.5ml/（kg·h），意识清楚，无显著脱水貌，动脉血乳酸恢复正常等表现，提示容量复苏充分。

　　2. 输血　当患者收缩压＜90mmHg；HR＞110次/分；Hb＜70g/L；HCT＜25%或出现失血性休克时可考虑输血。依据患者病情采用个体化输血策略，必要时输注血小板及血浆制品。对于高龄、有心脑血管基础疾病、大量活动性出血患者可适当放宽输血指征。

　　3. 对于食管胃底静脉曲张破裂出血或者合并心肺肾疾病患者，需适当限制补液量。

（三）药物治疗

　　1. 抑酸药物　PPI和H_2受体阻滞剂是目前临床最常用的抑酸药物。PPI为急性非静脉曲张性上消化道出血治疗的首选药物：对于大出血患者，宜采用大剂量80mg静脉滴注＋8mg/h静脉维持治疗72小时后依据内镜下分型和止血结果调整PPI用量；同时在预防应激性胃肠道黏膜损伤、NSAIDs相关上消化道出血方面，PPI疗效均优于H_2受体阻滞剂。肝病史或肝硬化患者由于不能排除溃疡出血，也建议在内镜治疗前使用PPI。

　　2. 降低门脉压力药物　生长抑素及其类似物（奥曲肽）和血管加压素及其类似物（特利加压

素）可降低门脉压力，是静脉曲张性出血患者的首选药物，疗程为2～5天，三种药物疗效无明显差异（表30-1）。

表30-1 常见降低门脉压力药物用法

药物名称	首剂	维持量
生长抑素	250μg iv	250μg/h
奥曲肽	50μg	50μg/h
特利加压素	2mg	1mg/4h
		出血停止后1mg/12h

3. 止血药物 全身及局部使用血凝酶，经口服或胃管局部使用凝血酶、云南白药、硫糖铝或冰去甲肾上腺素盐水，疗效均不肯定，氨甲环酸有引起血栓栓塞的风险，因此，对于上消化道出血患者要慎用止血药物。

4. 抗菌药物 肝硬化合并急性静脉曲张性出血的患者是感染的高危人群，预防性给予抗生素有利于止血，降低再出血和感染的发生，因此，对该类人群应给予预防性抗菌药物治疗。

（四）内镜止血

1. 对于非静脉曲张性出血性患者，可采用内镜下药物局部注射、热凝和机械止血（止血夹）等方法进行止血治疗。对于消化性溃疡并出血患者，Forrest Ⅰa、Ⅰb和Ⅱa级溃疡是内镜治疗的适应证。

2. 对于静脉曲张性出血性患者，可采用内镜下食管静脉曲张套扎术（EVL）、食管静脉曲张硬化剂注射（endoscopic injection sclerosis，EIS）和组织黏合剂等治疗方法。

（五）三腔二囊管

食管胃底静脉曲张破裂出血是三腔二囊管唯一适应证。患者由于出血量过大或无内镜治疗条件时，可采用三腔二囊管压迫短暂止血过渡。禁忌证包括咽喉、食管肿瘤性病变、手术所致食管狭窄、病情危重、生命体征不平稳、躁动不合作、胸腹主动脉瘤及心功能不全等，其并发症包括吸入性肺炎、气管阻塞及食管、胃底黏膜压迫坏死再出血等，放置时间不宜超过3天，具体操作流程见表30-2。

（六）介入治疗

对于存在内镜禁忌或完善相关检查出血部位未能明确仍有活动性出血的患者，可行介入检查协助明确出血部位；对于药物及内镜治疗失败患者可采用介入止血治疗。急性非静脉曲张性上消化道出血患者可采用血管内止血药物注射或经导管动脉栓塞术，而急性静脉曲张性上消化道出血患者，在药物和内镜止血失败后可考虑行TIPS。

表30-2 三腔二囊管操作流程

步骤	操作
准备	适应证、禁忌证判断
	核对患者信息，医患沟通，签署知情同意书，测量生命体征，检查并用湿棉签清洁患者双侧鼻腔
	穿工作服，戴口罩、帽子，洗手
	用物准备：三腔二囊管，50ml注射器，弯盘，止血钳，液体石蜡，手电筒，棉签，胶布，绷带，压舌板，0.5kg重物，手套，血压计
置管	患者取半坐卧位或左侧卧位，铺治疗巾于患者颌下
	开包，戴手套
	检查三腔二囊管有无破损，是否通畅，分别对食管气囊及胃气囊进行打气测压
	排净气囊内气体，止血钳夹闭，液体石蜡润滑三腔二囊管
	测量患者前额发际到剑突距离，标记插入深度（以胃气囊及食管气囊交界处为起点）
	将三腔二囊管从患者鼻腔内送入，嘱患者配合吞咽，送至标记刻度
	回抽胃液或听气过水声确认管腔进入胃内
	向胃气囊内注入250～300ml空气，止血钳夹闭，向外牵拉三腔二囊管，感觉有中等度弹性阻力时测试气囊压力（50～70mmHg）
	胶布固定三腔二囊管于面颊，并用绷带将三腔二囊管尾端与重物相连，牵引固定至床头
观察及拔管	观察患者的出血情况，如未能止血，向食管气囊内注入100～200ml空气，测压（35～45mmHg），止血钳夹闭
	每隔30分钟抽吸胃液观察出血情况，每2～3小时检查气囊压力，每12～24小时胃囊放气15～30分钟，每8～12小时食管气囊放气15～30分钟（放气前需口服液体石蜡）
	出血停止24小时，取下牵引并将食管气囊内气体排尽，继续观察24小时。未在出血，排尽双气囊内空气，拔出三腔二囊管（放气前需口服液体石蜡）

（七）手术治疗

消化道出血经药物、内镜和/或放射介入治疗等多学科治疗，出血仍然不能控制，患者条件允许时应采用手术治疗。

六、预后估计

当患者存在以下情况时，死亡风险较高：①年龄＞65岁。②合并严重基础疾病。③本次出血量大或短期内反复出血。④食管胃底静脉曲张伴肝衰竭。⑤消化性溃疡基底血管裸露。

病例治疗方案

1. 一般治疗　卧床、禁饮禁食、吸氧、心电监护、开放静脉通路、记录出入量。

2. 补充循环血容量　输注同型悬浮红细胞，动态复查血常规，依据检查结果调整输血量；密切监测患者的临床表现、体征及出入量，进行限制性补液。

3. 止血治疗　内镜下止血治疗联合艾司奥美拉唑80mg ivgtt ＋ 8mg/h静脉维持。

4. 对症支持治疗　维持水电解质平衡，营养支持，痛风性关节炎发作时充分评估出血风险，必要时给予长效糖皮质激素控制病情。

5. 健康教育　鼓励戒酒，低嘌呤饮食，更换镇痛药物为选择性COX-2抑制剂，院外使用低剂量PPI或H_2受体阻滞剂预防出血。

七、医患沟通要点

（一）胃镜

1. 目的与益处　可帮助明确出血部位及病因，行内镜下止血治疗。

2. 风险与不足　①检查过程中可能存在诱发再次消化道出血、误吸等风险。②检查过程中由于患者不能配合、胃腔内大量积血或疾病特点无法明确出血部位。③内镜下止血治疗可能失败。

（二）输血

1. 目的与益处　维持血容量，纠正贫血，补充血液成分，减少脏器缺血缺氧性病变。

2. 风险与不足　①输血相关性溶血。②发热反应。③过敏反应。④传播血源性传染病。

（三）消化道出血的外科手术

1. 目的与益处　可帮助明确病因，手术止血治疗。

2. 风险与不足　①手术风险（麻醉意外、感染、出血、脏器损伤等）。②手术过程中可能无法明确出血部位，可能需要反复外科手术。③创伤较大，术后可能需要进入ICU。④费用高昂。⑤术后并发症。

3. 沟通内容　手术必要性、手术时间、术式、手术最好结局与最坏结局、手术费用等。

临床大练兵

1. 上消化道出血患者，基础疾病为冠心病，心功能不全，长期服用阿司匹林，如何选择检查与治疗？患者出血后胸闷、心悸、肌钙蛋白升高，诊断如何考虑，如何处理？

2. 肝硬化食管胃底静脉曲张破裂出血患者出现嗜睡、性格改变、定向力减弱、自知力减弱，诊断如何考虑，如何处理？

3. 上消化道出血患者，完善胃镜考虑胃角巨大溃疡并出血，恶性不能排外，由于出血急性期不能进行内镜下活检，如何评估病情，如何与患者沟通？

（石梦琳　蒋先万）

第四篇
泌尿系统疾病

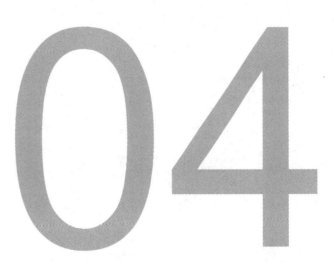

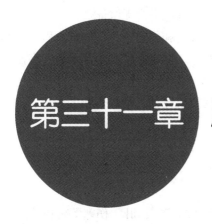

第三十一章 膜增生性肾小球肾炎

膜增生性肾小球肾炎（membranoproliferative glomerulonephritis，MPGN）是原发性肾病综合征的类型之一，光镜下较常见的病理改变为系膜细胞和系膜基质弥漫中重度增生，并可插入肾小球基底膜和内皮细胞间，使基底膜呈"双轨征"，免疫荧光下可见IgG和C3沉积，分为免疫复合物介导性MPGN、补体介导性MPGN。电镜下系膜区和内皮下或上皮下可见电子致密物沉积。占我国原发性肾病综合征的10%～20%，好发于青壮年，1/4～1/3的患者常在上呼吸道感染后表现为急性肾炎综合征，50%～60%的患者表现为肾病综合征，几乎所有患者均伴有血尿，少数表现为无症状血尿和蛋白尿，肾功能损害、高血压及贫血出现早，病情多持续性进展。

> **临床场景 A**
>
> 肾内科住院部
>
> 患者，男性，32岁。因"发现血尿、蛋白尿4年余"入院。生命体征：T 36.4℃，P 82次/分，R 18次/分，BP 132/78mmHg。
>
> 请你接诊患者。

一、问诊要点

（一）现病史

1. 判断是否为假性血尿及假性蛋白尿 ①是否摄入大量色素食品（如火龙果）或药物（大黄、利福平等），月经史等。②是否突然加大运动量。③功能性蛋白尿：高热、严寒、剧烈运动及妊娠等，体位性蛋白尿：夜间无蛋白尿，起床活动若干时间后出现蛋白尿，在平卧后蛋白尿消失。

2. 病因 泌尿系统疾病（原发性、遗传性肾病，尿路感染、结石、肿瘤、结核、胡桃夹现象、先天性畸形等）、全身感染性疾病、血液病（白血病、再生障碍性贫血、过敏性紫癜等）、免疫系统疾病（系统性红斑狼疮、结节性多动脉炎）、心血管疾病（亚急性感染性心内膜炎、亚急性高血压）、尿路邻近器官疾病（前列腺炎、精囊炎、盆腔炎等）、药物损害（磺胺类、重金属、出血性膀胱炎等）。

3. 主要症状的特点　血尿的颜色、量，尿的泡沫程度、颜色、有无沉淀。

4. 伴随症状的特点　①伴尿频、尿急、尿痛：见于膀胱炎和尿道炎，同时伴有腰痛、高热、畏寒，常为肾盂肾炎。②伴尿流细和排尿困难：见于前列腺炎、前列腺癌。③伴水肿、高血压：见于肾小球肾炎。④伴皮肤瘀点、瘀斑、多器官病变、溃疡：见于狼疮性肾炎。

5. 诊治经过及疗效　本次入院前的诊断及治疗经过及效果评估，治疗药物的名称、剂量、时间及疗效。

6. 一般情况　精神、饮食、睡眠、尿便、体重变化。

（二）既往史

既往有无冠心病、高血压、糖尿病、结缔组织病，有无结核、乙肝、伤寒等传染病史，有无药物、食物过敏史，有无外伤、手术史等。

二、查体要点

1. 生命体征、一般情况（发育、营养、面容、表情、体位及神志）。

2. 皮肤及淋巴结（皮肤有无皮疹、瘀点、瘀斑、结节、蜘蛛痣、肝掌、破溃，毛发分布，淋巴结大小、数目、质地、移动度等）。

3. 头颈部（头颅、眼部、耳、鼻、口腔、颈部血管、气管等）。

4. 胸部　胸廓、胸壁、皮下气肿、肿块、胸壁静脉。

5. 肺部　呼吸节律、语颤、摩擦感、皮下捻发感、呼吸音。

6. 心脏　心尖搏动、心包摩擦感、心音、心率、心律、心脏杂音。

7. 腹部　腹部外形、腹壁静脉曲张、肠鸣音、血管杂音、腹部触诊、叩诊、移动性浊音。

8. 脊柱及四肢　外形、活动度、肌力、肌张力、下肢静脉曲张、水肿等。

结合病史提示患者肾病综合征可能性大，体格检查应评估患者有无发热、颜面部及双下肢水肿，密切监测血压、体重变化情况等帮助明确诊断。观察有无皮疹、皮肤紫癜、关节疼痛畸形、腹痛，有无肾区叩击痛、肾血管杂音等。

临床场景 B

1. 现病史　患者2018年因劳累后出现血压升高，为150/110mmHg，伴夜尿增多，遂至当地医院就诊，查尿常规：尿蛋白（3＋），尿隐血（2＋），未予重视。2020年12月因血压控制不佳于昆明医科大学第一附属医院肾内科住院，尿蛋白定量为3.2g/24h，完善肾穿刺活检，诊断为Ⅲ期膜增生性肾小球肾炎，给予足量甲泼尼龙（48mg/d）、减少蛋白尿等治疗好转出院，规律复查尿蛋白未见明显改善，加用环磷酰胺治疗，累计剂量为8g，复查后尿蛋白3～5g/24h，后改用他克莫司、中药等治疗。2022年3月复查尿蛋白5.84g/24h。2022年6月改用利妥昔单抗治疗4个疗程，每次480mg，复查尿蛋白3.55g/24h，肌酐99.9μmol/L。精神、睡眠、饮食尚可，24小时尿量1500～2000ml，色清，有泡沫，夜尿每晚1～2次，体重未见明显改变。

2. 既往史　高血压病史4年余，最高180/110mmHg，规律服用硝苯地平缓释片，1片，每日1次；卡维地洛，1片，每日1次。自诉血压控制欠佳，后改为硝苯地平缓释片，1片，每日1次；阿利沙坦酯片，1片，每日1次，血压控制为130/80mmHg。

3. 体格检查　T 36.4℃，P 82次/分，R 18次/分，BP 132/78mmHg。一般情况可，神志清楚，皮肤、巩膜无黄染，颜面、眼睑无水肿，全身浅表淋巴结未扪及肿大。双肺呼吸音粗，未闻及干湿啰音。HR 82次/分，律齐，各瓣膜听诊区未闻及病理性杂音。腹软，全腹无压痛、反跳痛、肌紧张，肝脾未扪及。双肾区无叩痛，双侧上中输尿管无压痛。双下肢无水肿，生理反射存在，病理反射未引出。

请为患者完善必要的辅助检查。

三、辅助检查选择

（一）实验室检查

1. 泌尿系统疾病评估　尿常规、24小时尿蛋白定量、血生化、血常规、血脂、血清白蛋白、尿红细胞形态学。

2. 患者基础情况评估　肝功能、电解质、血糖、血脂、凝血功能、心肌酶谱、肝炎病毒学、风湿免疫、自身抗体等。

（二）肾穿刺活检

为有创操作，对多种肾脏疾病的诊断、病情评估、判断预后和指导治疗具有重要价值，尤其是各种原发性和继发性肾小球疾病、间质性肾炎、急性肾损伤和肾移植后排斥反应等。

1. 适应证　①肾病综合征。②肾炎综合征。③急进性肾小球肾炎。④持续性无症状尿检异常（蛋白尿和/或肾小球源性镜下血尿）。⑤原因不明的急性肾功能减退。⑥原因不明的慢性肾功能减退，且肾脏体积未完全缩小。⑦移植肾活检（各类非外科因素导致的移植肾功能减退、肾功能延迟恢复、肾小管坏死、药物性肾中毒、慢性排斥反应及复发或新发肾小球疾病）。

2. 禁忌证

（1）绝对禁忌证：①明显出血倾向。②固缩肾、小肾和孤独肾。③不配合操作者。④肾脏血管瘤、海绵肾或多囊肾。

（2）相对禁忌证：①活动性肾盂肾炎。②肾脏异位或游走。③未控制的严重高血压。④过度肥胖。⑤高度腹水。

（三）影像学检查

1. 肾脏超声　是目前临床上应用最普遍的无创性肾脏影像学检查，可明确提高肾脏的大小、形态，反映肾实质的厚度及回声的强弱。

2. CT　尤其是增强CT，可为肾结石、创伤、感染及脓肿形成、肾新生物及泌尿系畸形等疾病提供有价值的信息。CTA可诊断肾动脉狭窄和肾切除前评估肾血管等。

3. 放射性核素检查（肾动态显像） 常用于评估患者肾功能。

4. 其他 腹部平片、静脉肾盂造影、MRI等。

临床场景 C

1. 以下为患者2022年3月—2022年8月的实验室指标（表31-1）

表31-1 实验室指标

指标	2022年3月	2022年4月	2022年6月	2022年7月	2022年8月
尿蛋白	3＋	3＋	3＋	3＋	3＋
尿蛋白定量（g/24h）	5.84	5.76	4.94	3.46	3.55
肌酐值（μmol/L）	正常	90.5	93.3	94.4	99.9
血清Alb（g/L）	32	27.8	35.5	35.8	31.6

2. 肾穿刺活检光镜下表现 分别做HE、PAS、Masson染色，经3个层面切片，主要为肾皮质，3个层面的肾小球数目分别为18、14、14个，肾小球数目最多为第一层面，18个肾小球中可见1个肾小球球性硬化，1个肾小球节段性硬化，未见新月体形成，系膜区可见嗜复红蛋白沉积，部分毛细血管腔受压，管腔狭窄，但未见确切的毛细血管腔内微血栓形成，肾小管上皮空泡变形，可见蛋白管型，灶状萎缩（萎缩面积约10%），肾间质可见泡沫样细胞，灶状炎症细胞浸润伴纤维化，小动脉管壁增厚，细动脉玻璃样变，管腔狭窄（图31-1）。

3. 电镜下表现 电镜标本经甲苯胺蓝染色，可见2个肾小球，选择肾小球超薄切片电镜下观察，部分毛细血管袢受压，管腔狭窄，基底膜无明显增厚，厚度300～480nm，节段性皱缩，节段性系膜插入，足突结构保存，无弥漫融合，基底膜内未见确切电子致密物沉积，系膜细胞和基质增生，内皮下、系膜区可见电子致密物，节段上皮下可见少量电子致密物沉积，局部区域未见特殊的纤维样结构，可见肾小管萎缩，肾间质炎症细胞浸润伴胶原纤维组织增生（图31-1）。

4. 免疫荧光表现 PAS染色，可见11个肾小球，免疫荧光下可见IgM（1＋）、IgG（2＋）、C3（3＋）、C1q（2＋）沿系膜区团块状沉积，IgA（－）（图31-1）。

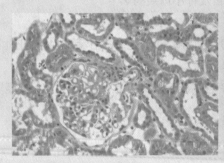  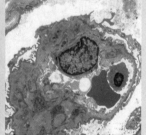

A. PAS 染色   B. 补体 C3 免疫荧光染色   C. Masson 染色

图31-1 细胞化学染色

5. 病理诊断　符合免疫复合物介导的膜增生性肾小球肾炎（电镜下为Ⅲ期膜增生性肾小球肾炎）。

6. 其他检查

（1）腹部超声：①肝脏实性结节（肝血管瘤待观察，建议隔期复查）。②胆囊壁欠光滑声像。③双肾实质回声稍增强声像（请结合肾功能）。④左肾钙乳性囊肿。⑤双肾动静脉血流未见明显异常。

（2）血管超声：①左侧椎动脉稍细，走行稍扭曲。②左前壁中下段头静脉壁欠光滑（考虑静脉炎性改变）。③其余血流通畅，未见明显狭窄及闭塞。

（3）胸部CT：双肺多个微小结节灶，部分磨玻璃影。

四、诊断流程

有大量蛋白尿，且尿蛋白定量＞3.5g/24h，低白蛋白血症（血清白蛋白＜30g/L），合并双下肢水肿、高胆固醇血症及高血压，明确诊断为肾病综合征。既往无糖尿病病史、职业病史、有害毒物接触史、药物食物过敏史。查体无发热、皮疹、皮肤紫癜、关节疼痛等。完善检查肝炎、风免全套、免疫蛋白固定电泳等未见异常，排外继发，考虑原发性肾病综合征。具有肾穿刺活检指针，完善肾穿病理结果提示膜增生性肾小球肾炎。

病例诊断分析

患者无明显诱因出现镜下血尿及蛋白尿，完善检查无结核、乙肝、结缔组织病及肿瘤病史，考虑肾脏疾病，结合外院检查并完善肾穿刺活检，诊断明确。

主诊断：膜增生性肾小球肾炎

肾性高血压

高尿酸血症

高脂血症

肺结节

五、治疗

（一）一般处理

适当注意休息，预防感染、静脉血栓形成，优质蛋白 [0.8 ~ 1g/（kg·d）] 饮食，保证充足热量（30 ~ 35 kcal/kg），低盐、低脂、低嘌呤饮食。

（二）对症治疗

1. 利尿消肿

（1）噻嗪类利尿剂：作用于髓袢升支粗段及远曲小管，抑制氯离子、钠离子重吸收，增加钾离子的排除，易造成低钾及高尿酸，长期服用密切监测电解质及尿酸。

（2）袢利尿剂：作用于髓袢升支粗段，氯、钠、钾离子转运体，具有强大的利尿作用，常用呋塞米20mg，2次/d，口服或静脉注射。

（3）保钾利尿剂：作用于肾远曲小管远端，通过拮抗醛固酮或直接抑制钠钾交换而具有保钾作用，利尿作用弱，多与上述两类利尿剂联用加强利尿效果，并预防低血钾，GFR＜30ml/min时慎用。

2. 减少尿蛋白

（1）ACEI/ARB类药物：通过扩张肾出球动脉，改善肾小球压力，降低尿蛋白，延缓肾功能减退，改善肾脏预后。低血压、双侧肾动脉狭窄、血肌酐明显升高（＞265μmol/L）、高血钾（＞5.5mmol/L）慎用，妊娠禁用，具有致畸作用。

（2）SGLT2抑制剂：通过抑制肾脏肾小管中负责从尿液中重吸收葡萄糖的SGLT2，降低肾糖阈，促进尿葡萄糖排泄，减少蛋白尿，改善肾功能，还具有降压、减重、降尿酸等额外获益，可能与管球反馈肾脏局部血流动力学改善及某些代谢效应有关。

初步研究报道提示，阿司匹林和双嘧达莫对肾功能有一定的保护作用，但肾功能没有得到改善。

（三）免疫制剂治疗

1. 糖皮质激素　抑制免疫炎症反应，抑制醛固酮和抗利尿激素分泌，影响肾小球基底膜通透性等综合作用而发挥其利尿作用、消除尿蛋白的疗效。起始足量，如泼尼松1mg/（kg·d），清晨顿服，治疗8～12周，缓慢减量，每2～3周减少原用量的10%，当减至20mg/d，更加缓慢减量，长期维持有效剂量6个月左右。

2. 环磷酰胺　在体内被肝脏代谢，为活化作用型的环磷胺氮芥，影响DNA合成，抑制B淋巴细胞增殖及抗体形成，也可以影响RNA合成，累计剂量达6～8g后停药，长期服用会出现骨髓抑制、泌尿道反应（出血性膀胱炎）、脱发、性腺抑制等。

3. 吗替麦考酚酯　麦考酚酸的2-乙基酯类衍生物，麦考酚酸是高效、选择性、非竞争性、可逆性的次黄嘌呤单核苷酸脱氢酶抑制剂，可抑制鸟嘌呤核苷酸的经典合成途径，抑制有丝分裂原和同种特异性刺激物引起的T和B细胞增殖，还可抑制B淋巴细胞产生抗体，抑制淋巴细胞和单核细胞糖蛋白的糖基化，对改善肾功能及免疫功能指标有确切疗效，降低尿蛋白且不良反应发生风险低。

4. 他克莫司　在细胞内与蛋白FKBP12形成复合物，竞争地与钙调蛋白神经磷酸酶特异性结合并抑制该酶活性，抑制T细胞活化及T辅助细胞依赖型B细胞的增殖作用，以及抑制淋巴因子的生成（IL-2、IL-3及γ干扰素）、IL-2R的表达，具有肝肾毒性、高血压、高尿酸血症等不良反应。

5. 利妥昔单抗　导致患者体内的B细胞凋亡，利用补体依赖性细胞毒作用和抗体依赖性细胞毒作用消耗机体B细胞，调节机体B细胞和T细胞之间的相互作用，从而有效预防患者难治性肾病综合征的复发和恶化，能够减少激素的使用剂量，降低不良反应的发生率及疾病的复发率。应用本药时，密切监测患者的生命体征，控制滴速，避免出现过敏现象。

2019年：甲泼尼龙片48mg，每日1次；硝苯地平缓释片30mg，每日1次；卡维地洛12.5mg，每日1次。

2020年：环磷酰胺0.8g，每月1次，静脉滴注（总计剂量8g）；硝苯地平缓释片30mg，每日1次；卡维地洛12.5mg，每日1次。

2021年：他克莫司1.5mg，早晚各1次；硝苯地平缓释片30mg，每日1次；卡维地洛12.5mg，每日1次。中药汤剂（具体不详）；硝苯地平缓释片30mg，每日1次；卡维地洛12.5mg，每日1次（3个月）。硝苯地平缓释片30mg，每日1次；卡维地洛12.5mg，每日1次（3个月）。

2022年：利妥昔单抗治疗500mg（4个周期）；硝苯地平缓释片30mg，每日1次；阿利沙坦酯片240mg，每日1次；达格列净10mg，每日1次；阿托伐他汀钙片10mg，每晚1次；碳酸氢钠片0.5g，每日3次；黄葵胶囊2.15g，每日3次；尿毒清颗粒5g，每日3次。

六、医患沟通要点

1. 肾脏的功能 ①肾脏能排除人体内代谢终产物及进入机体内过剩的物质及异物。②能排除人体内多余的水分及电解质（如钾、钠、氯等），维持机体内环境的稳定，回收碳酸氢根，分泌氢离子及酸性物质，维持酸碱平衡。③可以生成促红细胞生成素，预防贫血的发生；促进维生素D的吸收，维持机体钙磷代谢平稳。

2. 肾脏疾病的防治 对于健康人群来说，应该避免过度劳累，健康生活作息，避免接触肾毒性药物和毒物，多饮水、勤排尿，戒烟限酒，适当运动，控制体重，劳逸结合，合理饮食及保持良好的情绪。

3. 肾病的危险信号 ①水肿：肾性水肿多出现在组织疏松部位，如眼睑、身体下垂部位，主要为凹陷性水肿。②尿液的改变：尿液颜色加深，伴尿液泡沫增多且不能消散，排尿次数减少，夜尿增多，尿量减少等。③其他非特异性症状：精神不振、乏力、食欲减退、恶心、皮肤瘙痒等。

临 床 大 练 兵

1. 肾穿刺活检术的适应证、禁忌证及术后注意事项有哪些？

2. 对于确诊为肾病综合征的患者经治疗病情稳定或病情控制不佳，后续随访及治疗方案有哪些？

（周 竹 杨传雄）

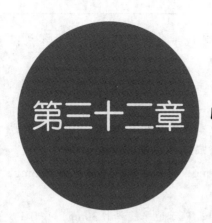

第三十二章 慢性肾小球肾炎

慢性肾小球肾炎（chronic glomerulonephritis，CGN）简称"慢性肾炎"，是以血尿、蛋白尿、水肿、高血压及缓慢进展的肾功能减退为特点的一组原发性肾小球疾病。临床特点为病程长、病情迁延、病变持续缓慢进展。病因尚不明确，绝大多数慢性肾小球肾炎由不同病因、不同病理类型的原发性肾小球疾病发展而来，少数由急性链球菌感染后肾小球肾炎迁延所致。发病机制多与免疫介导的炎症损伤有关，高血压、高血脂、蛋白尿等非免疫因素也参与了其慢性化进程。慢性肾小球肾炎的病理类型多种多样，常见类型有系膜增生性肾小球肾炎（包括IgA肾病和非IgA肾病系膜增生性肾小球肾炎）、局灶性节段性肾小球硬化、膜性肾病、系膜毛细血管性肾小球肾炎。随着疾病的进展，所有类型的慢性肾小球肾炎均可能发展为不同程度的肾小球硬化、肾间质纤维化、肾脏萎缩。

> **临床场景 A**
>
> 肾脏内科住院部
> 患者，女性，42岁。因"发现蛋白尿伴间断下肢水肿3个月"入院。
> 请你接诊患者。

一、临床表现

慢性肾小球肾炎的临床表现与病理类型并非一一对应，即同一病理类型可以有不同的临床表现和病情严重程度，而相同的临床表现其病理类型可能并不相同。本病以血尿、蛋白尿、高血压、水肿为基本临床表现。

1. 一般表现　在疾病初期，部分患者无自觉症状，仅表现为尿检异常或倦怠、食欲缺乏、腰膝酸痛等非特异症状。

2. 血尿　指尿中红细胞增多，尿沉渣显微镜检查红细胞＞3个/高倍视野。分为肉眼血尿和镜下血尿。血尿主要分为肾小球源性血尿和非肾小球源性血尿两大类，鉴别要点见表32-1。

表32-1 不同类型血尿的鉴别要点

血尿类型	鉴别要点
肾小球源性	全程血尿，多数尿中无血丝、血块，可见红细胞管型、变形红细胞，肾病的其他表现，如蛋白尿、水肿等
非肾小球源性	可为初始血尿、终末血尿或全程血尿，尿中血丝、血块较为常见，红细胞形态正常，可由结石、肿瘤、尿路感染、多囊肾、血管畸形等原因引起

3. 蛋白尿 指尿蛋白定量超过150mg/24h或尿蛋白定性检查为阳性，可表现为泡沫尿。蛋白尿的分类及临床意义见表32-2。

表32-2 蛋白尿的分类及临床意义

分类	标志蛋白	临床意义
生理性蛋白尿		
功能性蛋白尿		剧烈运动、发热、精神紧张、交感神经兴奋，多见于青少年
体位性蛋白尿		见于人体直立时，卧位休息时消失，多见于瘦高体型者
病理性蛋白尿		
肾小球性蛋白尿	Alb、IgG、补体C3、转铁蛋白	肾小球肾炎、肾缺血、糖尿病肾病等
肾小管性蛋白尿	视黄醇结合蛋白、N-乙酰-β-D氨基葡萄糖苷酶、胱抑素C、$β_2$微球蛋白	肾盂肾炎、间质性肾炎、重金属中毒、药物损害及肾移植术后等
溢出性蛋白尿	血红蛋白、肌红蛋白、本周蛋白	溶血性贫血、挤压综合征、多发性骨髓瘤、浆细胞瘤、轻链病等
组织性蛋白尿	Tamm-Horsfall蛋白	肾小管受炎症或药物刺激等
混合性蛋白尿		
假性蛋白尿	血液、脓液、黏液等	肾脏以下的泌尿道疾病，如膀胱炎、尿道炎、尿道出血等

4. 高血压 指未使用降压药物的情况下诊室收缩压≥140mmHg和/或舒张压≥90mmHg。多数慢性肾小球肾炎患者可出现不同程度的高血压，部分患者以高血压为突出症状，表现为难治性高血压，甚至出现高血压心脏病、眼底出血、视神经盘水肿等。应仔细询问患者首次发现血压升高的时间，血压峰值，是否进行降压治疗，降压药物的种类及用法，血压控制情况等，注意鉴别肾性高血压和原发性高血压。

5. 水肿 是指过多的液体在组织间隙积聚，当超过体重的4%～5%时可表现为显性水肿。常见全身性水肿的鉴别要点（表32-3）。

表32-3 常见全身性水肿的鉴别要点

	心源性	肝源性	肾源性	营养不良性	内分泌性
开始部位	足部开始，下垂部位明显	足部开始，腹水常更突出	眼睑或足部开始	足部开始	胫前或眼眶周围
可凹性	是	是	是	是	否或是

续　表

	心源性	肝源性	肾源性	营养不良性	内分泌性
是否伴胸腔积液及腹水	常见	常见	可见	常见	少见
发展速度	缓慢	缓慢	迅速	缓慢	缓慢
伴随症状、体征	心脏增大、肝大、颈静脉曲张	肝脾大、黄疸、肝掌、蜘蛛痣、腹壁静脉曲张	高血压、尿量减少	消瘦、体重下降、皮脂减少	怕冷、反应迟钝、心悸或心动过缓、多汗、便秘或腹泻
辅助检查	超声心动图	肝酶升高、Alb下降	血尿、蛋白尿、血肌酐升高	Alb下降、贫血	甲状腺功能或其他内分泌功能异常

　　慢性肾小球肾炎随着病情持续进展，肾小球滤过率（glomerular filtration rate，GFR）逐渐下降，并出现肾小管浓缩稀释功能受损，表现为血清肌酐升高、夜尿增多等。

临床场景 B

　　经过问诊、查体后，患者的病历资料补充如下。

　　1. 现病史　3个月前患者因受凉咳嗽于当地就诊，查尿常规提示尿蛋白（＋＋），隐血（＋＋），未予重视及处理。其间伴双下肢间断水肿，数次发现高血压，最高150/102mmHg。1个月前因痔疮在当地医院治疗，住院期间查尿蛋白（＋＋），隐血（＋＋），尿蛋白定量674mg/24h；给予硝苯地平片、呋塞米片等治疗。自觉症状无好转，遂来就诊。病程中，无皮疹、关节疼痛、腹痛，无尿频、尿急、尿痛，无光过敏、口腔溃疡、雷诺现象。

　　2. 既往史　既往体健。

　　3. 查体　T 36.7℃，P 72次/分，R 14次/分，BP 145/94mmHg。神志清楚，体格检查配合。眼睑及颜面部稍水肿，心肺听诊无明显异常，腹软，无压痛及反跳痛，肝脾肋下未及，移动性浊音阴性。双肾区无叩痛，双下肢轻度水肿，生理反射存在，病理反射未引出。

　　请为患者完善必要的检查。

二、查体要点

（一）血压测量

慢性肾小球肾炎可出现高血压，特别是病史较长的患者更应测量血压，如血压升高需积极处理。

（二）水肿的查体

颜面、四肢、腰骶部的水肿查体，腹部移动性浊音的检查。

三、辅助检查选择

（一）实验室检查

1. 尿液检查

（1）一般形状检查：尿液的颜色、比重、渗透压和pH。

（2）生化检查：尿液蛋白质、糖、氨基酸和酮体等。

（3）尿沉渣有形成分显微镜检查：细胞（红细胞、白细胞、上皮细胞）、管型、结晶、细菌和其他物质。

2. 肾小球滤过功能检查

（1）血尿素氮：准确性及敏感性均欠佳。

（2）血清肌酐：敏感性较低，不能反映早期肾损害，且受性别、年龄、肌肉量、蛋白质摄入量、某些药物（如西咪替丁等）影响。

（3）血清胱抑素C：肾脏是清除胱抑素C的唯一器官，其浓度主要由GFR决定，比血清肌酐更能敏感地反映GFR的下降。

（4）血清肌酐相关公式：血清肌酐检测快速简便，采用血清肌酐值代入公式，可获得估算的肾小球滤过率（estimated glomerular filtration rate，eGFR）。

（二）影像学检查

1. 肾脏超声检查　是目前临床最普遍的无创性肾脏影像学检查，可明确提供肾脏的大小、形态，反映肾实质的厚度，区分囊实性结构。

2. X线检查　包括腹部平片和静脉肾盂造影。

（1）腹部平片：有助于观察肾脏的形态和轮廓，是否有钙化灶及不透X线的阳性结石。

（2）静脉肾盂造影：可观察肾盂、肾盏的形态是否规则，并可了解肾盂、输尿管有无占位及梗阻。

3. CT　应用普遍，尤其是增强CT，可为肾结石、创伤、感染及脓肿形成、肾新生物及泌尿系畸形等疾病提供有价值的信息。

4. MRI　不能进行增强CT的患者可选择MRI，有助于观察肾脏及其周围结构。

5. 放射性核素检查　主要用来提供肾脏功能性的信息，可以测定分肾功能，临床上最常用的是肾图及肾动态显像。

（三）肾穿刺活检

同膜增生性肾小球肾炎。

临床场景 C

完善相关检查后，患者的病历资料补充如下。

血常规、便常规及凝血功能正常。尿常规：隐血（＋＋），蛋白（＋＋），RBC 21 cells/HP。尿蛋白定量571mg/24h。血生化：Alb 40.8g/L，Glb 24.2g/L，BUN 4.36mmol/L，Cr 65.6μmol/L，

空腹血糖4.77mmol/L，TC 3.72mmol/L，TG 0.97mmol/L。乙肝、丙肝、艾滋病和梅毒等传染病筛查均为阴性。肿瘤标志物、自身免疫性疾病、甲状腺功能检测正常。ANCA及抗肾小球基底膜抗体阴性。类风湿因子及抗链球菌溶血素O正常。血及尿轻链正常。免疫球蛋白及补体正常。心电图、X线胸片、心脏彩超未见明显异常。泌尿系超声：双肾大小正常，实质回声稍增强，皮髓分界尚清，肾静脉未见受压征象。眼底及听力检查正常。肾脏病理检查结果见图32-1。

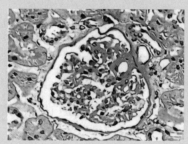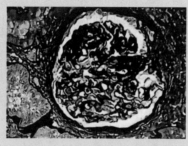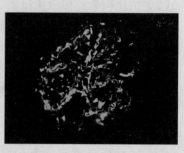

A. PAS 染色（×400）　　　　B. Masson + PASM 染色（×400）　　　　C. 补体 C3 免疫荧光染色（×400）

图32-1　肾脏病理检查结果

光镜检查：1条皮质及1条皮髓组织，最大切面可见26个肾小球，1个肾小球毛细血管祥轻度皱缩，其囊壁增厚伴分层。余肾小球细胞数80～100个/球，系膜细胞伴系膜基质轻中度增生，毛细血管祥开放好，肾小球内未见明显炎性细胞浸润。少数肾小球系膜区可见少量团块状嗜复红物沉积。小管间质轻度病变，部分小管上皮细胞浑浊肿胀、少数颗粒变性，灶状肾小管萎缩，管腔内见少量蛋白管型。肾间质区域小灶性增宽，少量纤维组织增生，伴少量单个核细胞浸润。个别入球小动脉玻璃样变。碱性刚果红染色阴性。

免疫荧光：冷冻切片最大切面上见7个肾小球。肾小球系膜区和少量毛细血管祥可见IgG（++）、IgM（+++）、C3（+++），呈颗粒状沉积。IgA、Clq、C4、κ及λ轻链染色阴性。肾小球外无免疫球蛋白和补体成分沉积。

请完善患者的诊断并给予治疗。

四、诊断

患者尿检异常（蛋白尿、血尿）、伴或不伴水肿及高血压病史达3个月以上，无论有无肾功能损害均应考虑此病，在除外继发性肾小球肾炎及遗传性肾小球肾炎后，临床上可诊断为慢性肾炎。

病例诊断分析

该患者临床表现为血尿、蛋白尿、高血压和水肿，病程超过3个月，初步诊断为慢性肾炎综合征。经过上述检查，患者基本可排除继发性及遗传性肾脏疾病，临床诊断为慢性肾小球肾炎，病理诊断为非IgA系膜增生性肾小球肾炎。

五、鉴别诊断

慢性肾小球肾炎的鉴别诊断见图32-2。

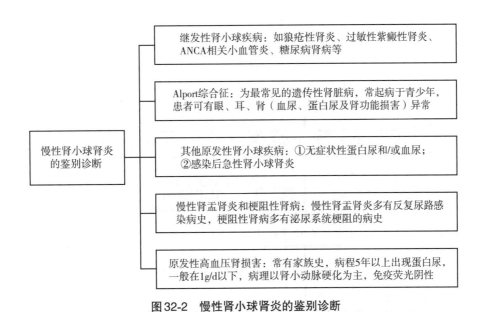

图32-2　慢性肾小球肾炎的鉴别诊断

六、治疗

慢性肾炎的治疗应以防止或延缓肾功能进行性恶化、改善或缓解临床症状及防治心脑血管并发症为主要目的。

（一）积极控制高血压和减少尿蛋白

高血压和蛋白尿是加速肾小球硬化、促进肾功能恶化的重要因素，积极控制高血压和减少蛋白尿是两个重要的环节。高血压的治疗目标：力争把血压控制在理想水平（＜130/80mmHg）。尿蛋白的治疗目标：争取减少至＜1g/d。

（二）限制食物中蛋白及磷的摄入量

肾功能不全的患者应限制蛋白及磷的摄入量，根据肾功能的状况给予优质低蛋白饮食［0.6～1.0g/（kg·d）］，同时控制饮食中磷的摄入。在进食低蛋白饮食时，应适当增加碳水化合物的摄入以满足机体生理代谢所需要的热量，防止负氮平衡。

（三）糖皮质激素或免疫抑制剂

一般不主张积极应用，但如果患者肾功能正常或仅轻度受损，病理类型较轻（如轻度系膜增生性肾炎、早期膜性肾病等），而且尿蛋白较多，无禁忌证者可试用，但无效者则应及时逐步撤去。

（四）避免加重肾脏损害的因素

感染、劳累、妊娠及肾毒性药物（如氨基苷类抗生素、含马兜铃酸的中药如关木通、广防己等）均可能损伤肾脏，导致肾功能恶化，应予以避免。

慢性肾小球肾炎的诊断治疗流程见图32-3。

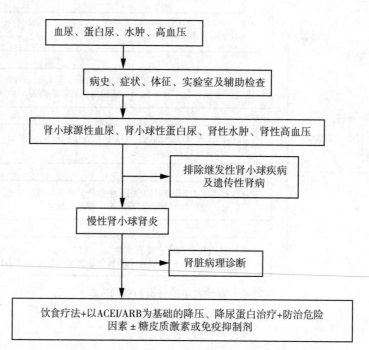

图32-3 慢性肾小球肾炎的诊断治疗流程

病例治疗方案

1. 一般治疗

（1）注意休息，避免劳累和感染，避免肾毒性药物的应用。

（2）饮食治疗：低盐饮食（<3g/d），适量优质蛋白饮食［0.6～1.0g/（kg·d）］，热量摄入达到30～35kcal/（kg·d）。

2. 积极控制血压，减少尿蛋白 贝那普利10mg，每日1次，口服。

3. 中成药制剂 虫草制剂、黄葵制剂等中成药对慢性肾小球肾炎的治疗有一定辅助作用。

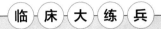

1. 慢性肾小球肾炎应与哪些疾病进行鉴别诊断?
2. 患者出现蛋白尿常见于哪些疾病?

（李 青 袁敦禄）

第三十三章 糖尿病肾病

糖尿病肾病（diabetic kidney disease，DKD）是指由糖尿病所致的慢性肾脏疾病（chronic kidney disease，CKD），通常是根据尿蛋白水平升高和/或预估肾小球滤过率下降，同时排除其他CKD而作出的临床诊断。糖尿病肾病是糖尿病最主要的微血管并发症之一，是目前引起终末期肾病的首要原因。糖尿病肾病的诊断分为病理诊断和临床诊断，肾脏病理被认为是诊断的"金标准"。光镜下早期可见肾小球肥大，毛细血管基底膜轻度增厚，系膜区增宽。随着病情进展，毛细血管基底膜弥漫增厚，形成典型K-W结节。部分患者也出现弥漫性肾小球硬化。可见毛细血管瘤样扩张、肾小球毛细血管袢纤维素帽状病变、肾小囊滴状病变及小动脉透明样变等改变。免疫荧光：IgG沿肾小球毛细血管基底膜细线状沉积，可伴有IgM、补体C3等沉积。电镜：基底膜弥漫增厚，系膜基质增多。早期诊断、预防与延缓DKD的发生发展，对降低大血管事件的发生、提高患者存活率、改善生活质量具有重要意义。

临床场景 A

患者，男性，43岁。因"反复双下肢水肿伴蛋白尿3年余"入院。生命体征：T 36.5℃，P 76次/分，R 18次/分，BP 108/66mmHg。

一、问诊要点

（一）现病史

1. 判断水肿及尿蛋白性质

（1）水肿

1）心源性水肿：主要见于右心衰竭，有效循环血量减少，继发性醛固酮增多引起钠水潴留及静脉淤血，毛细血管静水压升高，组织液回吸收减少，水肿最早常见于低垂部位（流体静水压较高），活动者踝内侧水肿明显，休息缓解，卧床腰骶部明显，呈对称、凹陷性水肿，常伴有右心衰竭（颈静脉曲张、肝脾大、多浆膜腔积液等）。

2）肝源性水肿：肝硬化为常见病因，主要表现为腹水，头面部及上肢水肿不明显，主要是门静脉高压，腹腔内脏血管床静水压升高，组织液回吸收减少而漏出腹腔；低蛋白血症致血浆胶体渗透压降低，毛细血管内液体漏入腹腔或组织间隙；有效循环血容量不足，激活RAS系统，减少尿的排出；继发性醛固酮及抗利尿激素等分泌，增加水、钠重吸收，减少尿量；肝淋巴回流减少等。

3）肾源性水肿：常见于晨起眼睑与颜面部水肿，进展性全身水肿，伴尿常规改变、高血压、肾功能损害等表现，主要是肾小球滤过功能减低，肾小管对水、钠重吸收增加，血浆胶体渗透压减低等引起。

4）其他原因所致水肿：甲亢、甲减（非凹陷性水肿）、原发性醛固酮增多症、库欣综合征、腺垂体功能减退症、糖尿病、营养不良性水肿、妊娠性水肿、结缔组织性水肿、变态反应性水肿、药物所致水肿（药物过敏反应、药物肾脏损害、药物致内分泌紊乱）、经前期紧张综合征、功能性水肿等。

（2）蛋白尿

1）生理性蛋白尿：①功能性蛋白尿。剧烈运动（或劳累）、受寒、发热、精神紧张、交感神经兴奋所致的暂时性蛋白尿，与肾血管痉挛或充血导致的肾小球毛细血管通透性升高有关。②体位性蛋白尿：由于人体直立位时前突的脊柱压迫左肾静脉导致局部静脉压升高所致，卧位休息后蛋白尿消失。

2）病理性蛋白尿：见于各种肾脏及肾脏以外疾病所致的蛋白尿，多为持续性蛋白尿。

2. 病因　随着人均寿命的延长和生活习惯的改变，如营养过剩、高脂饮食、运动减少及生活节奏加快等，糖尿病的发病率呈上升趋势。

糖尿病患者并发糖尿病肾病受多种因素影响，如遗传易感性、血糖、高血压、蛋白摄入量、脂代谢紊乱、吸烟及蛋白尿等。

3. 主要症状的特点　水肿的程度、性质、部位，是否为对称性、凹陷性，水肿的发生时间、进展速度，加重缓解的因素等，尿的泡沫程度、颜色、有无沉淀。

4. 伴随症状的特点　腹部有无腹水及包块、下肢水肿指压特性和程度、下肢动脉有无搏动、足有无溃疡、有无视网膜病变及周围神经系统病变。

5. 诊治经过及疗效　本次入院前的诊断、治疗经过和效果评估，治疗药物的名称、剂量、时间及疗效。

6. 一般情况　精神、饮食、睡眠、尿便、体重变化。

（二）既往史

既往有无冠心病、高血压、糖尿病、结缔组织病，有无结核、乙肝、伤寒等传染病史，有无药物食物、过敏史，有无外伤、手术史等。

临床场景 B

1. 现病史　患者于2019年11月无明显诱因出现双下肢水肿，遂至当地医院住院治疗（具体治疗不详），查尿常规提示有尿蛋白（未见检查资料），建议完善肾脏穿刺活检。后患者于2019年12月至我院行肾脏穿刺活检，提示糖尿病肾病Ⅲ期，经住院系统治疗后症状好转出院。出院后规律口服"复方α酮酸、包醛氧淀粉、卡维地洛、硝苯地平、厄贝沙坦"等。为求进一步治疗以"慢性肾衰竭"收入院。病程中患者有泡沫尿，无肉眼血尿，尿量约1000ml/d，无尿频、尿急、尿痛，无发热、畏寒、寒战，无咳嗽、咳痰。无腹痛、腹泻，无皮疹、光过敏、关节红肿、疼痛、无口腔溃疡、脱发，无四肢瘀点、瘀斑。本次起病以来，精神、饮食、睡眠可，大便正常，小便如上述，体重无明显变化。

2. 既往史　2型糖尿病16年余，最高血糖25mmol/L，在家自行注射门冬胰岛素早4～6U、午8～10U、晚8～10U、甘精胰岛素8～10U，自觉血糖控制欠佳。高血压1年余，最高血压210/120mmHg，在家自服卡维地洛，1片，每日1次；硝苯地平，1片，每日2次；厄贝沙坦，1片，每日1次。平素规律监测血压，自觉血压控制欠佳。否认脑血管、肺系统等重要脏器疾病史及传染病史，否认外伤、手术史，否认输血史，无食物药物过敏史，预防接种史不详。

3. 体格检查　T 36.5℃，P 76次/分，R 18次/分，BP 108/66mmHg。一般情况可，神志清楚，慢性病面容，皮肤、巩膜无黄染，颜面、眼睑无水肿，全身浅表淋巴结未扪及肿大。双肺呼吸音清，未闻及明显干湿啰音。HR 76次/分，律齐，各瓣膜听诊区未闻及病理性杂音。腹软，全腹无压痛、反跳痛、肌紧张，肝脾未扪及。双肾区无叩痛，双侧上中输尿管无压痛。双下肢轻度水肿，生理反射存在，病理反射未引出。

请为患者完善必要的辅助检查。

二、查体要点

生命体征、一般情况（发育、营养、面容、表情、体位及神志）。皮肤及淋巴结（皮肤有无皮疹、瘀点、瘀斑、结节、蜘蛛痣、肝掌、破溃，毛发分布，淋巴结大小、数目、质地、移动度等）。头颈部（头颅、眼部、耳、鼻、口腔、颈部血管、气管等）。胸部：胸廓、胸壁、皮下气肿、肿块、胸壁静脉。肺部：呼吸节律、语颤、摩擦感、皮下捻发感、呼吸音。心脏：心尖搏动、心包摩擦感、心音、心率、心律、心脏杂音。腹部：腹部外形、腹壁静脉曲张、肠鸣音、血管杂音、腹部触诊、叩诊、移动性浊音。脊柱及四肢：外形、活动度、肌力、肌张力、下肢静脉曲张、水肿等。

三、辅助检查选择

1. 实验室检查、肾穿刺活检、影像学检查同膜增生性肾小球肾炎。
2. 眼底检查　糖尿病增殖期视网膜病变，常伴有糖尿病肾病，可分为6期。

Ⅰ期	微血管瘤、小出血点
Ⅱ期	出现硬性渗出
Ⅲ期	出现棉絮状软性渗出
Ⅳ期	新生血管形成、玻璃体积血
Ⅴ期	纤维血管增殖、玻璃体机化
Ⅵ期	牵拉性视网膜脱落、失明

临床场景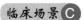

1. 以下为患者在2021—2022年口服透析药物期、动静脉造瘘治疗期和首次透析治疗期血肌酐和24h-MTP的变化情况（表33-1～表33-3）。

表33-1 口服透析药物期

	2021年1月	2021年3月	2021年4月	2021年5月	2021年8月	2021年11月
血肌酐（μmol/L）	177.1	203.0	313.4	360.4	413.9	640.7
24h-MTP（g/L）	5.64	7.04	10.48	5.90	4.63	5.76

表33-2 动静脉造瘘治疗期

	2021年11月	2021年12月	2022年1月	2022年2月	2022年3月	2022年4月
血肌酐（μmol/L）	752.3	824.3	888.5	815.6	903.1	1082.7
24h-MTP（g/L）	6.12	5.89	6.63	7.02	5.13	8.02

表33-3 首次透析治疗期

	2022年1月	2022年4月	2022年5月	2022年6月	2022年7月	2022年8月
血肌酐（μmol/L）	888.5	998.9	923.1	783.6	634.6	558.6
24h-MTP（g/L）	6.63	6.78	6.13	5.98	6.32	4.48

2. 肾穿刺活检

（1）光镜下表现：光镜标本分别做HE、PAS、PASM、Masson染色，经3个层面切片，主要为肾皮质，3个层面肾小球数分别有24、25、26个，肾小球数目最多的为第3层面，26个肾小球可见5个肾小球球性硬化，未见肾小球节段性硬化。其余肾小球系膜细胞和基质中重度增生，以系膜基质增生更明显，肾小球系膜基质呈结节状，可见K-W结节形成，少数肾小球毛细血管祥血管瘤样扩张，系膜区无明显嗜复红蛋白沉积，基底膜明显增厚，未见钉突样结构，未见系膜插入及双轨形成，上皮下、内皮下无明显嗜复红蛋白沉积，壁层上皮细胞无增生，未见新月体形成，少数肾小球球囊周纤维化，其内毛细血管缺血、皱缩。肾小管上皮细胞颗粒变性，多灶状萎缩（萎缩面积约40%），肾间质多灶状炎症细胞浸润伴纤维化，小动脉管壁增厚，细动脉玻璃样变，管腔狭窄。

（2）电镜下表现：电镜标本经甲苯胺蓝染色，可见8个肾小球，其中1个肾小球球性硬化，选择其中1个未硬化的肾小球超薄切片电镜下观察，肾小球呈结节状外观，毛细血管管腔受压，管腔狭窄，肾球囊壁层增厚。基底膜均质增厚，厚度约560nm，脏层上皮细胞空泡变性，足突弥漫融合，上皮下、基底膜内、内皮下未见电子致密物沉积，系膜细胞和基质明显增生，未见电子致密物沉积，未见特殊纤维样结构。部分肾小管萎缩，肾间质灶状炎症细胞浸润伴胶原纤维组织增生。

（3）免疫荧光表现：荧光备片经PAS染色，可见3个肾小球，荧光下可见C3（＋/－），IgA、IgG、IgM、Clq（－）。

（4）病理诊断：符合结节性糖尿病肾小球硬化症（病理分级为Ⅲ期）其他病变特征：5个肾小球球性硬化（5/26），中度（40%）慢性肾小管－间质损伤（可能与肾小球病变相关）。

3. 其他检查

（1）胸部CT：①双肺下叶条索状改变。②双侧少量胸腔积液。③心包极少量积液。

（2）心脏超声：①左心房内径增大，左心室壁增厚，升主动脉内径明显增宽，左心室舒张功能11级。②主动脉瓣钙化并少量反流。③中等量心包积液。④卵圆孔未闭。

（3）四肢血管及肾血管超声：①双下肢皮下软组织层水肿声像。②双肾动静脉未见明显异常声像。③其余动静脉血流通畅，未见明显狭窄及闭塞。

四、诊断

糖尿病肾病的诊断标准：①大量白蛋白尿。②糖尿病视网膜病变伴任何一期慢性肾脏病。③在10年以上糖尿病病程的1型糖尿病中出现微量白蛋白尿；慢性肾脏病以GFR分为5期（表33-4）。

表33-4 慢性肾脏病分期

分期	特点描述	GFR ［ml/（min·1.73m^2）］
1期	GFR增加或正常伴肾脏损伤	≥90
2期	GFR轻度降低伴肾脏损伤	60～89
3期		
3a	GFR轻中度降低	45～59
3b	GFR中重度降低	30～44
4期	GFR重度降低肾衰竭	15～29
5期	肾衰竭	<15或透析

注：GFR：肾小球滤过率；肾脏损伤指病理、血、尿或影像学检查的异常。

病例诊断分析

患者既往患2型糖尿病16年余，完善检查无结核、乙肝、结缔组织及肿瘤病史，反复出现双下肢水肿及大量蛋白尿，伴肌酐进行性下降，已完善肾穿刺，目前维持性血液透析治疗，结合患者的症状、体征及相关检查，目前考虑诊断为：①2型糖尿病肾病Ⅴ期。②慢性肾衰竭。③心功能Ⅳ级（NUHA分级）。④肾性贫血。⑤高血压3级很高危组。⑥心包积液。⑦卵圆孔未闭。

五、治疗

（一）一般处理

改变生活方式包括饮食治疗、戒酒、戒烟、控制体重，有利于减缓糖尿病肾病进展，保护肾功能；严格控制蛋白质每日摄入量，不超过总热量的15%，微量白蛋白尿者每千克体重应控制在0.8～1.0g，显性蛋白尿者及肾功能损害者应控制在0.6～0.8g；长期规律运动可提高胰岛素敏感性，改善糖耐量，减轻体重，改善脂质代谢，改善内皮功能，控制血糖、血压，减缓糖尿病及糖尿病肾病的发生发展。

（二）控制血糖

血糖控制目标：糖尿病肾病患者的血糖控制应遵循个体化原则。血糖控制目标：糖化血红蛋白≤7%；eGFR＜60ml/（min·1.73m²）的糖尿病肾病患者，糖化血红蛋白≤8%；对老年患者，糖化血红蛋白控制目标可适当放宽至≤8.5%。

降糖药物包括双胍类、磺脲类、格列奈类、噻唑烷二酮类、α糖苷酶抑制剂、二肽基肽酶Ⅰ（DPP-4）抑制剂、胰高血糖素样肽1（GLP-1）类似物及胰岛素，注意密切监测患者的肾功能，GFR＜60ml/（min·1.73m²），需酌情减量或停药。

在新型降糖药物中，SGLT2抑制剂受到很多关注，包括达格列净、恩格列净和卡格列净等，通过抑制肾脏肾小管中负责从尿液中重吸收葡萄糖的SGLT2降低肾糖阈，促进尿葡萄糖排泄，减少蛋白尿，改善肾功能，还具有降压、减重、降尿酸等额外获益。达格列净及相关代谢产物主要经肾脏清除，一般eGFR＜60ml/（min·1.73m²）时不推荐使用。

（三）控制血压

血压升高不仅是加速糖尿病肾病进展的重要因素，也是决定患者心血管病预后的主要风险因素，处于糖尿病早期的糖尿病患者采用强化的血压控制，不但可以显著减少糖尿病大血管病变发生的风险，还显著减少了微血管病变发生的风险。

伴有糖尿病肾病，尤其是白蛋白尿的患者，血压应控制在130/80mmHg以下，但舒张压不宜低于70mmHg，老年患者舒张压不宜低于60mmHg。

ACEI/ARB类药物通过扩张肾出球动脉，改善肾小球的压力，降低尿蛋白，延缓肾功能减退，改善肾脏预后，是糖尿病肾病或糖尿病合并高血压的首选药物。

（四）纠正脂质代谢紊乱

高脂血症不仅直接参与糖尿病胰岛素抵抗和心血管并发症的发生，LDL-C还可以通过作用于肾小球系膜细胞上的血浆中低密度脂蛋白受体，导致系膜细胞和足细胞损伤，加重蛋白尿和肾小球及肾小管间质纤维化的进展。

降脂的目标：TC＜4.5mmol/L，LDL＜2.5mmol/L，TG＜1.5mmol/L，HDL-C＞1.1mmol/L。在药物治疗的基础上，应配合运动、低脂饮食、多摄入富含多聚不饱和脂肪酸的食物。

（五）肾脏代替治疗

GFR 为 20 ～ 25ml/（min·1.73m²）时可考虑完善动静脉造瘘术，GFR ＜ 15ml/（min·1.73m²）的糖尿病肾病患者可选择肾脏代替治疗，包括血液透析、腹膜透析和肾脏移植等治疗。

血液透析为终末期肾病最主要的治疗手段，也是血液净化最基本的一种方式。相对于腹膜透析而言，血液透析的优点是可在短时间内清除患者毒素及多余水分，因此，在临床对于高钾血症、药物中毒、肺水肿、急性心衰患者，应用血液透析治疗效果非常有效。

病例治疗方案

> 2019 年：于当地医院发现血酐水平升高，尿蛋白阳性，予减少尿蛋白、口服透析治疗（11 月）。
>
> 我院行肾脏穿刺活检，肾穿提示糖尿病肾病Ⅲ期（12 月）
>
> 2020—2021 年 10 月：于我院规律复查尿蛋白、血生化等相关检查，根据实验室检查结果调整治疗方案。
>
> 2021 年 11 月：于我科行左上肢动静脉内瘘形成术，且继续口服透析治疗。
>
> 2022 年 4 月：首次行血液透析治疗，后规律进行血液透析，每周 3 次。

临 · 床 · 大 · 练 · 兵

1. 糖尿病肾病诊断有哪些？如何防控？
2. 何为糖尿病肾病？如何随访？
3. 终末期肾脏病的治疗手段有哪些？

（周　竹　王崇亚）

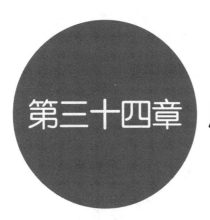

第三十四章 尿路感染

尿路感染（urinary tract infection，UTI）是指各种病原微生物在尿路中生长、繁殖而引起的感染性疾病，多见于育龄期妇女、老年人、免疫力低下及尿路畸形者。除婴儿和老年人外，女性尿路感染发病率明显高于男性。多种病原体如细菌、真菌、支原体、病毒、寄生虫均可导致尿路感染，而革兰阴性杆菌是尿路感染最常见的致病菌，其中以大肠埃希菌最常见，其次为克雷伯菌、变形杆菌、柠檬酸杆菌属等。尿路感染的发生还与细菌致病力有关，并且所有菌株均能引起症状性尿路感染。

> **临床场景 A**
>
> 肾脏内科住院部
> 患者，女性，39岁。已婚，职员。因"尿频、尿急、尿痛伴发热3天"入院。
> 请你接诊患者。

一、问诊要点

（一）尿频程度

如排尿次数、每次排尿间隔时间及尿量。

（二）尿频是否伴有尿急和尿痛

伴有尿急和尿痛称为膀胱刺激征，多由感染引起，单纯尿频应分析其原因。

（三）尿痛的部位和时间

排尿时耻骨上区痛多为膀胱炎；排尿结束时尿道内或尿道口疼痛多为尿道炎。

（四）其他伴随症状

膀胱刺激征存在但不剧烈，伴有双侧腰痛可见于肾盂肾炎；伴有会阴部、腹股沟和睾丸胀痛可见于急性前列腺炎；尿频、尿急伴有血尿、午后低热、乏力、盗汗可见于泌尿系结核；尿频、尿急伴无痛性血尿、尿线变细及进行性排尿困难可见于膀胱癌；老年男性尿频伴有尿线变细及进行性排尿困难可见于前列腺增生；伴有排尿时尿流突然中断，可见于膀胱结石堵住出口或后尿道结石嵌顿。

（五）出现尿频、尿急、尿痛前是否有明显原因

如劳累、受凉或月经期，是否接受导尿、尿路器械检查或流产术，这些常为尿路感染的诱因。

（六）有无慢性病病史

如结核病、糖尿病、肾炎和尿路结石，这些疾病本身可以出现尿路刺激症状，也是尿路感染的易发和难治的因素。

（七）有无尿路感染的反复发作史

发作间隔有多长，是否做过尿培养，如尿培养阳性，细菌种类有哪些及药物使用的种类和疗程。

二、查体要点

（一）体温、血压测量

体温升高有助于尿路感染的诊断，特别是上尿路感染。慢性肾盂肾炎时，患者可出现高血压，特别是病史较长的中年患者更应测量血压，如血压升高需积极处理。

（二）肾脏、膀胱触诊和叩诊

急性炎症期肾脏触诊时可有触痛，叩诊时可出现患侧肾区叩击痛。膀胱触诊可以发现膀胱潴留情况，对于寻找尿路感染的诱因有帮助。

（三）肋脊点、肋腰点和季肋点触诊

急性肾盂肾炎和慢性肾盂肾炎急性发作时，肋脊点（背部第12肋骨与脊柱交角的顶点）、肋腰点（背部第12肋骨与腰肌外缘夹角的顶点）和季肋点（前肾点，第10肋骨前端，相当于肾盂位置）可有压痛。

（四）输尿管点触诊

肾结石或输尿管结石容易嵌顿在输尿管生理性狭窄处，结石和尿路感染常互为诱因，尿路感染反复发作易促发尿路结石，尿路结石形成后又容易引起尿路感染。当输尿管炎症或结石嵌顿时输尿管触诊可出现压痛点。上输尿管点在脐水平腹直肌外缘，中输尿管点在髂前上棘水平腹直肌外缘，相当于输尿管第二狭窄处。

临床场景 B

经过问诊、查体后，患者的病历资料补充如下。

1. 现病史 患者3天前泡温泉后出现尿频、尿急、尿痛，伴发热、腰痛，排肉眼血尿2次，体温最高达39℃，无恶心、呕吐，至当地医院就诊后予三金片及盐酸左氧氟沙星治疗（具体用法用量不清），治疗3天后上述症状有所缓解，未再排肉眼血尿，体温有所下降，但仍未降至正常，仍反复发热。患者为进一步诊治来我科门诊就诊，门诊以"尿路感染"收入院。病程中，无咳嗽、咳痰，无腹泻、腹痛。自起病以来，患者精神、饮食及睡眠欠佳，小便如上述，大便正常，体重无明显改变。

2. 既往史 慢性支气管炎病史10年，未定期复查。否认心脑血管、内分泌系统等重要脏器疾病史及传染病史，否认手术、外伤、输血史，否认食物、药物过敏史，预防接种按计划进行。

3. 个人史 出生于云南建水，无烟酒等不良嗜好，否认毒物、粉尘、放射性物质接触史，无冶游史。

4. 家族史 父母、姐姐体健，无类似疾病史，家族中无结核、肝炎等传染病史，无家族性遗传病史。

5. 查体 T 37.8℃，双肾未触及，右侧上、中输尿管点压痛，左侧上、中输尿管点无压痛，右肾区叩痛，左肾区叩痛可疑。

6. 辅助检查 ①尿常规：白细胞（2＋），红细胞（＋），蛋白（TRACE）。②腹部CT：双肾轻度积液、泌尿系未见阳性结石。

请为患者完善必要的辅助检查。

三、辅助检查选择

（一）尿液检查

1. 常规检查。
2. 白细胞排泄率。
3. 细菌学检查
（1）涂片细菌检查。
（2）细菌培养。
4. 硝酸盐还原试验。
5. 白细胞酯酶试验。

（二）血液检查

1. 血常规。
2. 肾功能。

（三）影像学检查

泌尿系超声、腹部X线平片、腹部CT、静脉肾盂造影、排尿期膀胱输尿管反流造影、逆行性肾盂造影等。

临床场景 C

完善相关检查后，患者的病历资料补充如下。

1. 血常规　WBC 18.5×10^9/L，Hb 142g/L，PLT 305×10^9/L。

2. 尿常规　WBC（3＋），RBC（2＋），UP（TRACE）。

3. 大便常规　未见异常。

4. 感染相关蛋白　CRP 65mg/L，PCT 0.1ng/ml。

5. 血生化　Alb 44.1g/L，Urea 3.22mmol/L，Cr 65μmol/L，Glu 5.2mmol/L。

6. 心电图　窦性心律，正常心电图。

7. X线胸片　心、肺未见明显异常。

8. 腹部超声　肝S5段钙化斑，胆囊息肉样病变，副脾。双肾形态大小正常，回声均匀，双肾窦区未见分离，双肾血流树清晰。

请完善患者的诊断并给予治疗。

四、诊断流程

有尿路感染的症状和体征如尿路刺激征（尿频、尿痛、尿急），耻骨上方疼痛和压痛，发热，腰部疼痛或叩击痛等，尿细菌培养菌落数 $\geq 10^5$/ml，即可诊断尿路感染。如尿培养的菌落数不能达到上述指标，但满足下列指标一项时，也可帮助诊断：硝酸盐还原试验和/或白细胞酯酶阳性；白细胞尿（脓尿）：未离心新鲜尿液革兰染色发现病原体，且一次尿培养菌落数 $\geq 10^3$/ml。对于留置导尿管的患者出现典型的尿路感染症状、体征，且无其他原因可以解释，尿标本细菌培养菌落计数 $> 10^3$/ml时，应考虑导管相关性尿路感染。

（一）尿路感染的定位诊断

1. 根据临床表现定位　下尿路感染（膀胱炎），常以尿路刺激征为突出表现，一般少有发热、腰痛。上尿路感染（肾盂肾炎）常有发热、寒战甚至出现毒血症症状，伴明显腰痛，输尿管点和/或肋脊点压痛、肾区叩击痛等，伴或不伴尿路刺激征。

2. 根据实验室检查定位　出现下列情况提示上尿路感染：膀胱冲洗后尿培养阳性；尿沉渣镜检有白细胞管型，并排除间质性肾炎、狼疮肾炎等疾病；肾小管功能不全的表现。

（二）复杂性尿路感染

复杂性尿路感染是指伴有泌尿道结构/功能异常（包括异物）或免疫功能低下的患者发生的尿路感染。对治疗反应差或反复发作的尿路感染，应检查是否为复杂性尿路感染。复杂性尿路感染的危险因素见表34-1。

表34-1　复杂性尿路感染的危险因素

分类	危险因素
结构性尿路梗阻	结石、先天异常、尿路狭窄、前列腺增大、肿瘤、外源梗阻
功能性梗阻	神经源性膀胱（糖尿病、截瘫等）、膀胱输尿管反流、妊娠
泌尿道介入	放置导尿管、输尿管支架、膀胱镜
先天性疾病	多囊肾、髓质海绵肾、肾钙化
免疫抑制	肾移植等

（三）无症状性细菌尿

患者无尿路感染的症状，两次尿细菌培养菌落数均 $\geqslant 10^5/ml$，均为同一菌种。

（四）慢性肾盂肾炎的诊断

除反复发作尿路感染病史外，尚需结合影像学及肾脏功能检查。

1.肾外形凹凸不平，且双肾大小不等。

2.静脉肾盂造影可见肾盂、肾盏变形，缩窄。

3.持续性肾小管功能损害。

具备上述第1、2条的任何一项再加第3条可诊断慢性肾盂肾炎。

（五）并发症

尿路感染如能及时治疗，并发症很少，但伴有糖尿病和/或存在复杂因素的肾盂肾炎未及时治疗或治疗不当可出现下列并发症。

1. 肾乳头坏死　指肾乳头及其邻近肾髓质缺血性坏死，常发生于伴有糖尿病或尿路梗阻的肾盂肾炎，为其严重并发症。

2. 肾周围脓肿　为严重肾盂肾炎直接扩展而致，多有糖尿病、尿路结石等易感因素。

3. 感染性结石　变形杆菌等含尿素酶的细菌能引起感染性结石，常为双肾受累。

4. 革兰阴性杆菌败血症　多见于复杂性尿路感染患者，尤其是接受膀胱镜检查或长期留置导尿管后。

病例诊断分析

　　育龄女性，泡温泉后急性起病。全身症状：发热，体温最高达39℃。泌尿系统症状：尿频、尿急、尿痛、肉眼血尿。腰痛：输尿管点压痛，肾区叩痛。辅助检查：WBC、CRP、PCT升高。依据患者病史、临床表现及辅助检查，由此可得出患者的完整诊断。

　　主诊断：急性肾盂肾炎

五、治疗

（一）一般治疗

急性期注意休息，多饮水，勤排尿。尿路感染反复发作者应积极寻找病因，及时去除诱发因素。

（二）抗感染治疗

抗感染治疗的用药原则见图34-1。

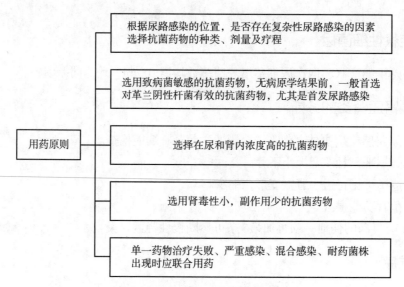

图34-1　抗感染治疗的用药原则

1. **急性膀胱炎**　对女性非复杂性膀胱炎，磺胺甲基异噁唑（800mg/160mg，每日2次，疗程3天）、呋喃妥因（50mg，每8小时1次，疗程5～7天）及磷霉素（3g单剂）被推荐为一线药物。这些药物效果较好，对正常菌群的影响相对小。由于细菌耐药的情况不断出现，且各地区可能有差别，应根据当地细菌的耐药情况选择药物。其他药物，如阿莫西林、头孢菌素类喹诺酮类也可以选用，疗程一般3～7天。不推荐喹诺酮类中的莫西沙星，因为该药不能在尿中达到有效浓度。

停服抗菌药物7天后，需进行尿细菌定量培养。若结果阴性，表示急性细菌性膀胱炎已治愈；若仍有真性细菌尿，应继续给予2周抗菌药物治疗。

2. **急性肾盂肾炎**　首次发生的急性肾盂肾炎的致病菌80%为大肠埃希菌，在留取尿细菌检查标本后应立即开始治疗，首选对革兰阴性杆菌有效的药物。72小时显效者无须换药，否则应按药敏试验结果更改抗菌药物。

（1）病情较轻者：可在门诊口服药物治疗，疗程10～14天。常用药物有喹诺酮类（如氧氟沙星0.2g，2次/日；环丙沙星0.25g，2次/日或左氧氟沙星）、半合成青霉素类（如阿莫西林0.5g，3次/日）、头孢菌素类（如头孢呋辛0.25g，2次/日）等。治疗14天后，通常90%的患者可治愈。如尿菌仍阳性，应参考药敏试验结果选用有效抗菌药物继续治疗4～6周。

（2）严重感染全身中毒症状明显者：需住院治疗，应静脉给药。常用药物，如氨苄西林

1.0～2.0g，每4小时1次；头孢噻肟钠2.0g，每8小时1次；头孢曲松钠1.0～2.0g，每12小时1次；左氧氟沙星0.2g，每12小时1次。必要时联合用药，氨基苷类肾毒性大，应慎用。经过上述治疗若好转，可于热退后继续用药3天再改为口服类抗菌药物，完成2周疗程。治疗72小时无好转，应按药敏试验结果更换抗菌药物，疗程不少于2周。经此治疗仍有持续发热者，应注意肾盂肾炎并发症，如肾盂积脓、肾周脓肿、感染中毒症等。

3. 慢性肾盂肾炎 治疗的关键是积极寻找并去除易感因素。急性发作时治疗同急性肾盂肾炎。反复发作尿路感染包括再发性尿路感染和复发性尿路感染。

4. 再发性尿路感染

（1）重新感染：治疗后症状消失，尿菌阴性，但在停药6周后再次出现真性细菌尿，菌株与上次不同，称为重新感染。多数病例有尿路感染症状，治疗方法与首次发作相同。对半年内发生2次以上者可用长程低剂量抑菌治疗，即每晚临睡前排尿后服用小剂量抗菌药物1次，如复方磺胺甲噁唑1～2片或呋喃妥因50～100g或氧氟沙星200mg，每7～10天更换药物1次，连用半年。

（2）复发：治疗后症状消失，尿菌阴转后在6周内再出现菌尿，菌种与上次相同（菌种相同且为同一血清型）称为复发。复发且为肾盂肾炎者，特别是复杂性肾盂肾炎，在去除诱发因素（如结石梗阻、尿路异常等）的基础上，应按药敏试验选择强有力的杀菌性抗菌药物，疗程不少于6周。反复发作者，给予长程低剂量抑菌疗法。

5. 复杂性尿路感染 因基础疾病不同，感染的部位细菌种类和疾病的严重程度不一样，因此，需个体化对待，同时尽量根据尿培养结果选择用药。如采用经验治疗，48～72小时后应对疗效进行评估，根据尿培养结果调整用药。同时，应积极治疗基础疾病。

6. 无症状性菌尿 是否治疗目前有争议，一般认为无须治疗，但有下述情况者应予治疗：①妊娠期无症状性菌尿。②学龄前儿童。③出现有症状感染者。④肾移植、尿路梗阻及其他尿路有复杂情况者。根据药敏试验结果选择有效抗菌药物，主张短疗程用药。

7. 妊娠期尿路感染 宜选用毒性小的抗菌药物，如阿莫西林、呋喃妥因或头孢菌素类等。孕妇的急性膀胱炎治疗时间一般为3～7天。孕妇急性肾盂肾炎应静脉滴注抗菌药物治疗，可用半合成广谱青霉素或第三代头孢菌素，疗程为2周。反复发生尿路感染者，可用呋喃妥因长程低剂量抑菌治疗。

（三）疗效评定

1. 治愈 症状消失，尿菌阴性，疗程结束后2周、6周复查尿菌仍阴性。

2. 治疗失败 治疗后尿菌仍阳性，或治疗后尿菌阴性，但2周或6周复查尿菌转为阳性，且为同种菌株。

（四）预防

1. 多饮水、勤排尿，是最有效的预防方法。

2. 注意会阴部清洁。

3. 尽量避免尿路器械的使用，必须应用时严格无菌操作。

4. 若必须留置导尿管，前3天给予抗菌药物治疗可延迟尿路感染的发生。

5. 与性生活有关的尿路感染，应于性交后立即排尿，并口服一次常用量抗菌药物。

病例治疗方案

1. 一般治疗　注意休息，避免劳累，多饮水，勤排尿，注意会阴部清洁。
2. 抗感染治疗　院外已予左氧氟沙星抗感染72小时，仍有反复发热，入院后换用青霉素类或头孢菌素类治疗，尽快完善尿培养及药敏试验指导进一步治疗。

临 床 大 练 兵

1. 急性尿路感染与慢性尿路感染的鉴别要点？
2. 急性肾盂肾炎的治疗原则？

（李　青　李家青）

第五篇

血液系统疾病

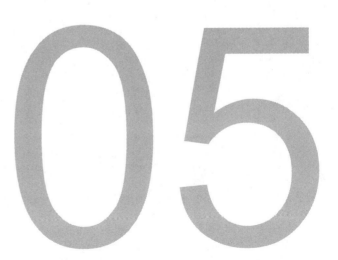

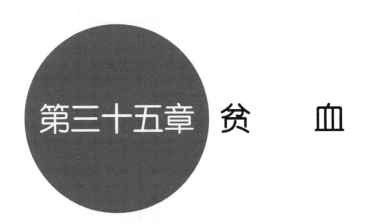

第三十五章 贫 血

贫血（anemia）是指人体外周血红细胞容量减少，低于正常范围下限，不能运输足够的氧至组织而产生的临床综合征。贫血不是一个独立疾病，而是由很多疾病引起的一个共同的症状或体征。由于红细胞容量测定较复杂，临床上常以血红蛋白（Hb）浓度来代替。我国学者认为在我国海平面地区，成年男性Hb＜120g/L，成年女性（非妊娠）Hb＜110g/L，孕妇Hb＜100g/L就可诊断为贫血。国外一般采用1972年WHO制定的诊断标准，在海平面地区Hb低于下述水平诊断为贫血：6个月到小于6岁儿童110g/L，6～14岁儿童120g/L，成年男性130g/L，成年女性120g/L，孕妇110g/L。

临床场景 A

血液内科住院部

患者，女性，67岁。因"面色苍白、乏力2年，伴反酸、嗳气、食欲差加重3个月"入院。

生命体征：T 36.5℃，P 90次/分，R 16次/分，BP 112/75mmHg。

请你接诊患者。

一、问诊要点

（一）现病史

1. 判断是否有贫血 ①有无头昏乏力、活动后气促的症状，是否发现有面色苍白。②是否有其他的伴随症状。

2. 诱因 有无长期饮咖啡、浓茶，是否素食为主，是否有进食蚕豆后发生贫血，有无大量饮酒、暴饮暴食、剧烈呕吐、特殊药物服用（如糖皮质激素、非甾体抗炎药、化疗药物等）、严重应激、创伤及停经等情况。

3. 主要症状的特点 头昏、乏力，面色苍白，伴活动后气促。

4. 伴随症状 详细的伴随症状（图35-1）询问可有助于贫血的评估及病因的确定。

5. 诊治经过及疗效 本次入院前接受的诊断措施和结果，治疗的药物名称、剂量、时间和

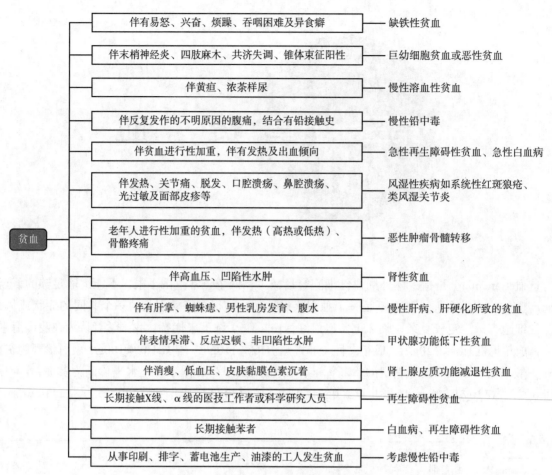

图35-1　常见贫血伴随症状的思维导图

疗效。

6. 一般情况　精神、睡眠、尿便、体重。

（二）既往史

1. 既往史　既往有消化性溃疡、钩虫病、痔疮、子宫肌瘤、月经过多史，有无免疫系统疾病、系统性红斑狼疮、类风湿关节炎、溃疡性结肠炎等病史。有无病毒性肝炎、风疹、EB病毒及流感病毒感染，有无支原体肺炎、传染性单核细胞增多症、疟疾、产气夹膜梭菌或溶血性链球菌败血症的病史。

2. 手术史　有无胃大部切除，胃、空肠吻合史或上段空肠切除史者。

3. 服药史　是否服用对氨基水杨酸、异烟肼、利福平、磺胺、氯丙嗪、甲基多巴、奎尼丁、氯霉素、保泰松等药物。

4. 家族史　患者是否有幼年出现贫血，父母或兄弟姐妹是否有同样病史者。

5. 是否有急性失血史　包括急性外出血与内出血。前者包括急性创伤性出血、溃疡病、胃底和食管静脉曲张破裂、贲门黏膜撕裂等引起的呕血及急性出血坏死性肠炎的大量便血等；急性内出血，如输卵管妊娠破裂出血、闭合性胸腹腔创伤出血等，尤其在出血早期（4小时内），红细胞计数与血红蛋白测定均无明显变化，使早期诊断较为困难，此时，必须详细询问病史，进行全面体格检查及必要的辅助检查（如胸腔穿刺、腹腔穿刺、阴道后穹隆穿刺等），方能作出急性失血性贫血的诊断。

二、查体要点

贫血的体格检查需要兼顾病情严重程度的判断，以及查找有助于判断病因的重要阳性体征（图35-2）。

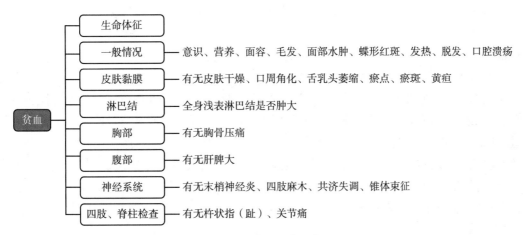

图35-2 贫血查体要点

临床场景 B

经过问诊、查体后，患者的病历资料补充如下。

1. **现病史** 患者近3个月反酸、嗳气，食欲差加重，出现头昏、乏力进行性加重，同时感活动后气促。近1周有黑便，为稀糊状黑便，每次量约100g，每日2～3次。无呕吐及便血，无发热、骨痛，无黄疸，未排酱油色尿，尿色正常，未予特殊处理。起病以来精神、睡眠、食欲欠佳，小便正常，体重无明显改变。

2. **既往史** 胃病史3年。无特殊服药史，无肝炎、结核等传染病史，无饮酒史及吸烟史。

3. **查体** T 36.5℃，P 102次/分，R 16次/分，BP 102/62mmHg。神志清楚，语言流利，营养中等，重度贫血貌。全身皮肤未见瘀斑、瘀点。结膜苍白，全身浅表淋巴结无肿大。双肺呼吸音清。HR 102次/分，律齐，未闻及杂音。腹软，上腹部轻压痛，肝脾未触及，移动性浊音阴性，肠鸣音4次/分。双下肢无水肿。

请为患者完善必要的辅助检查。

三、辅助检查选择

（一）实验室检查

1. 出血的判断及评估　血常规，包括外周血白细胞、红细胞、血小板及网织红细胞计数，血红蛋白测定，外周血涂片检查，红细胞指数（包括MCV、MCH、MCHC）测定，对确定有无贫血及贫血程度、鉴别诊断具有重要意义。

2. 患者基础情况评估　肝肾功能、电解质、血糖、血脂、凝血功能、心肌酶谱、肿瘤标志物等。

3. 输血前准备　肝炎病毒学＋HIV＋梅毒、血型鉴定、交叉配血。

4. 粪便检查　包括隐血检查、寄生虫虫卵检查及粪胆原测定等，有助于对贫血原因的确定。

5. 尿液检查　尿常规检查，若尿中出现红细胞、白细胞、蛋白及管型，对诊断肾性贫血、多发性骨髓瘤及系统性红斑狼疮有重要帮助；尿胆原、尿隐血及尿中含铁血黄素检查，对溶血性贫血及溶血部位判断具有重要意义。

6. 骨髓检查　对贫血的诊断与鉴别诊断至关重要，为贫血性疾病必不可少的检查。骨髓涂片镜检观察骨髓有核细胞增生程度，粒、红、巨三系细胞增生情况，粒、红比例，各系细胞形态有无异常，有无异常细胞出现，如白血病细胞、转移癌细胞等，必要时还要进行细胞化学染色检查，如骨髓细胞铁染色等。

7. 肿瘤标志物。

8. 贫血三项及血清铁代谢的相关指标。

9. EPO水平。

（二）内镜检查

胃镜检查＋活检。胃镜是上消化道出血的首选检查。胃镜既可以帮助明确出血病因、部位及出血情况，又可以完成病灶活检及内镜下止血治疗。当患者无明显禁忌时，急性非静脉曲张性上消化道出血推荐出血24小时内完成胃镜检查，而疑似静脉曲张出血应在12小时内进行内镜检查。

（三）影像学检查

腹部B超。可用于评估肝、胆、胰、脾的情况。

（四）消化科会诊

临床场景 C

完善相关检查后，患者的病历资料补充如下。

1. 血常规　WBC 4.8×10^9/L，RBC 2.9×10^{12}/L，Hb 52g/L，PLT 336×10^9/L，HCT 26%，NEUT% 69%，LY% 24%，MONO% 6%，EOS% 1%，MCV 60fl，MCH 254pg，MCHC 264g/L，RET 1.2%。

2. 血涂片　成熟红细胞大小不一，以小细胞为主，染色浅淡，中心淡染区扩大（图35-3）。

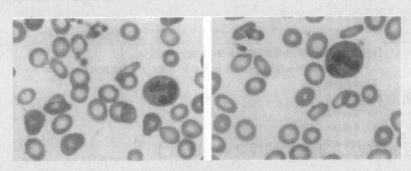

图35-3 外周血涂片

3. 大便常规 黑色糊便，OB（＋）。

4. 尿常规 无异常，尿隐血（－）。

5. 凝血功能 正常。

6. 血生化 肝肾功能正常。

7. 贫血三项 叶酸12.75ng/ml（5.31～24ng/ml），维生素B$_{12}$ 427pgm/ml（211～911pgm/ml），铁蛋白4.60ng/ml（10～291ng/ml）。

8. 铁四项 血清铁2.1μmol/L（7.8～32.2μmol/L），总铁结合力102.9μmol/L（54.0～77.0μmol/L），不饱和铁结合力100.8μmol/L（35.0～48.0μmol/L）。

9. EPO 255mIU/ml（3.4～31mIU/ml）。

10. 骨髓及骨髓铁染色 有核细胞增生明显活跃，红系比例27.5%，以中晚幼红为主，细胞体积减小，核染色质致密，胞质少，边缘不整齐，核浆发育不平衡，呈核老浆幼。成熟红大小不一，以小细胞为主（图35-4）。铁染色：细胞外铁（－），铁幼粒细胞10%，未见环形铁粒幼细胞。

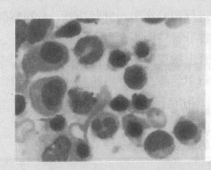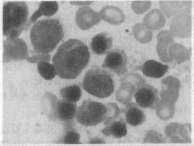

图35-4 骨髓涂片

11. 请消化科会诊，完善相关检查 Hp（＋），胃镜示黏膜粗糙不平，红白相间，胃窦部可见0.6cm×0.6cm溃疡；组织病理活检：中度到重度萎缩性胃炎，中度肠化生，轻度不典型增生。诊断：消化道出血，胃溃疡，慢性萎缩性胃炎。

12. 肿瘤标志物 AFP 3.25ng/ml（0～20ng/ml），Fer 1.34ng/ml（4.6～204ng/ml），CEA 0.94ng/ml（0～5ng/ml），CA19-9 10.33U/ml（0～37U/ml），CA242 7lU/ml（0～20U/ml），CA15-3

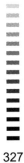

13.10U/ml（0～30U/ml），人附睾上皮分泌蛋白4（HE4）54.47pmol/L（＜150pmol/L）。请完善患者的诊断并给予治疗。

四、诊断流程

（一）是否为贫血及了解贫血的程度（表35-1）

面色苍白不一定为贫血，应根据贫血定义，行血常规检查进行判断。

表35-1　贫血的严重程度划分标准

贫血严重程度	Hb浓度/（g·L^{-1}）
轻度	＞90
中度	60～90
重度	30～＜60
极重度	＜30

（二）是何种性质的贫血

根据检查明确病因，具体是何种性质的贫血：缺铁性、溶血性、巨幼细胞性、再生障碍性、慢性病所致的贫血，骨髓病性贫血，骨髓转移癌，是否为急性失血性贫血或慢性失血性贫血。应详细询问现病史和既往史、家族史、营养史、月经生育史及危险因素暴露史等。小细胞低色素性贫血临床最常见于缺铁性贫血、慢性病贫血、铁粒幼细胞贫血、地中海贫血、铅中毒等。其他小细胞低色素性贫血亦不除外，需详细询问病史、家族史、体格检查及进行EPO水平、肝肾功能、骨髓穿刺等检查。疑为慢性病引起的贫血，包括慢性炎症、慢性感染、慢性肝肾功能不全、内分泌功能低下、恶性肿瘤及骨髓病性贫血等，应查肝肾功能，脑垂体、甲状腺及肾上腺皮质功能，胃肠道钡餐摄片或内镜检查、纤维支气管镜检查及骨髓穿刺涂片检查等。必要时进行甲状腺、肺、胃肠及骨髓的活组织检查。创伤引起的内出血，常不易被发现，可做诊断性腹腔穿刺、阴道后穹隆穿刺等（表35-2）。

表35-2　贫血的细胞学分类

类型	MCV/fl	MCHC/%	常见疾病
大细胞性贫血	＞100	32～35	巨幼细胞贫血、伴网织红细胞大量增生的溶血性贫血、骨髓增生异常综合征、肝病
正常细胞性贫血	80～100	32～35	再生障碍性贫血、纯红细胞再生障碍性贫血、溶血性贫血、骨髓病性贫血、急性失血性贫血
小细胞低色素性贫血	＜80	＜32	缺铁性贫血、铁粒幼细胞贫血、地中海贫血

（三）是何种原因引起的缺铁性贫血

了解缺铁的原因对合理治疗十分重要。

铁缺乏症/缺铁性贫血的病因包括生理性及病理性两方面：生理性缺铁常见于铁需要增加及摄入不足；病理情况下的铁缺乏症包括吸收不良、慢性失血等，慢性炎症时铁调素水平升高，铁吸收减少，引起铁缺乏症/缺铁性贫血（表35-3）。

表35-3 绝对性铁缺乏症的常见病因

病因	机制
铁摄入不足	
饮食	如长期素食，饮食中铁含量低；或饮浓茶、浓咖啡抑制铁吸收
胃酸不足	如萎缩性胃炎、使用抗酸剂或质子泵抑制剂、幽门螺杆菌感染、减肥术后等导致胃酸不足，影响铁吸收
小肠黏膜疾病	减少铁吸收量
慢性腹泻、乳糜泻等	减少铁吸收量
铁调素水平升高	如 TMPRSS6 基因突变，致铁调素水平升高，抑制铁吸收；肥胖
铁需求量增大	
儿童、青少年	生长发育迅速，铁需求量增大
妊娠期女性	妊娠期间铁需求量增大
经期女性	月经可造成铁丢失，铁需求量增大
促红细胞生成素治疗期	红细胞生成增加，铁需求量增大
失血	
消化系统失血	（1）食管失血：静脉曲张、食管癌、溃疡、反流性食管炎等
	（2）胃失血：胃癌、胃息肉、胃溃疡、使用阿司匹林和其他非甾体抗炎药物导致胃出血和胃血管扩张症等
	（3）小肠失血：十二指肠溃疡、炎症性肠病、寄生虫（钩虫等）、淋巴瘤、肿瘤和息肉、毛细血管扩张、憩室等
	（4）结肠失血：结肠癌、息肉、憩室出血、炎症性肠病、2型血管性血友病、血管发育不良等
	（5）肛门失血：痔疮出血
妇科失血	子宫肌瘤、子宫腺肌症、妇科恶性肿瘤、出血性疾病（如血管性血友病及血友病携带者和血小板数量和功能异常等）、宫内节育器等导致月经量过多
泌尿系统失血	肾癌或膀胱癌等肿瘤类疾病；血吸虫病、病毒感染、结核等感染性疾病；泌尿系统结石，如肾结石、膀胱结石等导致血尿；血管内溶血（如阵发性睡眠性血红蛋白尿、心脏机械瓣膜、疟疾等）导致红细胞破坏
呼吸系统失血	肺部肿瘤、感染（肺脓肿、真菌感染、结核感染等）导致咯血
献血	频繁献血
医源性失血	频繁透析
综合因素	
锻炼（少见）	膳食铁摄入量减少；偶尔发生的溶血

注：TMPRSS6，跨膜丝氨酸蛋白酶6。

慢性失血是引起缺铁性贫血的最常见原因。内镜检查、粪便找钩虫卵等可明确失血原因。胃及十二指肠切除、慢性腹泻等因素影响铁的吸收而引起体内缺铁。生长发育中儿童、妊娠及哺乳期妇女由于对铁需要量增大，造成体内缺铁。大部分患者缺铁原因通过详细病史询问即可明确。

成人铁缺乏症/缺铁性贫血的诊断流程见图35-5。

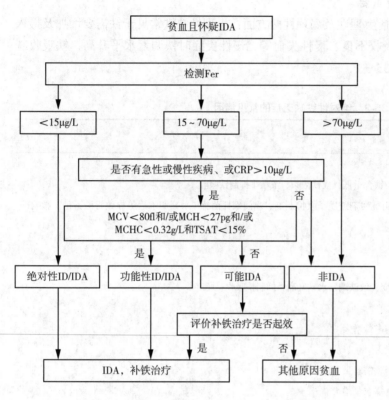

图35-5 成人铁缺乏症/缺铁性贫血的诊断流程

注：ID，铁缺乏症；IDA，缺铁性贫血；Fer，铁蛋白；CRP，C反应蛋白；MCV，平均血红蛋白体积；MCH，平均血红蛋白含量；MCHC，平均血红蛋白浓度；TSAT，转铁蛋白饱和度。

（四）关于诊断性治疗

临床上怀疑为缺铁性贫血或巨幼细胞贫血，而无法进一步明确诊断时，可给予诊断性治疗，前者给予铁剂，后者给予叶酸及维生素B$_{12}$，若用药4～5天后网织红细胞计数升高，2周左右血红蛋白水平上升，而网织红细胞计数逐渐下降，则有助于诊断。

（五）并发症及合并症的评估

病例诊断分析

患者以头昏、乏力为主要临床表现，无特殊饮食、药物及其他的出血倾向，出血可以确认；该患者家族史及血涂片可排除地中海贫血；无毒物及射线接触史及体格检查可排除铅中毒；铁代谢、骨髓涂片及铁染色结果排除慢性病贫血、铁粒幼细胞贫血；肝肾功能、促红细胞生成素水平及尿常规等可排除肾性贫血。由此，可得出该患者的完整诊断。

主诊断：缺铁性贫血

胃溃疡

慢性萎缩性胃炎

并发症：中度失血性贫血

合并症：消化道出血

五、治疗

（一）一般处理

1. 卧床休息，避免活动，坐立或起床时，动作缓慢，避免晕厥。

2. 重度贫血，且贫血症状明显，予悬浮红细胞输注，改善贫血相关症状。红细胞输注适宜于急性或贫血症状严重影响到生理功能的缺铁性贫血患者，国内的输血指征是Hb＜60g/L，对于老年和心脏功能差的患者，可适当放宽至≤80g/L。

（二）补铁治疗

无输血指征的患者常规行补铁治疗，铁剂分为无机铁和有机铁；按应用途径分为口服铁和静脉铁。补铁治疗需要考虑患者Hb水平、口服铁剂的耐受性和影响铁吸收的合并症等。

1. 口服补铁药物

（1）常用口服铁剂：口服铁剂中，无机铁以硫酸亚铁为代表，有机铁包括多糖铁复合物、蛋白琥珀酸铁口服溶液、富马酸亚铁、琥珀酸亚铁和葡萄糖酸亚铁（依据药品上市时间排序）等；除以上铁剂外，还有结合铁的中成药，如健脾生血片，其中铁元素含量20mg，对胃肠道刺激小（表35-4）。

表35-4　常用口服铁剂

常用口服铁剂	用法用量
硫酸亚铁	60mg/次，3次/天
多糖铁复合物	300mg/次，1次/天
蛋白琥珀酸铁口服溶液	40mg/次，2次/天
富马酸亚铁	60～120mg/次，3次/天
琥珀酸亚铁	100～200mg/次，2次/天
葡萄糖酸亚铁	300～600mg/次，3次/天
健脾生血片	每次1～3片，3次/天

（2）口服铁剂治疗注意事项：①严重贫血时，可以增加口服铁剂量，提高补铁效果，或选择口服吸收率高的补铁药物；但对于轻症或铁缺乏症患者，中等剂量的铁，隔天服用对铁调素影响小、铁吸收效率高；目前部分口服补铁药物常规剂量并不能升高铁调素，如蛋白琥珀酸铁口服溶液，可提高铁的利用度。②若无明显胃肠道反应，一般不应将铁剂与食物一同服用。③每天口服100mg元素铁，持续治疗4～6周后，Hb没有变化，或上升＜10g/L，可能有以下原因：诊断有误；患者依从性差，未按医嘱服药；存在持续出血；有影响铁吸收的情况，如胃十二指肠溃疡、小肠术后或胃肠解剖部位异常；同时伴有感染、炎症、恶性肿瘤、肝病等影响铁吸收；所用口服铁剂不能很好地吸收等。④部分糖尿病患者由于饮食控制严格导致铁缺乏症/缺铁性贫血，口服补铁治疗时需注意药物的佐剂中是否含糖。⑤疗程要长，既要Hb恢复正常，又要保证储存铁达标。

2. 静脉补铁药物

（1）常用静脉铁剂：新一代的静脉注射铁制剂中，铁与碳水化合物结合紧密，实现铁的控制释放，可以在短时间内给予大剂量铁剂。新一代的静脉铁制剂已经改变了铁缺乏症的治疗。常见的静脉铁剂有低分子右旋糖酐铁、葡萄糖酸亚铁、蔗糖铁、纳米氧化铁、羧基麦芽糖铁、异麦芽糖酐铁等。

（2）静脉铁剂适应证：①患者不能或不愿忍受口服铁剂的胃肠道不良反应，如老年人和妊娠中晚期孕妇（已有妊娠相关胃肠道症状），以及现有胃肠道疾病可能会加重口服铁剂不良反应的患者。②患者更愿意通过1～2次就诊就补足储存铁，而不愿耗时几个月。③持续性失血，且超过了口服铁剂满足补铁需求的能力（如严重子宫出血、黏膜毛细血管扩张）。④解剖或生理情况影响口服铁剂的吸收。⑤合并炎症而干扰铁代谢稳态。⑥预期失血量＞500ml的手术，或＜6周内需行手术的铁缺乏症患者。

（3）静脉铁剂禁忌证：鉴于铁能促进微生物生长，败血症患者应避免使用；低磷血症患者；妊娠早期孕妇；铁剂过敏者。静脉铁的总需要量按以下公式计算：所需补铁量（mg）＝［目标Hb浓度－实际Hb浓度（g/L）］×体重（kg）×0.33。

（三）病因治疗

积极寻找铁缺乏症/缺铁性贫血的病因，如青少年、育龄女性、妊娠期女性和哺乳期女性等摄入不足引起的缺铁性贫血，应改善饮食，补充含铁丰富且易吸收的食物，如瘦肉、动物肝脏等；育龄期女性可以预防性补充铁剂，每日或隔日补充元素铁；月经过多引起的缺铁性贫血应该寻找月经量过多的原因；寄生虫感染患者应进行驱虫治疗；恶性肿瘤患者应进行手术或放、化疗；消化性溃疡患者应进行抑酸护胃治疗等。

贫血的输血原则：①贫血患者主要是红细胞计数下降，即使有的患者白细胞和/或血小板计数下降，都应该输浓缩红细胞，而不是输全血。②临床上输红细胞治疗贫血是为了消除或减轻症状，而不是为了纠正血红蛋白和红细胞，使其达到正常值，特别是对慢性贫血患者给予输血时，一定要考虑改善症状与输血造成的不良反应及输血传播性疾病发生率的关系。③输浓缩红细胞治疗贫血只是一种对症治疗，应该寻找贫血的原因，予以对因治疗。④单纯用Hb、红细胞计数来确定是否需要输注红细胞是不合理的。更重要的是是否有临床适应证，以血红蛋白、红细胞计数下降速率和生理代偿功能来决定。输注适应证：原则上Hb＞90g/L时不予以输血；Hb＜60g/L时应考虑输血；Hb为60～90g/L时，应根据患者的贫血程度、心肺代偿功能、有无代谢率升高及年龄等因素决定。

六、铁缺乏症/缺铁性贫血的预防

合理均衡的营养可以降低人群铁缺乏症/缺铁性贫血的发生率。

1. 合理膳食　保障充足和多样的食物供应，以满足铁营养的需要。

2. 增加富含铁食物的摄入　所有人群，特别是儿童、孕妇、乳母均应摄入富含铁食物和铁吸收利用较高的食物，主要是动物性食品。动物的红肉、肝脏、血等食品提供的铁为血红素铁，吸收率可达到10%以上，显著高于植物来源的铁盐，其吸收率通常＜5%。

3. 增加膳食中其他微量营养素的摄入　维生素C、维生素A、维生素B_6、维生素B_{12}、叶酸等多种维生素影响人体铁的吸收利用和代谢功能，同时，微量营养素缺乏也是各类贫血产生的重要营养因素。维生素C可以促进肠道对铁的吸收，维生素B_6、维生素B_{12}、叶酸与红细胞合成具有密切的关系，而维生素A缺乏与贫血具有协同现象。因此，应增加膳食中各种微量营养素的充足摄入，达到中国居民膳食营养素参考摄入量建议要求，实现预防铁缺乏症/缺铁性贫血的目的。

4. 管理和控制食物中铁吸收的抑制因子和促进因子　通过改善饮食结构、改变烹饪技艺、改进食物的加工工艺等方法，可以调整食物中铁吸收促进和抑制因子的水平，实现促进铁吸收的目的。维生素C、氨基酸及肽等是膳食中铁吸收促进因子，多酚、植酸则是抑制因子。因此，铁缺乏风险人群应增加膳食中铁吸收促进因子水平，减少抑制因子的摄入。维生素C主要来源于柑橘、猕猴桃等新鲜的水果，氨基酸和肽主要来源于动物性食物，而多酚主要来源于绿茶及未完全成熟的柿子和香蕉等水果，植酸则主要来源于谷物，如小麦和杂粮。

5. 选择食用铁强化食物　在食物种植和加工过程中，通过各种技术方法提高微量营养素水平的技术方法被称为食物强化，通过食物强化生产的食品则称为强化食品。食物强化已成为全球改善铁缺乏症/缺铁性贫血的主要公共卫生措施，已有86个国家实施了小麦面粉铁和叶酸的强化，显著改善了铁缺乏症/缺铁性贫血和叶酸缺乏导致的新生儿神经管畸形。我国和东南亚地区则采用铁强化酱油及鱼露改善铁缺乏症/缺铁性贫血。铁缺乏风险人群，主要包括女性、儿童和高龄老年人，应选择铁强化食品或多种营养素强化的食品，以预防铁缺乏症/缺铁性贫血。

6. 营养素补充剂　营养素补充剂是以补充维生素、矿物质，而不以提供能量为目的的食品。营养素补充剂对铁缺乏症/缺铁性贫血具有显著改善效果。其使用推荐如下：①婴幼儿贫血率≥40%的地区，推荐6～23月龄婴幼儿、24～59月龄儿童和5岁以上学龄儿童每日补充铁剂，连续3个月。②学龄前儿童和学龄儿童的贫血率≥20%的地区，推荐间断性铁剂补充。③建议孕妇每日补充铁剂和叶酸；不贫血孕妇间断性补充铁剂和叶酸。④建议产妇产后6～12周单独口服铁剂，或者联合补充叶酸。⑤非孕育龄女性的贫血率≥20%的地区，育龄女性应该间断性补充铁和叶酸；经期成年女性贫血率≥40%的地区，推荐每日补充铁剂，连续3个月。

病例治疗方案

1. 一般治疗　卧床、吸氧、心电监护、开放静脉通路。

2. 输血　输注同型悬浮红细胞，应根据患者的贫血程度、心肺代偿功能、有无代谢率升高及年龄等因素决定。

3. 补铁治疗　根据适应证选择口服或者静脉补铁。

4. 对症支持治疗　维持水电解质平衡，营养支持，抑酸护胃治疗，防止消化道再次出血。

5. 健康教育　合理均衡的营养，增加富含铁食物的摄入。

七、医患沟通要点

1. 骨髓穿刺及胃镜检查

（1）目的与益处：可帮助明确贫血的原因及性质部位。

（2）风险与不足：①骨穿局部出血，穿刺失败后需要再次穿刺，穿刺部位感染。②检查过程中可能存在诱发再次消化道出血、误吸等风险；检查过程中由于患者不能配合，无法明确出血部位。

2. 输血

（1）目的与益处：维持血容量，纠正贫血，补充血液成分，减少脏器缺血缺氧性病变。

（2）风险与不足：①输血相关性溶血。②发热反应。③过敏反应。④传播血源性传染病。

3. 进行患教，让患者学会合理均衡营养，降低人群铁缺乏症/缺铁性贫血的发生率。

4. 补铁的时间需充足，完成储存铁的补充。

临 床 大 练 兵

1. 年轻女性诊断为缺铁性贫血，经补铁治疗2周后血红蛋白上升不明显，如何选择检查与治疗？

2. 老年男性患者，因头晕、乏力就诊，行血常规检查提示贫血，无明显的出血倾向，诊断如何考虑，如何处理？

3. 缺铁性贫血患者，经完善检查最初诊断考虑为缺铁性贫血，但经口服及静脉补铁治疗无效，如何进行下一步的诊疗，如何与患者沟通？

（谭 琳 黄 颖）

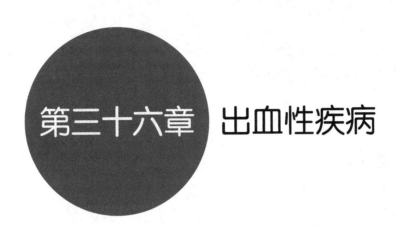

第三十六章 出血性疾病

出血性疾病是指遗传性或获得性因素导致患者止血机制（包括血管、血小板、凝血、抗凝及纤维蛋白溶解因素）缺陷或异常引起的自发性出血或创伤后出血不止。皮肤黏膜出血表现为皮肤瘀点、紫癜、瘀斑、血肿，也可表现为鼻出血、牙龈出血或月经过多，少数可表现为内脏出血。引起出血的病因很多，但就其发病机制而言，主要包括血管壁结构和功能异常、血小板数量和功能异常及凝血功能障碍三大主要因素，它们可以单独存在或合并发生，其出血特点大多是多部位、多器官出血。根据发生机制，出血性疾病可分为五类，即血管异常性出血、血小板异常性出血、凝血因子异常性出血、抗凝及纤溶异常性出血和复合性止血机制异常所致出血（图36-1）。

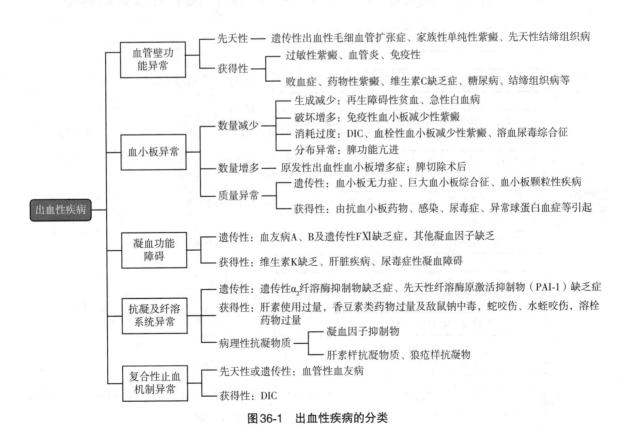

图36-1 出血性疾病的分类

血液内科住院部

患者，女性，32岁。因"皮肤瘀斑、瘀点3天，鼻出血1天"入院。生命体征：T 36.5℃，P 90次/分，R 16次/分，BP 102/62mmHg。

请你接诊患者。

一、问诊要点

（一）现病史

1. 出血部位及方式　是否表现为皮肤瘀斑瘀点、鼻出血、月经过多、软组织血肿等。

2. 出血诱因　是否为自发性出血，创伤、手术、牙科处治后出血等。

3. 出血的历史　是否自幼出血，止血是否依赖特殊血液成分。

4. 出血是否与服用药物有关，如阿司匹林、肝素、华法林等。

5. 是否伴有基础性疾病，如感染、肝病、肾病等。

6. 出血性疾病的家族史，必要时可追溯数代，并了解二级亲属，重点查询母系亲属中有无男性出血性疾病患者。

7. 其他饮食、营养状况等。

8. 伴随症状的特点　详细的伴随症状（图36-2）询问可有助于出血的评估及病因的确定。

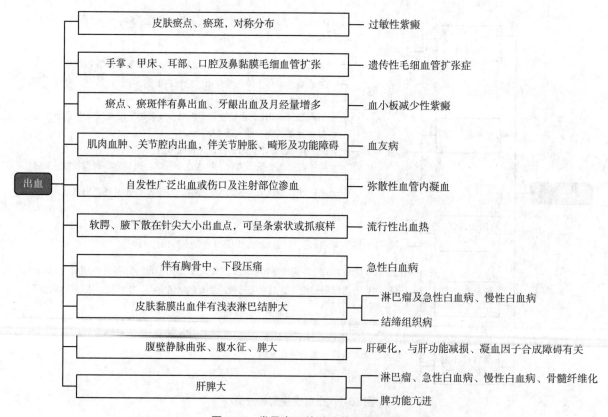

图36-2　常见出血伴随症状思维导图

9. 诊治经过及疗效 本次入院前接受的诊断措施和结果，治疗的药物名称、剂量、时间和疗效。

10. 一般情况 精神、睡眠、尿便、体重。

（二）既往史

既往有无感染、肝病、肾病、肝硬化、痛风、关节炎等疾病，有无长期特殊药物服用史等。

二、查体重点

1. 出血的体征以皮肤黏膜瘀点、瘀斑、紫癜为主，常见于血小板减少、血小板功能异常、血管异常及血管性血友病。脏器、关节、肌肉血肿常见于凝血因子缺乏，如血友病A或B。

2. 相关疾病体征如存在黄疸、贫血、蜘蛛痣、淋巴结肿大或胸骨压痛等体征，常提示出血系全身性疾病的伴随症状（表36-1）。

表36-1 出血性疾病的临床鉴别

体征	血管因素	血小板因素	凝血障碍
皮肤黏膜瘀点	+	++	−
瘀斑	++	+	少见
肌肉出血	−	−	± − ++
关节出血、畸形	−	−	± − ++
手术后迟发出血	−	−	++
月经过多	−	+	± − +

临床场景 B

经过问诊、查体后，患者的病历资料补充如下。

1. 现病史 患者，女性，25岁。因"发现双下肢出血点3天，鼻出血、口腔血疱1天"入院。3天前，患者无意中发现双下肢出血点，1天前出现鼻出血、口腔血疱，就诊社区医院，近2个月来月经量多。查血常规：WBC $8.3×10^9$/L，Hb 90g/L，PLT $7×10^9$/L。患者近期感头昏、乏力，食欲睡眠好，体重无减轻，尿便正常。

2. 既往史 既往体健，月经规律，无毒物、放射线接触史，无特殊用药史，无烟酒嗜好，无输血史，无肝炎病史，无出血性疾病家族史。

3. 查体 T 36.5℃，P 90次/分，R 16次/分，BP 102/62mmHg。神志清楚，语言流利，营养良好，贫血貌。全身皮肤可见瘀斑、瘀点，无肝掌、蜘蛛痣。浅表淋巴结无肿大。双肺呼吸音清。HR 90次/分，律齐，未闻及杂音。腹软，上腹部轻压痛，肝脾未触及，移动性浊音阴性，肠鸣音4次/分。双下肢无水肿。

请为患者完善必要的辅助检查。

三、辅助检查选择

（一）实验室检查（表36-2）

1. **出血的判断及评估** 血常规至少2次血小板计数低于正常（100×10^9/L），除大量出血外，一般无明显贫血。除急性失血外，白细胞计数和分类正常。

2. **血涂片** 外周血涂片镜检可帮助排除假性血小板减少，还可帮助排除部分非免疫性血小板减少，如白血病、巨幼细胞贫血、血栓性血小板减少性紫癜及先天性血小板减少等。

3. **患者基础情况评估** 肝肾功能、电解质、血糖、血脂、凝血功能、纤溶三项、贫血三项等。

4. 出血及凝血时间测定。

5. **输血前准备** 肝炎病毒学＋HIV＋梅毒、血型鉴定、交叉配血。

6. 骨髓穿刺。

7. 自身抗体系列（如风湿系列）。

8. 有危险因素的人群需检测HIV或丙型肝炎抗体。

9. 血浆血小板生成素水平。

10. 血小板抗体的检测。

表36-2 实验室检查项目及临床意义

检查项目	临床意义
基本评估	
外周血细胞计数、网织红细胞计数	网织红细胞计数有助于合并贫血患者的鉴别诊断
外周血涂片	依据血细胞形态及数目可鉴别多种原因所致血小板减少症
HBV、HCV、HIV血清学检测	鉴别病毒感染所致血小板减少症
血清IgG、IgA、IgM水平测定（应用IVIg治疗前）	鉴别普通变异型免疫缺陷病（CVID）
骨髓检查（细胞形态学、活检、染色体、流式细胞术）	①鉴别AA、MDS、各种恶性血液病、肿瘤骨髓浸润等所致血小板减少。②用于常规治疗无效患者及脾切除前疾病重新评估
抗核抗体谱	鉴别继发免疫性血小板减少症
抗磷脂抗体	鉴别抗磷脂抗体综合征
甲状腺功能及抗甲状腺抗体	鉴别甲状腺功能异常相关血小板减少
凝血系列	除外DIC等凝血障碍性疾病，指导临床治疗
特殊实验室检查	
血小板糖蛋白特异性自身抗体	①鉴别非免疫性血小板减少。②常规治疗无效患者及脾切除前疾病重新评估。③指导IVIg治疗
血清血小板生成素水平测定	①鉴别不典型AA、低增生MDS。②用于常规治疗无效患者及脾切除前疾病重新评估
幽门螺杆菌测定	适用于幽门螺杆菌高发地区或有明显消化系统症状的患者
直接抗人球蛋白试验	适用于贫血伴网织红细胞升高患者除外Evans综合征
细小病毒、EB病毒、巨细胞病毒核酸定量	适用于常规治疗无效患者疾病重新评估

注：IVIg，静脉注射用人免疫球蛋白；AA，再生障碍性贫血；MDS，骨髓增生异常综合征。

（二）影像学检查

腹部B超可用于评估肝胆胰脾的情况。

临床场景 C

完善相关检查后，患者的病历资料补充如下。

1. 血常规　WBC $7.8 \times 10^9/L$，Hb 85g/L，MCV 68fl，PLT $6 \times 10^9/L$，NEUT% 69%，LY% 24%，MONO% 6%，EOS% 1%。

2. 外周血涂片　白细胞比值及细胞形态正常，红细胞为小细胞低色素，血小板形态正常，未见特殊病理细胞。血小板少见。

3. 风湿系列　ENA系列、ANA、anti-dsDNA均为阴性。

4. 肝肾功能正常。

5. 贫血三项　叶酸18.75ng/ml，维生素B_{12} 426pgm/ml，铁蛋白9.60ng/ml。

6. 乙肝五项及丙肝抗体　均为阴性。

7. 骨髓穿刺报告　骨髓有核细胞增生活跃，粒细胞增生活跃，形态无异常。全片巨核细胞325个，分类25个。其中幼稚巨核细胞4个，成熟不产血小板巨核细胞21个，血小板少见。意见：符合原发免疫性血小板减少症。

8. 腹部B超　肝胆胰脾未见异常。

请完善患者的诊断并给予治疗。

四、诊断流程（图36-3）

（一）确认是否血小板减少

至少2次化验血小板计数减少，血细胞形态无异常。

（二）判断是否需要紧急治疗

用于血小板低于$20 \times 10^9/L$，或出血严重、广泛者；疑有或已发生颅内出血者；近期将实施手术或分娩者。

（三）寻找血小板减少的病因

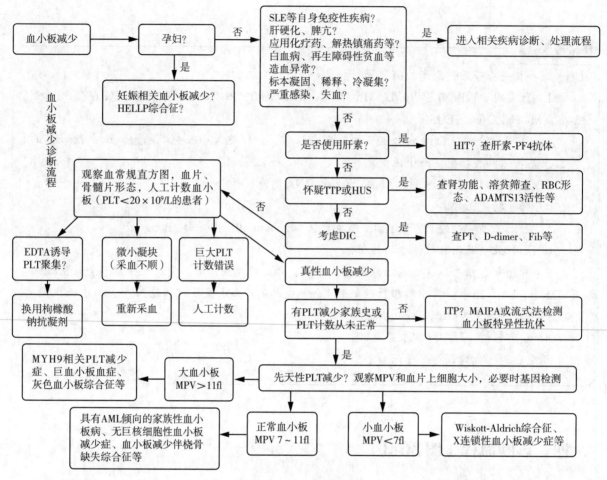

图36-3　血小板诊断流程

注：TTP，血栓性血小板减少性紫癜；HUS，溶血性尿毒综合征；HELLP综合征，溶血肝功能异常血小板减少综合征；HIT，肝素诱导血小板减少；ITP，免疫性血小板减少性紫癜；MAIPA，单克隆抗体俘获血小板抗原技术。

（四）进行出血程度分级

应用出血评分系统量化免疫性血小板减少性紫癜（immunologic thrombocytopenic purpura，ITP）患者出血情况及风险评估。该系统分为年龄和出血症状两个部分（表36-3）。ITP患者的出血评分＝年龄评分＋出血症状评分（所有出血症状中最高的分值）。

（五）疾病的分期、分级

1. 依据病程长短，ITP分为3期　①新诊断的ITP：确诊后3个月以内的患者。②持续性ITP：确诊后3～12个月血小板持续减少的患者，包括未自发缓解和停止治疗后不能维持完全缓解的患者。③慢性ITP：血小板持续减少超过12个月的患者。

2. 重症ITP　PLT＜10×10^9/L伴活动性出血，或出血评分≥5分。

表36-3　成人原发免疫性血小板减少症出血评分系统

分值	年龄/岁		皮下出血（瘀点/瘀斑/血肿）		黏膜出血（鼻腔/齿龈/口腔血疱/结膜）			深部器官出血			
								内脏（肺、胃肠道、泌尿生殖系统）			中枢神经系统
	≥65	≥75	头面部	其他部位	偶发、可自止	多发、难止	伴贫血	无贫血	伴贫血	危及生命	
1	√			√							
2		√	√		√						
3						√		√			
4							√		√		
5										√	√

3. 难治性ITP　指对一线治疗药物、二线治疗中的促血小板生成药物及利妥昔单抗治疗均无效，或脾切除无效/术后复发，进行诊断再评估仍确诊为ITP的患者。

（六）并发症及合并症的评估

病例诊断分析

患者以发现双下肢出血点、鼻出血、口腔血疱，伴月经增多、乏力为主要临床表现，既往无感染、肝病、肾病、肝硬化、痛风、关节炎等疾病，无长期特殊药物服用史等。患者的病史、体格检查、血细胞计数和外周血涂片及骨髓穿刺均符合典型的ITP，自身抗体检测及其他检查无阳性发现，初步诊断为原发免疫性血小板减少症。该患者病史只有3天，属于新诊断的原发免疫性血小板减少症。又因为患者血小板计数低于$10×10^9/L$，就诊时有活动性出血症状，属于重症免疫性血小板减少性紫癜。由此，可得出该患者的完整诊断。

主诊断：重症原发免疫性血小板减少性紫癜（新诊断）

合并症：继发性失血性缺铁性贫血（中度）

五、治疗

（一）治疗原则（图36-4）

ITP的治疗遵循个体化原则，鼓励患者参与治疗决策，兼顾患者意愿，在治疗不良反应最小化基础上提升血小板计数至安全水平，减少出血事件，关注患者健康相关生活质量。

1. 对于$PLT≥30×10^9/L$、无出血表现且不从事增加出血风险工作、无出血风险因素的ITP患者，可予以观察随访。若患者有活动性出血症状（出血症状评分≥2分），无论血小板减少程度如何，都应给予治疗。

2. 是否有增加出血风险因素　①高龄和长ITP病史。②血小板功能缺陷。③凝血障碍。④高血压。⑤外伤或手术。⑥感染。⑦抗血小板、抗凝或非甾体类药物治疗。

3. ITP患者部分临床常规操作或手术及接受药物治疗时血小板计数参考值　龈上洁治术及深度

清洁：PLT≥（20～30）×10^9/L；拔牙或补牙：PLT≥（30～50×10^9/L；小手术：PLT≥50×10^9/L；大手术：PLT≥80×10^9/L；神经外科大手术：PLT≥100×10^9/L；单一抗血小板或抗凝治疗：PLT≥（30～50）×10^9/L；抗血小板联合抗凝治疗：PLT≥（50～70）×10^9/L。

（二）紧急治疗

ITP患者发生危及生命的出血（如颅内出血）或需要急症手术时，应迅速提升血小板计数至安全水平。可给予静脉注射用人免疫球蛋白（IVIg）1g/（kg·d）×1～2d（C级推荐）、静脉甲泼尼龙1000mg/d×3d和重组人血小板生成素（rhTPO）300U/（kg·d）皮下注射治疗。上述措施可单用或联合应用，并及时予以血小板输注（Ⅲ/Ⅳ级证据）。

其他紧急治疗措施包括长春碱类药物、急症脾切除、抗纤溶药物、控制高血压、口服避孕药控制月经过多、停用抗血小板药物等（C级推荐）。

（三）一线治疗

1. 糖皮质激素　①大剂量地塞米松40mg/d×4d，口服或静脉给药，无效或复发患者可重复1个周期。治疗过程中注意监测血压、血糖水平，注意预防感染及消化道溃疡。②泼尼松1mg/（kg·d）（最大剂量80mg/d，分次或顿服），起效后应尽快减量，6～8周内停用，减停后不能维持疗效患者考虑二线治疗。如需维持治疗，泼尼松的安全剂量不宜超过5mg/d。2周内泼尼松治疗无效患者应尽快减停。

糖皮质激素依赖指需要5mg/d以上泼尼松或频繁间断应用糖皮质激素维持PLT≥30×10^9/L或避免出血。

大剂量地塞米松治疗7天内反应率明显高于泼尼松，但持续反应率、严重出血改善无明显差异（Ⅰb级证据）。高龄、糖尿病、高血压、青光眼等患者应慎用。应用大剂量地塞米松的同时建议给予抗病毒药物，预防疱疹病毒、HBV等再激活（C级推荐，Ⅳ级证据）。长期应用糖皮质激素可发生高血压、高血糖、急性胃黏膜病变等不良反应，部分患者可出现骨质疏松、股骨头坏死。

注意糖皮质激素对精神健康的影响，定期评估患者治疗期间健康相关生活质量（抑郁、疲劳、精神状态等）。HBV-DNA复制水平较高的患者慎用糖皮质激素，治疗方案的制定可参照《中国慢性乙型肝炎防治指南》（2019年版）。

2. IVIg　主要用于：①紧急治疗。②糖皮质激素不耐受或有禁忌证的患者。③妊娠或分娩前。推荐400mg/（kg·d）×5d或1g/（kg·d）×（1～2）d。有条件者可行血小板糖蛋白特异性自身抗体检测，有助于IVIg的疗效预判。IgA缺乏和肾功能不全患者应慎用。

（四）二线治疗

1. 促血小板生成药物　包括rhTPO、艾曲泊帕、海曲泊帕等。此类药物于1～2周起效，有效率可达60%以上，停药后多不能维持疗效，需进行个体化维持治疗。①rhTPO：300U/（kg·d）×14d，皮下注射给药，有效患者行个体化维持。治疗14d仍未起效的患者应停药（A级推荐，Ⅰb级证据）。②艾曲泊帕：25mg/d空腹顿服，治疗2周无效者加量至50mg/d（最大剂量75mg/d），进行个体化药物调整，维持PLT≥50×10^9/L。最大剂量应用2～4周无效者停药（A级推荐，Ⅰa级证据）。对于1种促血小板生成药物无效或不耐受患者，更换其他促血小板生成药物或采用序贯疗法可能使患者获益（Ⅲ级证据）。

2. 利妥昔单抗　有效率50%左右，长期反应率为20%～25%（Ⅱa类证据，B级推荐）。有2种常用给药方案：①标准剂量方案：$375mg/m^2$静脉滴注，每周1次，共4次，通常在首次用药后$4\sim8$周内起效。②小剂量方案：100mg静脉滴注，每周1次，共4次，或$375mg/m^2$静脉滴注1次，起效时间略长。利妥昔单抗原则上禁用于活动性乙型肝炎患者。

3．rhTPO联合利妥昔单抗　推荐rhTPO $300U/(kg\cdot d)\times14d$；利妥昔单抗100mg静脉滴注，每周1次，共4次。对糖皮质激素无效或复发患者总有效率为79.2%，中位起效时间为7d，6个月持续反应率为67.2%（A级推荐，Ⅰb级证据）。

4．注册临床试验（Ⅲ期）。

5．脾切除术　适用于糖皮质激素正规治疗无效、泼尼松安全剂量不能维持疗效及存在糖皮质激素应用禁忌证的患者。脾切除应在ITP确诊$12\sim24$个月后进行（C级推荐），术中留意有无副脾，如发现则应一并切除（C级推荐）。术前须对ITP的诊断进行重新评估，建议行单克隆抗体特异性捕获血小板抗原试验（MAIPA）和TPO水平检测。推荐对术后血小板计数上升过高、过快者进行血栓风险评估，对中高危患者给予血栓预防治疗（C级推荐）。有条件的患者脾切除2周前可行疫苗接种（肺炎球菌、脑膜炎奈瑟菌、流感嗜血杆菌）。

（五）三线治疗

目前，有设计良好的前瞻性多中心临床试验支持的三线治疗方案包括：①维A酸（ATRA）联合达那唑：ATRA 20mg/d（分2次口服），达那唑400mg/d（分2次口服），二者联合应用16周。糖皮质激素无效或复发患者的1年持续有效率约为62%，中位起效时间为5周，患者耐受性良好（B级推荐，Ⅰb级证据）。②地西他滨：$3.5mg/(m^2\cdot d)\times3d$静脉滴注，间隔3周后再次给药，共$3\sim6$个周期，治疗3个周期无效患者应停用。总有效率约为50%，6个月持续反应率约为40%，不良反应轻

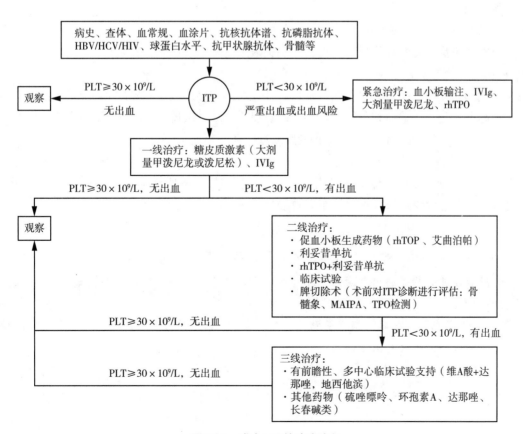

图36-4　成人ITP的诊治流程

微（B级推荐，Ⅲ级证据）。

（六）其他药物

硫唑嘌呤、环孢素A、达那唑、长春碱类等药物缺乏足够的循证医学证据，可根据医生的经验及患者状况进行个体化选择。

> **病例治疗方案**
>
> 1. 该患者血小板计数较低，且伴有活动性出血：月经量增多、口腔血疱，严重出血风险大，输注血小板悬液。
>
> 2. 一线治疗 糖皮质激素（大剂量地塞米松或泼尼松）：①大剂量地塞米松40mg/d×4d，口服或静脉给药，无效或复发患者可重复1个周期。治疗过程中注意监测血压、血糖水平，注意预防感染及消化道溃疡。②泼尼松1mg/（kg·d）（最大剂量80mg/d，分次或顿服），起效后应尽快减量，6～8周内停用，减停后不能维持疗效患者考虑二线治疗。如需维持治疗，泼尼松的安全剂量不宜超过5mg/d。2周内泼尼松治疗无效患者应尽快减停。
>
> 3. 口服补铁治疗，血红蛋白升至正常仍需继续口服补铁3个月。

六、医患沟通要点

1. 骨髓穿刺
（1）目的与益处 可帮助明确血小板减少的原因。
（2）风险与不足 骨穿部位局部出血，穿刺失败后需要再次穿刺，穿刺部位感染。

2. 输血
（1）目的与益处 维持血容量，纠正贫血，补充血液成分，减少脏器缺血缺氧性病变。
（2）风险与不足 ①输血相关性溶血。②发热反应。③过敏反应。④血源性传染病。

3. 绝对卧床休息的必要性，学会保护皮肤黏膜，防止出血。

4. 应用激素治疗期间，注意监测血压、血糖的变化，预防感染，保护胃黏膜。应注意监测血压、血糖的变化，预防感染，保护胃黏膜。另外，长期应用糖皮质激素治疗部分患者可出现骨质疏松、股骨头坏死，应及时进行检查并给予双膦酸盐预防治疗。

临 床 大 练 兵

1. 患者合并有明显的出血倾向，怀疑颅内出血，血常规检查提示血小板减少，该如何选择检查与治疗？

2. ITP老年患者，基础疾病有高血压、糖尿病，如何选择检查与治疗？

3. 年轻女性，平素无出血倾向，备孕，在完善检查的过程中发现血小板减少，如何选择检查与治疗，如何与患者沟通？

（谭 琳 黄 颖）

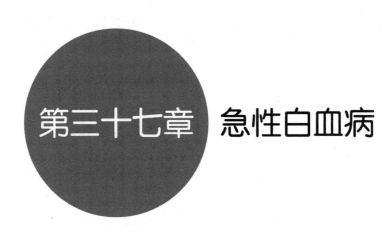

急性白血病（acute leukemia，AL）是指造血干祖细胞的恶性克隆性疾病。发病时骨髓中异常的原始及幼稚细胞（白血病细胞）大量增殖并抑制正常造血，可广泛浸润肝、脾、淋巴结等各种脏器。表现为贫血、出血、感染和浸润等征象。

临床场景 A

血液科住院部

患者，男性，31岁。因"发热5天，牙龈渗血2天"就诊。生命体征：T 38℃，P 90次/分，R 22次/分，BP 100/60mmHg。

请你接诊患者。

一、问诊要点

（一）现病史

1. 了解正常造血功能受抑制的表现

（1）贫血：有无头晕、乏力，活动后气促，有多长时间。

（2）发热：体温的高低（低、中、高热）、热型、持续时间。有无伴随症状，特别是呼吸道、消化道及皮肤感染的表现（如咳嗽、咳痰、呼吸困难、肛周疼痛、腹泻、皮肤溃破、局部红肿等）。

（3）出血：出血部位、出血量、止血时间。女性患者还需询问月经量及月经周期的变化。

2. 了解白血病细胞增殖浸润的表现

（1）淋巴结、肝、脾大：有无自行扪及包块，有无腹胀、腹痛、饮食减少。

（2）骨骼和关节：有无骨骼和关节疼痛，尤其是胸骨。

（3）眼部：有无视物模糊、复视、肿胀和疼痛感。

（4）口腔和皮肤：有无牙龈肿痛、渗血，皮肤丘疹、结节。

（5）中枢神经系统：有无头痛、头晕、呕吐，是否发生过抽搐昏迷。

（6）睾丸：男性患者询问有无睾丸肿大、疼痛、阴茎异常勃起。

3. 诱因　有无放射性物质、苯剂、化学毒物接触史；既往是否接受过化疗及放疗等情况。

4. 诊治经过及疗效　本次入院前接受的诊断措施和结果；治疗的药物名称、剂量、时间和疗效。

5. 一般情况　精神、睡眠、尿便、体重。

（二）既往史和家族史

既往有无罹患肿瘤性疾病或免疫系统疾病，是否存在长期慢性病毒感染（如EB病毒、肝炎病毒、HIV）。家族中有无罹患恶性肿瘤的病史等。

二、查体要点

主要是正常造血受抑和白血病细胞浸润的表现（图37-1）。

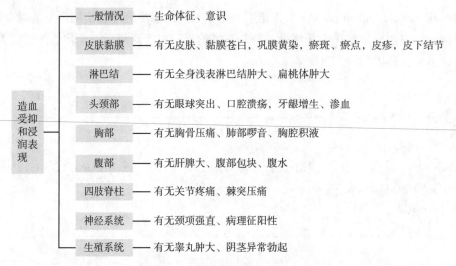

图37-1　急性白血病查体要点

造血受抑和浸润表现
- 一般情况 —— 生命体征、意识
- 皮肤黏膜 —— 有无皮肤、黏膜苍白，巩膜黄染，瘀斑、瘀点，皮疹，皮下结节
- 淋巴结 —— 有无全身浅表淋巴结肿大、扁桃体肿大
- 头颈部 —— 有无眼球突出、口腔溃疡，牙龈增生、渗血
- 胸部 —— 有无胸骨压痛、肺部啰音、胸腔积液
- 腹部 —— 有无肝脾大、腹部包块、腹水
- 四肢脊柱 —— 有无关节疼痛、棘突压痛
- 神经系统 —— 有无颈项强直、病理征阳性
- 生殖系统 —— 有无睾丸肿大、阴茎异常勃起

临床场景 B

经过问诊、查体后，患者的病历资料补充如下。

1. 现病史　患者5天前受凉后出现发热，最高体温38.7℃，无明显畏寒、寒战。伴咳嗽，咳少量白色黏痰。自服感冒药后能短暂退热。2天前牙龈自发渗血，量不多，但难自止。无血尿、黑便，无咯血、呕血，无骨痛。起病以来，精神、睡眠、食欲欠佳，小便正常，体重无明显改变。

2. 既往史　身体健康，无慢性病及传染病史。

3. 个人史及家族史　1年前开始从事油漆工作，经常接触各种涂料。家族无遗传病史。

4. 查体　T 38℃，P 90次/分，R 22次/分，BP 100/60mmHg。神志清楚，语言流利，营养良好，贫血貌，结膜苍白，双下肢皮肤可见散在瘀斑、瘀点。浅表淋巴结无肿大。牙龈肿胀，右上牙龈可见活动性渗血。胸骨压痛，双肺呼吸音粗，右下肺可闻及细湿啰音。HR 90次/分，律齐，未闻及杂音。腹软，无压痛，肝脾未及。关节无畸形，棘突无压痛及叩痛。

请为患者完善必要的辅助检查。

三、辅助检查选择

（一）实验室一般检查

1. 基础情况评估 血常规、肝肾功能、电解质、血糖、血脂、凝血功能、乳酸脱氢酶、尿常规、便常规＋隐血。

2. 输血前准备 肝炎病毒学＋HIV＋梅毒、血型鉴定、交叉配血。

（二）影像学检查

1. 胸部CT 有助于判断是否合并肺部感染，了解肺门及纵隔淋巴结肿大情况，有无合并其他肿瘤（胸腺瘤、肺癌）。

2. 腹部及全身淋巴结B超 可用于了解有无浅表及深部淋巴结肿大，评估肝脾情况。

3. 其他 选择性头颅CT/MRI帮助了解有无颅内出血及浸润。

（三）血液系统疾病特殊检查

1. 骨髓象（包括骨髓形态学和细胞化学染色） 是诊断急性白血病的主要依据和必做检查。可根据检查结果对急性白血病进行FAB分型。

2. 免疫学检查 根据白血病细胞表达的系列相关抗原，确定其来源。

3. 细胞遗传学和分子生物学检查 了解患者是否伴有特异的细胞遗传学（染色体核型）和分子生物学改变（融合基因、基因突变）。有利于判断预后及选择治疗药物。

> **临床场景 C**
>
> 完善相关检查后，患者的病历资料补充如下。
>
> 1. 血常规 WBC 75×10^9/L，NEUT 5.67×10^9/L，RBC 3.02×10^{12}/L，Hb 90g/L，PLT 25×10^9/L，镜检幼稚细胞83%。
>
> 2. 骨髓形态学报告 骨髓有核细胞增生明显活跃（2＋），粒：红＝9:1。阅片原始细胞多见，占分类的82%。此类细胞核呈扭曲、折叠状，核染色质粗糙、疏松，部分细胞核仁清晰，浆蓝色。部分细胞质内可见少量细小紫红色颗粒。粒细胞、红细胞及巨核细胞系统增生减低，全片见巨核细胞1只，血小板少见。
>
> 3. 骨髓组织化学染色
>
> （1）过氧化物酶（peroxidase，POX）染色：病变细胞95%呈阴性反应，5%呈弱阳性反应。
>
> （2）非特异性酯酶（non-specificesterase，NSE）染色：病变细胞呈阳性反应。
>
> （3）NSE染色＋氟化钠（NaF）抑制试验：大多数阳性细胞受抑制。
>
> （4）过碘酸希夫染色（periodic acid-Schiff stain，PAS染色）：病变细胞呈颗粒阳性及阴性反应。
>
> 4. 流式细胞仪白血病免疫分型 CD45/SSC散点图可见一群异常原始细胞群，约占有核细胞的72.9%，表达CD34、CD117、CD13、CD14、CD15、HLA-DR。免疫表型提示急性髓系白血病（非M3型）。

5. 染色体核型描述　46XY，－ 7，＋ 8，t（9；11）（p21.3；q23.3）[20]。

6. 白血病融合基因检测　*MLL-AF9* 阳性。

7. 血生化　GPT 22U/L，GOT 26U/L，Alb 37.5g/L；BUN 2.94mmol/L，SCr 70.9μmol/L；K^+ 3.19mmol/L；LDH 631U/L。

8. 胸部CT　双下肺可见不规则斑片状阴影，边缘模糊，建议抗感染治疗后复查。

9. B超　双颈部、胸锁乳突肌内可见多个肿大淋巴结，边界清，最大约2.1cm×1.5cm。脾稍大，厚径4.7cm，长径12cm。肝、胆、胰、肾未见异常。

请完善患者的诊断并给予治疗。

四、诊断流程

1. 诊断急性白血病（图37-2）。

2. 判断急性白血病的分型　目前临床并行使用法美英（FAB）分型（图37-2）和世界卫生组织（WHO）分型。FAB分型是基于对患者骨髓涂片细胞形态学和组织化学染色的观察与计数，是最基本的诊断学依据。WHO分型是整合了白血病细胞形态学（morphology）、免疫学（immunology）、细胞遗传学（cytogenetics）和分子生物学特征（molecular biology）（简称MICM）的新分型系统，可为患者治疗方案的选择及预后判断提供帮助。

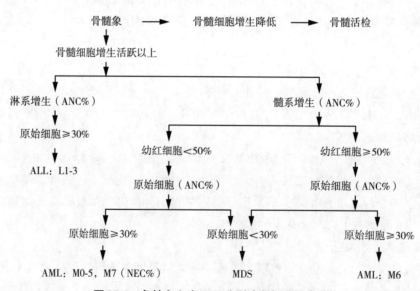

图37-2　急性白血病FAB分型诊断标准及步骤

注：ANC，中性粒细胞绝对值；ALL，急性淋巴细胞白血病；AML，急性髓系白血病；MDS，骨髓增生异常综合征。

3. 评估预后　因白血病细胞MICM特征的不同，治疗方案及预后亦随之改变，故初诊患者应尽力获得全面MICM资料，以便评估预后，指导治疗。AML的相关情况见表37-1和图37-3。

表 37-1 AML 常见的染色体和分子学异常的预后意义

预后	染色体	分子学异常
良好	t（15；17）（q22；q12） t（8；21）（q22；q22.1） inv（16）（p13.1q22）/t（16；16）（p13.1；q22）	正常核型： 伴有孤立的 *NPM1* 突变 伴有孤立的 *CEBPA* 双等位基因突变
中等	正常核型 孤立的＋8 t（9；11）（p21.3；q23.3） 其他异常	正常核型： 伴有 *NPM1* 突变和 *FLT3-ITD* 伴有野生型的 *NPM1*
不良	复杂核型（≥3 种异常） 单体核型 t（6；9）（p23；q34.1） t（v；11q23.3） t（9；22）（q34.1；q11.2） inv（3）（q21.3q26.2）/t（3；3）（q21.3；q26.2） －5、del（5q）、－7、－17/abn（17p）	正常核型： 伴有 *FLT3*-ITD 伴 *TP53* 突变

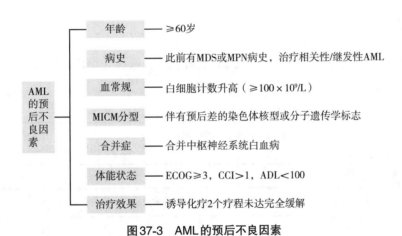

图 37-3 AML 的预后不良因素

注：AML，急性髓系白血病；ECOG，体力状况评分；CCI，查尔森合并症指数；ADL，日常生活活动能力评定。

4. 鉴别诊断要点

（1）骨髓增生异常综合征：鉴别该病的 RAEB 型，有病态造血，骨髓中原始细胞小于 20%。

（2）感染引起白细胞异常：骨髓原幼细胞不增多。

（3）巨幼细胞贫血：骨髓中原始细胞不增多，幼红细胞 PAS 染色常为阴性。

（4）急性粒细胞缺乏恢复期：多有明确病因，血小板正常，原、幼粒细胞中无奥氏（Auer）小体及染色体异常。短期内骨髓粒细胞成熟恢复正常。

病例诊断分析

1. 患者以发热、出血为主要临床表现，有苯剂及其他挥发性化学物质的密切接触史。外周血可见白细胞计数升高，贫血，血小板减少，镜检有大量幼稚细胞。骨髓细胞形态学计数原始细胞82%。因此，急性白血病诊断成立。

2. 患者骨髓细胞组化染色显示病变细胞NSE染色呈阳性反应，加入NaF后大多数阳性细胞受抑制。流式免疫分型提示异常原始细胞群占有核细胞72.9%，表达CD34、CD117、CD13、CD14、CD15、HLA-DR。可进一步诊断为急性单核细胞白血病。

3. 有复杂的染色体核型和高危的融合基因 *MLL-AF9* 阳性。预后为高危组。

4. CT提示存在肺部感染，生化检查提示血钾低，白蛋白低。

由此，可得出该患者的完整诊断。

主诊断：急性单核细胞白血病　预后不良组

并发症：肺部感染

低钾血症

低蛋白血症

五、治疗

根据患者的预后危险分层，按照患方意愿、经济能力，选择并设计最佳完整、系统的治疗方案（图37-4）。

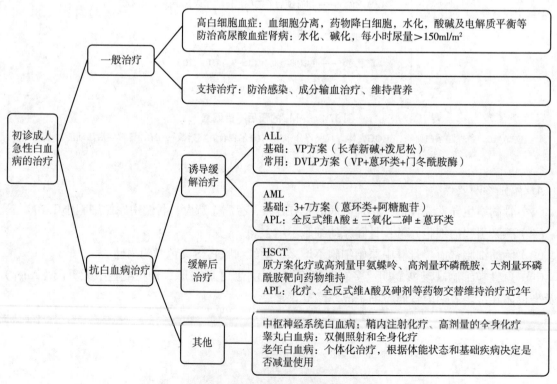

图37-4　初诊急性白血病的治疗要点

注：ALL，急性淋巴细胞白血病；HSCT，造血干细胞移植；APL，急性早幼粒细胞白血病。

六、预后

急性白血病患者若不行特殊治疗平均生存期仅3个月左右。儿童急性淋巴细胞白血病的预后较好，长期无病生存期已达到80%以上。伴有超二倍或t（12；21）者预后最好。急性早幼粒细胞白血病若能避免早期死亡，则预后良好，多可治愈。老年、高白细胞、继发性白血病预后不良。治疗中复发、多药耐药、合并髓外白血病的急性白血病预后较差。

七、医患沟通要点

（一）骨髓穿刺

1. 目的　是诊断急性白血病及分型的必要实验室检查和操作。
2. 需沟通内容　①为有创检查，有疼痛不适，部分会出现局部出血、感染。②麻醉药物过敏风险。③骨髓稀释需再次穿刺。

（二）输血

1. 目的与益处　维持血容量，纠正贫血、防治出血，补充血液成分，减少脏器缺血缺氧性病变。
2. 需沟通的风险与不足　①输血相关性溶血。②发热反应。③过敏反应。④传播血源性传染病。

（三）其他

1. 为减少患者反复穿刺的痛苦，建议留置深静脉置管。
2. 适合行异基因造血干细胞移植者，应抽血做HLA配型。

临 床 大 练 兵

1. 患者头晕、乏力、发热。门诊血常规WBC＞100×10^9/L，可见幼稚细胞。此时尚未行骨髓穿刺等检查，应该如何处理？
2. 年轻的急性髓系白血病患者，应首先选择什么化疗方案？在化疗缓解后，下一步该怎么办？如何与患者沟通？

（黄 颖 谭 琳）

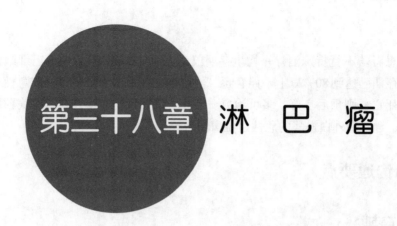

第三十八章 淋巴瘤

淋巴瘤（lymphoma）起源于淋巴结和淋巴组织，其发生大多与免疫应答过程中淋巴细胞增殖分化产生的某种免疫细胞恶变有关，是免疫系统的恶性肿瘤。

按组织病理学改变，淋巴瘤可分为霍奇金淋巴瘤（Hodgkin lymphoma，HL）和非霍奇金淋巴瘤（non-Hodgkin lymphoma，NHL）。

第一节 霍奇金淋巴瘤

HL主要原发于淋巴结，以淋巴结进行性肿大为特点。典型病理特征是R-S细胞存在于不同类型反应性炎症细胞的特征背景中，并伴有不同程度纤维化。

临床场景 A

> 血液科住院部
>
> 患者，男性，17岁。因"不明原因发热1个月，胸闷气促1周"就诊。生命体征：T 38.3℃，P100次/分，R 24次/分，BP120/70mmHg。
>
> 请你接诊患者。

一、问诊要点

（一）现病史

1. 病变细胞增殖浸润的表现

（1）淋巴结：有无自行触及的肿大包块（部位、大小、数量、时间、疼痛及其变化）。

（2）淋巴结外器官受累：具有多样性，因受累组织器官的不同，受压迫、浸润的范围和程度不同，表现不同（图38-1）。

2. 全身症状

（1）发热：体温的高低（低、中、高热），发热的热型、持续时间。有无感染的表现，服用退热药及抗感染治疗的疗效。

（2）体重：近半年体重变化的情况，是否体重下降超过10%。

（3）盗汗：有无夜间盗汗，是否伴随结核的相关表现。

（4）其他：皮肤瘙痒、带状疱疹、饮酒后淋巴结疼痛。

3. 诊治经过及疗效　本次入院前接受的诊断措施和结果。是否行淋巴结或受累组织活检，病理检查结果。

4. 一般情况　精神、睡眠、尿便、体能状态。

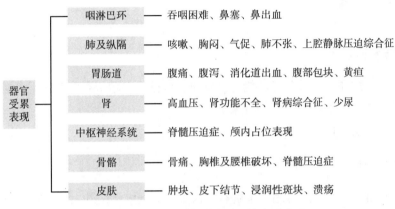

图38-1　淋巴瘤患者器官受累的主要表现

（二）既往史和家族史

既往有无罹患肿瘤性疾病或免疫系统疾病，是否存在长期慢性病毒感染（如EB病毒、肝炎病毒、HIV），家族中有无罹患恶性肿瘤的病史等。

二、查体要点

主要检查全身淋巴结及结外受累器官。

临床场景 B

经过问诊、查体后，患者的病历资料补充如下。

1. 现病史　患者近1个月无明显诱因出现反复发热，多发生于下午，体温波动在38～39℃，无明显畏寒、寒战。自服酚氨咖敏后能退热。曾在当地卫生院予头孢类药物抗感染治疗1周，仍有持续发热。近1周感胸闷，活动后气促，无咳嗽、咳痰，无腹痛、腹泻，无胸痛及骨痛。起病以来，精神、睡眠、食欲欠佳，小便正常，体重下降8kg（基础体重62kg）。

2. 既往史　身体健康，无慢性疾病及传染病史。

3. 个人史及家族史　在校学生，无不良嗜好，无家族遗传病史。

4. 查体　T 38.3℃，P 100次/分，R 24次/分，BP 120/70mmHg。神志清楚，语言流利，消瘦，巩膜及皮肤黏膜无黄染。双侧颈部可触及多个肿大淋巴结，最大位于右颈部，约2cm×2cm，部分融合，活动度稍差，无压痛，表面皮肤无红肿破溃。其余浅表淋巴结未触及。右中上肺呼吸音减弱，未闻及干湿啰音。HR 100次/分，律齐，未闻及杂音。腹软，无压痛，肝脾未及。关节无畸形，棘突无压痛及叩痛。

请为患者完善必要的辅助检查。

三、辅助检查选择

（一）实验室检查

1. 常规检查　血尿便常规、肝肾功能、电解质、血糖、血脂、凝血功能、乳酸脱氢酶。
2. 骨穿及骨髓活检　了解淋巴瘤是否累及骨髓。
3. 染色体和融合基因检查　帮助分型和评估预后。

（二）影像学检查

1. 腹部及全身淋巴结B超　可用于了解有无浅表及深部淋巴结肿大，评估肝脾情况。
2. CT　胸部CT可以了解肺部病灶情况，确定纵隔与肺门淋巴结的肿大。腹部CT是腹部检查的首选方法。
3. PET/CT　是一种根据生化影像来进行肿瘤定性、定位的诊断方法，可以显示淋巴瘤病灶及部位。目前，PET/CT是淋巴瘤分期和评价疗效的重要指标。

（三）病理学检查

病理学检查是诊断淋巴瘤必需的检查。根据其结果，做出淋巴瘤的诊断和分类、分型诊断。

临床场景 C

完善相关检查后，患者的病历资料补充如下。

1. 血常规　WBC $4.7×10^9$/L，NEUT $2.3×10^9$/L，RBC $4.2×10^{12}$/L，Hb 130g/L，PLT $146×10^9$/L。
2. 血生化　GPT 35U/L，GOT 22U/L，Alb 32g/L，BUN 3.4mmol/L，SCr 69μmol/L，UA 519μmol/L，LDH 997U/L。
3. 骨髓形态学报告　骨髓有核细胞增生活跃（3＋），粒：红＝1.5:1。粒细胞、红细胞及巨核细胞增生活跃，形态未见明显异常。
4. 骨髓活检　HE及PAS染色示送检骨髓增生活跃（65%）。粒细胞、红细胞分布均匀，各阶段细胞均可见。成熟淋巴细胞易见，散在或簇状分布。网状纤维染色（MF-0级）。
5. 染色体核型描述　46,XY［20］。

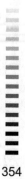

6. B超 双颈部、胸锁乳突肌、腋窝内可见多个肿大淋巴结，皮髓质分界不清，血流丰富，最大约3cm×3.5cm。肝、胆、胰、脾、肾未见异常。

7. 胸部＋腹部CT 肺门及纵隔区淋巴结肿大，约5cm×9cm，包绕气管。右肺上叶尖后段小片肺不张。腹腔及腹膜后未见明显肿大淋巴结，肝胆胰脾肾形态结构正常。

8. 请头颈外科会诊，行右颈部淋巴结活检，组织送检病理科。右颈部淋巴结病理检查示经典霍奇金淋巴瘤（结节硬化型）。

请完善患者的诊断并给予治疗。

四、诊断流程

（一）诊断霍奇金淋巴瘤

根据组织病理学结果诊断霍奇金淋巴瘤及其病理分型（图38-2）。

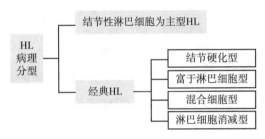

图38-2 霍奇金淋巴瘤的病理分型

（二）分期诊断

目前广泛应用的分期方法是Ann Arbor分期系统。按淋巴结病变范围和结外病变将HL分为Ⅰ～Ⅳ期。

1. Ⅰ期 病变侵及单一淋巴结区域（Ⅰ）或局灶性单个结外器官或组织（ⅠE）。

2. Ⅱ期 病变侵及横膈同侧两个或多个淋巴结区（Ⅱ），或局灶性单个结外器官及其区域淋巴结受侵犯，伴或不伴横膈同侧其他淋巴结区域受侵犯（ⅡE）。

3. Ⅲ期 病变侵及横膈两侧淋巴结区或组织（Ⅲ），可伴有局灶性相关结外器官（ⅢE）或脾脏（ⅢS），或两者均侵及（ⅢES）。

4. Ⅳ期 病变弥漫性或播散性侵及一个或多个结外器官或组织（如肝、骨髓、肺），伴或不伴淋巴结肿大，或孤立性结外器官受侵犯伴远处（非区域性）淋巴结肿大，如肝或骨髓受累，即使局灶也属Ⅳ期。

（三）分组诊断

各期患者根据有无以下全身症状再分为A或B组。

A：不具有任何B症状。

B：有以下全身症状之一者：①不明原因的发热＞38℃。②盗汗。③半年内体重下降10%以上。

病例诊断分析

患者以不明原因发热1个月，胸闷、气促为主要临床表现，伴发热、消瘦。体检有多发淋巴结肿大。行右颈部淋巴结病理检查：经典霍奇金淋巴瘤（结节硬化型）。霍奇金淋巴瘤诊断成立。结合骨穿、骨髓活检、B超、CT结果，该患者存在横膈多个淋巴结区受侵犯，无结外器官受累，临床分期Ⅱ期。患者有发热、消瘦，有全身症状，为B组。由此，可得出该患者的完整诊断。

主诊断：经典霍奇金淋巴瘤（结节硬化型）Ⅱ期B组

其他诊断：高尿酸血症

五、治疗

HL是一种相对少见但治愈率较高的恶性肿瘤，治疗上主要采用化疗加放疗的综合治疗（图38-3）。目前，ABVD（多柔比星＋博来霉素＋长春地辛＋达卡巴嗪）方案已成为HL的首选化疗方案。

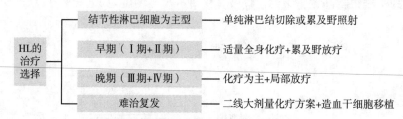

图38-3 HL的治疗选择

六、医患沟通要点

（一）淋巴结活检

1. 目的 是诊断淋巴瘤及分型的必要检查。

2. 需沟通内容 ①为有创检查，有疼痛不适，部分会出现局部出血、感染。②有可能一次活检不能明确诊断，需要再次或换部位活检。

（二）其他

为减少患者反复穿刺的痛苦，建议留置深静脉置管。

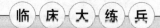

临 床 大 练 兵

1. 对有反复高热、血常规正常的患者应该如何选择下一步的检查？
2. 明确诊断霍奇金淋巴瘤的患者，根据什么来选择化疗方案？首选的化疗方案是什么？

（黄 颖 谭 琳）

第二节 非霍奇金淋巴瘤

非霍奇金淋巴瘤（NHL）是一组具有不同组织学特点和起病部位的淋巴瘤。与HL相比，NHL分型复杂，临床常见，易发生早期远处扩散。

> **临床场景 A**
>
> 血液科住院部
>
> 患者，女性，45岁。因"发现右颈部包块进行性增大3个月"就诊。生命体征：T 37.3℃，P 82次/分，R 20次/分，BP 133/72mmHg。
>
> 请你接诊患者。

一、问诊要点

同HL。

二、查体要点

同HL。

> **临床场景 B**
>
> 经过问诊、查体后，患者的病历资料补充如下。
>
> 1. 现病史 患者3个月前无意间触及右颈部包块，约黄豆大小，无疼痛不适，未予重视。3个月来包块进行性增大，现约4cm×5cm。无疼痛、发热、咽痛、咳嗽。起病以来，精神、睡眠、食欲欠佳，小便正常，体重下降2kg（基础体重58kg）。
>
> 2. 既往史 诊断桥本甲状腺炎并甲状腺功能减退2年，长期口服左甲状腺素片，每天50μg。
>
> 3. 个人史及家族史 无不良嗜好，无家族遗传病史。
>
> 4. 查体 T 37.3℃，P 82次/分，R 20次/分，BP 133/72mmHg。神志清楚，语言流利，巩膜及皮肤黏膜无黄染。双侧颈部、腋窝、腹股沟可触及多个肿大淋巴结，最大位于右颈部，约4cm×5cm，部分融合，活动度稍差，无压痛，表面皮肤无红肿破溃。双侧甲状腺Ⅰ°肿大，质软，未触及肿块。咽充血明显，双侧扁桃体Ⅱ°肿大。双肺呼吸音清，未闻及干湿啰音。HR 82次/分，律齐，未闻及杂音。腹软，无压痛，肝脾未触及。关节无畸形，棘突无压痛及叩痛。
>
> 请为患者完善必要的辅助检查。

三、辅助检查选择

同HL。

临床场景 C

完善相关检查后，患者的病历资料补充如下。

1. 血常规 WBC 3.7×10^9/L，NEUT 2.1×10^9/L，RBC 4.1×10^{12}/L，Hb 125g/L，PLT 223×10^9/L。

2. 血生化 GPT 21U/L，GOT 25U/L，Alb 40g/L，BUN 3.4mmol/L，Cr 71μmol/L，UA 659μmol/L，LDH 1235U/L。

3. 骨髓形态学报告 骨髓有核细胞增生活跃（3＋），粒：红＝1.5：1。粒细胞、红细胞及巨核细胞系统增生活跃，形态未见明显异常。分类可见3%异形淋巴细胞。

4. 骨髓活检 HE及PAS染色示送检骨髓增生活跃（65%）。粒细胞、红细胞分布均匀，各阶段细胞均可见。淋巴细胞易见，散在或簇状分布。网状纤维染色（MF-0级）。

5. 染色体核型描述 46,XX［20］。

6. B超 双颈部、胸锁乳突肌、腋窝、腹股沟、腹膜后可见多个肿大淋巴结，皮髓质分界不清，血流丰富，最大约5cm×5cm。肝、胆、胰、脾、肾未见异常。

7. PET/CT 双颈部、胸锁乳突肌、腋窝、肺门及纵隔区、腹股沟、腹膜后淋巴结肿大，考虑淋巴瘤浸润，颈部SUVmax为21.4。扫描范围内其余部位未见明确异常放射性摄取升高病灶。

8. 请头颈外科会诊，行右颈部淋巴结活检，组织送检病理科。右颈部淋巴结病理检查示弥漫大B细胞淋巴瘤（GCB型）。

请完善患者的诊断并给予治疗。

四、诊断流程

（一）诊断非霍奇金淋巴瘤

根据组织病理学结果诊断非霍奇金淋巴瘤及其病理分型。

2016年WHO淋巴组织肿瘤分型将非霍奇金淋巴瘤分为前驱淋巴性肿瘤、成熟B细胞来源淋巴瘤及成熟T和NKT细胞淋巴瘤。按疾病的侵袭性又可分为惰性淋巴瘤和侵袭性淋巴瘤（表38-1）。

表38-1 WHO（2016）分型方案中较常见的淋巴瘤亚型

惰性NHL	侵袭性NHL
小淋巴细胞淋巴瘤	弥漫大B细胞淋巴瘤
边缘区淋巴瘤	套细胞淋巴瘤
滤泡性淋巴瘤	血管免疫母细胞性T细胞淋巴瘤
蕈样肉芽肿	间变性大细胞淋巴瘤
Sézary综合征	伯基特（Burkitt）淋巴瘤
淋巴浆细胞淋巴瘤	外周T细胞淋巴瘤

（二）分期诊断

同 HL。

（三）分组诊断

同 HL。

病例诊断分析

　　患者以无痛性进行性淋巴结肿大为主要临床表现，体检发现多发淋巴结肿大。行右颈部淋巴结病理检查：经典霍奇金淋巴瘤（结节硬化型）。弥漫大 B 细胞淋巴瘤（GCB 型）诊断成立。结合骨穿、骨髓活检、B 超、PET/CT 结果，该患者存在横膈两侧多个淋巴结区受侵犯，无结外器官受累，临床分期Ⅲ期。患者无全身症状，为 A 组。由此，可得出该患者的完整诊断。

　　主诊断：弥漫大 B 细胞淋巴瘤（GCB 型）Ⅲ期 A 组
　　合并证：桥本甲状腺炎
　　　　　　甲状腺功能减退

五、治疗

1. 以化疗为主的化放疗结合的综合治疗（图 38-4）。

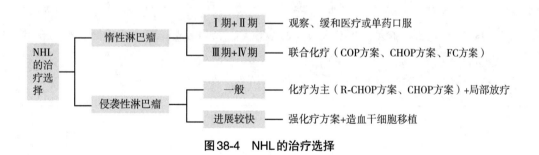

图 38-4　NHL 的治疗选择

非霍奇金淋巴瘤的常用联合化疗方案见表 38-2。

表 38-2　非霍奇金淋巴瘤的常用联合化疗方案

方案	药物	剂量和用法
COP	环磷酰胺（C）	750mg/m^2，静脉滴注，第 1 天
	长春新碱（O）	1.4mg/m^2，静脉滴注，第 1 天（最大剂量每次 2mg）
	泼尼松（P）	100mg/d，口服，第 1～5 天

续　表

方案	药物	剂量和用法
CHOP	环磷酰胺（C）	750mg/m², 静脉滴注, 第1天
	多柔比星（H）	50mg/m², 静脉滴注, 第1天
	长春新碱（O）	1.4mg/m², 静脉滴注, 第1天（最大剂量每次2mg）
	泼尼松（P）	100mg/d, 口服, 第1～5天
R-CHOP	利妥昔单抗（R）	375mg/m², 静脉滴注, 第1天
	环磷酰胺（C）	750mg/m², 静脉滴注, 第2天
	多柔比星（H）	50mg/m², 静脉滴注, 第2天
	长春新碱（O）	1.4mg/m², 静脉滴注, 第2天（最大剂量每次2mg）
	泼尼松（P）	100mg/d, 口服, 第2～6天
FC	氟达拉滨（F）	25mg/m², 静脉滴注, 第1天, 第3天
	环磷酰胺（C）	200mg/d, 静脉滴注, 第1～3天

2．生物治疗　①单克隆抗体（利妥昔单抗）。②干扰素。③抗幽门螺杆菌药物。④嵌合抗原受体T细胞治疗（chimeric antigen receptor T cell therapy，CAR-T cell therapy，CAR-T细胞治疗）。

3．造血干细胞移植（hematopoietic stem cell transplantation，HSCT）。

4．手术治疗。

六、医患沟通要点

同HL。

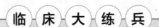

临　床　大　练　兵

1．患者浅表淋巴结不大，只有深部淋巴结肿大，应如何选择下一步的检查？能否用骨髓活检替代淋巴瘤检查？

2．如何选择单克隆抗体治疗非霍奇金淋巴瘤？

（黄　颖　谭　琳）

第六篇

内分泌和代谢性疾病

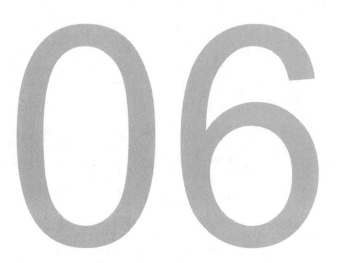

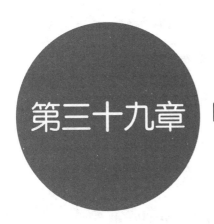

甲状腺功能亢进症

甲状腺毒症（thyrotoxicosis）是指血液循环中甲状腺激素过多，引起以神经、循环、消化等系统兴奋性升高和代谢亢进为主要表现的一组临床综合征。根据甲状腺的功能状态，可分为甲状腺功能亢进类型和非甲状腺功能亢进类型。

甲状腺功能亢进症（hyperthyroidism）简称甲亢，是指甲状腺腺体本身产生甲状腺激素过多而引起的甲状腺毒症，其中80%以上是由毒性弥漫性甲状腺肿〔格雷夫斯（Graves）病〕引起。

临床场景 A

内分泌科门诊

患者，女性，25岁。因"心悸、消瘦2个月"就诊。生命体征：T 36.4 ℃，P 108次/分，R 18次/分，BP 135/60mmHg。

请你接诊患者。

一、问诊要点

（一）现病史

1. 起病情况和诱因　起病前有无上呼吸道感染或其他感染；有无发热、颈痛；有无明显的精神刺激或精神创伤；有无压力大、睡眠不足，有无碘摄入过多（包括短期内大量摄入含碘食物、服用含碘的药物、使用含碘对比剂等）；是否处在妊娠状态。

2. 主要症状的特点　①心悸：是持续性的还是间歇性的，安静休息时是否感心悸，是否伴有胸闷、胸痛、气促、头晕、黑矇等。②消瘦：多长时间体重减轻多少千克，是否有饮食和运动量的变化等。

3. 伴随症状（图39-1）。

4. 诊治经过及疗效　本次入院前接受过的检查和结果，治疗的药物名称、剂量、时间和疗效。

5. 一般情况　精神、饮食、睡眠、尿便、体重变化。

（二）既往史

有无甲状腺疾病、自身免疫疾病、垂体和肾上腺疾病、心血管疾病、胃肠道疾病等；有无甲状

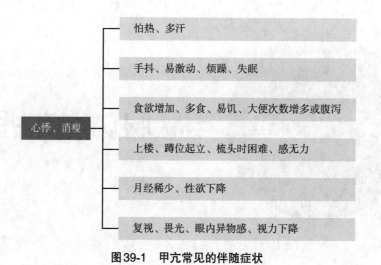

图39-1　甲亢常见的伴随症状

腺激素、胺碘酮及其他含碘药物摄入史。

（三）家族史

一级亲属是否有甲状腺疾病史。

二、查体要点（图39-2）

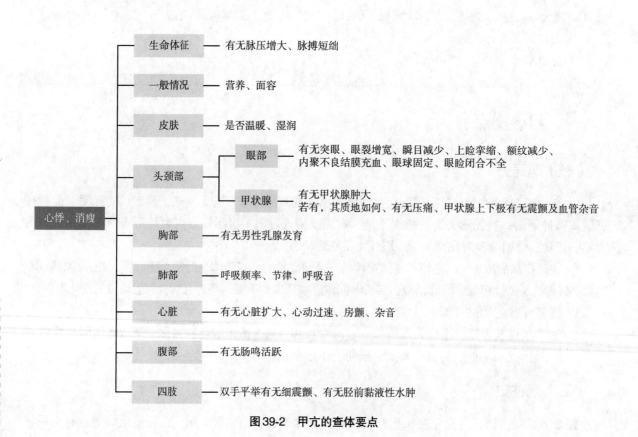

图39-2　甲亢的查体要点

经过问诊、查体后，患者的病历资料补充如下。

1. 现病史　患者2个月前因工作压力大，经常熬夜加班，起病前无上呼吸道感染，无颈痛，2个月来感持续心悸，活动后加重，无胸闷、胸痛、气促、黑矇等；伴有怕热、多汗、烦躁、易怒、多食、易饥，月经量较前减少，无乏力、畏光、复视，无上楼、梳头无力等，未诊治。起病以来，精神可，睡眠差，大便每日2～3次，小便正常，体重减轻约6kg。

2. 既往史　无特殊病史及用药史。

3. 查体　T 36.4℃，P 108次/分，R 18次/分，BP 135/60mmHg，身高165cm，体重55kg。神志清楚，营养中等，皮肤温暖潮湿，无突眼及结膜充血，双侧甲状腺Ⅱ°肿大，呈弥漫性肿大，质软，无压痛，上下极可触及震颤，闻及血管杂音。双肺呼吸音清，未闻及干湿啰音，HR 108次/分，律齐，未闻及杂音。腹软，肠鸣音4次/分。双手平举有细震颤，双下肢无水肿。

请为患者完善必要的辅助检查。

三、辅助检查选择

（一）实验室检查

1. 判断是否存在甲状腺毒症　检测血清TT_4、FT_4、TT_3、FT_3。

2. 甲状腺毒症是否源自甲状腺　检测TSH。

3. 判断是否存在自身免疫性甲状腺疾病　检测甲状腺自身抗体，包括甲状腺球蛋白抗体（thyroglobulin antibody，TgAb）、甲状腺过氧化物酶抗体（thyroid peroxidase antibody，TPOAb）、促甲状腺激素受体抗体（thyroid stimulating hormone receptor antibody，TRAb）。其中TRAb是诊断Graves病的一线指标。

4. 患者基础情况评估　血常规、肝功能、血脂、血糖、血钾等。

（二）影像学检查

1. 甲状腺超声　有助于诊断，Graves病患者甲状腺内血流丰富，呈"火海征"；了解是否合并甲状腺结节。

2. 眼部CT和MRI　可以排除其他原因所致的突眼，评估眼外肌受累情况。

3. 心脏超声　甲心病患者评估心脏大小、心功能、排除其他器质性心脏病。

（三）其他

1. 甲状腺^{131}I摄取率　用于甲状腺毒症的病因鉴别，甲亢所致者^{131}I摄取率升高，破坏性甲状腺毒症者^{131}I摄取率降低。如Graves病患者^{131}I摄取率升高，高峰前移；亚急性甲状腺炎、无痛性甲状腺炎患者^{131}I摄取率降低。

2. 甲状腺核素显像　有助于鉴别诊断，如Graves病患者放射性核素分布均匀；甲状腺自主高功能腺瘤患者提示"热结节"，周围甲状腺组织部分显影或不显影；亚急性甲状腺炎患者放射性核素分布稀疏甚至不显影。

3. 心电图 评估心率、是否有心律失常。

临床场景 C

完善相关检查后，患者的病历资料补充如下。

1. 甲状腺功能 TT_4 156.32ng/ml（50 ～ 130ng/ml），TT_3 9.65ng/ml（0.75 ～ 2.10ng/ml），FT_4 36.40pg/ml（9.50 ～ 17.50pg/ml），FT_3 25.6pg/ml（2.0 ～ 4.2pg/ml），TSH 0.01μIU/ml（0.3 ～ 4.5μIU/ml）。

2. 甲状腺自身抗体 TgAb 122.35%（＜95%），TPOAb（－），TRAb 7.69IU/L（＜1.50IU/L）。

3. 甲状腺B超 双侧甲状腺弥漫性肿大，其内血流丰富，呈"火海征"。

4. 甲状腺 ^{131}I摄取率 升高，高峰前移。

5. 甲状腺核素显像 摄锝功能高于正常，放射性分布均匀。

6. 心电图 窦性心动过速，HR 110次/分。

7. 血常规、肝功能 正常。

请完善患者的诊断并给予治疗。

四、诊断流程

1. 诊断甲状腺毒症（图39-3）

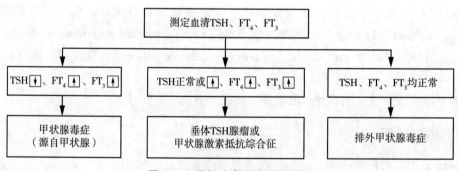

图39-3 甲状腺毒症的诊断流程

2. 诊断甲状腺功能亢进症（Graves病）（图39-4）

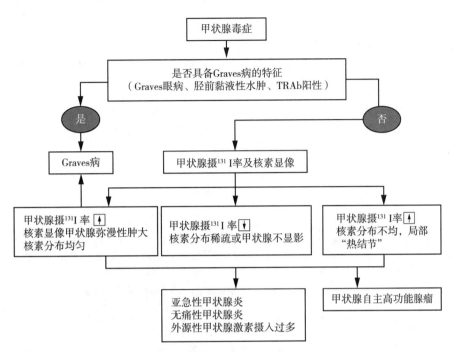

图39-4　甲状腺功能亢进症（Graves病）的诊断流程

病例诊断分析

　　患者以心悸、消瘦为主要临床表现，伴有怕热、多汗、烦躁、易怒、多食、易饥等高代谢症群，HR 108次/分，窦性心动过速。T_3、T_4水平高，TSH水平低，甲状腺来源的甲状腺毒症诊断明确。患者双侧甲状腺弥漫性肿大，质软，上下极可触及震颤，闻及血管杂音，无Graves病的特征性表现（浸润性突眼和胫前黏液性水肿）。TRAb阳性，甲状腺B超：甲状腺弥漫性肿大，呈"火海征"；甲状腺^{131}I摄取率升高，高峰前移。甲状腺核素显像：摄锝功能高于正常，放射性分布均匀。由此，可得出该患者的完整诊断。

　　主诊断：甲状腺功能亢进症（Graves病）

五、治疗

（一）一般治疗

　　低碘饮食，戒烟，补充足够的热量和营养；不宜喝浓茶、咖啡等刺激性饮料；如出汗多，应保证水分摄入；注意休息，避免情绪激动、感染、过度劳累等；如烦躁不安或失眠较重者可给予地西泮类镇静剂。

（二）药物治疗

　　1. β受体阻滞剂　有症状的甲亢患者，尤其是老年患者、静息心率超过90次/分或合并心血管疾病的患者，均可使用β受体阻滞剂。常用普萘洛尔10～40mg/次，每6～8小时1次，2～6周内停用。

  2.抗甲状腺药物（ATD）治疗

  （1）适应证：①病情较轻、甲状腺肿大不明显、TRAb阴性或滴度轻度升高的患者优先选择ATD治疗，缓解可能性较高。②老年或因其他疾病不能耐受手术，或预期寿命较短。③手术前和^{131}I治疗前的准备。④手术后复发且不适宜^{131}I治疗者。⑤伴有中或重度活动的Graves眼病。

  （2）禁忌证：NEUT＜$0.5×10^9$/L，转氨酶高于正常上限5倍，对该类药物过敏及其他不良反应。

  （3）药物选择（表39-1，图39-5）

表39-1　ATD选择

	咪唑类 （甲巯咪唑）	硫脲类 （丙硫氧嘧啶）
服用次数	可以一次顿服	一天2～3次
何时选择	首选用药	妊娠早期（1～3个月） 甲状腺危象
初始治疗	一般10～30mg/d 单次或分次服	一般100～300mg/d 分2～3次服
减量阶段	每次减少5～10mg	每次减少50～100mg
维持治疗	5～10mg/d	50～100mg/d
副作用	粒细胞缺乏症、皮疹、中毒性肝病，与剂量有关，多发生在初治阶段	粒细胞缺乏症、皮疹、中毒性肝病，与剂量无关，可能诱发暴发性肝坏死，ANCA阳性的小血管炎

  （4）药物副作用

  1）粒细胞缺乏症：发生率约为0.7%，患者在药物治疗中出现发热、咽痛等症状，应立即检测血白细胞计数，NEUT＜$1.5×10^9$/L时立即停药。粒细胞缺乏伴随感染可使用广谱抗菌药物，必要时使用粒细胞集落刺激因子，多数患者血白细胞计数在2～3周内逐渐恢复正常。

  2）中毒性肝病：甲巯咪唑和丙硫氧嘧啶所致药物性肝炎患病率分别为0.4%和2.7%，2010年美

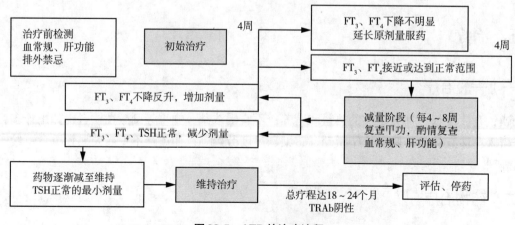

图39-5　ATD的治疗流程

国FDA提出了丙硫氧嘧啶引起致命性暴发性肝坏死的警告。ATD治疗前后需监测肝功能，如发现转氨酶持续上升或高于正常上限3倍，立即停药。

3）皮疹：轻度皮疹可以给予抗组胺药，或换用另一种ATD，严重皮疹者需停药，改用其他治疗方法。

4）血管炎：丙硫氧嘧啶可诱发ANCA阳性小血管炎，特点是随用药时间延长发生率增加。

注意：患者服用抗甲状腺药物后出现严重不良反应，如粒细胞缺乏症、中毒性肝炎、血管炎及严重过敏反应等，必须立即停药并且禁忌再次使用ATD治疗。

（5）停药：一般经18～24个月ATD治疗后，甲状腺功能正常，TRAb（－）可停药，但停药后复发率约为50%。复发因素：男性、吸烟、甲状腺显著肿大、TRAb持续高滴度、甲状腺血流丰富等，可适当延长药物治疗疗程，减少复发。

（三）放射性碘（^{131}I）治疗

1. 适应证　①ATD疗效差或多次复发。②ATD过敏或出现其他不良反应。③有手术禁忌或手术风险高。④有颈部手术或外照射史。⑤合并白细胞减少、肝功能损伤、骨骼肌周期性瘫痪。⑥老年患者（特别是伴发心血管疾病者）。⑦计划半年后妊娠。

2. 禁忌证　妊娠期和哺乳期患者；确诊或可疑有甲状腺癌的患者。

3. 治疗效果　治愈率达到85%以上，甲状腺功能减退症是^{131}I难以避免的结果。

（四）手术治疗

1. 适应证　①伴有压迫症状、胸骨后甲状腺肿、中度以上甲亢。②合并甲状腺恶性肿瘤或原发性甲状旁腺功能亢进症。③伴有中重度Graves眼病，内科治疗效果不佳。④ATD效果不佳或有严重不良反应。⑤不愿或不宜行^{131}I治疗或^{131}I治疗效果不佳。⑥患者要求手术缩短疗程迅速改善甲亢症状。

2. 禁忌证　合并严重心、肝、肾疾病，晚期恶性肿瘤，不能耐受手术者；妊娠早（1～3个月）、晚期（7～9个月）。

（五）Graves眼病的治疗

1. 在制订治疗方案前，需评估严重程度和活跃程度（表39-2，表39-3）

表39-2　Graves眼病病情评估

分级	眼睑挛缩	软组织受累	突眼	复视	角膜暴露	视神经
轻度	<2mm	轻度	<3mm	无或一过性	无	正常
中度	≥2mm	中度	≥3mm	非持续性	轻度	正常
重度	≥2mm	重度	≥3mm	持续性	轻度	正常
威胁视力	—	—	—	—	重度	受压

表39-3　Graves眼病活跃程度评估（CAS评分法）

项目	本次就诊	与上次就诊比较	评分
自发性球后疼痛＞4周	√		1
眼球运动时疼痛＞4周	√		1
眼睑充血	√		1
结膜充血	√		1
眼睑水肿			1
复视（球结膜水肿）	√		1
泪阜肿胀	√		1
7分法：CAS≥3提示眼病活跃			
突眼度增加≥2mm		√	1
任一方向眼球运动减少5°		√	1
视力表视力下降≥1行		√	1
10分法：CAS≥4提示眼病活跃			

2. 治疗（需内分泌科和眼科医生共同参与）

（1）一般治疗：戒烟，睡眠时高枕卧位，戴有色眼镜避免强光、冷风刺激。夜间使用1%甲基纤维素眼药水，白天使用人工泪液。因^{131}I治疗可能加重Graves眼病，因此，中至重度活动的Graves眼病最好采用ATD治疗。

（2）糖皮质激素治疗：可静脉输注、眼球旁注射及口服。静脉甲泼尼龙冲击治疗效果最佳，不良反应更少，因此，优先静脉给药。不能耐受全身静脉应用糖皮质激素不良反应者，可以糖皮质激素眼球旁注射。

（3）球后外照射治疗：多与糖皮质激素治疗联合使用，可改善突眼及眼球运动受限，避免用于35岁以下的患者，伴糖尿病视网膜病变及重度高血压患者。

（4）眼眶减压手术：如果糖皮质激素和球后外照射无效，角膜感染或溃疡、压迫导致视网膜和视神经改变可能导致失明时，需行眼眶减压手术。

病例治疗方案

1. 一般治疗　低碘饮食，补充足够的热量和营养；注意休息，避免情绪激动、过度劳累。

2. 患者感心悸，HR 108次/分，给予普萘洛尔10mg/次，每日3次。

3. 患者肝功能、血常规正常，无ATD治疗禁忌，采用ATD治疗，初始用药：甲巯咪唑20～30mg，每日1次。

4. 随访　每1～2周复查血常规；4周后复查肝功能、甲状腺功能（FT_3、FT_4、TSH）；出现发热、咽痛、皮疹等立即就诊。

六、医患沟通要点

1. 甲亢患者因疾病原因常烦躁、易激惹，需耐心告知患者完善相关检查明确诊断的重要性，不要着急。开始ATD治疗前必须行血常规、肝功能检查。

2. 一般治疗方面　告知患者戒烟、低碘饮食、保证睡眠、减少压力等很重要，直接影响治疗效果和复发率。

3. ATD治疗方面　告知患者适应证、禁忌证及药物副作用。告知患者需严格遵医嘱服药，不能擅自增减剂量、擅自停药，否则复发率升高。特别注意：一定要告知患者服药后需严格遵医嘱定期复查，出现发热、咽痛等不适立即就诊，否则可能出现发生严重药物副作用而未察觉，导致严重后果甚至危及生命。

4. ^{131}I治疗、手术治疗方面　告知患者适应证、禁忌证，以及可能出现治疗后甲状腺功能减退症的结果。

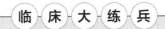

临　床　大　练　兵

1. 患者，男性，60岁。感心悸3个月，无明显多汗、消瘦，到社区医院行心电图检查发现心房纤颤。如何选择检查，诊断如何考虑？

2. 患者，女性，25岁。发现颈部增粗1个月。问诊要点？如何选择检查，诊断如何考虑，如何治疗？如何与患者沟通？

3. 两位女性患者（甲、乙）到门诊就诊，主要症状都是手抖、心悸、体重减轻。不同点：患者甲，症状持续2个月；患者乙，症状出现2个周，伴颈痛。你将怎样为这两位患者选择检查，诊断如何考虑？

（赵豫梅）

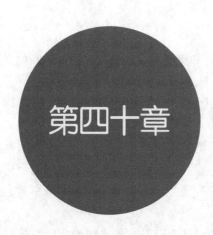

第四十章 甲状腺功能减退症

甲状腺功能减退症（hypothyroidism）简称甲减，是由不同原因引起的甲状腺激素缺乏或生物效应不足，以机体的代谢和多系统功能减退为特征的一组代谢紊乱综合征，是较常见的内分泌疾病。

临床场景 A

内分泌科住院部

患者，女性，35岁。因"乏力、食欲差、嗜睡、体重增加3月余"入院。查体：T 36.1℃，P 58次/分，R 14次/分，BP 102/65mmHg。神志清楚，对答切题，反应稍迟缓，颜面水肿。

请你接诊患者。

一、问诊要点

（一）现病史

1. 起病情况和诱因　起病时间、起病时主要不适症状；有无甲状腺替代治疗中断、寒冷、手术、感染、使用麻醉、镇静药物等，此为黏液性水肿昏迷的常见诱因。

2. 主要症状的特点　有无乏力、怕冷、出汗减少、皮肤干燥、反应迟钝、记忆力减退、食欲下降、嗜睡、便秘、体重增加、脱发等表现，此为低代谢综合征的临床表现；有无抑郁、心理障碍、记忆力下降。

3. 伴随症状　女性应询问有无月经过少或闭经；男性注意询问有无性欲减退、性生活次数减少、阳痿；有无冠心病史及心绞痛发作，冠心病在本病中高发；有无阻塞性睡眠呼吸暂停，此为巨舌症所致。

4. 诊治经过及疗效　平日是否使用甲状腺相关药物，具体药物名称及用量，是否规律用药；近期是否调整用药情况。

5. 一般情况　近期体重变化情况，饮食是否改变，精神、睡眠情况及尿便情况。

（二）既往史

1. 有无甲状腺手术史及放射性碘治疗史。

2. 有无糖尿、原发性甲减伴特发性肾上腺功能减退症或1型糖尿病者属自身免疫性多内分泌腺体综合征的一种，称为Schmidt综合征。

3. 有无产后大出血病史。

4. 有无血脂异常病史，甲状腺功能减退的患者由于代谢清除的改变，常致总胆固醇和低密度脂蛋白胆固醇升高。

二、查体要点（图40-1）

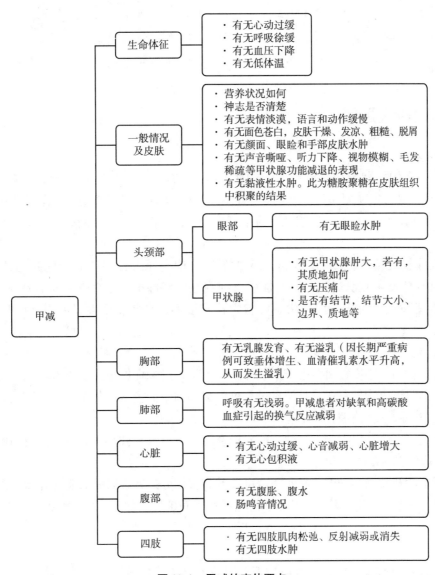

图40-1　甲减的查体要点

临床场景 B

经过问诊、查体后，患者的病历资料补充如下。

1. 现病史　患者3个月前无明显诱因出现乏力、怕冷、腹胀、食欲差、嗜睡。体重3个月增加6kg，自觉眼睑肿胀不适及反应迟缓，未予特殊处理。起病以来，精神差，睡眠多，小便正常，偶有便秘，体重如前所述。

2. 既往史　否认甲状腺手术史、放射性碘治疗史、产后大出血史及长期使用相关药物史。

3. 个人史　近2个月来经量稍增多（具体不详），余无特殊。

4. 查体　T 36.1℃，P 58次/分，R 14次/分，BP 102/65mmHg。神志清楚，对答切题，发育正常，反应稍迟缓，颜面水肿，面色蜡黄，皮肤粗糙、弹性减退。双肺呼吸音清，未闻及干湿啰音。HR 58次/分，律齐，未闻及杂音。腹软，无压痛、肌紧张及反跳痛，肝脾未触及，移动性浊音阴性，肠鸣音3次/分。双下肢轻度凹陷性水肿。

三、辅助检查选择

1. 主要检查

（1）血液循环中甲状腺激素测定：甲减时，TT_4、TT_3、FT_4、FT_3、rT_3均可下降，一般以TT_4、FT_4下降更明显，因为T_3主要来源于外周组织T_4的转换，所以在甲状腺功能减退早期血清TT_3、FT_3正常，稍晚才减低，鉴于TT_3、FT_3减低滞后于病情变化，所以不作为诊断原发性甲状腺功能减退症的必备指标。

（2）甲状腺相关抗体检测：TPOAb、TgAb阳性是确定原发性甲状腺功能减退症病因的重要指标和诊断自身免疫甲状腺炎（包括慢性淋巴细胞性甲状腺炎、萎缩性甲状腺炎）的主要指标。TPOAb的阳性意义更为肯定，因甲状腺细胞学检查证实，TPOAb阳性者的甲状腺均有淋巴细胞浸润。

2. 次要检查

（1）血常规：轻、中度贫血。由于甲状腺激素不足，影响促红细胞生成素合成，骨髓造血功能降低，可见正细胞正色素性贫血；月经量过多可引起小细胞低色素性贫血；由于胃酸减少，缺乏维生素B_{12}或叶酸，可导致巨细胞性贫血。

（2）血生化：血清总胆固醇、甘油三酯、低密度脂蛋白水平升高。血糖正常或偏低，部分病例可见血钠离子降低、血镁离子升高。

（3）心肌酶学及超声心动图：心肌酶谱可以升高，部分患者心肌酶谱显著升高，说明黏液性水肿严重。超声心动图可见室间隔不对称性肥厚，射血时间延长，可显示心包积液及其严重程度。

（4）心电图：低电压，窦性心动过缓，T波低平或倒置，偶有房室传导阻滞或QRS波群时限增加。

（5）甲状腺超声检查：甲状腺超声检查对甲减的临床价值有限，主要用于免疫性甲状腺炎导致甲减的病因诊断和是否伴有结节及结节的囊实性判断。甲减声像表现为甲状腺体积小（早期可不小），CDFI显示血供信号减少，但在亚临床甲状腺功能减退时，甲状腺体积反而增大且血流信号丰富。

（6）甲状腺摄^{131}I功能试验：甲状腺功能减退症患者甲状腺摄^{131}I率降低，常为低平曲线。

（7）甲状腺核素扫描：对甲状腺肿大的甲减观察甲状腺核素分布有一点临床价值。

（8）血皮质醇、尿皮质醇及泌乳素：合并肾上腺皮质功能减低者，血皮质醇、尿皮质醇浓度较正常降低。部分甲状腺功能减退症者血清泌乳素水平升高。

（9）基因检测：基因检测在先天性甲减的诊断中占有重要位置。

3. 检查注意事项　甲状腺功能减退症的诊断不能仅限于甲状腺激素测定，应该重视自身抗体检测，必要时进行甲状腺B超、下丘脑和垂体磁共振检查，以及促甲状腺激素释放激素兴奋试验（thyrotropin-releasing hormone stimulating test，TRH兴奋试验），更要结合临床病情和物理检查。

临床场景 C

完善相关检查后，患者的病历资料补充如下。

1. 甲状腺功能及自身抗体　T_3 0.66nmol/L（↓），T_4 4.2nmol/L（↓），FT_3 2.1pmol/L（↓），FT_4 0.4ng/dl（↓），TSH 95mIU/L（↑），TPOAb 865IU/ml（↑），TgAb 120IU/ml（↑）。

2. 血生化　TC 7.5mmol/L（↑），TG 3.5mmol/L（↑），余无特殊。

3. 血常规　无特殊。

4. 垂体激素　无特殊。

5. 甲状腺超声　双侧甲状腺血流减少，回声不均，呈网格状改变。

6. 心脏彩超　轻度心包积液。

请完善患者诊断并给予治疗。

四、诊断流程

（一）诊断

1. 明确是否为甲减（功能诊断）　根据典型临床表现，并参考实验室检查结果，如甲状腺激素及TSH水平等，甲减的诊断并不困难。

2. 确定甲减的类型和病因（病因诊断）　临床上需借助病史、TSH、甲状腺自身抗体、甲状腺超声等措施综合判断。必要时需要进行TRH兴奋试验、甲状腺穿刺细胞学检查及头颅或蝶鞍影像学检查方可帮助确诊。

3. 了解甲减的并发症　确诊甲减的存在，并明确其类型后，还需要对患者做全面的评估，以了解有无相关并发症，此时，应进行相应的辅助检查以助诊治其并发症。

（二）甲减诊断成立后不同病因诊断标准

1. 原发性甲减　①有甲减的临床表现。②血清FT_4降低，FT_3正常或降低。③血清TSH升高。TRH兴奋试验示TSH呈过度反应。

2. 继发性或三发型甲减　①血清FT_3、FT_4降低。②血清TSH降低，部分TSH正常，甚至轻度升高。TRH兴奋试验示TSH无反应（垂体性甲减）或延迟反应（下丘脑性甲减）。

3．亚临床甲减　①无甲减相关临床表现，或甲减临床表现较轻微。②血清FT_3、FT_4正常。③血清TSH升高。对临界值的TSH要注意复查。

4．甲减性心脏病　①甲减的临床表现、体征和实验室检查结果。②心电图异常：如窦性心动过缓、肢体导联QRS波低电压、P-R间期延长和T波平坦或倒置等。③影像学检查提示心包积液征象。④心功能测定见明显的心率减慢及心输出量减少，且心搏量及心肌耗氧量均降低。⑤心肌活检提示典型甲减性心肌病的病理特征。

5．妊娠期甲减　血清TSH大于妊娠期特异性参考范围上限，血清FT_4小于妊娠期特异性参考范围下限。

病例诊断分析

　　患者既往否认甲状腺相关病史，3个月前无明显诱因出现乏力、怕冷、腹胀、食欲差、嗜睡，体重3个月增加6kg，自觉眼睑肿胀不适及反应迟缓。辅助检测提示甲状腺功能为甲状腺功能减退，且TSH明显升高，抗体明显升高。甲状腺超声提示双侧甲状腺血流减少，回声不均，呈网格状改变。心脏彩超：轻度心包积液。结合患者典型的临床表现及辅助检查，可得出该患者的完整诊断。

　　诊断：桥本甲状腺炎
　　　　　甲状腺功能减退症

五、治疗

（一）一般治疗

注意休息，予高蛋白、高热量饮食；贫血患者与补充铁剂、维生素B_{12}和叶酸等，胃酸低者予补充稀盐酸，自身免疫性甲状腺炎者可限制碘摄入。

（二）对因治疗

寻找病因，针对病因进行有效治疗。

（三）甲状腺激素替代治疗

一旦诊断甲减，大部分患者需要长期或终身替代治疗。

1．常用制剂　甲状腺片、左旋甲状腺素片（L-T_4）、左旋三碘甲腺原氨酸（L-T_3）及L-T_3/L-T_4混合制剂（表40-1）。目前较常使用的是L-T_4。

表 40-1　三种甲状腺激素制剂的量效关系

甲状腺片 /mg	L-T_4/μg	L-T_3/μg
15	25	12.5
30	50	25
60	100	50
100	150	75
120	200	100
180	300	150

2. 用药目标及方法

（1）治疗目标

1）一般临床甲减症状和体征消失，TSH、TT_4、FT_4值维持在正常范围内。

2）继发于下丘脑和垂体的甲减，不能把TSH作为治疗指标，而是把血清TT_4、FT_4达到正常范围作为治疗的目标。

3）妊娠期甲减应采用L-T_4治疗。妊娠期临床甲减对后代的神经智力发育有影响，并增加早产、流产等妊娠不良结局，故需积极治疗。治疗期间每2～4周检测1次甲状腺功能，血清TSH稳定后可以每4～6周检测1次。TSH控制在妊娠期特异性参考范围的下1/2。如无法获得妊娠期特异性参考范围，则可控制血清TSH在2.5mU/L以下。孕前患甲减者，孕后即增加20%～30%，之后应根据TSH治疗目标调整L-T_4剂量。

（2）L-T_4为甲状腺激素替代治疗的主要药物，用法应在早餐前半小时服用。一般从25～50μg/d开始，每1～2周增加25μg，直到达到治疗目标。甲减的治疗剂量应根据患者的病情、年龄、体重、心功能个体化制订。缺血性心脏病者起始剂量宜小，调整剂量宜慢，防止诱发和加重心脏病。治疗初期，每间隔4～6周测定激素指标，必要时1～2周复查甲状腺功能。治疗达标后，需要每6～12个月复查一次甲状腺功能。

病例治疗方案

1. 一般治疗　告知患者注意休息，予高蛋白、高热量饮食。

2. 甲状腺激素替代治疗　左甲状腺素钠片（50μg/片），每次25μg，每日1次；3～5天后如无特殊不适可加量25～50μg。

3. 健康教育　对患者进行宣教，除一般治疗中的注意事项外，还需告知患者在治疗初期，每间隔4～6周测定激素指标，必要时1～2周复查甲状腺功能。治疗达标后，需要每6～12个月复查1次甲状腺功能，务必定期内分泌科门诊随诊；如有备孕需求，建议提前至内分泌门诊咨询及复诊。

临 床 大 练 兵

1. 该患者服药后多久需要复诊，复诊时需要检查哪些项目？

2. 如该患者替代治疗后甲状腺功能恢复正常，此时患者告知医生有备孕需求，如果你是接诊医生，该如何评估患者是否达到备孕要求，注意事项有哪些？如何复诊？

（徐玉善 江 艳 徐 兆）

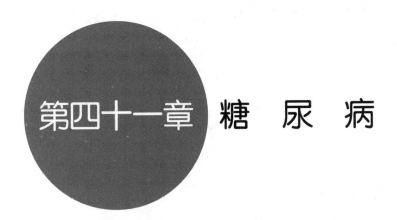

第四十一章 糖 尿 病

糖尿病（diabetes mellitus，DM）是由遗传和环境因素共同引起的一组以糖代谢紊乱为主要表现的临床综合征。胰岛素缺乏和胰岛素作用障碍单独或同时引起糖类、脂肪、蛋白质、水和电解质等的代谢紊乱，临床以慢性高血糖为主要特征。糖尿病分为1型糖尿病、2型糖尿病、其他特殊类型糖尿病和妊娠糖尿病四种。

> **临床场景 A**
>
> 内分泌科住院部
>
> 患者，男性，49岁。因"发现血糖升高6年，多饮多尿7个月"入院。生命体征：T 36.6℃，P 88次/分，R 17次/分，BP 140/78mmHg。
>
> 请你接诊患者。

一、问诊要点

（一）现病史

1. 起病情况　如何发现血糖升高，常规体检查静脉空腹血还是偶测指尖血糖，血糖升高以空腹为主还是餐后为主，同期是否有多尿（每日尿量超过2500ml）、多饮（每日饮水量超过3000ml）、多食（每日餐次及食量增加）及体重减轻（无法用其他原因解释的体重下降）等临床表现。

2. 主要症状特点

（1）多饮：每日饮水量，平时是否喜喝含糖饮料。

（2）多尿：每日尿量，全天排尿次数多少，夜间排尿次数，是否伴有尿急、尿痛、尿不尽感。

3. 伴随症状　是否伴有体力减退、精神萎靡、乏力、易疲劳、易感冒、食欲减退、体重变化，有无视物模糊、视力下降、泡沫尿、四肢肢端感觉异常。

4. 诊治经过及疗效　本次入院前的实验室检查及结果，曾服用的相关药物名称、剂量、时间和疗效。

5. 一般情况　精神、饮食、睡眠、尿便、体重变化。

（二）既往史

既往有无冠心病、高血压、胰腺疾病等疾病，是否曾患有其他引起血糖升高的内分泌系统疾病，如甲状腺功能亢进症、嗜铬细胞瘤等，是否患有严重肝病，有无长期特殊药物使用史（精神病类药物、糖皮质激素类药物、抗结核病药物、平喘药物等）。

（三）家族史

一级亲属是否有糖尿病病史。

二、查体要点

1. 一般情况　心率、血压、身高、体重、腰臀围，有无脱水症。

2. 皮肤　全身皮肤有无破溃及感染，有无伤口迁延不愈，有无疖、痈等化脓性感染，有无皮肤水疱，下肢胫前皮肤有无斑片状色素沉着。

3. 心脏　有无静息时心动过快、直立性低血压。

4. 足部　评估足部血管搏动。有无足部畸形、皮肤干燥或发凉、足底胼胝、皲裂、溃疡、坏疽等，行10g尼龙丝试验和针刺或振动觉检查、温度觉检查或踝反射。

临床场景 B

经过问诊、查体后，患者的病历资料补充如下。

1. 现病史　患者6年前体检发现空腹血糖6.8mmol/L，腹部彩超提示脂肪肝。当时无口干、多饮、多尿等症状。后患者均每年定期体检，空腹血糖一直波动在6.2～6.9mmol/L。1年前再次体检时查空腹血糖10.4mmol/L。7个月前无明显诱因出现多饮症状，每日饮水量约3500ml；多尿，每日尿量约3000ml，夜尿1～2次，偶见尿中泡沫增多，无头晕、视物模糊、胸闷胸痛、四肢麻木等症状。3个月前至我院门诊就诊，测随机血糖16.3mmol/L，糖化血红蛋白8.6%，诊断2型糖尿病。此后患者开始生活方式干预，饮食干预及运动治疗，口服二甲双胍、阿卡波糖治疗，平素偶测空腹血糖7～9mmol/L，餐后血糖未测。

2. 既往史　否认高血压病史，无饮酒史及特殊药物使用史，无药物过敏史。

3. 家族史　母亲有2型糖尿病。

4. 查体　T 36.6℃，P 88次/分，R 17次/分，BP 135/78mmHg。身高170cm，体重80kg，BMI 27.68kg/m²，腰围105cm，臀围110cm，腰臀比0.96。发育正常，营养中等，体型肥胖，神志清楚，语言流利，自主体位，查体合作。全身皮肤无黄染、苍白、发绀。浅表淋巴结无肿大。双肺呼吸音清，HR 88次/分，律齐，未闻及杂音。全腹平软，肝脾肋下未及。双侧足背动脉搏动正常，双下肢无凹陷性水肿，双足无红肿热痛。双下肢10克尼龙丝试验阴性。

请为患者完善必要的辅助检查。

三、辅助检查选择

（一）实验室检查

1. 基础情况评估　血常规、肝肾功能、电解质。

2. 糖代谢异常程度及近期血糖控制程度的检查　空腹血糖、餐后30分钟血糖、餐后120分钟血糖、糖化血红蛋白、糖化血清蛋白。

3. 胰腺β细胞功能评估　胰岛素释放试验及C肽释放试验（可与血糖同步）。

4. 糖尿病肾病评估　尿蛋白定性或定量检查，血肌酐，随机尿白蛋白与肌酐比值。

5. 糖尿病急性代谢紊乱检查　动脉血气、尿常规。

6. 糖尿病病因检查　胰岛相关抗体GADA、ICA、IAA、IA-2A及ZnT8A联合检查。

7. 大血管并发症高危因素评估　血脂检查。

（二）影像学及其他检查

1. 大血管并发症评估　双侧颈动脉超声、双下肢血管超声、心脏超声。

2. 糖尿病视网膜病变评估　眼底裂隙灯检查、眼部超声及OCT检查。

3. 糖尿病神经病变情况　四肢肌电图。

4. 了解其他脏器情况　胸部CT、腹部B超、甲状腺B超。

临床场景 C

完善相关检查后，患者的病历资料补充如下。

1. 血常规、大便常规、肝肾功能正常。

2. 动脉血气　pH 7.40，BE 2mmol/L，AG 10mmol/L，HCO_3^- 21mmol/L，渗透压290mOsm/L。

3. 尿常规　Glu（＋），KET（－），Pro（TRACE）。

4. Cr 78μmol/L，eGFR 97.54ml/（min·1.73m²），TC 4.8mmol/L，TG 2.3mmol/L，HDL-C 0.97mmol/L，LDL-C 4.6mmol/L。

5. 普通餐血糖测定　空腹血糖9.7mmol/L，餐后30分钟血糖14.1mmol/L，餐后120分钟血糖16.5mmol/L。

6. 糖化血红蛋白10.5%，糖化血清蛋白5.6mmol/L。

7. 胰岛素释放试验　0分钟 57.4pmol/L，30分钟 161.5pmol/L，120分钟 313.1pmol/L。

8. C肽释放试验　0分钟 1.09ng/ml，30分钟 1.80ng/ml，120分钟 3.43ng/ml。

9. 胰岛相关抗体　GADA（－），ICA（－），IAA（－），IA-2A（－）。

10. 随机尿白蛋白肌酐比137mg/g。

11. 心电图　正常。

12. B超检查　①双下肢超声：多发硬化斑块形成。②双侧颈动脉超声：双侧颈动脉内中膜增厚伴斑块形成。③甲状腺超声：未见异常。④腹部超声：脂肪肝。

13. 电生理　运动神经传导速度正常，感觉神经传导速度正常。

14. 眼科OCT、眼底裂隙灯检查、眼部超声未见异常，眼底无出血、渗出。

四、诊断流程

（一）确认糖尿病的诊断及分型

患者发现血糖异常7年余，1年前空腹血糖达10mmol/L，7个月前出现多饮、多尿症状，结合普通餐的各点血糖值及糖化血红蛋白，可诊断糖尿病。患者胰岛素相关抗体阴性，有糖尿病家族史，起病以来无自发糖尿病酮症倾向，考虑诊断2型糖尿病。

（二）判断胰岛功能

患者胰岛素及C肽释放试验提示胰腺β细胞胰岛素基础分泌功能正常，刺激后早相分泌（1相分泌）受损，晚相分泌（2相分泌）峰值降低，分泌高峰后移。

（三）急慢性并发症及合并症的评估

动脉血气提示无酸碱失衡，尿常规提示尿酮阴性，渗透压正常。目前无糖尿病急性并发症。

双下肢超声提示多发硬化斑块形成，双侧颈动脉超声提示双侧颈动脉内中膜增厚伴斑块形成，血脂异常，提示糖尿病大血管病变－动脉粥样硬化。

随机尿白蛋白/肌酐比高于正常值上限，提示糖尿病肾病（G1A2期）。

眼部超声、眼底裂隙灯及OCT检查无异常，无糖尿病视网膜病变。

无肢端感觉异常，无肢体疼痛表现，电生理检查未发现异常，无糖尿病神经病变。

血脂检查提示血脂异常。

病例诊断分析

> 患者临床表现有血糖升高、多尿、多饮症状，体检发现血糖升高。有糖尿病家族史，糖尿病诊断明确。既往曾在我院门诊就诊，予生活方式及药物治疗，平素未监测血糖。本次入院后明确存在糖尿病大血管病变、微血管并发症及血脂异常。完善检查后可得出该患者的完整诊断。
>
> 　　主诊断：2型糖尿病
> 　　并发症：动脉粥样硬化（下肢血管、颈部血管）
> 　　　　　　糖尿病肾病（G1A2期）
> 　　合并症：血脂异常
> 　　　　　　脂肪肝

五、治疗

国际糖尿病联盟（International Diabetes Federation，IDF）提出糖尿病综合管理五个要点（亦有"五驾马车"之称）：糖尿病健康教育、医学营养治疗、运动治疗、血糖监测和药物治疗。

（一）一般治疗

1. 糖尿病健康教育　向患者介绍糖尿病的自然进程、临床表现、危害及如何防治急慢性并发症、个体化的治疗目标，特殊情况应对措施（如疾病、低血糖、应激和手术）。

2. 医学营养治疗　根据患者性别、年龄、身高体重计算理想体重，根据理想体重和工作性质，参考生活习惯，计算每日所需热量。

患者张某，49岁，从事办公室工作，身高170cm，体重为80kg。

（1）计算理想体重和体型

理想体重：170 − 105 ＝ 65kg

体型：（80 − 65）/65×100% ＝ 20%，属于超重

（2）根据体型和劳动强度算出每日每千克理想体重所需热量（表41-1）

表41-1　不同体力劳动的热量需求

劳动强度	举例	每日每千克理想体重所需热量/kcal		
		消瘦	正常	肥胖
卧床休息	—	20～25	15～20	15
轻体力劳动	办公室职员、教师、售货员、简单家务	35	30	20～25
中体力劳动	学生、司机、外科医生、体育教师、一般农活	40	35	30
重体力劳动	建筑工、搬运工			

张某每日所需总热量：65×（20～25）＝1300～1625kcal

（3）将食物分成四大类（八小类），每份食物的热量为90kcal（图41-1）

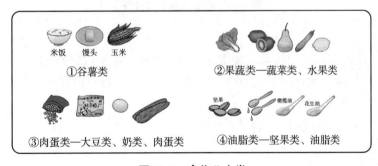

图41-1　食物八小类

张某每日所需食物交换份：（1300～1625）÷90＝14～18份。选择16份（图41-2），总热量1400kcal（如果体重降到正常，可以选择18份）。一日三餐最常见的分配方案是早餐1/5、午餐2/5、晚餐2/5或早、午、晚各占1/3的热量。

早餐		午餐		加餐	晚餐	
3份	或5份	6份	或5份	1份	6份	或5份

图41-2　张某每日所需食物交换份

张某每日总热量1400kcal，16份，其主食和副食分配见图41-3和图41-4。

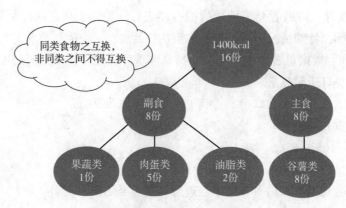

图41-3　张某的主食和副食分配

食谱内容	早餐	午餐	晚餐
主食（配方）	窝头（50g）、土豆泥（100g）	白米饭（生大米75g）	馒头（50g），芋头100g
菜名（配方）		红烧带鱼、毛豆丝瓜（带鱼60g，毛豆35g，丝瓜125g，玉米油1汤匙）	芥菜肉丝豆腐（芥菜250g，瘦肉25g，北豆腐50g，玉米油半汤匙）
辅食（配方）	白煮鸡蛋（60g）、牛奶（200g）		
两餐中间加餐	杏仁（8颗）	柚子（50g）	无糖酸奶（65g）
每餐热量	约475kcal	约515kcal	约450kcal

图41-4　张某三餐食谱分配

3. 运动治疗　进行有规律的活动，每次30～60分钟，每天1次或每周5次。活动强度应达到有氧代谢的水平，即约为最大耗氧量的60%，可用运动时脉率进行估算（运动时耗氧量为VO₂max的60%时脉率＝170－年龄。

张某运动时的脉率：170－49＝121次/分。

（二）药物治疗

口服降糖药可分为主要以促进胰岛素分泌和通过其他机制降低血糖的药物，前者主要包括磺脲类、格列奈类、二肽基肽酶Ⅳ抑制剂，通过其他机制降低血糖的药物主要包括双胍类、噻唑烷二酮类、α葡萄糖苷酶抑制剂和钠-葡萄糖运蛋白2抑制剂，注射类药物包括胰岛素和胰高血糖素样肽-1受体激动剂（图41-5）。

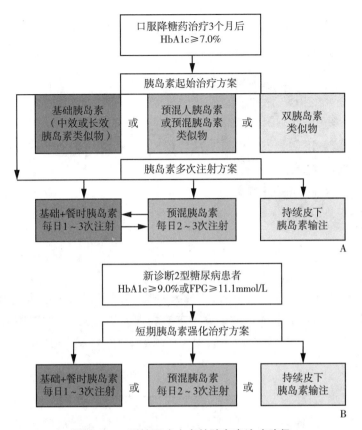

图41-5 2型糖尿病患者的胰岛素治疗路径

病例治疗方案

1. 一般治疗 糖尿病健康教育、生活方式干预、运动、减重。
2. 高血糖治疗 二甲双胍500mg/次，4次/日；达格列净10mg/次，1次/日。
3. 合并症治疗 阿托伐他汀10mg/次，1次/日。

临·床·大·练·兵

1. 患者，21岁。多尿、多饮、体重下降半年，1个月前曾发生自发糖尿病酮症，随机血糖15mmol/L，初步诊断考虑是什么？需要哪些检查？
2. 2型糖尿病的综合控制目标是什么？

（李 妍）

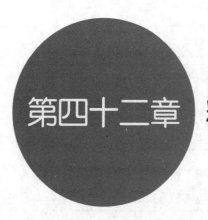

第四十二章 糖尿病酮症酸中毒

糖尿病酮症酸中毒（diabetic ketoacidosis，DKA）是糖尿病最常见的严重急性并发症之一，是高血糖危象的一种，是以高血糖、酮症、酸中毒为主要表现，胰岛素不足和拮抗胰岛素激素过多所致的严重代谢紊乱综合征。可作为糖尿病首发表现，1型糖尿病有自发酮症倾向。

临床场景 A

内分泌科住院部

患者，男性，62岁。因"口干、多饮、多尿10年，加重伴腹痛、恶心、呕吐1天"入院。生命体征：T 36.5℃，HR 105次/分，R 21次/分，BP 125/85mmHg。神志清楚，精神差，口唇干裂，舌干，皮肤弹性差。

请你接诊患者。

一、问诊要点

（一）现病史

1. **起病情况和诱因** 起病时间，起病时主要不适症状。是否存在相关诱因：①急性感染，如呼吸道、泌尿道、胃肠道、皮肤感染等。②胰岛素治疗中断或不适当减量。③应激状态，如手术、创伤、妊娠、分娩等。④其他，如饮食不当、透析、药物（如糖皮质激素）、酗酒等，是否患有糖尿病或血糖升高病史。

2. **主要症状的特点** 有无多饮、多尿、体重下降症状或上述症状明显加重；呼吸是否加深加快、呼出气味是否有烂苹果味；是否有反应迟钝、意识模糊、嗜睡甚至昏迷等。

3. **伴随症状** 是否有恶心、呕吐、弥漫性腹痛，可误诊为急腹症。是否出现急性胸痛和心悸等心肌梗死的表现。无痛性心肌梗死在糖尿病患者中亦不少见。

4. **诊治经过及疗效** 平日是否使用降糖药物，具体药物名称及用量，是否规律用药，平日血糖情况如何；近期是否有调整用药，或自行停用药物的情况。

5. 一般情况　近期体重变化情况，饮食是否改变，精神、睡眠情况及尿便情况。

（二）既往史

既往有无冠心病、高血压、肝肾功能不全、胰腺疾病、其他内分泌相关疾病病史，有无长期特殊药物使用史等。

二、查体要点

DKA患者体格检查除对生命体征和一般情况进行检查外，还需要兼顾专科相关检查，有助于病情程度的判断。

1. 脱水的表现　体重减轻、口舌干燥、眼球凹陷、皮肤弹性差、脉速，严重者出现血压降低、少尿甚至休克。

2. 特殊气味　呼气中有酮味（即烂苹果味）。

3. 酸中毒的表现　出现深大呼吸（Kussmaul呼吸或叹气样呼吸）、腹部压痛、意识障碍。

4. 诱发疾病的表现　心肌梗死、尿路感染、肺炎、脓肿等疾病的相关表现。注意有些患者虽然存在感染，但体温仍可能在正常范围内甚至体温偏低。对所有患者，均应积极寻找感染的征象。

临床场景 B

经过问诊、查体后，患者的病历资料补充如下。

1. 现病史　3天前出现咳嗽、咳痰等上呼吸道感染症状，自服感冒灵，每次2粒，每天3次。未监测血糖，因饮食较差自行将胰岛素停用。1天前出现口干、多饮、多尿症状加重，伴腹痛、恶心、呕吐入院。

2. 既往史　2型糖尿病病史10年，长期使用二甲双胍片，每次0.5g，每天3次；门冬胰岛素30早14U，晚10U，餐前皮下注射，空腹血糖控制在6～10mmol/L，餐后血糖控制在8～14mmol/L。高血压病史8年，血压最高达190/115mmHg，长期口服厄贝沙坦片150mg/d，血压控制在120～140/65～90mmHg。否认其他疾病史。

3. 查体　T 36.5℃，P 105次/分，R 21次/分，BP 125/85mmHg。神志清楚，对答切题，精神差，口唇干裂，舌干。皮肤弹性差。咽充血，双侧扁桃体Ⅰ°肿大，未见脓性分泌物。双肺呼吸音粗，未闻及干湿啰音。HR 105次/分，律齐，未闻及杂音。腹软，中腹部及脐周有轻压痛，无肌紧张及反跳痛，肝脾未触及，移动性浊音阴性，肠鸣音5次/分。双下肢无水肿。

请为患者完善必要的辅助检查。

三、辅助检查选择

1. 首要检查

（1）血酮体：血酮体定性呈阳性有诊断意义。

（2）尿常规：尿糖和尿酮体同时为阳性；肾功能严重损伤时，尽管血糖、血酮体升高，尿糖、尿酮体可减少甚至消失。

（3）血糖：血糖16.7～33.3mmol/L，当血糖＞33.3mmol/L时出现高渗状态或昏迷。

（4）动脉血气分析：本病属于代谢性酸中毒，代偿期血pH在正常范围内，当失代偿时，pH常降低至7.3以下，HCO_3＜15mmol/L，严重时pH低于7.0。

（5）电解质：①低钾血症是酮症酸中毒的特征之一，血钾早期可正常，甚至偏高。由于酸中毒时，钾离子从细胞内逸出，特别在少尿、失水、酸中毒的严重阶段甚至还可能发生高钾血症。治疗中随着液体的补充和酸中毒的纠正，钾离子进入细胞，或被稀释和经尿排出，血钾可迅速下降，导致低钾血症。②血钠常降低至135mmol/L以下，少数正常，亦可升高至145mmol/L以上，大于150mmol/L应怀疑高渗状态。③酮症酸中毒时磷和镁可从尿中丢失，血磷、血镁可降低至正常低值或低于正常水平。

2. 次要检查

（1）血常规：白细胞计数常升高，以中性粒细胞计数升高为显著。血红蛋白常升高，与脱水程度相关。

（2）血渗透压：可轻度升高，有时可达330mmol/L，甚至超过350mmol/L。

（3）其他：①尿素氮、肌酐。可因失水、循环衰竭及肾功能不全而升高，治疗后可恢复。②血脂。血游离脂肪酸、甘油三酯、磷脂和胆固醇可升高，高密度脂蛋白常降至正常低限以下，治疗后可恢复正常。③血淀粉酶。若升高，需要检查有无提示急腹症的体征，密切观察。

3. 检查注意事项　尿糖、尿酮体化验时，肾功能严重受损时，肾循环障碍，肾小球滤过率减少，可引起肾糖阈及血酮体升高，尿糖、尿酮体减少或消失，因此，诊断尚需依靠血液检查。

动态血气分析，血气碱剩余少于3.0mmol/L，深大呼吸时呼出CO_2过多，血中CO_2减少，即呼吸性碱中毒，pH上升，pH不如血气碱剩余可靠。

临床场景 C

完善相关检查后，患者的病历资料补充如下。

1. 静脉随机血糖　29.5mmol/L。

2. 尿常规　Glu（4＋），KTE（3＋）。

3. 动脉血气分析　pH 7.18。

4. 血生化　GPT 30U/L，GOT 29U/L，K^+ 3.6mmol/L，SCr 105μmol/L，BUN 4.9mmol/L。

5. 血常规　WBC $8.9×10^9$/L（↑），NEUT% 85%（↑），中性粒细胞绝对值$9.5×10^9$/L（↑）。

请完善患者诊断并给予治疗。

四、诊断流程

（一）诊断

1. 有糖尿病病史，以酮症为首发临床表现者可无糖尿病病史。

2. 临床表现及体征　原有"三多一少"症状加重；可有恶心、呕吐、腹痛、腹泻等症状；脱水征，呼吸深大，可有烂苹果味，舌唇可呈樱桃红，两颊潮红，烦躁，甚至昏迷等。

3. 血糖明显升高（多为16.7 ～ 33.3mmol/L或更高）。

4. 尿糖及尿酮阳性，或血酮明显升高。

5. pH ＜ 7.3或HCO$_3^-$ ＜ 15mmol/L。

（二）程度判断

1. 轻度　pH ＜ 7.3或HCO$_3^-$ ＜ 15mmol/L。

2. 中度　pH ＜ 7.2或HCO$_3^-$ ＜ 10mmol/L。

3. 重度　pH ＜ 7.1或HCO$_3^-$ ＜ 5mmol/L。

病例诊断分析

　　患者既往有10年2型糖尿病病史，长期使用口服降糖药及胰岛素治疗。近期有上呼吸道感染病史及自行停用胰岛素史，成为其主要诱因。入院后血糖明显升高，且尿常规中尿糖及尿酮体均为阳性，血气分析提示pH下降、白细胞及中性粒细胞计数明显升高。结合既往高血压病史，由此，可得出该患者的完整诊断。

　　主诊断：糖尿病酮症酸中毒

　　　　　　2型糖尿病

　　　　　　急性上呼吸道感染

　　　　　　高血压3级（很高危组）

　　请完善患者诊断并给予治疗。

五、治疗

　　原则是补液、小剂量胰岛素、纠正电解质紊乱及酸碱失衡、去除诱因及并发症、酌情补碱（图42-1）。

（一）补液

1. 原则　先盐后糖、先快后慢、见尿补钾。

2. 方法

（1）估计失水量

（2）补液量：第1 ～ 2小时，0.9%氯化钠注射液1000 ～ 2000ml，前4小时输入失水量的1/3；第一个24小时，4000 ～ 6000ml；严重失水者，6000 ～ 8000ml；老年患者、患心肾疾病，每4 ～ 6小时补液1000ml（必要时监测中心静脉压）。

3. 补液种类：血糖 ＞ 13.9mmol/L：0.9%氯化钠注射液

　　　　　　血糖 ≤ 13.9mmol/L：5%葡萄糖注射液或5%葡萄糖氯化钠注射液

　　　　　　（糖：胰岛素 ＝ 2 ～ 4g：1U）

4. 消化道补液

（1）在静脉补液的同时可口服或胃管输入。

（2）先补温开水，以后参考血钾、钠情况输入带电解质的液体。

（3）第一个2小时补500～1000ml，以后按病情调整；可占总输液量的1/3～2/3。

（4）有呕吐、明显胃肠胀气或上消化道出血者不宜。

（二）胰岛素

1. 原则　小剂量，短效胰岛素，持续静脉滴注。

2. 方法

（1）小剂量短效胰岛素：0.1U/（kg·h），小剂量短效胰岛素可最大效应地抑制脂肪分解和酮体生成，具有很强的降糖效应，促进离子转运作用较弱。

（2）血糖下降速度：每小时下降3.9～6.1mmol/L。

（3）根据血糖调整补液。

（三）电解质

补钾原则见表42-1。

表42-1　补钾原则

血钾/（mmol·L^{-1}）	尿量/（ml·h^{-1}）	补钾
↓		立即补钾
正常	＞40	立即补钾
正常	＜30	暂缓，尿量上升后补钾
↑		暂缓

（四）去除诱因，防治并发症

1. 去除诱因　如感染、休克、治疗及饮食不当，其他应激等。

2. 并发症防治　脑水肿、低钾血症、低血糖、心衰、心律失常、肾功能不全等。

（五）酌情补碱

1. 原则　DKA经输液和胰岛素治疗后，酮体下降，酸中毒可自行纠正，一般不需补碱，治疗过程中宁酸勿碱。

2. 补碱过多过快的危害　脑脊液反常性酸中毒加重、缺氧、低钾、反跳性碱中毒。

3. 补碱指征　pH＜7.1，HCO_3^-＜5mmol/L。

4. 补碱方法　①口服补碱：碳酸氢钠片。②静脉补碱：缓慢、少量。

血糖＞13.9mmol/L：
0.9%氯化钠注射液+胰岛素 0.1U/（kg·h） 静脉滴注

⇩

2小时后：血糖下降幅度＞30%：按第一阶段浓度持续滴注，直至血糖≤13.9mmol/L
血糖下降幅度＜30%：在第一阶段浓度上加倍持续滴注，至血糖≤13.9mmol/L

⇩

血糖≤13.9mml/L：
　5%葡萄糖注射液或5%葡萄糖氯化钠注射液+胰岛素，糖：胰岛素＝2～4：1，
静滴至尿酮持续转阴，脱水、电解质紊乱基本纠正、患者恢复进餐，方可过渡
到糖尿病

图42-1　治疗流程

病例治疗方案

1. 一般治疗　监测生命体征，开放静脉通道，记录出入量，嘱患者适当多饮水。

2. 补液　先盐后糖、先快后慢、见尿补钾。

3. 小剂量胰岛素持续静脉滴注。

4. 纠正电解质紊乱及酸碱失衡。

5. 去除诱因及并发症　积极抗感染治疗。

6. 健康教育　DKA的防治中，防重于治，糖尿病的规范治疗非常重要，告知患者糖尿病急慢性并发症的严重性，控制好血糖、血脂，预防诱因。

临 床 大 练 兵

1. 糖尿病患者如出现血糖10.5mmol/L，尿常规提示尿糖阴性，尿酮阳性，是否可以诊断糖尿病酮症酸中毒？下一步应该怎么处理？

2. 一位反复腹痛患者就诊，既往有糖尿病病史，测随机血糖22mmol/L，该如何考虑，下一步应做些什么检查？

（徐玉善　江　艳　徐　兆）

第七篇
风湿性疾病

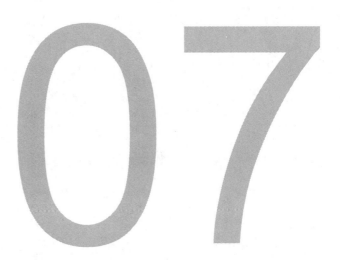

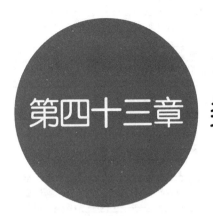

第四十三章 类风湿关节炎

类风湿关节炎（rheumatoid arthritis，RA）是一种以慢性、侵蚀性、对称性多关节炎为主要表现的弥漫性结缔组织病，其基本病理改变为滑膜炎，可导致关节内软骨和骨组织破坏、关节畸形和功能障碍。RA可发生于任何年龄，女性患者是男性患者的2～3倍，我国的患病率约为0.3%。患者除关节症状外，还可出现关节外症状、心血管疾病及肿瘤风险升高。

临床场景 A

> 风湿免疫科住院部
> 患者，女性，60岁。因"多关节肿痛9月余，加重1个月"入院。生命体征：T 36.5℃，P 76次/分，R 18次/分，BP 100/72mmHg。
> 请你接诊患者。

一、问诊要点

（一）现病史

1. 诱因 有无感染、创伤、高嘌呤饮食等诱因，有无应激或压力、劳累等情况。
2. 主要症状的特点 关节痛的性质、关节肿胀情况、加重及缓解因素、持续时间等（图43-1）。
3. 伴随症状的特点 是否合并晨僵、关节畸形及其他系统的伴随症状（图43-1）。
4. 诊治经过及疗效 本次入院前接受的辅助检查和结果，治疗的药物名称、剂量、时间和疗效。
5. 一般情况 精神、饮食、睡眠、尿便、体重。

（二）既往史

既往有无冠心病、糖尿病、高血压、关节炎等疾病，有无长期特殊药物服用史等。

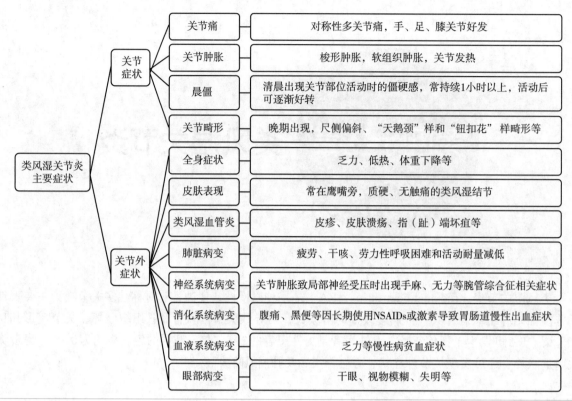

图43-1 常见类风湿关节炎症状思维导图

二、查体要点

类风湿关节炎的体格检查需要全面，兼顾病情严重程度的判断，以及查找有助于判断病因的重要阳性体征（图43-2）。

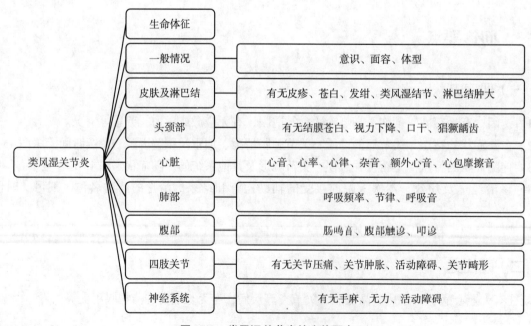

图43-2 类风湿关节炎的查体要点

临床场景 B

经过问诊、查体后，患者的病历资料补充如下。

1. 现病史　患者9个多月前出现多关节肿胀、疼痛，主要累及双肩、双肘、双腕关节，伴晨僵1小时，自服镇痛药后可稍好转，未予重视，未予诊治。1个月前上述症状加重，并进展至双膝、双手掌指关节，双腕关节活动受限，自服镇痛药效果不佳。遂就诊于当地医院，查抗链球菌溶血素O（antistreptolysin O，ASO）（－），类风湿因子（rheumatoid factor，RF）（＋），CRP 22.3mg/L，考虑为"风湿"，予双氯芬酸及中成药（具体不详）治疗，自觉无明显好转。3天前就诊于我科门诊，以"关节痛"收住我科。患者病程中偶有咳嗽、口干、乏力，无明显发热、咳痰、气促，无皮疹、眼干、肌无力等不适。起病以来，精神、饮食睡眠欠佳，尿便正常，近3个月体重下降2kg。

2. 既往史　既往体健。

3. 查体　T 36.5℃，P 76次/分，R 18次/分，BP 100/72mmHg。神志清楚，语言流利，一般情况可。舌质干，口腔多发龋齿、义齿。全身皮肤未见皮疹，未触及全身浅表淋巴结肿大。双肺呼吸音粗，双下肺少许Velcro啰音。心界不大，HR 76次/分，律齐，未闻及杂音及额外心音。腹软，无压痛，肝脾肋下未触及。双肩、双肘、双腕、双手第1～3掌指关节、双膝关节压痛、肿胀，双腕活动受限。双下肢无水肿。

请为患者完善必要的辅助检查。

三、辅助检查选择

（一）实验室检查

1. 患者基础情况评估　血常规、肝肾功能、电解质、血糖、血脂等。
2. 炎症指标　ESR、CRP、免疫球蛋白及补体。
3. 自身抗体　抗核抗体谱、类风湿关节炎相关抗体。

（二）影像学检查

心电图、胸部CT、心脏彩超、腹部彩超，常规评估各系统受累情况。

（三）关节的影像学检查

影像学检查有助于RA的诊断、治疗、疗效评估和预后判断。X线片可见受累关节软组织肿胀、关节间隙变窄、关节囊性变、关节半脱位和关节强直等，但难以发现早期关节病变。关节MRI对早期滑膜炎敏感，但价格昂贵。关节超声可早期发现滑膜炎症、骨侵蚀破坏、腱鞘炎、关节积液等，具有敏感、特异、方便、便宜的优点，但比较依赖于操作者的技术水平。

临床场景 C

完善相关检查后，患者的病历资料补充如下。

1. 血常规　WBC 7.50×10^9/L，NEUT% 55%，LY% 20%，Hb 102g/L，PLT 460×10^9/L。
2. 血生化　GPT 15U/L，GOT 25U/L，Alb 42g/L；Cr 67μmol/L；CK 78U/L，K 4.0mmol/L。
3. ESR 38mm/h，CRP 26ng/ml，IgG 22.8g/L。
4. 自身抗体谱　ANA 1:320，斑点型，SSA（＋），SSB（＋），RF（＋），CCP（＋），AKA（＋）。
5. 双手正位片　可见双手软组织肿胀，骨质疏松。
6. 胸部CT　双下肺轻度间质性改变。

请完善患者的诊断并给予治疗。

四、诊断流程

（一）诊断

RA的诊断主要依据临床表现、影像学检查和自身抗体结果综合分析。目前国际上应用较广泛的临床诊断标准为1987年美国风湿病学会（American College of Rheumatology，ACR）制定的RA分类标准和2010年ACR和欧洲风湿病学会（European League Against Rheumatism，EULAR）共同制定的RA分类标准（表43-1）。

表43-1　2010年ACR/EULAR的RA分类标准

项目	评分/分
A.关节受累情况（0～5分）	
1个中大关节	0
2～10个中大关节	1
1～3个小关节	2
4～10个小关节	3
＞10个关节（至少1个为小关节）	5
B.血清学（0～3分）	
RF和抗CCP抗体均阴性	0
RF或抗CCP抗体低滴度阳性	2
RF或抗CCP抗体高滴度阳性	3
C.急性期反应物（0～1分）	
CRP和ESR均正常	0
CRP或ESR异常	1
D.滑膜炎持续时间（0～1分）	
＜6周	0
≥6周	1

注：评分总分≥6分，可诊断为RA。

1987年ACR的RA分类标准：①晨僵持续至少1小时。②≥3个关节区软组织肿胀或积液。③腕、掌指、近端指间关节区中，至少1个关节区肿胀。④对称性关节炎。⑤有类风湿结节。⑥血清RF阳性（所用方法正常人群中阳性率<5%）。⑦X线改变（至少有骨质疏松或关节间隙狭窄）。第①～④项病程需至少持续6周。符合4项或以上，可诊断为RA。

本病应与系统性红斑狼疮的关节病变、强直性脊柱炎、骨关节炎、痛风性关节炎、银屑病关节炎、风湿性关节炎等疾病鉴别。

（二）评估脏器受累和病情活动程度

RA应仔细评估各脏器受累情况，避免遗漏。可以使用基于28个关节的疾病活动度评分（DAS28）评估病情活动程度。

病例诊断分析

患者以多关节肿痛为主要临床表现，既往体健，辅助检查提示患者存在轻度贫血、炎症指标升高、IgG升高、肺间质病变，手部X线片提示双手软组织肿胀，骨质疏松。自身抗体检查提示ANA 1：320，斑点型，SSA（＋），SSB（＋），RF（＋），CCP（＋），AKA（＋）。类风湿关节炎诊断明确；目前脏器受累主要为肺间质病变。由此，可得出该患者的完整诊断。

主诊断：类风湿关节炎
　　　　干燥综合征
　　　　高球蛋白血症
　　　　肺间质病变
　　　　轻度贫血

五、治疗

RA的治疗目标为达到病情缓解或低疾病活动度，改善关节症状，延缓疾病进展，减少骨质破坏，改善患者的生活质量。

1. 一般治疗　主要为患者教育和生活指导。患者关节炎急性期可适当休息，恢复期则应保证适当的运动和功能锻炼。活动量要由少到多，逐渐增加至适当的程度。坚持长期锻炼，尽量达到个人关节的最大活动幅度。应避免受累小关节长期受力或长时间处于同一种姿势。应给予患者适当的社会心理干预。

2. NSAIDs　具有抗炎镇痛作用，主要用于缓解急性期关节肿痛症状，常见的不良反应有胃肠道反应、消化性溃疡、心血管不良事件等。COX-2抑制剂如塞来昔布等胃肠道不良反应较少。

3. 缓解病情抗风湿药　又称慢作用抗风湿药，可延缓疾病进展、改善预后，但起效缓慢，一般需1～3个月方可起效。患者一经确诊，应尽早使用。常用药物有甲氨蝶呤、来氟米特、柳氮磺吡啶、艾拉莫德、羟氯喹等。其中甲氨蝶呤为一线用药，无禁忌证的患者均应使用。该类药物的不良反应主要为骨髓抑制及肝肾功能损伤，使用时应监测血常规和肝肾功能。新型的靶向合成缓解病情抗风湿药如JAK抑制剂，有托法替布、巴瑞替尼、乌帕替尼等药物，疗效及不良反应类似于生物制剂。使用前应注意筛查结核、肝炎、肿瘤、血栓等疾病。

4. 生物制剂　目前国内上市的生物制剂包括肿瘤坏死因子α拮抗剂、IL-6受体阻滞剂（如托珠单抗）、细胞毒性T淋巴细胞抗原-4融合蛋白（如阿巴西普）、CD20单抗（如利妥昔单抗），肿瘤坏死因子α拮抗剂种类较多，如依那西普、英夫利西单抗、阿达木单抗、戈利木单抗、培塞丽珠单抗。国外上市的还有IL-1受体阻滞剂，如阿那白滞素等。生物制剂常联合甲氨蝶呤使用，可针对炎症细胞或因子，迅速缓解症状，改善病情及预后。使用前应注意筛查结核、肝炎、肿瘤等疾病。

5. 糖皮质激素　是最早用于治疗关节炎的药物之一，抗炎镇痛效果强，但不良反应较多，不建议常规使用，仅建议小剂量短期使用。关节腔注射长效激素如倍他米松，可快速缓解症状，较全身应用不良反应少，关节腔注射的时间间隔一般应大于3个月。

6. 植物药　雷公藤可改善疾病预后，可能导致性腺抑制，疗效及其他不良反应与传统缓解病情抗风湿药相似。

7. 其他　评估及降低心血管疾病风险和指导免疫接种有助于改善患者的预后。免疫吸附治疗也有一定的疗效。RA的外科治疗一般包括滑膜切除术、关节置换术等，但手术后均需继续缓解病情抗风湿药治疗，否则病情将继续进展，累及其他关节。

六、预后

RA的预后取决于多种因素，包括关节损伤程度、患者身体功能状况、心理健康情况，以及有无合并症，如心血管、肺部疾病、感染性疾病、肿瘤等。早期积极治疗，达到并维持缓解或低疾病活动度，可延长RA患者的预期寿命，并降低某些RA相关合并症的患病率。

病例治疗方案

1. 一般治疗　休息、吸氧、心电监护。

2. 药物治疗　口服泼尼松、来氟米特治疗RA及肺间质病变，口服羟氯喹治疗干燥综合征和RA，并予补钙、护胃、补钾等对症支持治疗。

3. 健康教育　注意休息，适当运动，避免过度运动、劳累、感冒等。出院后继续坚持用药，激素逐渐减量，维持期用药长期使用，定期复查复诊，风湿免疫科随诊。

七、医患沟通要点

（一）使用激素、免疫抑制剂及生物制剂

1. 目的与益处　可快速控制疾病。

2. 风险与不足　激素、免疫抑制剂和生物制剂存在骨髓抑制、影响肝肾功能、增加感染风险等多种副作用，教育患者正确认识药物的副作用，密切监测，及时处理。

（二）长期用药

1. 目的与益处　疾病缓解后长期用药控制病情稳定，预防复发。

2．风险与不足　长期用药有一定的经济负担，部分患者认识不足难以坚持，自行停药容易诱发病情复发加重。

临 床 大 练 兵

1．RA患者如出现脾大及中性粒细胞减少，诊断如何考虑，应如何治疗？
2．RA患者出现严重类风湿血管炎，应如何处理？

（刘　爽　徐　健）

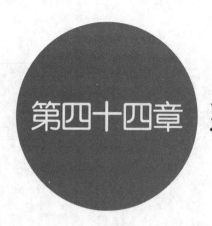

第四十四章 系统性红斑狼疮

系统性红斑狼疮（systemic lupus erythematosus，SLE）是一种以出现致病性自身抗体和多器官系统受累为特征的弥漫性结缔组织病，其好发于育龄期女性，临床表现多样，病情易反复，严重影响患者的生存和生活质量。

临床场景 A

风湿免疫科住院部

患者，女性，30岁。因"发热、面部皮疹伴多关节疼痛3月余，加重1周"入院。生命体征：T 38.7℃，P 92次/分，R 21次/分，BP 131/82mmHg。

请你接诊患者。

一、问诊要点

（一）现病史

1. 诱因　有无着凉、进食不洁食物等感染诱因，有无特殊药物服用（如肼屈嗪）、严重应激或压力、创伤、日晒、染发等情况。

2. 主要症状的特点　发热的性质、热型、加重及缓解因素、持续时间等。

3. 伴随症状的特点　皮疹的性质、加重及缓解因素、持续时间等，关节痛的性质、是否伴关节肿胀、加重及缓解因素、持续时间等，是否合并其他伴随症状（图44-1）。

4. 诊治经过及疗效　本次入院前接受的辅助检查和结果，治疗的药物名称、剂量、时间和疗效。

5. 一般情况　精神、饮食、睡眠、尿便、体重。

（二）既往史

既往有无冠心病、糖尿病、高血压、关节炎等疾病，有无长期特殊药物服用史等。

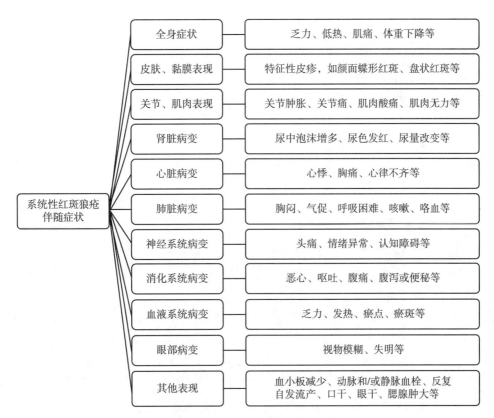

图 44-1　系统性红斑狼疮的常见症状

二、查体要点

系统性红斑狼疮的体格检查需要全面，兼顾病情严重程度的判断，以及查找有助于判断病因的重要阳性体征（图 44-2）。

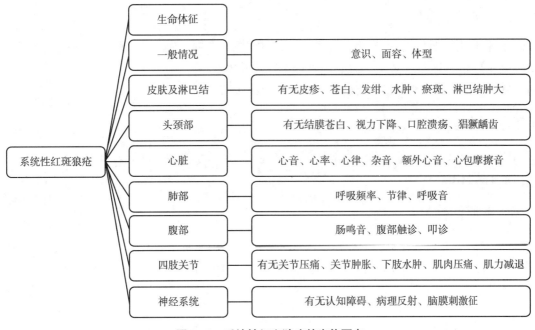

图 44-2　系统性红斑狼疮的查体要点

经过问诊、查体后，患者的病历资料补充如下。

1. 现病史　患者3个多月前无明显诱因出现发热，最高体温为39℃，持续数小时或自服对乙酰氨基酚后可退热，不伴畏寒、寒战，无咳嗽、咳痰，无腹痛、腹泻，无尿频、尿急、尿痛。伴面部皮疹，弥漫分布于双侧脸颊，不突出于皮肤表面，压之无褪色，无瘙痒、疼痛，日晒后加重，无其他部位皮疹。伴多关节疼痛，累及双腕、双肘、双肩关节，无关节肿胀，无明显晨僵。无尿中泡沫增多，无尿色发红，无口腔溃疡、脱发，无口干、眼干、视物模糊，无手指遇冷变色、肌痛、肌无力，无心悸、胸闷、气促，无头痛、恶心、呕吐等不适。就诊于当地医院，查血常规提示贫血，尿蛋白阳性，未予特殊处理，上述症状持续存在。1周前患者自觉皮疹、关节痛较前加重，就诊于我科门诊，门诊以"结缔组织病？"收入院。自发病以来，患者精神可，睡眠、食欲差，尿便正常，近期体重无明显变化。

2. 既往史　既往体健。

3. 查体　T 38.7℃，P 92次/分，R 21次/分，BP 131/82mmHg。神志清楚，语言流利，一般情况可。面部可见双颊部红斑，不突出于皮肤表面，压之无褪色，余全身皮肤未见皮疹，未触及全身浅表淋巴结肿大。口腔未见溃疡、白斑。双肺呼吸音粗，未闻及干湿啰音。心界不大，HR 92次/分，律齐，未闻及杂音及额外心音。腹软，无压痛，肝脾肋下未触及。双肩、双肘、双腕关节压痛，无肿胀。双下肢无水肿。

请为患者完善必要的辅助检查。

三、辅助检查选择

（一）实验室检查

1. 患者基础情况评估　血常规、肝肾功能、电解质、血糖、血脂、心肌酶谱、凝血功能等。
2. 炎症指标　ESR、CRP、PCT、免疫球蛋白及补体。
3. 自身抗体　抗核抗体谱、抗磷脂抗体、类风湿关节炎相关抗体。

（二）影像学检查

心电图、胸部CT、心脏彩超、腹部彩超，常规评估各系统受累情况。若有神经系统受累，则需完善头部CT或MRI。

（三）肾脏活检

肾脏活检病理对狼疮性肾炎的诊断、治疗和预后评估均非常重要，出现大量蛋白尿、血尿、管型尿或肌酐升高等情况，均建议行肾脏活检。若患者肾脏症状再次加重，必要时可重复肾活检。

临床场景 C

完善相关检查后，患者的病历资料补充如下。

1. 血常规　WBC 11.50×10^9/L，NEUT% 65%，LY% 10%，Hb 105g/L，PLT 130×10^9/L。

2. 血生化　GPT 17U/L，GOT 25U/L，Alb 31g/L；Cr 67μmol/L；CK 138U/L，K 4.0mmol/L。

3. ESR 28mm/h，CRP 3.8ng/ml，C3 0.32g/L，C4 0.07g/L，PCT正常。

4. 自身抗体谱　ANA 1∶320，斑点型，抗SSA（＋），抗SSB（＋），抗Sm（＋），抗dsDNA（＋），抗核小体（＋），抗组蛋白（＋）。ACL（＋）。RF（＋），抗CCP（－）。

5. 尿常规　尿蛋白（2＋），尿隐血（2＋）。

6. 胸部CT　双侧少量胸腔积液。

7. 心脏彩超　少量心包积液，肺动脉压39mmHg。

8. 心电图、腹部彩超　未见明显异常。

请完善患者的诊断并给予治疗。

四、诊断流程

（一）诊断系统性红斑狼疮

SLE的诊断主要依据临床表现、自身抗体和其他检查结果综合分析。

常用1997年ACR的SLE分类标准和2012年国际狼疮临床协作组织（SLICC）的SLE分类标准（表44-1）。

1997年ACR的SLE分类标准：①颊部红斑。②盘状红斑。③光过敏。④口腔溃疡。⑤关节炎。⑥浆膜炎。胸膜炎或心包炎。⑦肾损害。尿蛋白或管型。⑧神经系统损害。癫痫发作或精神病。⑨血液系统损害。溶血性贫血或白细胞/淋巴细胞/血小板减少。⑩免疫学异常。抗dsDNA/Sm抗体/抗磷脂抗体阳性。⑪抗核抗体阳性。以上11项中先后或同时至少4项阳性者可诊断为SLE。

表44-1　2012年SLICC的SLE分类标准

临床标准	免疫学标准
1. 急性或亚急性皮肤狼疮	1. ANA阳性
2. 慢性皮肤狼疮	2. 抗dsDNA抗体阳性
3. 口腔/鼻溃疡	3. 抗Sm抗体阳性
4. 不留瘢痕的脱发	4. 抗磷脂抗体阳性
5. 炎症性滑膜炎	5. 低补体：C3/C4/CH50水平降低
6. 浆膜炎	6. 直接Coombs试验阳性
7. 肾脏损害	
8. 神经系统损害	
9. 溶血性贫血	
10.白细胞减少或淋巴细胞减少	
11.血小板减少	

注：活检证实的狼疮肾炎＋ANA或抗dsDNA抗体阳性即可诊断。或者满足以上分类标准中的4条，包括至少1条临床标准和免疫学标准。

本病应与风湿热、干燥综合征、混合性结缔组织病、淋巴瘤、感染等疾病相鉴别。

（二）评估脏器受累和病情活动程度

SLE应仔细评估各脏器受累情况，避免遗漏。可以使用SLEDAI量表评估病情活动程度。

病例诊断分析

　　患者以发热、皮疹、关节痛为主要临床表现，既往体健，辅助检查提示患者存在蛋白尿、轻度贫血和轻度肺动脉高压。自身抗体检查提示ANA 1∶320，斑点型，抗Sm（＋），抗dsDNA（＋），ACL（＋）。系统性红斑狼疮诊断明确；目前脏器受累主要为狼疮性肾炎、血液系统受累、肺动脉高压。由此，可得出该患者的完整诊断。

　　主诊断：系统性红斑狼疮
　　　　　　狼疮性肾炎
　　　　　　狼疮血液系统受累
　　　　　　轻度贫血
　　　　　　轻度肺动脉高压

五、治疗

　　本病的治疗目标为控制病情活动，达到并维持临床缓解，改善生活质量，延长生命。治疗原则为早诊断、早治疗，制定个体化的治疗方案，快速诱导缓解，长期维持疾病缓解，保存脏器功能，积极控制疾病及药物的并发症。

　　1. 一般治疗　一般治疗主要为患者教育，指导患者进行自我管理，主要包括规律生活作息，适当运动，注意防晒，避免感染、劳累、日光暴晒和情绪激动，不使用可能诱发SLE的药物、食物、染发剂等。关注疾病症状，自我评估病情，规律复诊，积极配合达标治疗。

　　2. 治疗药物

　　（1）糖皮质激素：具有抗炎及免疫抑制作用，是SLE的一线用药。一般根据患者病情轻重选择不同药物及剂量。维持剂量应为最小有效剂量。避免使用长效激素如地塞米松等，注意警惕激素相关不良反应，如感染、高血压、低钾血症、骨质疏松、股骨头坏死等。病情危重时应使用激素冲击治疗。

　　（2）抗疟药：羟氯喹是治疗SLE的基础药物，可用于改善皮疹、光过敏、关节痛等症状，可改善疾病预后、降低感染风险、延长生存期等，若无禁忌证，建议作为背景治疗长期使用。其主要不良反应是眼底黄斑病变，使用前应检查眼底，定期复查眼底。

　　（3）免疫抑制剂：常用的有环磷酰胺、吗替麦考酚酯、甲氨蝶呤、环孢素等。环磷酰胺是治疗狼疮性肾炎和血管炎的主要用药，但可能导致性腺抑制。吗替麦考酚酯对性腺功能影响较小，对于有婚育需求的青年女性，可以根据病情使用吗替麦考酚酯替代环磷酰胺。这些药物可能导致骨髓抑制、肝肾功能损伤，使用时应监测血常规和肝肾功能。

　　（4）生物制剂：目前SLE临床使用的靶向治疗主要是指针对B细胞的生物制剂，如抗CD20单抗（如利妥昔单抗）、B细胞活化因子单抗（如贝利尤单抗）、BLyS和APRIL双靶点抑制剂（如泰它

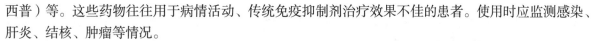

西普）等。这些药物往往用于病情活动、传统免疫抑制剂治疗效果不佳的患者。使用时应监测感染、肝炎、结核、肿瘤等情况。

（5）其他：应关注和治疗患者的合并症。大剂量静脉输注免疫球蛋白主要用于严重血小板减少、严重感染、合并妊娠等危重患者。妊娠可诱发病情活动，SLE患者流产、死胎、胎儿发育迟缓、新生儿心脏传导阻滞或新生儿狼疮等发生率较正常人群明显升高。患者应避免多次妊娠和流产，遵医嘱选择合适的避孕手段。对于没有严重脏器损伤、病情完全缓解并稳定半年以上的患者，提前停用可能致畸的药物、口服小剂量激素的情况下可以考虑妊娠，孕期应密切监测病情。孕期可使用的药物主要为中小剂量激素、羟氯喹、环孢素、硫唑嘌呤、他克莫司等。

六、预后

当患者存在以下情况时，预后较差：肾脏受累、高血压、男性、发病时年龄较大、社会经济地位低下、存在抗磷脂抗体、总体疾病活动度高。本病的早期死亡原因是活动性疾病或免疫抑制引起的感染，而晚期的死亡原因包括SLE并发症、治疗引起的并发症和心血管疾病。

病例治疗方案

> 1. 一般治疗　休息，吸氧，心电监护，开放静脉通路，记录出入量。
> 2. 药物治疗　静脉使用甲泼尼龙，口服羟氯喹、吗替麦考酚酯，并予补钙、护胃、补钾等对症支持治疗。
> 3. 健康教育　注意休息，适当运动，避免日晒、劳累、感冒、情绪激动等。出院后继续坚持用药，激素逐渐减量，维持期用药长期使用，定期复查复诊，风湿免疫科随诊。

七、医患沟通要点

（一）使用激素及免疫抑制剂

1. 目的与益处　可快速控制疾病。
2. 风险与不足　激素和免疫抑制剂存在骨髓抑制、影响肝肾功能、增加感染风险等多种副作用，教育患者正确认识药物的副作用，密切监测，及时处理。

（二）长期用药

1. 目的与益处　疾病缓解后长期用药控制病情稳定，预防复发。
2. 风险与不足　长期用药有一定的经济负担，部分患者认识不足难以坚持，自行停药容易诱发病情复发加重。

临 床 大 练 兵

1. 重症患者, 如出现急性肾功能不全、严重肺动脉高压、严重溶血性贫血或者危及生命的血小板减少, 应如何治疗?

2. 系统性红斑狼疮患者出现癫痫发作、嗜睡、性格改变、定向力、自知力减弱, 诊断应如何考虑, 如何处理?

(刘 爽 徐 健)

第八篇
肿瘤内科相关疾病

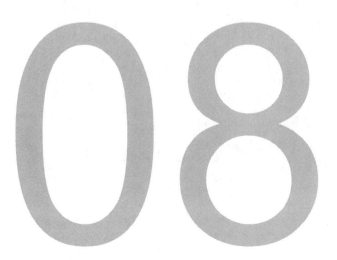

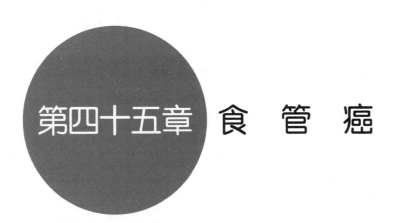

食管癌（carcinoma of the esophagus）是原发于食管上皮的恶性肿瘤，以鳞状上皮癌多见，早期无明显症状，进行性吞咽困难为晚期患者典型临床表现。本病是世界上一些国家和地区常见的恶性肿瘤。中国是食管癌高发国家，也是世界上食管癌高死亡率国家之一，年平均死亡率为（1.3～90.9）/10万。食管癌的发病呈地区性分布特点，我国北方地区发病率较高，男性多于女性，中老年易患，发病年龄多在50岁以上，高发地区人群发病和死亡比低发地区提前10年。

临床场景 A

> 肿瘤内科住院部
> 患者，男性，65岁。因"吞咽困难6个月，加重1个月"入院。生命体征：T 36.7℃，P 91次/分，R 20次/分，BP 125/72mmHg。
> 请你接诊患者。

一、问诊要点

（一）现病史

1. 主要症状的特点

（1）常见症状：早期食管癌可无明显症状，当病情发展到一定阶段，按照原发病灶部位和侵犯范围可出现以下症状：①胸骨后不适（灼烧感、针刺样或牵拉感）。②进食后哽噎感。③声音嘶哑。④进行性吞咽困难。⑤食物反流。⑥咽下疼痛。⑦呕吐。⑧其他：肿瘤侵及周围组织器官或癌肿扩散转移引起的症状，如疼痛、黄疸、食管支气管瘘。⑨全身症状，如贫血、消瘦、乏力、发热、出血等。

（2）症状特点：如吞咽困难常表现为由不能咽下固体食物发展到液体食物也不能咽下；声音嘶哑是否伴咳嗽、咳痰、咯血；呕吐的次数，呕吐物性状、气味、量，与进食的关系等。

2. 诊治经过及疗效。

3. 一般情况　精神、睡眠、尿便、体重变化情况。

（二）既往史

询问患者既往有无慢性食管疾病，如食管炎、食管反流、食管结核、食管良性肿瘤等；有无心脑血管、肺、肾、内分泌系统等相关疾病。

（三）个人史

问诊时要仔细询问患者生活地区，居住环境条件，是否有喜食粗糙、过烫、咀嚼槟榔的饮食习惯，并了解患者吸烟、饮酒情况。

（四）家族史

本病表现家族性聚集现象。应详细询问家族史。

二、查体要点

1. 生命体征　体温、脉搏、呼吸、血压。
2. 一般情况　意识、营养、面容状态，皮肤及巩膜有无黄染，全身浅表淋巴结有无肿大，心率是否整齐，有无心脏杂音，肺部听诊有无干湿啰音，腹部有无压痛、反跳痛及肌紧张，有无肝脾大，有无胃肠型及蠕动波。

临床场景 B

1. 现病史　患者诉6个月前无明显诱因出现进食固体食物后哽噎感，呈进行性加重，伴胸骨后不适，少量饮水后可缓解，近1个月上述症状逐渐加重，饮水后亦可出现，伴恶心、呕吐，偶感胸骨后烧灼样感，无头晕、头痛，无咳嗽、咳痰、呼吸困难，无胸闷、心悸，无腹痛、腹胀，无黑便、便血等不适。自发病以来，患者精神、睡眠欠佳，以进食半流质饮食为主，尿便正常，近半年体重下降5kg。

2. 查体　T 36.7℃，P 91次/分，R 20次/分，BP 125/72mmHg。神志清楚，查体合作，营养一般，体形消瘦，贫血貌。全身皮肤及巩膜未见黄染，左锁骨上窝可触及1cm×2cm淋巴结，可活动，质地硬度，无压痛。余浅表淋巴结未触及肿大。双肺呼吸音清。HR 91次/分，律齐，未闻及杂音。腹软，全腹无压痛、反跳痛及肌紧张，肝脾肋下未触及，移动性浊音阴性，肠鸣音4次/分。双下肢无水肿，生理反射存在，病理反射未引出。

请为患者完善必要的辅助检查。

三、辅助检查选择

（一）实验室检查

血常规、肝肾功能、电解质、血糖、血脂、凝血功能、心肌酶谱、肿瘤标志物等。

（二）内镜检查

1. 胃镜检查　胃镜检查是发现与诊断食管癌的首选方法。可直接观察病灶的形态，并可在直视下进行活检，以明确诊断。对于胃镜下可疑病灶可通过黏膜染色，提高早期食管癌的检出率，如甲苯胺蓝染色食管黏膜不着色，但癌组织可染成蓝色；碘液染色，正常鳞状细胞因含糖原而呈棕褐色，病变黏膜则不着色。这些常用染色剂可单一或联合使用。同时，胃镜检查可进行协助食管癌的临床分段。

（1）颈段食管：上起下咽，下达胸廓入口即胸骨上切迹水平。周围毗邻气管、颈血管鞘和脊椎。内镜下通常距门齿15～20cm。

（2）胸上段食管：上起胸廓入口，下至奇静脉弓下缘（即肺门水平之上）。前面被气管、主动脉弓的3个分支及头臂静脉包围，后面毗邻脊椎。内镜下通常距门齿20～25cm。

（3）胸中段食管：上起奇静脉弓下缘，下至下肺静脉下缘（即肺门水平之间）。前方夹在两肺门之间，左侧与胸降主动脉为邻，后方毗邻脊椎，右侧游离直接与胸膜相贴。内镜下通常距门齿25～30cm。

（4）胸下段食管：上起自下肺静脉下缘，下至食管胃结合部（即肺门水平之下）。内镜下通常距门齿30～40cm。

（5）食管胃交界部：即食管末端和胃的起始，相当于贲门切迹或腹膜反折水平或食管括约肌下缘，与组织学上的鳞柱交界不一定一致，解剖范围包括胸下段食管、食管胃交界线及胃近端5cm范围。临床诊疗常根据Siewert分型，根据病变中心位于食管胃交界线（又称鳞柱交界线、Z线或EGJ线）上下各5cm范围内分为：

1）Siewert I型：肿瘤中心位于食管胃交界线以上1～5cm范围内。

2）Siewert II型：肿瘤中心位于食管胃交界线以上1cm至以下2cm范围内。

3）Siewert III型：肿瘤中心位于食管胃交界线以下2～5cm范围内。

若肿瘤累及食管胃交界部，肿瘤中心在食管胃交界部食管侧者或在胃侧2cm之内者（Siewert I型和II型），遵照食管癌分期原则；肿瘤中心在近端胃2cm之外（Siewert III型）或肿瘤中心虽在近端胃2cm之内但未累及食管胃交界部者，遵循胃癌分期原则。

2. 食管EUS　有助于评估食管癌的壁内浸润深度、异常肿大的淋巴结及肿瘤对周围器官的浸润情况，对肿瘤分期、治疗方案的选择及预后的判断有重要意义。此外，超声内镜引导细针穿刺抽吸术（endoscopic ultrasound-guided fine needle aspiration，EUS-FNA）有助于病理诊断。

（三）影像学检查

1. 上消化道造影　当患者不适宜进行胃镜检查时可选用此方法。用于评估原发病灶的位置和范围，不适于评估原发灶侵犯深度或区域淋巴结转移情况。

2. CT　是评估病情的主要手段。推荐使用静脉滴注及口服对比增强，CT平扫/增强扫描及多角度重建影像。用于判断食管癌位置、肿瘤浸润深度、肿瘤与周围结构及器官的相对关系、区域淋巴结转移、周围血管侵犯及远处转移情况。CT还有助于制订外科手术方式、放疗的靶区及放疗计划。

3. MRI　对于CT无法评估的情况，尤其是病灶与周围组织，如气管、支气管、主动脉外膜等的临界关系时，MRI可提供有价值的补充信息。此外，还对诊断肝脏、颅脑、骨骼等转移灶具有临床价值。

4. PET/CT　对于辅助诊断、治疗前/后分期、疗效评估及辅助重要临床决策等具有临床意义。扫描范围推荐全身扫描（至少包括颅底至大腿根部）。建议同一中心、同一仪器重复检查，氟-18-氟代脱氧葡萄糖（^{18}F-fluorodeoxyglucose，^{18}F-FDG）剂量差异应在20%放射性活度以内，并且注射示踪剂后静息时间差异在15分钟以内。

5. 超声检查　指常规体表超声检查，主要应用于食管癌患者双侧颈区、锁骨上区淋巴结评估（N分期）及肝脏转移灶评估（M分期）诊断。超声引导下可穿刺活检获得病理学诊断依据。此外，还可用于晚期食管癌患者胸腔积液、腹水的诊断及定位。

（四）病理诊断

病理检查是诊断食管癌的金标准。存在内镜检查禁忌或者多次尝试活检均未能明确病理诊断者可综合上消化道造影、（颈）胸（腹）部增强CT、全身PET/CT或EUS或经支气管镜腔内超声（endobronchial ultrasonography，EBUS）引导下穿刺活检辅助诊断。影像学检查可疑转移性淋巴结或远隔脏器应根据操作指征及风险因素经综合评估后，选择合理的活检方式。除对食管癌常规免疫组化指标进行测定外，对拟采用免疫检测点抑制剂治疗的食管鳞癌患者，推荐癌组织中评估程序性死亡受体配体-1（PD-L1）表达，食管胃交界腺癌应进行HER2免疫组化检测及错配修复蛋白（MLH1、MSH2、MSH6、PMS2）免疫组化检测和/或MSI检测。食管癌诊断流程见图45-1。

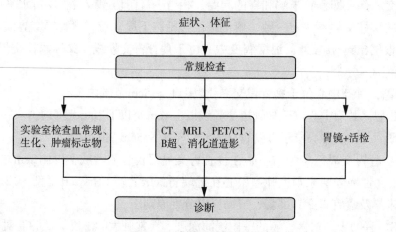

图45-1　食管癌的诊断流程

临床场景 C

完善相关检查后，该患者的病历资料补充如下。

1. 实验室指标　血常规：Hb 102g/L；粪便：隐血（－）；尿常规：正常。生化及凝血功能：正常。肿瘤标志物：SCC 23.17ng/ml，CA125 35.4U/ml。

2. 胃镜　距离门齿26cm处见肿物生长，肿物表面充血水肿、溃烂、管腔狭窄，内镜不能通过，取材2块。

3. 病检　食管中-高分化鳞状细胞癌，免疫组化：MLH1（＋），MSH2（＋），MSH6（＋），PMS2（＋）；HER2（0），CD56（－），Ki-67（40%），CK（＋），CK20（－），CK5/6（＋），PD-L1（－），p53（＋）。

4. 胸腹增强CT　①肝S6、S8结节，考虑转移病灶。②双肺微结节Lung-RADS-3，随诊观察。

5. B超　左侧锁骨上窝淋巴结皮髓质分界不清，其内可见血流信号，考虑转移灶可能。

请完善患者的诊断并给予治疗。

四、诊断

AJCC食管癌T（原发肿瘤）N（区域淋巴结）M（远处转移）分期（第8版）内容如下。

1. T

Tx：原发肿瘤无法评价

To：无原发肿瘤证据

Tis：重度不典型增生

T1：肿瘤侵犯黏膜固有层、黏膜肌层或黏膜下层

T1a：肿瘤侵犯黏膜固有层或黏膜肌层

T1b：肿瘤侵犯黏膜下层

T2：肿瘤侵犯食管肌层

T3：肿瘤侵犯食管纤维膜

T4：肿瘤侵犯食管周围结构

T4a：肿瘤侵犯胸膜、心包、奇静脉、膈肌或腹膜

T4b：肿瘤侵犯其他邻近结构，如主动脉、椎体、气管等

2. N

Nx：区域淋巴结转移不能确定

N0：无区域淋巴结转移

N1：1～2枚区域淋巴结转移

N2：3～6枚区域淋巴结转移

N3：≥7枚区域淋巴结转移

3. M

M0：无远处转移

M1：有远处转移

食管鳞状细胞癌的临床分期见表45-1。

表45-1　食管鳞状细胞癌的临床分期

临床分期	cTNM
0	Tis N0 M0
I	T1 N0～1 M0
II	T2 N0～1 M0
	T3 N0 M0
III	T3 N1 M0
	T1～3 N2 M0
IVA	T4 N0～2 M0
	任何 T N3 M0
IVB	任何 T 任何 N M1

五、治疗

食管癌实行以手术切除及放射治疗为主的综合治疗原则。依据肿瘤的部位、分期、病理、生物学特征、患者全身情况等综合考虑，选择外科手术、放疗、化疗及内镜治疗等方法。

1. 内镜治疗　早期食管癌内镜介入治疗是近年来食管癌的诊治进展之一。常用的内镜治疗方法有：①内镜下黏膜切除术和内镜黏膜下剥离术。②内镜下消融术：包括氩离子血浆凝固法、微波法、激光法及光动力学等。

2. 手术治疗　目前食管癌的主要治疗方式是以手术切除为主。手术治疗原则如下。

（1）外科可切除性需由食管外科经验丰富的胸外科医生评估后判定，包括手术入路及淋巴结清扫策略，以达到包括原发肿瘤及区域淋巴结在内的根治性切除目标。

（2）外科治疗方案应在将食管癌疾病情况（包括食管癌累及部位与临床分期）、患者合并症、手术者习惯等因素综合考虑的前提下谨慎制订。

3. 放射治疗　放疗对鳞癌和未分化癌有效，而腺癌相对不敏感。放疗主要适用于手术难度大的食管上段癌和不能切除的中、下段食管癌。上段食管癌的放疗效果不亚于手术，故放疗为首选。手术前放疗可使瘤体缩小，提高切除率和存活率。手术中未能完全清除的病灶或病灶附近有残余未清除的淋巴结行术后放疗有益。

4. 化学治疗　适用于无法手术的晚期食管癌或食管癌手术后。

（1）一线治疗：目前，免疫检查点抑制剂联合化疗已成为晚期食管癌一线治疗的标准。对于晚期食管癌和食管胃交界部癌（包括鳞癌和腺癌）的患者，一线治疗可在顺铂＋氟尿嘧啶化疗方案的基础上联合帕博利珠单抗；对于晚期食管胃交界部腺癌患者，一线治疗可在奥沙利铂＋氟尿嘧啶类药物的基础上联合纳武利尤单抗；对于晚期食管鳞癌患者，一线治疗可在紫杉醇＋顺铂化疗的基础上联合卡瑞利珠单抗。对于不适合接受免疫检查点抑制剂治疗的患者，可考虑行单纯化疗。晚期食管鳞癌的常用化疗方案包括顺铂联合氟尿嘧啶、紫杉醇联合铂类药物等。晚期食管胃交界部腺癌的常用化疗方案为顺铂或奥沙利铂联合氟尿嘧啶类药物；对于体力状况良好的患者，一线治疗也可以考虑紫杉类药物联合铂类及氟尿嘧啶类药物的三药联合方案。对于HER2阳性的晚期食管胃交界部腺癌患者，一线治疗可在顺铂＋氟尿嘧啶类药物的基础上联合曲妥珠单抗。

（2）二线及以后治疗：免疫检查点抑制剂已成为化疗失败的晚期食管癌患者的重要治疗选择。对于一线化疗失败的晚期食管鳞癌患者，可选择卡瑞利珠单抗或替雷利珠单抗作为二线治疗药物。目前，国家药品监督管理局尚未批准替雷利珠单抗用于晚期食管或食管胃交界部癌二线治疗的适应证，待获批后可作为推荐的治疗策略。对于一线化疗失败的PD-L1 CPS ≥ 10的食管鳞癌患者，二线治疗可选择帕博利珠单抗单药；对于至少二线化疗失败的食管胃交界部腺癌患者，三线及以后的治疗可以选择纳武利尤单抗。晚期食管胃交界部腺癌患者二线治疗的选择包括紫杉醇单药或伊立替康单药或多西他赛单药化疗。晚期食管鳞癌的二线化疗无标准方案，如不适合接受免疫检查点抑制剂治疗，临床实践中可参考腺癌的方案进行化疗。在靶向治疗方面，对于HER2阳性的晚期食管胃交界部癌，三线及以后的治疗可选择维迪西妥单抗。抗血管生成的靶向药物也可以作为治疗选择：晚期食管胃交界部癌的三线及以后治疗可选择阿帕替尼；晚期食管鳞癌二线及以后治疗可选择安罗替尼或阿帕替尼。

病例治疗方案

　　患者经胃镜取材活检病理证实为胸中段食管中-高分化鳞状细胞癌，分期为cT3N1M1 ⅣB期，无法进行手术。目前采用免疫检查点抑制剂联合化疗的方案进行治疗。

六、医患沟通要点

　　胃镜取材的必要性：①目的。取材活检，明确诊断。②沟通内容。有创操作风险、一次取材无法明确诊断，后续可能需要再取材。

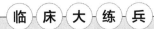

　　1. 中晚期食管癌典型的临床表现有哪些？
　　2. 食管癌临床分段的标准是什么？

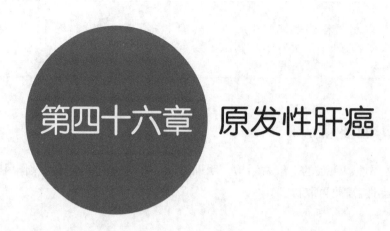

第四十六章 原发性肝癌

原发性肝癌是目前我国第4位常见恶性肿瘤及第2位肿瘤致死病因。原发性肝癌主要包括肝细胞肝癌（hepatocellular carcinoma，HCC）、肝内胆管癌（intrahepatic cholangiocarcinoma，ICC）和混合型肝细胞癌-胆管癌（combined hepatocellular-cholangiocarcinoma，cHCC-CCA）三种不同病理学类型，三者在发病机制、生物学行为、病理组织学、治疗方法及预后等方面差异较大，其中HCC占75%～85%，ICC占10%～15%，本章节肝癌仅指HCC。

对肝癌高危人群的筛查与监测有助于肝癌的早发现、早诊断和早治疗，是提高肝癌疗效的关键。在我国，肝癌高危人群主要包括乙型肝炎病毒（hepatitis B virus，HBV）和/或丙型肝炎病毒（hepatitis C virus，HCV）感染、过度饮酒、非酒精性脂肪性肝炎、食用被黄曲霉毒素污染的食物、各种原因引起的肝硬化，以及有肝癌家族史等人群，尤其是年龄＞40岁的男性风险更大。目前，尽管抗HBV和抗HCV治疗可以显著降低肝癌的发生风险，但仍然无法完全避免肝癌的发生。

临床场景 A

肿瘤内科住院部

患者，男性，64岁。因"右上腹隐痛3月余，加重伴腹胀、食欲差1个月"入院。生命体征：T 36.5℃，P 78次/分，R 18次/分，BP 119/78mmHg。

请你接诊患者。

一、问诊要点

（一）现病史

1. 主要症状特点　由于肝癌起病隐匿，早期肝癌常没有明显的症状，而中晚期肝癌临床表现也缺乏特异性，可仅表现为腹胀、消化不良等消化系统症状，因此，对于肝癌高危人群要高度警惕肝癌的可能。

（1）肝区疼痛最常见，呈间歇性或持续性钝痛或胀痛，癌迅速生长使肝包膜牵拉所致；侵犯膈肌，疼痛可放射至右肩或右背部；向右后生长的肿瘤可致右腰疼痛。突然发生剧烈腹痛和腹膜刺激征提示癌结节包膜下出血或向腹腔破溃。

（2）消化道症状，如腹胀、食欲减退、恶心、呕吐、腹泻等，可伴有发热、乏力和消瘦，晚期常出现黄疸、腹水和下肢水肿等症状。

（3）伴癌综合征：癌代谢或癌组织对机体产生影响，引起内分泌代谢或机体代谢紊乱而产生的一系列异常表现，如低血糖、红细胞增多症、高钙血症、高脂血症、血小板增多、高纤维蛋白原血症等。

2．诊疗经过及疗效。

3．一般情况　精神、睡眠、饮食、尿便、体重。

（二）既往史

既往有无病毒性肝炎（乙肝/丙肝等）、肝硬化等疾病。既往有无冠心病、高血压、消化性溃疡、糖尿病等疾病，有无长期特殊药物服用史等。

（三）家族史

肝癌常有家族聚集现象，应详细询问患者相关家族病史，如肝炎、肝硬化等。

二、查体要点

1．一般状况　肝病容、皮肤色素沉着、肝掌、蜘蛛痣、巩膜黄染、皮肤出血点、紫癜及全身浅表淋巴结特别是腹股沟及锁骨上淋巴结的情况。

2．腹部查体重点　视诊有无腹壁静脉曲张、血流方向；听诊有无肠鸣音异常、有无血管杂音；触诊有无肝脾大，肝脏表面有无结节；叩诊有无肝区叩痛、有无移动性浊音等情况。

（1）肝大：呈进行性，表现为质地坚硬结节，边缘不规则，表面凹凸不平，呈大小结节状或巨块，可伴肝区疼痛、压痛。如肿瘤位于肝右叶顶部，可见右膈抬高，叩诊时肝浊音界也上升，可使膈肌固定或运动受限，甚至出现胸腔积液。

（2）黄疸：多见于弥漫型肝癌或胆管细胞癌。常由肿瘤侵犯肝内主要胆管，或肝门外转移淋巴结压迫肝外胆管所引起。肿瘤侵犯肝内较大胆管可引起胆道出血、胆绞痛、发热、黄疸等。肿瘤广泛破坏肝脏可引起肝细胞性黄疸。

（3）腹水：腹水呈草黄色或血性，产生原因有肝功能障碍、门静脉或肝静脉癌栓、门静脉受压及合并肝硬化等，也可表现为肿瘤破裂或肿瘤浸润所致的血性腹水。如为门静脉或肝静脉癌栓所致者，其腹水常多为顽固性腹水，一般利尿剂效果不明显，可伴有下肢水肿。

临床场景 B

经过问诊、查体后，患者的病历资料补充如下。

1．现病史　患者3个月前无明显诱因出现间断右上腹隐痛、腹胀，伴乏力、恶心，无呕吐、腹泻，无胸闷、气短，无反酸、胃灼热，无头痛、头晕等，未引起重视，未治疗。近1个月腹胀加重、食欲差，遂至当地医院就诊。腹部超声提示肝脏多发占位性病变，脾轻度大。为求进一步诊治入院。病程中精神稍差，睡眠可，饮食差，体重下降5kg。

2．既往史　慢性乙型肝炎病史10年余，无高血压、糖尿病、冠心病等慢性病史，无药物过敏史。

3. 家族史　母亲因肝病去世，姐姐患慢性乙型肝炎12年余。

4. 查体　T 36.5℃，P 78次/分，R 18次/分，BP 119/78mmHg。ECOG评分1分，NRS评分6分，神志清楚，语言流利，皮肤巩膜无黄染，未见肝掌及蜘蛛痣，浅表淋巴结无肿大。双肺呼吸音清。HR 78次/分，律齐，未闻及杂音。腹平软，肝肋下2cm可触及，质地偏硬，边缘锐，轻压痛，无结节感，移动性浊音阴性。双下肢无水肿。

三、辅助检查选择

（一）实验室检查

1. 一般检查　血尿便常规、粪便隐血试验、生化、凝血功能、病毒性肝炎标志物（乙型肝炎和丙型肝炎）、乙肝病毒DNA/丙肝病毒RNA及分型。

2. 肿瘤标志物　血清甲胎蛋白（alpha-fetoprotein，AFP）由胚胎期肝脏和卵黄囊合成，存在于胎儿血清中，在胚胎发生阶段大量出现，出生后迅速下降，5周后下降至正常水平，以后维持在10ng/ml或以下的成人正常水平。肝细胞恶变后，恶变的细胞又可重新获得该功能，在患者血清和腹水中均可检出AFP。肝癌患者AFP阳性是指AFP≥400ng/ml，且排除慢性或活动性肝炎、肝硬化、睾丸或卵巢胚胎源性肿瘤及妊娠等，高度怀疑肝癌。对于AFP低度升高者，也应进行动态观察，并与肝功能变化对比分析。约30%的肝癌患者AFP水平正常，应检测甲胎蛋白异质体，还可联合检测a-L-岩藻苷酶、异常凝血酶原和微小核糖核酸等。

（二）影像学检查

1. 超声检查　超声检查是简便、实时、无创、敏感的方法，可以显示肝脏占位的部位、大小和形态，协助诊断和鉴别诊断。其中，超声造影技术（ultrasonic contrast 或 contrast-enhanced ultrasound，CEUS）是利用超声对比剂使后散射回声增强，明显提高超声诊断的分辨率、敏感性和特异性的技术，在肝脏肿瘤的检出和定性诊断中具有重要价值。

2. CT和MRI　多期动态增强CT扫描和/或动态对比增强MRI扫描，显示肝脏占位在动脉期快速不均质血管强化，而静脉期或延迟期快速洗脱，即表现为"快进快出"的强化方式。

3. 数字减影血管造影（digital subtraction angiography，DSA）　DSA是利用介入手段将导管插入相应的肝血管内进行血管造影的X线诊断方法，主要有选择性腹腔动脉、肝动脉造影和门脉造影，不仅可做准确的定位诊断，还有鉴别诊断价值，为诊断和指导手术或介入治疗的重要手段。

4. PET/CT　PET/CT全身显像的优势：①对肿瘤进行分期，通过一次检查能够全面评价有无淋巴结转移及远处器官转移。②再分期，因PET/CT功能影像不受解剖结构的影响，可以准确显示解剖结构发生变化后或解剖结构复杂部位的复发转移灶。③对抑制肿瘤活性的靶向药物的疗效评价更加敏感、准确。④指导放射治疗生物靶区的勾画，确定穿刺活检部位。⑤评价肿瘤的恶性程度和预后。PET/CT对肝癌的诊断灵敏度和特异性有限，可作为其他影像学检查的辅助和补充。

（三）肝癌的穿刺活检

肝病灶穿刺活检通常在B超或CT引导下进行，一般采用18G或16G肝穿刺空心针。具有典型肝癌影像学特征的肝占位性病变，符合肝癌临床诊断标准的患者，通常不需要以诊断为目的的肝病灶穿刺活检，特别是对于能够手术切除或准备肝移植的肝癌患者，不建议术前行肝病灶穿刺活检，以减少肝肿瘤破裂出血、播散风险。对于缺乏典型肝癌影像学特征的肝占位性病变，肝病灶穿刺活检可获得明确的病理诊断。

（四）病理学诊断

常用的肝细胞性标志物有HepPar-1、GPC-3、CD10、Arg-1和GS等。肝癌免疫组织化学检查的主要目的是：①肝细胞良性、恶性肿瘤之间的鉴别。②HCC与ICC及其他特殊类型的肝脏肿瘤之间的鉴别。③原发性肝癌与转移性肝癌之间的鉴别。由于肝癌组织学类型的高度异质性，现有的肝癌细胞蛋白标志物在诊断的特异性和灵敏度上均存在某种程度的不足，常需要合理组合、客观评估，有时还需要与其他系统肿瘤的标志物联合使用。

临床场景 C

完善相关检查后，患者的病历资料补充如下。

1. 实验室指标 AFP 1068ng/ml，HBsAg（＋），Anti-HBs（－），HBeAg（－），Anti-HBe（＋），Anti-HBc（＋），HBV-DNA定量3.00E4；GPT 120U/L，GOT 156U/L，余生化指标正常；血尿便常规正常；凝血功能正常。

2. 上腹部增强CT 肝脏多发占位性病变，多考虑弥漫性肝细胞肝癌并门静脉、肠系膜上静脉癌栓形成，肝硬化，门脉高压并侧支循环形成，脾大。

3. 肝脏组织穿刺活检 肝细胞肝癌。

请完善患者的诊断并给予治疗。

四、诊断流程

1. 肝癌临床诊断 （图46-1）。

2. 肝癌分期 肝癌的分期对于治疗方案的选择、预后评估至关重要。国外有多种分期方案，如BCLC、TNM、JSH和APASL等。结合中国的具体国情及实践积累，依据患者体力活动状态（performance status，PS）、肝肿瘤及肝功能情况，建立中国肝癌分期（China liver cancer staging，CNLC），包括CNLC Ⅰa期、Ⅰb期、Ⅱa期、Ⅱb期、Ⅲa期、Ⅲb期、Ⅳ期。

（1）CNLC Ⅰa期：PS 0～2分，肝功能Child-Pugh A/B级，单个肿瘤、直径≤5cm，无影像学可见血管癌栓和肝外转移。

（2）CNLC Ⅰb期：PS 0～2分，肝功能Child-Pugh A/B级，单个肿瘤、直径＞5cm，或2～3个肿瘤、最大直径≤3cm，无影像学可见血管癌栓和肝外转移。

（3）CNLC Ⅱa期：PS 0～2分，肝功能Child-Pugh A/B级，2～3个肿瘤、最大直径＞3cm，无影像学可见血管癌栓和肝外转移。

（4）CNLC Ⅱb期：PS 0～2分，肝功能Child-Pugh A/B级，肿瘤数目≥4个、肿瘤直径不论，无影像学可见血管癌栓和肝外转移。

（5）CNLC Ⅲa期：PS 0～2分，肝功能Child-Pugh A/B级，肿瘤情况不论，有影像学可见血管

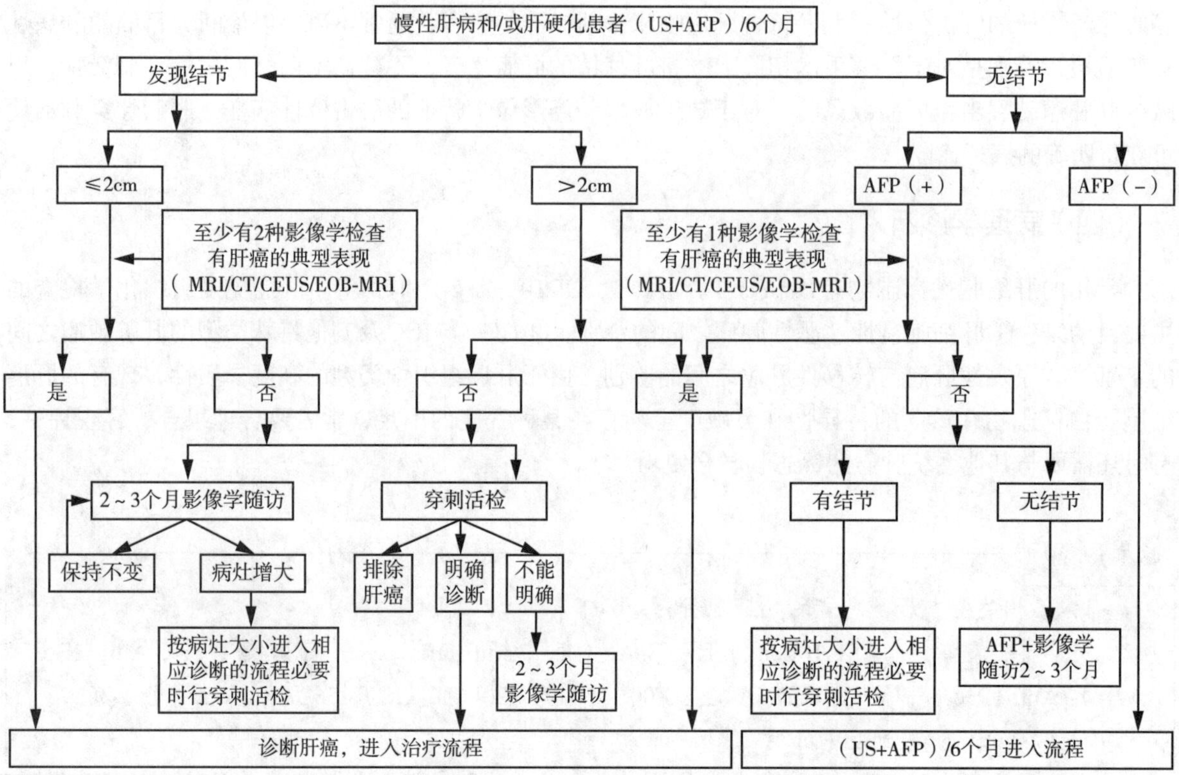

图 46-1　肝癌临床诊断流程

癌栓而无肝外转移。

（6）CNLC Ⅲb 期：PS 0～2 分，肝功能 Child-Pugh A/B 级，肿瘤情况不论，有无影像学可见血管癌栓不论，有肝外转移。

（7）CNLC Ⅳ 期：PS 3～4 分，或肝功能 Child-Pugh C 级，肿瘤情况不论，有无影像学可见血管癌栓不论，有无肝外转移不论。

病例诊断分析

患者以右上腹疼痛及消化道症状为主要临床表现，并有慢性乙型肝炎病史及家族史，肿瘤标志物 AFP 显著升高，且乙肝病毒处于活动期；根据实验室各项指标患者肝功能分级为 Child-Pugh A。上腹部增强 CT 提示肝脏多发占位性病变，多考虑弥漫性肝细胞肝癌并门静脉、肠系膜上静脉癌栓形成，肝硬化，门脉高压并侧支循环形成，脾大。肝穿刺活检病检示肝细胞肝癌。由此，可得出该患者的完整诊断。

　　主诊断：原发性肝细胞肝癌（Ⅲa 期）
　　　　　　慢性乙型病毒性肝炎活动期
　　　　　　肝硬化

五、治疗

1. 肝癌常见治疗方法　包括肝切除术、肝移植术、消融治疗、TACE、放射治疗、系统抗肿瘤治疗等多种手段，因此，肝癌诊治强调多学科参与、多种治疗方法共存，针对不同分期的肝癌患者选择合理的治疗方法，使疗效最大化。因此，肝癌诊疗非常重视多学科诊疗团队（multidisciplinary team，MDT）的诊疗模式，特别是对疑难复杂病例的诊治，避免单科治疗的局限性，提高整体疗效，延长患者生存时间和提高生活质量。

2. 抗病毒治疗及其他保肝治疗　合并有HBV感染的肝癌患者，口服核苷（酸）类似物抗病毒治疗应贯穿治疗全过程。手术前如果HBV-DNA水平较高，且谷丙转氨酶水平＞2倍正常值上限，可以先给予抗病毒及保肝治疗，待肝功能好转后再行手术切除，提高手术安全性；对于HBV-DNA水平较高，但肝功能未见明显异常者可以尽快手术，同时给予有效的抗病毒治疗。若HBsAg阳性，均建议应用强效低耐药的恩替卡韦、替诺福韦酯或丙酚替诺福韦等。对于HCV相关肝癌，HCV-RNA阳性均建议采用直接抗病毒药物（direct-acting antiviral agent，DAA）行抗病毒治疗（图46-2）。

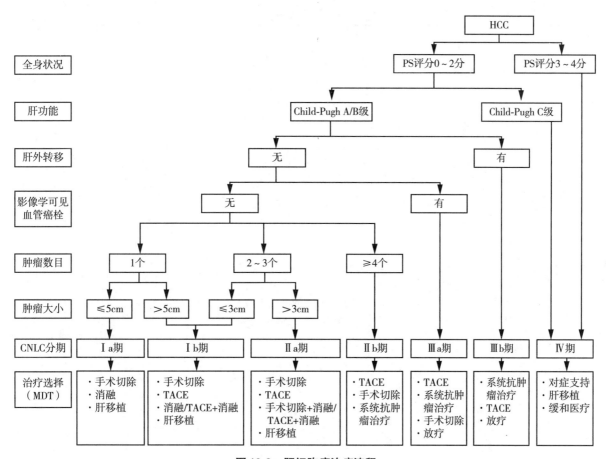

图46-2　肝细胞癌治疗流程

病例治疗方案

　　目前患者诊断明确，建议通过MDT讨论后共同制订治疗方案，患者为弥漫性肝细胞肝癌并门静脉、肠系膜上静脉癌栓，目前暂无手术指征，可考虑行TACE联合系统抗肿瘤治疗（如免疫联合抗血管生成药物、TKI小分子靶向药物、化疗、中医中药等）；同时该患者有HBV感染，在整个抗肿瘤治疗全程中应积极抗病毒治疗。

六、医患沟通要点

肝穿刺活检的必要性：①目的：取材活检，明确诊断。②需沟通内容：此为有创检查，有疼痛不适；尽管凝血功能评估可行穿刺活检，但部分患者仍会出现局部出血；部分患者出现穿刺部位感染。若活检不能明确诊断，需要再次或换部位活检可能。

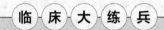
临 床 大 练 兵

1. 肝癌患者的主要症状及查体要点？

2. 肝癌病灶在多期动态增强CT扫描和/或动态对比增强MRI扫描中所表现出的影像学特点是什么？

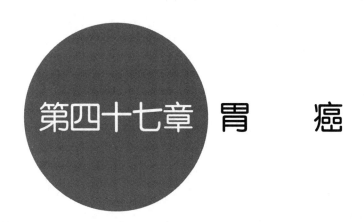

第四十七章　胃　癌

胃癌（gastric cancer）是指源于胃黏膜上皮细胞的恶性肿瘤。根据2020年中国最新数据，胃癌的发病率和死亡率在各种恶性肿瘤中均位居第三。全球每年新发胃癌病例约120万，中国约占其中的40%。我国早期胃癌占比很低，仅约20%，大多数发现时已是进展期，总体5年生存率不足50%。近年来随着胃镜检查的普及，早期胃癌比例逐年升高。

临床场景 A

患者，男性，68岁。因"上腹部隐痛伴恶心、呕吐10余天"入院。生命体征：T 36.6℃，P 87次／分，R 18次／分，BP 107/60mmHg。

请你接诊患者。

一、问诊要点

（一）现病史

1. **诱因**　有无不洁饮食、进食油腻食物、暴饮暴食、酗酒、外伤、腹部手术、颅脑疾病、特殊用药史。

2. 判断是否为幽门梗阻或十二指肠梗阻，呕吐是否呈周期性、喷射性，呕吐物是否为隔夜宿食，有无胃蠕动波、振水音。

3. **主要症状的特点**　判断急性腹痛或是慢性腹痛，腹痛的部位、程度、性质、频率、持续时间、规律性、有无放射、既往有无类似症状。呕吐的次数、量、特点，呕吐时间与进食的关系、呕吐物的性质。

4. **伴随症状的特点**　详细的伴随症状有助于寻找病因。呕吐、腹痛伴腹泻见于急性胃肠炎，呕吐、腹痛伴发热、寒战、黄疸见于急性胆囊炎、急性胆管炎，剧烈呕吐伴腹痛见于食管贲门黏膜撕裂综合征，呕吐、慢性腹痛伴食欲差、消瘦见于胃恶性肿瘤。女性患者腹痛应注意卵巢囊肿蒂扭转及异位妊娠破裂。

5. 诊治经过及疗效　本次入院前接受的诊断措施和结果；治疗的药物名称、剂量、时间和疗效。

6. 一般情况　精神、睡眠、尿便、体重。

（二）既往史

既往有无消化性溃疡、冠心病、高血压、糖尿病、慢性肝炎、结核、肾病等病史。有无长期特殊药物服用史，有无腹部手术史，有无药物过敏史等。

二、查体要点

胃癌患者的查体要点见图47-1。

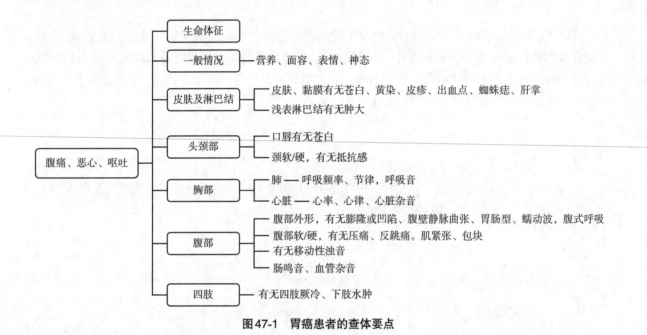

图47-1　胃癌患者的查体要点

除以上体征外，还应注意，一般胃癌尤其是早期胃癌，常无明显的体征，进展期乃至晚期胃癌患者可出现下列体征：①上腹部深压痛，有时伴有轻度肌抵抗感，常是体检可获得的唯一体征。②上腹部肿块，位于幽门窦或胃体的进展期胃癌，有时可扪及上腹部肿块；女性患者于下腹部扪及可推动的肿块，应考虑Krukenberg瘤的可能。③胃肠梗阻的表现：幽门梗阻时可有胃型及振水音，小肠或系膜转移使肠腔狭窄可导致部分或完全性肠梗阻。④腹水征，有腹膜转移时可出现血性腹水。⑤浅表淋巴结肿大。⑥直肠前窝肿物。⑦脐部肿块等。其中，锁骨上窝淋巴结肿大（Virchow淋巴结）、腹水征、下腹部盆腔包块、脐部肿物、肠梗阻表现均为提示胃癌晚期的重要体征。因此，仔细检查这些体征，不但具有重要的诊断价值，同时也为诊治策略的制订提供了充分的临床依据。

临床场景 B

1. 现病史　患者10余天前开始出现上腹隐痛，与进食无关，伴食欲差、恶心，有时呕吐，呕吐物为胃内容物，为宿食，否认咖啡色样液体。肛门排气排便存在。否认发热、腹泻。自行口服胃药后疼痛有所缓解，但恶心、呕吐发作频繁并加重。门诊查血常规示血红蛋白79g/L，为小细胞低色素性贫血。患者起病以来精神尚可，睡眠、饮食差，尿便正常，体重近6个月减轻约10kg。

2. 既往史　既往有慢性胃炎病史，间断口服胃药未行胃镜检查。

3. 体格检查　T 36.6℃，P 87次/分，R 18次/分，BP 107/60mmHg。一般情况可，营养欠佳，慢性病容。左锁骨上窝可触及肿大淋巴结，蚕豆大小，质地硬，活动度可，无明显压痛。胸廓对称，叩诊清音，听诊双肺呼吸音清，未闻及干湿啰音。心前区无隆起，HR 87次/分，律齐，各瓣膜听诊区未闻及明显病理性杂音。腹平软，上腹部压痛，无反跳痛及肌紧张，可触及包块，形状欠规则，质硬，无明显压痛，无搏动，较固定，肝脾肋下未触及，全腹叩诊鼓音，移动性浊音阴性，肠鸣音2次/分。

请为患者完善必要的辅助检查。

三、辅助检查选择

（一）实验室检查

1. 排除急性致死性腹痛或严重脱水　如急查血常规、尿常规、便常规＋隐血试验、血糖、心肌酶、纤溶、淀粉酶、脂肪酶、电解质等。

2. 患者基础情况评估　三大常规、血生化、凝血功能、肿瘤标志物等，其中肿瘤标志物常规推荐CA72-4、CEA和CA19-9，可在部分患者中进一步检查AFP和CA125，CA125对于腹膜转移，AFP对于特殊病理类型的胃癌，均具有一定的诊断和预后价值。

（二）内镜检查

胃镜检查结合黏膜活检为胃癌最可靠的诊断手段。

（三）影像学检查

1. 一般检查　心电图、腹部平片、腹部B超等。

2. 定位诊断　胃镜检查、腹部增强CT。

3. 分期诊断　胸、腹部增强CT，盆腔CT/MRI，内镜超声，PET/CT。

（1）CT为临床分期的首选手段，对于肿瘤位于胃体下部和胃窦部，可以依检查目的和患者配合情况采用特殊体位（如俯卧位、侧卧位等），建议采用多期增强扫描。CT对进展期胃癌的敏感性为65%～90%，早期胃癌约为50%：T分期准确率为70%～90%，N分期为40%～70%。因而不推荐CT作为胃癌初诊的首选诊断方法，但在胃癌分期诊断中推荐为首选影像方法。

（2）MRI推荐对CT对比剂过敏者或其他影像学检查怀疑转移者使用。MRI有助于判断腹膜转移状态，可酌情使用。增强MRI是胃癌肝转移的首选或重要补充检查。MRI具有良好的软组织对比，随着MRI技术的进步，对于进展期食管胃结合部癌，CT增强扫描不能明确诊断，或肿瘤导致EUS

无法完成时，推荐依据所在中心实力酌情尝试MRI。

（3）PET/CT可辅助胃癌分期，但不做常规推荐。如CT怀疑有远处转移可应用PET/CT评估患者全身情况。在部分胃癌组织学类型中，肿瘤和正常组织代谢之间呈负相关联系，如黏液腺癌、印戒细胞癌、低分化腺癌通常是 ^{18}F-FDG低摄取的，故此类患者应慎重应用。

（4）单光子发射计算机体层摄影骨扫描在探测胃癌骨转移病变方面应用最广、经验丰富、性价比高，且具有较高的灵敏度，但在脊柱及局限于骨髓内的病灶有一定的假阴性率，可与MRI结合提高探测能力。对高度怀疑骨转移的患者可行骨扫描检查。

（5）内镜超声对于胃癌、食管癌/食管胃结合部癌的临床分期，推荐EUS为首选分期工具。内镜超声检查不仅可直接观察病变本身，超声探头下胃壁可显示为与解剖学相对应的层次，肿瘤主要表现为不均匀低回声区伴随相应胃壁结构层次的破坏。同时，EUS可探及胃周肿大淋巴结及部分肝脏及腹腔转移，有助于胃癌的诊断、临床分期及新辅助治疗效果评估。

（四）病理检查

病理检查是诊断胃癌的金标准。存在内镜检查禁忌或者多次尝试活检均未能明确病理诊断者可综合（颈）胸（腹）部增强CT、全身PET/CT或EUS或EBUS引导下穿刺活检辅助诊断。影像学检查可疑转移性淋巴结或远隔脏器应根据操作指征及风险因素经综合评估后，选择合理的活检方式。除对胃癌常规免疫组化指标进行测定外，胃腺癌和食管胃交界部腺癌应做HER2免疫组化检测及错配修复蛋白（MLH1、MSH2、MSH6、PMS2）免疫组化检测和/或MSI检测，有条件的还应进行PD-L1检测。

临床场景 C

完善相关检查后，患者的病历资料补充如下。

1. 实验室指标　血常规：Hb 96g/L；粪便：隐血（＋），尿常规：正常。生化及凝血功能：正常。肿瘤标志物：CA724 340U/ml，CA19-9 102U/ml，CA125 35.4U/ml。

2. 胃镜　胃体下段小弯侧见一大小为4.5cm×5.0cm不规则隆起病灶，表面粗糙，凹凸不平，取材3块，质地韧。

3. 病检　胃体中-低分化腺癌，免疫组化：MLH1（＋），MSH2（＋），MSH6（＋），PMS2（＋），HER2（0），Ki-67（70%），CK（＋），CK18（＋）。

4. CT　胃壁局部增厚，病灶部位结构模糊，与周围组织分界欠清，胃周淋巴结部分肿大，增强呈部分强化，考虑转移。

5. B超　左侧锁骨上窝淋巴结皮髓质分界不清，其内可见血流信号，考虑转移灶可能。

6. 超声内镜　胃小弯病灶胃壁厚度为2.0cm。

请完善患者的诊断并给予治疗。

四、诊断

1. 定性诊断　确定组织学和病理类型。

2. 分期　根据TNM进行分期（表47-1）。

AJCC/UICC胃癌TNM分期（第8版）内容如下。

1. T

Tx：原发肿瘤无法评估

T0：无原发肿瘤的证据

Tis：原位癌：上皮内肿瘤，未侵及固有层，高度不典型增生

T1：肿瘤侵犯固有层，黏膜肌层或黏膜下层

T1a：肿瘤侵犯固有层或黏膜肌层

T1b：肿瘤侵犯黏膜下层

T2：肿瘤侵犯固有肌层

T3：肿瘤穿透浆膜下结缔组织，而尚未侵犯脏层腹膜或邻近结构

T4：肿瘤侵犯浆膜（脏层腹膜）或邻近结构

T4a：肿瘤侵犯浆膜（脏层腹膜）

T4b：肿瘤侵犯邻近结构

2. N

Nx：区域淋巴结无法评估

N0：区域淋巴结无转移

N1：1～2个区域淋巴结有转移

N2：3～6个区域淋巴结有转移

N3：7个或7个以上区域淋巴结有转移

N3a：7～15个区域淋巴结有转移

N3b：16个或16个以上区域淋巴结有转移

3. M

M0：无远处转移

M1：有远处转移

4. G

Gx：分级无法评估

G1：高分化

G2：中分化

G3：低分化，未分化

表 47-1　胃癌的临床分期（cTNM）

临床分期	cTNM
0期	Tis N0 M0
Ⅰ期	T1 N0 M0
	T2 N0 M0
ⅡA期	T1 N1～3 M0
	T2 N1～3 M0
ⅡB期	T3 N0 M0
	T4a N0 M0
Ⅲ期	T3 N1～3 M0
	T4a N1～3 M0
ⅣA期	T4b 任何N M0
ⅣB期	任何T 任何N M1

五、治疗

（一）治疗原则

采取综合治疗的原则，即根据肿瘤病理学类型及临床分期，结合患者一般状况和器官功能状态，采取MDT模式，有计划、合理地应用手术、化疗、放疗和生物靶向等治疗手段，达到根治或最大限度地控制肿瘤，延长患者生存期，改善生活质量的目的。

1. 早期胃癌且无淋巴结转移证据，可根据肿瘤侵犯深度，考虑内镜下治疗或手术治疗，术后无须辅助放疗或化疗。

2. 局部进展期胃癌或伴有淋巴结转移的早期胃癌，应当采取以手术为主的综合治疗。根据肿瘤侵犯深度及是否伴有淋巴结转移，可考虑直接行根治性手术或术前先行新辅助化疗，再考虑根治性手术。成功实施根治性手术的局部进展期胃癌，需根据术后病理分期决定辅助治疗方案（辅助化疗，必要时考虑辅助放化疗）。

3. 转移性胃癌应当采取以药物治疗为主的综合治疗手段，在恰当的时机给予姑息性手术、放疗、介入治疗、射频治疗等局部治疗，同时也应当积极给予镇痛、支架置入、营养支持等最佳支持治疗。

（二）早期胃癌内镜治疗

早期胃癌的治疗方法包括内镜下切除和外科手术。与传统外科手术相比，内镜下切除具有创伤小、并发症少、恢复快、费用低等优点，且疗效相当，5年生存率均可超过90%。因此，均推荐内镜下切除为早期胃癌的首选治疗方式。

早期胃癌可行内镜下黏膜切除术（endoscopic mucosal resection，EMR）和内镜黏膜下剥离术（endoscopic submucosal dissection，ESD）。通常＜1.5cm的局灶小结节可予EMR治疗，较大范围的病变可采用ESD，但后者对操作技术及设备要求更高，此外穿孔等并发症亦明显提高。在对早期胃癌进行内镜下治疗前尚需给予超声胃镜检查来明确肿瘤浸润范围，进一步指导治疗。通常Tis或局限于黏膜层的T1（T1a）期肿瘤可考虑行内镜下治疗。

（三）手术治疗

手术切除是胃癌的主要治疗手段，也是目前治愈胃癌的唯一方法。胃癌手术分为根治性手术和非根治性手术。根治性手术应当完整切除原发病灶，并且彻底清扫区域淋巴结，主要包括标准手术、改良手术和扩大手术；非根治性手术主要包括姑息手术和减瘤手术。

1. 根治性手术　①标准手术是以根治为目的，要求必须切除2/3以上的胃，并且进行D2淋巴结清扫。②改良手术主要针对分期较早的肿瘤，要求切除部分胃或全胃，同时进行D1或D1＋淋巴结清扫。③扩大手术包括联合脏器切除和/或D2以上淋巴结清扫的扩大手术。

2. 非根治性手术　①姑息手术主要针对出现肿瘤并发症的患者（出血、梗阻等），主要的手术方式包括胃姑息性切除、胃空肠吻合短路手术和空肠营养管置入术等。②减瘤手术主要针对存在不可切除的肝转移或者腹膜转移等非治愈因素，也没有出现肿瘤并发症所进行的胃切除，目前不推荐开展。

（四）化学治疗

分为姑息化疗、辅助化疗和新辅助化疗等。化疗应当充分考虑患者的疾病分期、年龄、体力状况、治疗风险、生活质量及患者意愿等，避免治疗过度或治疗不足。及时评估化疗疗效，密切监测及防治不良反应，并酌情调整药物和/或剂量。

1. 姑息化疗　目的为缓解肿瘤导致的临床症状，改善生活质量及延长生存期。适用于全身状况良好、主要脏器功能基本正常的无法切除、术后复发转移或姑息性切除术后的患者。禁忌用于严重器官功能障碍，不可控制的合并疾病及预计生存期不足3个月者。

2. 辅助化疗　辅助化疗适用于根治术后病理分期为Ⅱ期及Ⅲ期者。Ⅰa期不推荐辅助化疗，对于Ⅰb期胃癌是否需要进行术后辅助化疗，目前并无充分的循证医学证据，但淋巴结阳性患者（pTlN1M0）可考虑辅助化疗。对于pT2N0M0的患者，年轻（＜40岁）、组织学为低分化、有神经束或血管、淋巴管浸润因素者建议进行辅助化疗。

3. 新辅助化疗　对无远处转移的局部进展期胃癌（T3/4、N＋），推荐新辅助化疗。新辅助化疗的时限一般不超过3个月，应当及时评估疗效，并注意判断不良反应，避免增加手术并发症。术后辅助治疗方案应当根据术前分期及新辅助化疗疗效进行调整。

（五）靶向治疗

1. 抗HER2药物　对HER2过表达［免疫组化染色（＋＋＋），或免疫组化染色（＋＋）且FISH检测呈阳性］的晚期胃癌或胃食管结合部腺癌患者，推荐在化疗的基础上，联合使用分子靶向治疗药物，代表药物有曲妥珠单抗。但需注意心脏毒性。

2. 抗血管药物　为VEGFR抑制剂，主要适用于晚期患者的治疗，代表药物有雷莫芦单抗、阿帕替尼等。用药需特别注意患者的出血倾向、心脑血管系统基础病和肾功能。

（六）免疫治疗

免疫检查点抑制剂在胃癌治疗中已得到应用，错配修复蛋白（MLH1、MSH2、MSH6、PMS2）和/或MSI、PD-L1等作为目前指导用药的主要依据。

（七）放射治疗

放疗是恶性肿瘤的重要治疗手段之一。根据临床随访研究数据和尸检数据，提示胃癌术后局部区域复发和远处转移风险很高，放疗通过对原发肿瘤位置及淋巴引流区的照射可以降低局部区域复发风险。在MDT的指导下，通过放疗与手术、化疗、分子靶向治疗等多种治疗手段结合，可制订合理的治疗方案使患者获益。

病例治疗方案

　　患者经胃镜取材活检，病理证实为胃体中−低分化腺癌，分期为cT4aN2M1 ⅣB期，无手术指征。目前采用化疗的方案进行治疗。

六、医患沟通要点

1．胃镜取材的必要性

（1）目的：取材活检，明确诊断。

（2）沟通内容：有创操作风险、一次取材无法明确诊断，后续可能需要再取材。

2．手术和/或化疗的必要性及风险

（1）早期胃癌：首选手术，手术可达到临床治愈。

（2）中晚期胃癌：化疗作为主要治疗手段，改善患者的生存预后，但可出现治疗相关并发症，如加重消化道症状、穿孔、出血等。

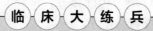
临·床·大·练·兵

1. 中晚期胃癌常见症状和体征有哪些？
2. 胃癌诊断的金标准是什么？哪项检查是评估胃癌局部分期的首选？

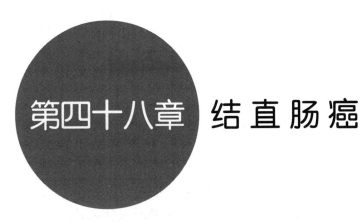

第四十八章 结直肠癌

结直肠癌（colorectal cancer，CRC）是常见恶性肿瘤，发病率和死亡率均呈上升趋势，据2020年全球癌症统计数据，我国CRC新发病例为55.5万，居恶性肿瘤第三位。男性和女性发病人数分别为31.9万和23.6万，发病率为23.9/10万，男性高于女性。死亡率为12.0/10万，居第五位。CRC死亡病例数男性和女性分别为16.5万和12.1万，死亡率分别为14.8/10万和9.4/10万。

临床场景 A

肿瘤内科住院部

患者，男性，64岁。因"发现腹部包块3月余"入院。生命体征：T 36.3℃，P 78次/分，R 18次/分，BP 122/72mmHg。

请你接诊患者。

一、问诊要点

（一）现病史

1. 主要症状特点

（1）早期结肠癌可无明显症状，病情发展到一定程度可出现下列症状：①排便习惯改变。②大便性状改变。③腹痛或腹部不适、痉挛性腹痛。④腹部肿块。⑤肠梗阻相关症状。⑥全身症状，如贫血、消瘦、乏力、低热等。

（2）早期直肠癌可无明显症状，病情发展到一定程度可出现下列症状：①排便习惯和性状改变。②大便逐渐变细。③直肠刺激症状。④肿瘤侵犯膀胱、尿道、阴道等周围脏器时出现相应症状。

2. 诊疗经过及疗效。

3. 一般情况　精神、睡眠、饮食、尿便、体重。

（二）既往史

既往有无冠心病、高血压、消化性溃疡、肝硬化、糖尿病等疾病，有无长期特殊药物服用史等。

（三）家族史

家族中是否有成员患结直肠息肉、结直肠腺瘤、克罗恩病、溃疡性结肠炎、血吸虫病。

二、查体要点

1. 一般状况评价、全身浅表淋巴结特别是腹股沟及锁骨上淋巴结情况。

2. 重点腹部查体　视诊有无肠型、肠蠕动波；听诊有无肠鸣音异常；触诊有无包块、有无压痛；叩诊有无移动性浊音等情况。

3. 直肠指检　了解直肠肿瘤大小、形状、质地、占肠壁周径的范围、基底部活动度、肿瘤下缘距肛缘距离、肿瘤向肠外浸润与周围脏器的关系等，同时观察有无指套血染，了解肛门括约肌功能状况。

4. 三合诊　对女性直肠癌患者，推荐三合诊，了解肿块与阴道后壁关系。

临床场景 B

经过问诊、查体后，患者的病历资料补充如下。

1. 现病史　患者诉3个月前发现左中上腹触及一约鸡蛋大小包块，可随体位改变而活动，初期包块无明显疼痛，近1个月来自觉包块处反复阵发性隐痛，伴腹胀、肛门排气增多，大便不成形，大便次数增加（由1次/天增加至2～3次/天）。体重近半年下降5kg。

2. 既往史　2年前因冠心病在心内科行冠状动脉支架植入术，规律口服抗凝药物。

3. 家族史　父亲患肺癌。

4. 查体　T 36.3℃，P 78次/分，R 18次/分，BP 122/72mmHg。神志清楚，语言流利，营养良好，贫血貌、结膜苍白，浅表淋巴结无肿大。双肺呼吸音清。HR 78次/分，律齐，未闻及杂音。腹平软，左中上腹可触及4.0cm×3.0cm大小包块，质硬、边界尚清、可活动、轻压痛，移动性浊音阴性，直肠指检正常。

三、辅助检查选择

（一）实验室检查

①血常规。②尿常规。③粪便常规＋隐血试验。④生化。⑤肿瘤标志物：在诊断时、治疗前、评价疗效时、随访时，可检测外周血CEA和CA19-9；疑有肝转移，检测AFP；疑有腹膜、卵巢转移，检测CA125。

（二）内镜检查＋活检

推荐全结肠镜检查，直肠镜仅适用于病变位置较低的直肠病变。检查报告必须包括进镜深度、肿物大小、距肛缘位置、形态、局部浸润范围，对可疑病变必须行病理活检。结肠肠管在检查时可能出现皱缩，内镜所见肿物远侧与肛缘距离可能存在误差，建议结合CT或MRI明确病灶部位。

患者存在显性肠梗阻，结肠镜检查前的肠道准备会加剧梗阻或穿孔，原则上禁止行结肠镜。

（三）影像学检查

1. CT　推荐胸部/腹部/盆腔增强CT检查，评估肿瘤分期、疗效及随访，内容包括：①原发肿瘤的位置，侵犯范围及浸润深度。②是否伴区域或远处淋巴结转移。③是否伴远处器官转移。④随访中筛查吻合口复发及远处转移灶。⑤判断治疗的疗效。⑥是否疑有肠梗阻、肠套叠、肠穿孔等并发症或其他可能影响治疗决策的伴随疾病。

2. MRI　对于CT不能确诊的肝转移瘤或不能确定肝转移瘤数目，而又对治疗决策有重要影响时，推荐腹部MRI增强检查，有条件者可行肝脏细胞特异性对比剂增强扫描。推荐盆腔MRI作为直肠癌评估的最优方法。

3. 超声检查　有条件者可行肝脏超声造影或术中超声造影，用于肝转移灶评估。直肠癌临床T分期诊断，T2及以下分期，直肠内置超声优于MRI。

4. 尿路排泄造影检查　不推荐作为常规检查，仅适于肿瘤较大可能侵及泌尿系统的患者。

5. PET/CT　不推荐作为常规检查，对常规影像学无法确诊时可使用；对病情复杂、常规检查不能确诊、分期或可疑复发时，或者重大决策前可作为辅助检查。对Ⅳ期患者，治疗目标为无疾病状态（no evidence of disease，NED）时，均需PET/CT评估。

（四）开腹或腹腔镜探查术

以下情况建议行开腹或腹腔镜探查术明确诊断及治疗：①经过各种诊断手段尚不能明确诊断且高度怀疑结肠肿瘤。②出现肠梗阻，进行保守治疗无效。③可疑出现肠穿孔。④保守治疗无效的下消化道大出血。

（五）病理学诊断及基因检测

病理检查是诊断结直肠癌的金标准。结直肠腺癌典型的免疫表型：CK7（－）/CK20（＋）/CDX2（＋）。活检诊断为浸润性癌的应进行规范性治疗。活检诊断为高级别上皮内瘤变或黏膜内癌的病例，临床医生应当了解，受活检取材深度限制，活检病理可能不能明确有无黏膜下层或更深层的浸润。一旦确诊，建议病理标本完善MMR蛋白表达（MLH1、MSH2、MSH6、PMS2）或MSI检测以明确微卫星状态，转移性结直肠癌的病理检测需明确*RAS*突变（*KRAS*、*NRAS*）、*BRAF*突变、*HER-2*扩增、*NTRK*融合等基因状态。术前行新辅助治疗的根治术标本需做肿瘤退缩分级（TRG）描述。

临床场景 C

完善相关检查后，患者的病历资料补充如下。

1. 实验室指标　血常规：Hb 78g/L；大便：隐血（＋），尿常规：正常。生化及凝血功能：正常。肿瘤标志物：CEA 6.39ng/ml。

2. 全结肠肠镜　进镜40cm达降结肠，降结肠癌并狭窄，见周围肿物向腔内生长，阻塞肠腔，内镜无法通过。

3. 病检（降结肠活检）　中-低分化腺癌，免疫组化：MLH1（＋），MSH2（＋），MSH6（＋），PMS2（＋）；HER-2（0），CD34（＋），Ki-67（40%），CK7（－），CK20（＋），CDX2（＋），PD-L1（－）。

4. 基因检测　*MSS*，*K-RAS*突变，*BRAF*野生型，*HER2*无扩增，*NTRK*野生型。

5. 胸腹增强CT　①降结肠脾曲占位，周围多发强化结节，考虑恶性肿瘤，周围淋巴结转移可能。②肝S6、S8结节，考虑转移病灶。③双肺微结节Lung-RADS-3，随诊观察。

请完善患者的诊断并给予治疗。

四、诊断流程

1. 结直肠癌按照TNM进行分期（表48-1）。

（1）T

Tx：原发肿瘤无法评价

T0：无原发肿瘤证据

Tis：原位癌、黏膜内癌（肿瘤侵犯黏膜固有层但未突破黏膜肌层）

T1：肿瘤侵犯黏膜下层（肿瘤突破黏膜肌层但未累及固有肌层）

T2：肿瘤侵犯固有肌层

T3：肿瘤穿透固有肌层到达结直肠旁组织

T4a：肿瘤穿透脏层腹膜

T4b：肿瘤直接侵犯或粘连于其他器官或结构

（2）N

Nx：区域淋巴结无法评价

N0：无区域淋巴结转移

N1：有1～3枚区域淋巴结转移

N1a：有1枚区域淋巴结转移

N1b：有2～3枚区域淋巴结转移

N1c：无区域淋巴结转移，但浆膜下、肠系膜内或无腹膜覆盖结肠/直肠周围组织内有肿瘤结节

N2：有4枚以上区域淋巴结转移

N2a：4～6枚区域淋巴结转移

N2b：≥7枚区域淋巴结转移

（3）M

M0：无远处转移

M1：有远处转移

M1a：远处转移局限于单个远离器官或部位

M1b：远处转移分布于两个及以上远离器官或部位，无腹膜转移

M1c：腹膜转移，伴或不伴其他器官或部位转移

表48-1 结直肠癌TNM分期

分期	TNM
0期	Tis N0 M0
Ⅰ期	T1或T2 N0 M0
Ⅱ期	
Ⅱ A期	T3 N0 M0
Ⅱ B期	T4a N0 M0
Ⅱ C期	T4b N0 M0
Ⅲ期	
Ⅲ A期	T1/T2 N1/N1c M0 T1 N2a M0
Ⅲ B期	T3/T4a N1/N1c M0 T2/T3 N2a M0 T1/T2 N2b M0
Ⅲ C期	T4a N2a M0 T3/T4a N2b M0 T4b N1/N2 M0
Ⅳ期	
Ⅳ A期	任何T 任何N M1a
Ⅳ B期	任何T 任何N M1b
Ⅳ C期	任何T 任何N M1c

2. 前缀cTNM是临床分期，pTNM是病理分期。前缀y用于接受新辅助治疗后的肿瘤分期（如ypTNM），病理学完全缓解的患者分期为ypT0N0cM0，可能类似于0期或Ⅰ期。前缀r用于经治疗获得一段无瘤间期后复发的患者（rTNM）。

病例诊断分析

　　患者以腹部包块、大便习惯改变为主要临床表现，且体重明显下降；由于结肠恶性肿瘤导致消化道出血，大便隐血（＋），患者出现中度贫血；肿瘤标志物CEA升高；全结肠镜提示降结肠癌并肠腔狭窄，活检病理结果提示中-低分化腺癌，基因检测提示MSS，*K-RAS*突变、*BRAF*野生型、*HER2*无扩增，*NTRK*野生型。腹部增强CT提示降结肠脾曲占位，周围多发强化结节，考虑恶性肿瘤，周围淋巴结转移可能；肝S6、S8结节，考虑转移病灶。由此，可得出该患者的完整诊断。

　　主诊断：降结肠恶性肿瘤cTxNxM1a（Ⅳa期MSS，*K-RAS*突变）

　　　　　　肝部继发恶性肿瘤

　　　　　　中度贫血

　　　　　　冠状动脉支架植入术后状态

五、治疗

　　通常情况下结直肠癌的治疗方法分别有内镜、手术、化疗、放疗等方式，根据患者的病情严重程度选择不同的方法进行治疗，MDT诊疗模式对制订规范化、个体化的治疗策略有重要作用，也有利于患者全程管理。

1．内镜治疗　内镜治疗应以整块切除早期病变。内镜治疗前应用超声内镜、CT及MRI等进行临床分期，排除浸润达到/超过肌层、区域淋巴结转移或远处转移的患者。

2．手术　早期的结肠癌症状并不是特别明显，没有广泛侵犯，可以通过手术切除肿瘤，能够得到很好的治疗效果。

3．化疗　结肠癌的化疗以氟尿嘧啶为基础用药，以全身静脉化疗为主，主要针对结直肠癌中、晚期患者，化疗能够有效控制癌细胞扩散和转移。根据肿瘤分期和治疗目的，可以有术前新辅助化疗、辅助化疗、转化治疗、姑息性化疗。此外，根据基因检测结果可以选择相应的靶向药物或免疫药物与化疗联合治疗。

4．放疗　放疗作为局部治疗的有效手段，尤其在直肠癌综合治疗中具有重要地位，不仅能够提高病灶局部切除率，还能够降低手术后的复发率。

病例治疗方案

目前患者诊断明确：降结肠恶性肿瘤cTxNxM1a（Ⅳa期MSS，*K-RAS*突变），为结肠癌同时性肝转移，伴有肿瘤出血，经MDT讨论后，根据《结直肠癌诊疗指南》将目前的疾病状态进行分层，建议原发灶结肠切除术＋新辅助化疗＋转移灶切除/射频等局部治疗，术后行辅助化疗。后续对患者进行全程管理，密切监测是否复发转移。

六、医患沟通要点

向患者及家属交代化疗可能发生的风险：①消化道反应，恶心、呕吐、食欲差、便秘或腹泻等。②骨髓抑制，如白细胞计数降低、血小板计数降低、红细胞计数降低，严重的可致重症感染、出血、贫血。③对心、肺、肝、肾和膀胱功能等造成不同程度的损害，严重的致肺纤维化、肺功能受损及衰竭；心律失常、心肌缺血、心肌损伤及心脏衰竭；肝肾衰竭。④对周围及中枢神经的损害，手足综合征、神经炎等。⑤口腔黏膜炎/溃疡，药物性皮疹，全身或局部色素沉着，脱发等。⑥化疗药物引起的过敏，甚至过敏性休克。⑦化疗药物外渗造成静脉炎，局部组织损伤，严重者引起组织坏死，影响相应功能。⑧其他副作用及不可预料的反应。

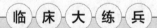

临 床 大 练 兵

1．结直肠癌患者的主要症状及查体要点？

2．一旦病理确诊结直肠腺癌，是否需要完善基因检测？

第九篇
传染性疾病

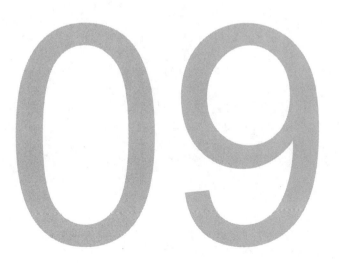

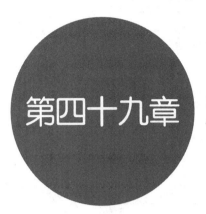

第四十九章　流行性乙型脑炎

　　流行性乙型脑炎（epidemic encephalitis B）简称乙脑，又称日本脑炎（Japanese encephalitis，JE），是由乙型脑炎病毒（Japanese encephalitis virus，JEV）引起的以脑实质病变为主的中枢神经系统急性传染病，是人畜共患的自然疫源性疾病。本病经蚊叮咬传播，在亚热带和温带地区有严格的季节性，80% ～ 90% 的病例集中于 7 ～ 9 月份。临床上以高热、意识障碍、抽搐、病理反射及脑膜刺激征为特征，病死率高，部分病例可留有严重后遗症。

> **临床场景 A**
>
> 　　感染与肝病科住院部
> 　　患者，女性，25岁。因"发热、头痛5天，意识障碍1天"入院。生命体征：T 40℃，P 114次/分，R 22次/分，BP 120/72mmHg。
> 　　请你接诊患者。

一、问诊要点

（一）现病史

　　1. 判断是否为中枢神经系统感染　发热和头痛、意识障碍的出现顺序，先发热后有意识障碍，见于重症感染性疾病；先有意识障碍后有发热，见于脑出血、蛛网膜下腔出血、巴比妥类药物中毒等。

　　2. 诱因　有助于推断病因，询问有无创伤、蚊虫叮咬、不洁饮食史、特殊药物服用（安眠药、糖皮质激素、化疗药物等）等情况。

　　3. 主要症状的特点　发热的热型、热程、体温高峰；头痛的部位、性质；意识障碍的表现（意识模糊、谵妄、嗜睡、昏睡、昏迷）；有无尿便失禁、惊厥、抽搐等表现，有无肢体活动不灵；恶心呕吐，是否喷射性呕吐。

　　4. 详细的伴随症状（图49-1）询问有助于判断病因及感染性质。

　　5. 诊治经过及疗效　本次入院前接受的诊断措施和结果；治疗的药物名称、剂量、时间和疗效。

　　6. 一般情况　精神、睡眠、尿便、体重。

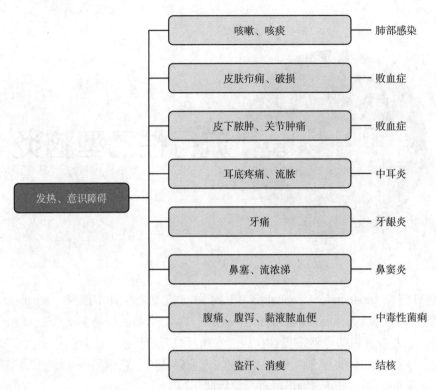

图49-1 常见发热、意识障碍伴随症状思维导图

（二）既往史

既往有无高血压、冠心病、自身免疫性疾病、糖尿病、甲状腺疾病、肾脏疾病、肝脏疾病、脑部创伤等，有无长期特殊药物服用史（安眠药）等。

（三）流行病学资料

居住环境，卫生条件，家中或周边有无养殖家畜家禽，家畜家禽有无疫病。蚊虫叮咬史，疫苗接种史。有无类似患者接触史，居住地有无传染病流行或散发。不洁饮食史，生食肉类史。

二、查体要点

神经系统疾病的体格检查通过兼顾全身及全面的神经系统检查，查找有助于判断病因的重要阳性体征（图49-2）。检查时常需具备一定检查工具：叩诊锤，棉签，大头针，音叉，试管，手电筒，检眼镜及嗅觉、味觉、失语测试用具等。

全身体格检查及神经系统查体要点见图49-2和图49-3。

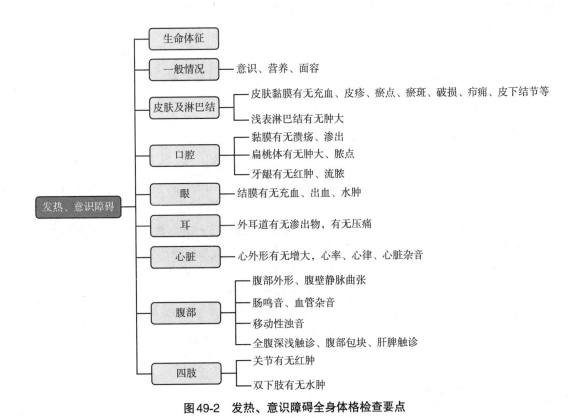

图 49-2　发热、意识障碍全身体格检查要点

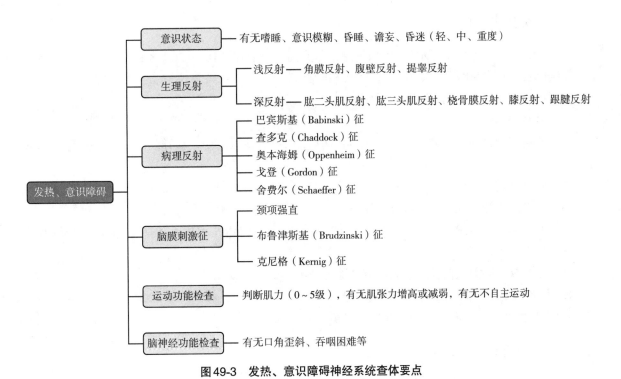

图 49-3　发热、意识障碍神经系统查体要点

临床场景 B

经过问诊、查体后，患者的病历资料补充如下。

1. **现病史** 患者5天前无明显诱因出现发热，体温高峰在39.5～40.5℃，伴头痛，在当地医院就诊，诊断呼吸道感染可能，予头孢呋辛抗感染治疗3天，病情无好转，头痛加重，伴恶心、呕吐3次，非喷射性。1天前出现四肢抽搐，意识丧失，尿失禁，持续约4分钟后抽搐自行缓解。今日出现呼之不应。夏季发病，病前无不洁饮食史。无类似患者接触史。起病以来，精神、睡眠、食欲欠佳，小便量正常，2天未排大便，体重无明显改变。

2. **既往史** 否认高血压、糖尿病病史，否认传染病病史。否认血及血制品输注史。

3. **个人史** 农民，长期居住农村，未到过外地。居住地蚊子较多，多户邻居养猪。无不良嗜好。

4. **查体** T 40℃，P 114次/分，R 22次/分，BP 120/72 mmHg。急性病容，呼之不应，对疼痛刺激有反应，双瞳孔等大等圆，对光反射迟钝，心肺腹无明显阳性体征。四肢肌张力正常。颈抵抗2横指，克氏征、布氏征阴性；角膜反射、腹壁反射减弱，膝反射亢进，巴宾斯基征阳性。

请为患者完善必要的辅助检查。

三、辅助检查选择

（一）实验室检查

1. **血常规** 流行性乙型脑炎患者白细胞计数升高，一般在（10～20）×10⁹/L，个别甚至更高，中性粒细胞百分比在80%以上，部分患者始终正常。

2. **脑脊液** 常规、生化、细胞数及分类。

3. **病原学检查**

（1）乙脑特异性IgM抗体测定：该抗体在病后3～4天即可出现，脑脊液中最早在病程第2天即可检测到，2周时达高峰，可作为早期诊断指标。

（2）脑脊液抗酸染色：除外结核。

（3）脑脊液墨汁染色：除外隐球菌感染。

（4）血及脑脊液PCR检查：EBV-DNA、CMV-DNA、TB-DNA、HSV-DNA等除外其他常见病原体所致中枢神经系统感染。

（5）血及脑脊液需氧菌及厌氧菌培养：除外细菌感染。

4. **生化** 肝肾功能、血糖、电解质测定。

5. **动脉血气分析** 明确是否存在酸碱失衡。

（二）腰椎穿刺术

1. **适应证** ①检查脑脊液性质，对诊断脑膜炎、脑炎等颅内感染及蛛网膜下腔出血、脑膜肿瘤、脱髓鞘疾病等神经系统疾病有重要意义。②测定颅内压力和了解蛛网膜下腔是否阻塞，进行脊髓或气脑造影。③用于治疗如鞘内注射药物。

2. 禁忌证　①凡疑有颅内压升高者必须先做眼底检查，如有明显视乳头水肿或有脑疝先兆者，禁忌穿刺。②患者处于休克、衰竭或濒危状态。③局部皮肤有炎症、穿刺点附近脊柱有结核病灶。④颅后窝有占位性病变者均列为禁忌。

3. 操作步骤　①患者侧卧于硬板床上，背部与床面垂直，头部尽量向前胸屈曲，两手抱膝紧贴腹部，使躯干尽可能弯曲呈弓形；或由助手在术者对面用一手挽患者头部，另一手挽双下肢腘窝处并用力抱紧，使脊柱尽量后凸以增宽椎间隙，便于进针。②确定穿刺点，通常以双侧髂嵴最高点连线与后正中线的交会处为穿刺点，此处相当于第3～4腰椎棘突间隙，有时也可在上一或下一腰椎间隙进行。③常规消毒皮肤后戴无菌手套、盖洞巾，用2%利多卡因自皮肤到椎间韧带作逐层局部麻醉。④术者用左手固定穿刺点皮肤，右手持穿刺针以垂直背部、针尖稍斜向头部的方向缓慢刺入，成人进针深度4～6cm，儿童2～4cm。当针头穿过韧带与硬脑膜时，有阻力突然消失落空感。此时可将针芯慢慢抽出（以防脑脊液迅速流出，造成脑疝），可见脑脊液流出。⑤放液前先接上测压管测量压力。测定压力时须嘱患者放松，并缓慢将双下肢伸直，以免因患者腹压升高而导致脑脊液压力测量值高于真实水平。正常侧卧位脑脊液压力为80～180mmH$_2$O。若继续进行Queckenstedt试验（又称压颈试验或梗阻试验），可了解蛛网膜下腔有无阻塞。即在测初压后，由助手先压迫一侧颈静脉约10秒，再压另一侧，最后同时按压双侧颈静脉。正常时压迫颈静脉后，脑脊液压力立即迅速升高1倍左右，解除压迫后10～20秒，迅速降至原来水平，称为梗阻试验阴性，示蛛网膜下腔通畅；若压迫颈静脉后，不能使脑脊液压升高，则为梗阻试验阳性，示蛛网膜下腔完全阻塞；若施压后压力缓慢上升，放松后又缓慢下降，示有不完全阻塞。颅内压升高或怀疑后颅窝肿瘤患者禁做此试验，以免发生脑疝。⑥撤去测压管，收集2～5ml脑脊液送检；如需进行培养，应用无菌试管留标本。⑦术毕，将针芯插入后一起拔出穿刺针，覆盖消毒纱布，用胶布固定。⑧去枕平卧4～6小时，以免引起术后低颅压头痛。

4. 注意事项　①穿刺时患者如出现呼吸、脉搏、面色异常等症状，立即停止操作，并行相应处理。②鞘内给药时，应先放出等量脑脊液，再等量置换性药液注入。③保持穿刺部位敷料干燥。

（三）影像学检查

目前常用的影像学检查方法主要是MRI和CT，对中枢神经系统感染及其他原因引起的脑损伤的鉴别诊断有很大帮助。可发现脑水肿、脑室扩大、脑室炎、脑积水、脑脓肿、静脉窦血栓、硬膜下渗出或硬膜下脓肿、脑卒中、脑梗死等，MRI的准确率及敏感性较CT高。

临床场景 C

完善相关检查后，患者的病历资料补充如下。

1. 血常规　WBC 11.8×10^9/L，NEUT% 82%，Hb 132g/L，PLT 231×10^9/L。

2. 血生化　Na$^+$ 130mmol/L，Cl$^-$ 95 130mmol/L，余正常。

3. 脑液常规　压力250mmH$_2$O，无色，清亮，李凡他试验阳性，细胞总数80×10^6/L，RBC 10×10^6/L，分类：多核细胞26×10^6/L，单核细胞74×10^6/L。

4. 脑脊液生化　Glu 3.2mmol/L（2.5～4.5mmol/L），Cl$^-$ 120.1mmol/L（120～130mmol/L），Pro 828.0mg/L（200～400mg/L）。

5. 颅脑MRI　左侧岛叶、右侧尾状核、右侧豆状核、双侧丘脑T2、FLAIR及DWI序列呈多发斑片状稍高信号改变，边界模糊。

6. 血及脑脊液乙脑抗体IgM　阳性。

7. 血气分析　pH 7.46，PCO_2 30mmHg，HCO_3^- 19mmol/L。

8. 胸部CT　肺实质未见明显异常。

四、诊断流程

1. 确认为中枢神经系统感染。

2. 明确感染病原体，乙脑与中毒性菌痢均多见于夏秋季，且10岁以下儿童发病率高，需特别鉴别。后者起病较乙脑更急，常于发病24小时内出现高热、抽搐、昏迷和感染性休克，一般无脑膜刺激征，脑脊液多正常。做肛拭或生理盐水灌肠镜检粪便，可见大量脓、白细胞。此外，还需与化脓性脑膜炎、结核性脑膜炎及其他病毒性脑炎鉴别（表49-1）

表49-1　乙脑与常见中枢神经系统感染性疾病的鉴别

病种	流行病史	临床表现	脑脊液检查						
			压力	外观	WBC	蛋白质	糖	氯化物	病原体
流脑	冬春季	皮肤瘀点、瘀斑	↑↑↑	脓样	>数千或上万	↑↑	↓↓	↓	脑膜炎双球菌
其他化脓性脑膜炎	无季节原发病	原发病灶	↑↑↑	脓样	似流脑	↑↑	↓↓	↓	其他化脓性细菌
结核性脑膜炎	无季节结核史	缓起，结核中毒症状	↑↑	微混，有薄膜	数十或数百	↑↑	↓	↓↓↓	结核分枝杆菌
乙脑	夏秋季	脑实质损害	↑	清亮或微混	似结脑	↑	正常	正常	乙脑抗体IgM（＋）

3. 并发症及合并症的评估　约10%的乙脑患者发生不同并发症，其中以支气管肺炎最常见，多因患者昏迷呼吸道分泌物难以排出或因机械通气发生呼吸机相关肺炎。其次因支气管分泌物堵塞发生肺不张，败血症、尿路感染、压疮等也可发生，重型患者可因应激性胃黏膜病变致上消化道大出血。

病例诊断分析

（一）流行病学资料

秋季起病，农民，居住地蚊子多，有叮咬史。多户邻居养猪。

（二）临床特点

急性起病，高热，头痛，呕吐，抽搐，意识障碍，病理反射及脑膜刺激征阳性。

（三）实验室检查

1. 血常规　白细胞及中性粒细胞计数升高［乙脑患者白细胞总数升高，一般在（10～20）×10^9/L，个别甚至更高，中性粒细胞百分比在80%以上，部分患者始终正常］。

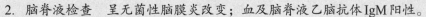

2. 脑脊液检查　呈无菌性脑膜炎改变；血及脑脊液乙脑抗体IgM阳性。

3. 生化　低钠、低氯血症。

4. 血气分析　呼吸性碱中毒。

由此，可得出该患者的完整诊断。

主诊断：流行性乙型脑炎重型

并发症：低钠低氯血症

　　　　呼吸性碱中毒

五、治疗

治疗原则：目前尚无特效的抗病毒治疗药物，早期可试用利巴韦林、干扰素等。应采取积极的对症和支持治疗，维持体内水和电解质平衡，密切观察病情变化，重点处理好高热、抽搐、控制脑水肿和呼吸衰竭等危重症状，降低病死率和减少后遗症的发生。

（一）一般治疗

1. 患者隔离于防蚊病房至体温正常；室温控制在30℃以下。设栏以防坠床。吸氧。

2. 加强护理。保持口腔和皮肤清洁，定时翻身、侧卧、拍背、吸痰，以防止肺部感染和压疮的发生。

3. 留置胃管进行鼻饲。

4. 昏迷患者留置导尿管。

（二）对症治疗

高热、抽搐及呼吸衰竭是危及患者生命的三大主要症状，且互为因果，形成恶性循环。高热增加耗氧量，加重脑水肿和神经细胞病变，使抽搐加重；抽搐又加重缺氧，导致呼吸衰竭并进一步加重脑组织病变，使体温升高。因而及时控制高热、抽搐及呼吸衰竭是抢救乙脑患者的关键。

1. 高热　应以物理降温为主，药物降温为辅，同时降低室温，使肛温保持在38℃左右。具体措施有：①物理降温。包括冰敷额部、枕部和体表大血管部位，如腋下、颈部及腹股沟等处，或温水擦浴。②药物降温。适当应用退热药，应防止用药过量致大量出汗而引起循环衰竭。③亚冬眠疗法。适用于持续高热伴反复抽搐者，具有降温、镇静、解痉的作用。氯丙嗪和异丙嗪每次各0.5～1mg，肌内注射，每4～6小时1次，疗程一般为3～5天。因为该类药物可抑制呼吸中枢及咳嗽反射，故用药过程中应保持呼吸道通畅，密切观察生命体征变化。

2. 抽搐　应去除病因及镇静解痉：①因高热所致者，以降温为主。②因脑水肿所致者，应加强脱水治疗，可用20%甘露醇静脉滴注或推注（20～30分钟内），每次1～2g重复使用，必要时可加用50%葡萄糖、呋塞米、肾上腺皮质激素静脉注射。③因脑实质病变引起的抽搐，常用的镇静剂有地西泮，成人每次10～20mg，肌内注射或缓慢静脉注射；还可用水合氯醛鼻饲或灌肠，成人每次1～2g；亦可采用亚冬眠疗法。巴比妥钠可用于预防抽搐，成人每次0.1～0.2g。

3. 呼吸衰竭　应根据病因进行相应治疗，保持呼吸道通畅，促使气体交换，改善肺泡通气，解除缺氧及二氧化碳潴留，去除脑水肿及脑疝。具体措施：①氧疗，可通过增加吸入氧浓度来纠正患者的缺氧状态，可选用鼻导管或面罩给氧。②因脑水肿所致者应加强脱水治疗。③因呼吸道分泌物阻塞者应定时吸痰、翻身拍背，必要时可用化痰药物（糜蛋白酶等）和皮质激素雾化吸入，可适当加入抗生素防治细菌感染；对于有严重排痰障碍者可考虑用纤维支气管镜吸痰。以上处理无效，病情危重者，可采用气管插管或气管切开建立人工气道。人工呼吸器是维持有效呼吸功能，保证呼吸衰竭抢救成功，减少后遗症的重要措施之一，因而必要时应适当放宽气管切开的指征。④中枢性呼吸衰竭时可使用呼吸兴奋剂，首选山梗茶碱，成人每次3～6mg，肌内注射或静脉滴注；亦可选用尼可刹米，成人每次0.375～0.75g，肌内注射或静脉滴注；其他如盐酸哌甲酯（利他林）、二甲弗林（回苏林）等可交替或联合使用。⑤改善微循环，使用血管扩张剂可改善脑微循环、减轻脑水肿、解除脑血管痉挛和兴奋呼吸中枢。可用东莨菪碱，成人每次0.3～0.5mg；或山莨菪碱，成人每次20mg，加入葡萄糖液中静脉注射，10～30分钟重复1次，一般用1～5天。此外，还可使用阿托品、酚妥拉明等。纳洛酮是特异性的吗啡受体阻滞剂，对退热、解痉、神志转清、纠正呼吸衰竭等方面有较好的作用，可早期应用。

4. 注意维持水电解质及酸碱平衡。

5. 肾上腺皮质激素的使用　目前对激素的使用还没有统一的意见。临床上可根据具体情况在重型患者的抢救中酌情使用。

（三）早期可试用利巴韦林、干扰素等

（四）恢复期及后遗症治疗

应加强护理，防止压疮和继发感染的发生；进行语言、智力、吞咽和肢体的功能锻炼，还可结合理疗、针灸、推拿、按摩、高压氧、中药等治疗。

六、预后

轻型和普通型大多可顺利恢复，重型和暴发型患者的病死率可高达20%以上，主要为中枢性呼吸衰竭所致，存活者可留有不同程度的后遗症。

病例治疗方案

（一）一般治疗

1. 患者隔离于防蚊病房。设栏以防坠床。

2. 告病危，一级护理，鼻导管吸氧，记24小时出入量。

3. 保持口腔和皮肤清洁，定时翻身、侧卧、拍背、吸痰，以防止肺部感染和压疮的发生。

4. 留置胃管进行鼻饲营养液。

5. 留置导尿管。

（二）抗病毒治疗

5%葡萄糖溶液500ml＋利巴韦林0.5g静脉滴注，每12小时1次。

（三）对症治疗

1. 降温　①物理降温：冰敷腋下、颈部及腹股沟等处，或温水擦浴。②药物降温：予对乙酰氨基酚或布洛芬口服。

2. 脱水减轻脑水肿　20%甘露醇125ml，静脉滴注，每6小时1次。

3. 地塞米松每次5mg静脉滴注，每天2次，3～5天，同时予抑酸护胃、补钙、补钾等治疗防治应激性溃疡、低钙低钾。

4. 抽搐时予地西泮10mg缓慢静脉推注。

5. 维持水电解质平衡，营养支持。

6. 改善微循环　山莨菪碱成人每次20mg，加入葡萄糖溶液中静脉注射，10～30分钟重复1次，一般用1～5天。

七、医患沟通要点

1. 腰穿　腰穿必要性、操作时间、可能出现的并发症及术后注意事项等。

（1）目的：可检查脑脊液性质及明确病因，测定脑脊液压力，对于诊断有重要意义。

（2）风险：①麻醉意外。②可能有邻近组织血管损伤，出现血性脑脊液。③低颅内压综合征。④脑疝的形成或加剧，可突然呼吸停止，意识不清或抽搐，甚至心搏骤停。⑤马尾神经根损伤术后感染。⑥检查过程中由于患者体位不能配合等原因，腰穿可能失败。

2. 留置胃管

（1）目的与益处：进行鼻饲肠内营养，保证其营养需求，维持水、电解质平衡及药物应用。

（2）风险与不足：黏膜损伤；胃内容物反流导致窒息；胃管脱出，需重新留置。

3. 留置导尿管

（1）目的与益处：①可保持会阴部清洁、干燥。②准确记录尿量。

（2）风险与不足：①黏膜损伤。②尿路感染。③导尿管脱出，需重新留置

4. 病情进展者意识障碍可进一步加深，持续高热、惊厥、抽搐，出现呼吸衰竭，脑疝形成，呼吸心搏骤停甚至死亡；必要时需气管插管或切开，呼吸机辅助呼吸，转ICU救治。

可能会留有神经、精神、自主神经系统后遗症，如不同程度意识障碍、失语、瘫痪、癫痫、精神状态异常、多汗、高血压等后遗症。

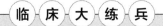
临　床　大　练　兵

1. 流行性乙脑患者出现持续高热，频繁抽搐，意识障碍加深，如何评估病情，如何处理？

2. 流行性乙脑患者出现深昏迷，呼吸节律不规则，氧饱和度下降，瞳孔不等大，考虑发生了哪些并发症，应该如何处理？

（李鲜丽）

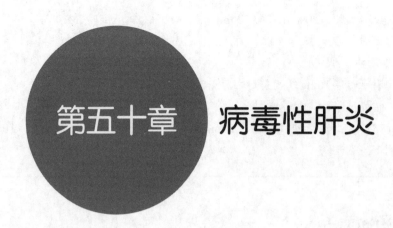

第五十章 病毒性肝炎

病毒性肝炎是由多种肝炎病毒引起的，以肝脏损害为主的一组全身性传染病。按病原学分类有甲型、乙型、丙型、丁型、戊型五型肝炎病毒。各型病毒性肝炎临床表现相似，主要表现为消化道症状如乏力、食欲差、厌油、肝功能异常等，部分病例出现黄疸。甲型和戊型经粪-口途径传播，主要表现为急性感染；乙型、丙型、丁型主要经血液、体液等胃肠外途径传播，多呈慢性感染，部分病例病情进展可发展为肝硬化、肝细胞肝癌。

临床场景 A

感染性疾病科住院部

患者，男性，36岁。因"乏力、恶心、食欲差4天"入院。生命体征：T 36℃，P 80次/分，R 16次/分，BP 100/70mmHg。

请你接诊患者。

一、问诊要点

（一）现病史

1. **发病诱因** 发病前有无手术、化疗、放疗、外伤、输血、进食不洁食物、油腻食物、长期服用药物、食用特殊食物（如野生蘑菇、偏方）、酗酒、感染、暴饮暴食、高脂餐、自行停用病毒性肝炎抗病毒药物、过度劳累等情况。

2. **主要症状的特点** 乏力、食欲差的程度，休息后有无缓解；恶心的程度、持续时间、缓解措施。

3. **伴随症状的特点** 详细的伴随症状询问（图50-1）有助于乏力、恶心、食欲差病因的确定。

4. **诊治经过及疗效** 本次入院前接受的诊断措施和结果，治疗的药物名称、剂量、时间和疗效。

5. **发病后一般情况** 精神、饮食、睡眠、尿便、体重变化情况。

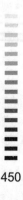

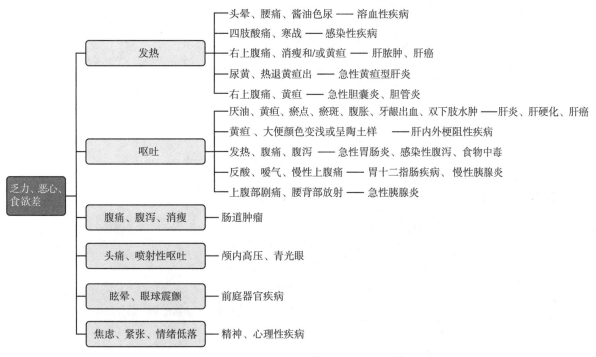

图50-1　乏力、恶心、食欲差常见伴随症状思维导图

（二）既往史

既往有无慢性胃炎、胃溃疡、尿毒症、慢性肝病、肝硬化、胆结石、慢性胆囊炎、甲亢、高血压、糖尿病、冠心病、肿瘤等疾病。

（三）个人史

有无长期饮酒史、饮酒量。有无长期药物服用史。有无工业毒物、放射性物质接触史。

（四）家族史

有无家族性遗传性疾病。

（五）流行病学资料

有无血制品输注史，有无血吸虫病疫水接触史，有无不洁饮食史，肝炎疫苗接种情况，家庭成员中有无肝炎等传染性疾病患者。

二、查体要点

体格检查需要兼顾病情严重程度的判断及查找有助于判断病因、鉴别诊断的重要阳性和阴性体征（图50-2）。

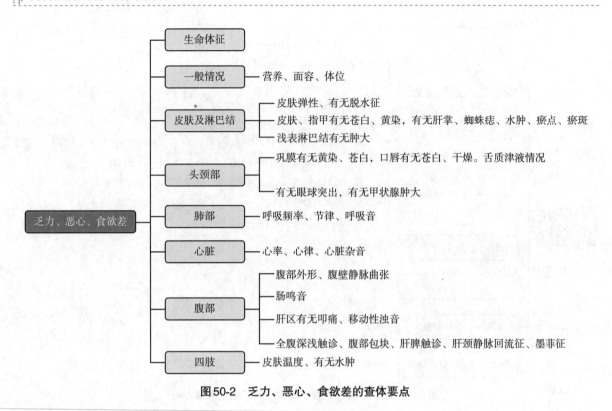

图50-2 乏力、恶心、食欲差的查体要点

临床场景 **B**

经过问诊、查体后，患者的病历资料补充如下。

1. 现病史 患者近期加班，4天前无明显诱因出现乏力、恶心、食欲差，不想起床，每餐进食量较平时减少，卧床休息两天后无好转，乏力加重，一直觉得恶心，看见肉食恶心明显加重，但未呕吐，自己服用奥美拉唑肠溶胶囊（每天1片）和多酶片治疗后无好转来院就诊。病程中无发热，无四肢肌肉酸痛、头痛、腰痛、腹痛、反酸、嗳气等，无眩晕、头晕、心悸、黑朦、出冷汗，精神、饮食、睡眠差，尿色稍黄，大便正常，体重无明显改变。

2. 既往史、个人史及家族史 平素体健。无慢性胃炎、胃溃疡、尿毒症、慢性肝病、肝硬化、胆结石、慢性胆囊炎、甲亢、肿瘤、高血压、糖尿病、冠心病等疾病。无长期饮酒史。无长期服用肝损害药物史。无工业毒物、放射性物质接触史。无输血史。未接种过乙肝疫苗。家庭成员中无乙肝患者。

3. 查体 T 36℃，P 80次/分，R 16次/分，BP 100/70mmHg。一般情况尚可，营养中等，神志清楚，对答切题，无贫血貌，自主体位。全身皮肤、巩膜无黄染，未见肝掌、蜘蛛痣，浅表淋巴结无明显肿大。无眼球突出，结膜、口唇无苍白，甲状腺无肿大。双肺呼吸音清，未闻及干湿啰音。HR 80次/分，律齐，未闻及杂音。腹平坦，无腹壁静脉曲张；肠鸣音5次/分；肝界正常，肝区有叩痛，移动性浊音阴性，肝脏肋下未触及，墨菲征阴性，脾脏左肋下未触及。四肢温暖，双下肢无水肿。

请为患者完善必要的辅助检查。

三、辅助检查选择

（一）实验室检查

1. 患者基础情况及病情严重程度评估　血常规、尿常规、便常规＋隐血、肝肾功能、电解质、血糖、血脂、凝血功能、心肌酶等。

2. 病因分析相关检查　肝炎病原学检测、肿瘤标志物、甲状腺功能、EBV-DNA、HCMV-DNA、自身免疫性肝炎抗体谱、血清铜、铜蓝蛋白。

3. 其他　心电图、梅毒抗体、抗HIV检查。

（二）影像学检查

1. 腹部B超　可显示肝胆胰脾的大小、形态、内部回声，测量门静脉、脾静脉内径，是肝脏炎症、肿瘤、肝硬化、胆道疾病诊断中经济、简便的检查。

2. 瞬时弹性成像　无创诊断和评估肝纤维化最经济、方便的检查方法。

3. 胸部CT　可了解心肺情况。

（三）胃镜检查

胃镜检查可以直观地观察胃、十二指肠病变：有无炎症、溃疡、肿瘤、食管胃底静脉曲张、曲张程度等，以利于病因确定、病情评估。

临床场景 C

完善相关检查后，患者的病历资料补充如下。

1. 血常规　WBC $6.5×10^9$/L，NEUT% 68%，Hb 137g/L，PLT $123×10^9$/L。

2. 尿常规　胆红素（－），尿胆原（＋），尿隐血（－）。

3. 便常规＋OB　黄色软便，OB（－）；

4. 血生化　Alb 45.6g/L，Glb 34g/L，TBil 34.9μmol/L，DBil 21.4μmol/L，GPT 368.3U/L，GOT 299.6U/L，BUN 4.0mmol/L，SCr 84.2μmol/L，cTnI 0.01ng/ml，K^+ 3.3mmol/L，Na^+ 140.2mmol/L，Cl^- 102.1mmol/L，Glu 4.9mmol/L，血脂正常范围。

5. HBV血清学标志物　HBsAg（＋），抗HBe（＋），抗HBc（＋），余阴性。

6. 丙肝抗体、梅毒抗体、抗HIV　阴性。

7. 甲状腺功能　正常。

8. EBV-DNA（－）。HCMV-DNA（－）。

9. 自身免疫性肝炎抗体谱（－）。

10. 血清铜、铜蓝蛋白在正常范围。

11. 肿瘤标志物　正常范围。

12. 凝血功能　PT 14.3s，APTT 35s。

13. 腹部B超　慢性弥漫性肝脏损伤、脾大（4.2cm×11.6cm）、门静脉、脾静脉内径正常。

14. HBV-DNA　阳性（2.64E＋05IU/ml）。

15. 瞬时弹性成像　9.8kPa。

16. 胸部CT　心肺未见明显异常。

17. 胃镜　慢性非萎缩性胃炎。

18. 心电图检查　窦性心律，正常心电图。

请完善患者的诊断并给予治疗。

四、诊断流程

1. 确定患者乏力、恶心、食欲差为消化系统疾病所致。

2. 确定乏力、恶心、食欲差为肝脏炎症所致。可导致肝脏炎症的常见病因有长期饮酒、各型肝炎病毒及其他病毒感染、药物及肝毒性物质的服用、严重或持续的感染、自身免疫性肝病、代谢异常、循环衰竭、严重创伤、热射病等。肝脏炎症病因的最终确定需要依据病史、临床表现和辅助检查等综合分析。

3. 确定肝脏炎症病因。

4. 确定病程（急性、慢性）、病情轻重（轻度、中度、重度）。

5. 并发症及合并症的评估。

病例诊断分析

　　患者以消化道症状（乏力、恶心、食欲差）为主要表现，可以导致乏力、恶心、食欲差的疾病很多，包括全身疾病所致的消化系统反应和消化系统疾病。患者无焦虑、紧张、情绪低落；无发热、寒战、四肢肌肉酸痛；无头痛、喷射性呕吐、眩晕；无腰痛、心悸、酱油色尿等，可以初步排除其他系统疾病导致的消化道症状；患者无反酸、嗳气、呕吐，无腹痛、腹泻，入院后胸部CT、腹部B超、胃镜、心肌酶等检查未发现心脏、胃肠道、胰腺、胆道疾病及肝脏占位病变，判断患者乏力、恶心、食欲差为肝脏炎症所致。患者平素体健，无长期饮酒史，未服用过肝损害药物，病前未服用过特殊食物，可以排除酒精性、药物性及中毒性肝损伤。入院后针对肝脏炎症病因的检查除HBV血清学标志物阳性外，无其他导致肝脏炎症的病因，HBV-DNA阳性，确定为乙型病毒性肝炎。虽然患者病程仅4天，但B超提示慢性弥漫性肝脏损伤、脾脏增大、瞬时弹性成像9.8kPa，确定患者病程为慢性。综合入院后检查，由此可得出该患者的完整诊断。

　　主诊断：慢性乙型病毒性肝炎中度

　　合并症：慢性非萎缩性胃炎

　　　　　　低钾血症

五、治疗

病毒性肝炎的治疗原则为：合理休息和饮食，改善和恢复肝功能，同时要避免过劳、饮酒、肝损害药物及感染、熬夜、心理负担过重等一切导致肝损伤或不利于肝脏恢复的因素。急性丙型肝炎及慢性乙型肝炎、慢性丙型肝炎抗病毒治疗是关键。具体治疗方案要根据患者不同的病原、不同的临床类型、疾病的不同时期、肝脏炎症的轻重等具体情况而定，慢性病毒型肝炎要注意防治肝纤维化。

（一）一般治疗

1. 适当休息　症状明显及有黄疸者应强调卧床休息；恢复期患者以有氧运动为主，活动后不觉疲乏为度。

2. 合理饮食　适当的高维生素、优质蛋白、适当热量的易消化食物有利于肝脏修复，不过分强调高营养，以防发生脂肪肝。

3. 心理治疗　让患者树立正确的疾病观，增强治疗的依从性和信心。

（二）药物治疗

1. 改善和恢复肝功能的药物　多种药物通过不同机制减轻肝脏损伤，可以根据病情选用，但不宜多种联合。可供选择的药物有维生素类、还原型谷胱甘肽、葡萄糖醛酸内酯、甘草酸制剂、多不饱和卵磷脂制剂、水飞蓟素制剂和双环醇等。部分抗炎保肝药物如甘草酸制剂、水飞蓟素制剂和双环醇停用后，部分患者可能出现转氨酶反跳，故达到减药标准后逐渐减量至停药为宜。前列腺素E1、腺苷蛋氨酸、丹参、茵栀黄、门冬氨酸钾镁等药物有减轻黄疸的作用，可以根据病情酌情选用。肾上腺皮质激素在无禁忌证时，可用于肝内胆汁淤积严重、其他退黄药物无效的患者。

2. 免疫调节　胸腺肽及某些中草药提取物等对慢性病毒性肝炎有免疫调节效果。

3. 抗肝纤维化　多个抗纤维化中药方剂如安络化纤丸、复方鳖甲软肝片、扶正化瘀片等在动物实验和临床研究中均显示一定的抗肝纤维化作用。

4. 抗病毒治疗　目的是最大限度地长期抑制病毒复制、减少传染性；减轻肝细胞炎症坏死、改善肝功能；减少肝脏纤维组织增生，减轻肝组织病变，延缓或减少肝硬化失代偿、肝衰竭、肝细胞癌和其他并发症的发生；改善患者生命质量，延长生存时间。对部分条件适合的患者，尽可能追求临床治愈。慢性乙型肝炎抗病毒治疗要根据患者血清HBV-DNA及肝功能、患者年龄、家族史和伴随疾病等因素，综合评估后决定是否需要启动抗病毒治疗。动态评估比单次检测更有临床意义。

（1）慢性乙型肝炎患者抗病毒治疗指征：①血清HBV-DNA阳性，血清GPT持续异常并且排除其他原因导致的GPT升高。②血清HBV-DNA阳性，无论GPT水平高低，如患者存在以下情况建议抗病毒治疗：无创肝纤维化诊断技术检查或肝组织学检查提示肝脏存在明显炎症（≥G2）或纤维化（≥S2）；有肝癌家族史或乙型肝炎肝硬化家族史；年龄＞30岁；有HBV相关肝外表现（肾小球肾炎、结节性多动脉炎、血管炎、周围神经病变等）。③HBsAg阳性的肝衰竭、肝细胞肝癌、肝移植患者，无论HBV-DNA水平高低，均需要抗病毒治疗。④临床确诊为代偿期和失代偿期的乙型肝炎肝硬化患者，无论其GPT和HBV-DNA水平及HBeAg阳性与否，均建议抗病毒治疗。⑤所有接受化学治疗、靶向治疗及免疫抑制剂治疗的患者，如果HBsAg和/或HBV-DNA阳性，应尽早在开始治疗之前（通常为1周）或最迟与之同时应用核苷（酸）类似物抗病毒治疗。⑥HBsAg阴性、抗-HBc阳性的患者，如果HBV-DNA阳性，也需在接受化学治疗、靶向药物及免疫抑制剂治疗前开始预防性抗病毒治疗。⑦HBsAg阴性、抗-HBc阳性的患者，如果使用B细胞单克隆抗体或进行造血干细胞移植，或伴进展期肝纤维化或肝硬化，建议使用抗病毒药物治疗。

（2）丙型肝炎患者抗病毒治疗指征：只要HCV-RNA阳性，无论病程是急性或慢性，无论GPT是否升高，均应该立即行抗病毒治疗。

（3）抗病毒治疗疗效判断：①完全应答。HBV-DNA或HCV-RNA阴转，HBeAg发生血清转换，GPT正常。②部分应答。介于完全应答和无应答之间。③无应答。HBV-DNA或HCV-RNA、HBeAg、GPT均无应答者。

（4）抗病毒药物选择：慢性乙型肝炎患者可以选择的药物有两大类：干扰素α和核苷（酸）类似物；丙型肝炎患者抗病毒治疗选择无干扰素的直接抗病毒药物（direct-acting antiviral agents，DAAs）。核苷（酸）类似物强调选择快速、强效、低耐药的药物，如恩替卡韦、富马酸替诺福韦、富马酸丙酚替诺福韦、艾米替诺福韦用于初始治疗。慢性丙型肝炎DAAs治疗要根据患者基因型、肝功能水平、有无肝硬化、合并疾病及正在使用的其他药物来选择。

（5）抗病毒治疗的监测和随访：①治疗前检查。HBV血清学标志、HBV-DNA/HCV-RNA、肝肾功能、血常规、腹部B超、AFP、瞬时弹性成像检查等。患者开始用干扰素α抗病毒治疗前还应检查甲状腺功能、血糖、凝血功能、自身抗体等排查有无失代偿期肝硬化、自身免疫性疾病及有无重要器官病变。②治疗过程中定期监测和随访。根据患者开始抗病毒治疗时的病情、选择的药物种类决定检测的时间和指标。③注意监测抗病毒药物的不良反应，及时处理。

六、预后

预后与临床类型有关。①轻度慢性肝炎：预后良好。②重度慢性肝炎：约80%的患者5年内发展成肝硬化，少部分可发生肝细胞肝癌。③中度慢性肝炎：预后居于轻度和重度中间。

> **病例治疗方案**
>
> 1. 一般治疗　卧床休息，清淡饮食，定期检测血生化、凝血功能等。
> 2. 对症治疗　氯化钾口服液饭后口服。
> 3. 抗HBV治疗　恩替卡韦片或富马酸替诺福韦片或富马酸丙酚替诺福韦片或艾米替诺福韦片。
> 4. 保肝治疗　异甘草酸镁、还原型谷胱甘肽静脉滴注。
> 5. 健康教育　①消除顾虑，保持乐观的情绪，提高心理承受能力。②讲解不长期服用抗病毒药物的危害，认识到抗病毒药物长期服用的必要性和安全性，增加患者的依从性。③不迷信偏方及小广告，治疗后即使肝功能指标正常，HBV-DNA阴性，也不能自行停药。

七、医患沟通要点

（一）疾病认知

1. 乙型肝炎为传染性疾病，但主要通过血液、体液等胃肠外途径传播，日常生活接触不会传染给别人。

2. 目前尚无法通过口服抗HBV药物达到完全清除病毒、达到根治的目标，患者需要长期服药，但可以通过长期抗病毒治疗，控制炎症发作，延缓病情进展，部分患者可以争取临床治愈。

（二）抗HBV药物

1. 目的与益处　长期抑制HBV复制，控制或延缓疾病进展，改善患者的生命质量。

2. 风险与药物不良反应　①需要长期每天服用，自行停药可能诱发肝炎再次发作，甚至发生肝功能衰竭。②少部分患者服药后可能出现肌酐和磷酸肌酸激酶水平升高、钙磷代谢异常等不良反应，需要定期监测随访。

临 床 大 练 兵

1. 护士在为患者抽血时，抽血针头不小心扎到自己，请问该名护士如何处置职业暴露？

2. 患者此次住院治疗后病情好转出院，之后一直服用抗病毒药物，每3个月复查肝功能均正常，HBV-DNA阴性。出院2年后患者出现发热，体温38.3℃左右，伴畏寒、四肢肌肉酸痛、乏力、厌油、食欲差，3天后热退，出现黄疸，请问诊断如何考虑？如何检查治疗？

3. 患者的妻子及家人HBV血清学标志物阴性，肝肾功能正常，如何防止感染乙肝病毒？

（晁春梅）

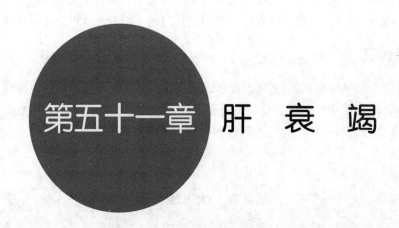

第五十一章 肝衰竭

肝衰竭是由多种病因引起的严重肝脏损害，导致肝脏功能严重障碍或失代偿，临床上主要表现为一组严重肝病综合征，包括极度乏力、严重的消化道症状、进行性加重的黄疸、凝血功能障碍、肝性脑病、腹水、肝肾综合征等。

临床场景 A

感染与肝病科住院部

患者，女性，40岁。因"皮肤巩膜黄染半月余"入院。生命体征：T 36.5℃，P 68次/分，R 16次/分，BP 98/62mmHg。

请你接诊患者。

一、问诊要点

（一）现病史

1. 发病诱因　发病前有无输血史、长期服用药物、特殊的食物（如野生蘑菇、偏方）、过度劳累、酗酒、感染、暴饮暴食、高脂餐、自行停用病毒性肝炎抗病毒药物等情况。

2. 主要症状的特点　病程中黄疸的演变情况：逐渐加重、时轻时重，治疗后逐渐好转还是无明显变化。

3. 伴随症状的特点　详细的伴随症状询问有助于黄疸病因的确定（图51-1）。

4. 诊治经过及疗效　本次入院前接受的诊断措施和结果；治疗的药物名称、剂量、时间和疗效。

5. 发病后一般情况　精神、饮食、睡眠、尿便、体重变化情况。

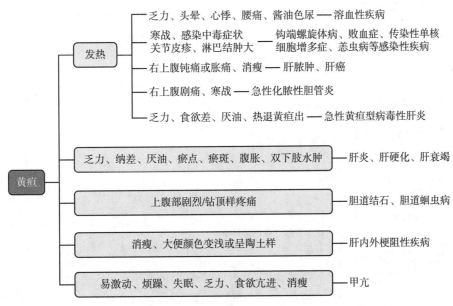

图51-1 黄疸伴随症状思维导图

（二）既往史

既往有无慢性肝病、肝硬化、胆结石、慢性胆囊炎、自身免疫性疾病、高血压、糖尿病、心衰等疾病。

（三）个人史

有无长期饮酒史、饮酒量，有无长期药物服用史，有无工业毒物、放射性物质接触史。

（四）家族史

有无家族性遗传性疾病。

（五）流行病学资料

有无血制品输注史，有无血吸虫病疫水接触史，有无不洁饮食史，肝炎疫苗接种情况，家庭成员中有无肝炎等传染性疾病患者。

二、查体要点

体格检查需要兼顾病情严重程度的判断，以及查找有助于判断病因、鉴别诊断的重要阳性和阴性体征（图51-2）。

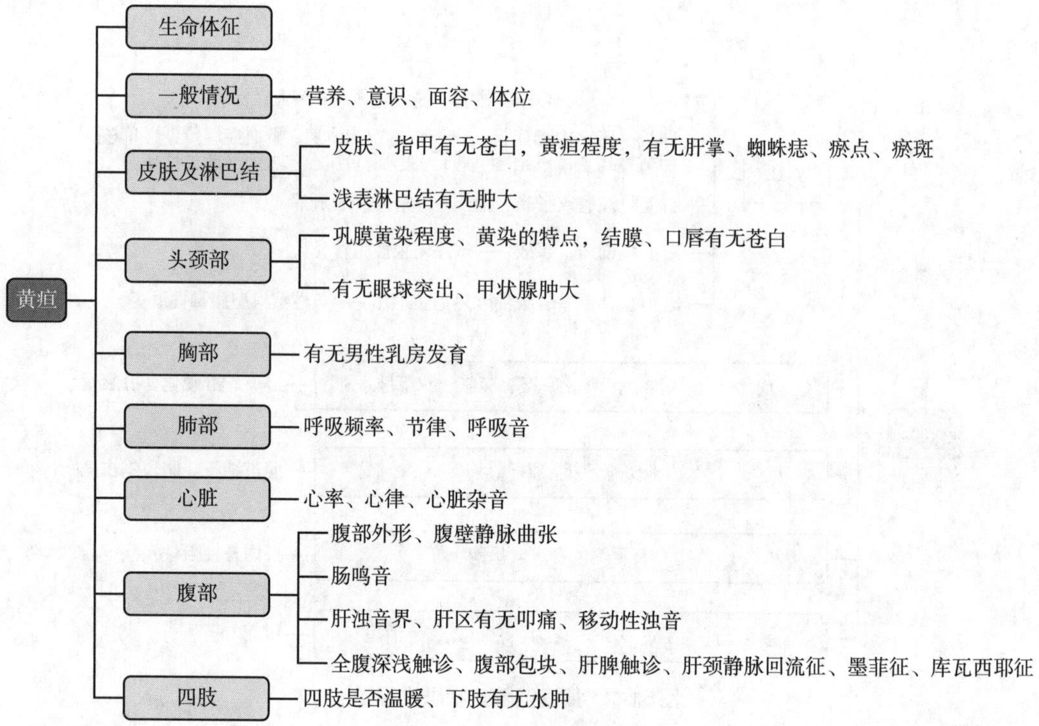

图51-2　黄疸的查体要点

临床场景 B

　　经过问诊、查体后，患者的病历资料补充如下。

　　1. 现病史　患者半个月前劳累后出现全身酸软无力、食欲差、恶心、尿色变黄，卧床休息后无好转，到当地医院住院治疗疗效差，皮肤、巩膜出现黄染并进行性加重，乏力、食欲差逐渐加重，恶心、厌油明显，近2日极度乏力，尿黄如浓茶水样，尿量正常。病程中无发热、腹痛、腰痛，无头晕、心悸、黑矇。病程中精神、饮食、睡眠差，大便正常，体重下降2kg。

　　2. 既往史、个人史、家族史　6年前因皮肤、巩膜黄染住院治疗诊断为乙肝，经过保肝、抗病毒治疗后好转，一直服用恩替卡韦片（每日1次，每次1片）抗HBV治疗，之后每半年复查肝功能正常、HBV-DNA阴性，4个月前复查肝功能正常、HBV-DNA阴性后自己停用恩替卡韦。无长期饮酒史，无长期服用肝损害药物史，无工业毒物、放射性物质接触史，无输血史。母亲因乙肝肝硬化、肝癌去世。

　　3. 查体　T 36.5℃，P 68次/分，R 16次/分，BP 98/62mmHg。一般情况差，营养中等，神志清楚，对答切题，无贫血貌，自主体位。全身皮肤、巩膜重度黄染，可见肝掌、蜘蛛痣，注射抽血部位可见瘀斑，浅表淋巴结无肿大。无眼球突出，结膜、口唇无苍白，甲状腺无肿大。双肺呼吸音清，未闻及干湿啰音。HR 68次/分，律齐，未闻及杂音。腹平坦，腹壁静脉曲张；肠鸣音5次/分；肝界正常，肝区有叩痛，移动性浊音阴性。肝脏、胆囊未触及，墨菲征阴性，脾脏左肋下2cm可触及，质韧，无触痛。四肢温暖，双下肢踝关节处轻度凹陷性水肿。

　　请为患者完善必要的辅助检查。

三、辅助检查选择

（一）实验室检查

1. 患者基础情况及病情严重程度评估　血常规、尿常规、便常规＋隐血、肝肾功能、电解质、血糖、血脂、凝血功能、血氨、心肌酶谱、补体、心电图等。

2. 病因分析相关检查　肝炎病原学检测、HBV-DNA、肿瘤标志物、甲状腺功能、EBV-DNA、HCMV-DNA、自身免疫性肝炎抗体谱、铜蓝蛋白、贫血四项、大便查寄生虫卵等。

3. 输血前准备　抗-HIV筛查、梅毒抗体、血型鉴定、交叉配血。

（二）影像学检查

1. 腹部B超　可显示肝胆胰脾的大小、形态、内部回声，测量门静脉、脾静脉内径，准确了解有无腹水及腹水量，是肝脏炎症、肿瘤、肝硬化、胆道疾病诊断中经济、简便的检查。

2. 腹部CT/MRI＋MRCP　对肝胆胰疾病特别是胆道系统疾病较腹部B超分辨率更高，对肝脏组织结构的变化如出血坏死、脂肪变性及鉴别肝内占位病变性质优于腹部超声，对自身免疫性肝病、肝内外胆管系统疾病、胰腺疾病所致黄疸的鉴别诊断有重要价值。

3. 瞬时弹性成像　为肝纤维化无创性诊断的首选检查方法。

（三）胃镜检查

胃镜检查可直观地观察胃、十二指肠病变：有无炎症、溃疡、肿瘤、食管胃静脉曲张、曲张程度等，以利于病情的评估及后续治疗方案的选择、防治并发症。

临床场景 C

完善相关检查后，患者的病历资料补充如下。

1. 血常规　WBC 3.0×10^9/L，NEUT% 75%，Hb 130g/L，PLT 68×10^9/L。

2. 尿常规　Bil（＋），尿胆原（＋＋＋），尿隐血（－）

3. 便常规＋OB　浅黄色软便，OB（－）。

4. 血生化　Alb 29.5g/L，Glb 43.6g/L，TBil 299.2μmol/L，DBil 101.3μmol/L，GPT 129U/L，GOT 265U/L，BUN 3.3mmol/L，SCr 90μmol/L，cTnI 0.02ng/ml，K^+ 3.3mmol/L，Na^+ 131mmol/L，Cl^- 99mmol/L，Glu 3.2mmol/L，血脂、血氨、补体水平在正常范围。

5. HBV血清学标志物　HBsAg（＋），抗HBe（＋），抗HBc（＋），余阴性，HBV-DNA阳性（1.62E＋06IU/ml）。

6. 丙肝抗体、梅毒抗体、抗HIV均为阴性。

7. 甲状腺功能　正常。

8. EBV-DNA（－），HCMV-DNA（－）。

9. 自身免疫性肝炎抗体谱（－）。

10. AFP 169.3ng/ml。

11. 凝血功能　PT 26.1s，APTT 58s。

12. 胃镜 食管静脉曲张（中度），红色征阴性；慢性非萎缩性胃炎。

13. 腹部B超 慢性肝脏损伤，脾大，门静脉、脾静脉增宽，少量腹水。

14. 腹部MRI＋MRCP 肝脏体积缩小，肝脏边缘不光滑，肝脏实质内未见高低密度影，门静脉1.6cm，脾静脉增宽迂曲1.0cm；肝内外胆管未见扩张，胆囊不大；胰腺外形、体积正常；脾大。

15. 瞬时弹性成像 20.5kPa。

16. 心电图 窦性心律，正常心电图。

请完善患者的诊断并给予治疗。

四、诊断流程

（一）确定为肝细胞性黄疸

（二）确定为肝衰竭

患者病情进展至肝衰竭时，可有以下表现：①极度乏力。②严重消化道症状（恶心、呕吐、食欲差、厌油、腹胀等）。③黄疸进行性加重，胆红素大于正常值10倍。④凝血功能障碍。凝血酶原时间显著延长，凝血酶原活动度（PTA）＜40%，INR≥1.5。⑤出现肝性脑病（性格改变、嗜睡、烦躁不安、昏迷等）。⑥明显出血现象。⑦中毒性鼓肠、肝臭、肝肾综合征、腹水。⑧扑翼样震颤阳性、病理反射阳性、肝浊音界进行性缩小。⑨胆酶分离、血氨升高等。

（三）确定肝衰竭的病因

肝衰竭常见的病因有各型肝炎病毒及其他病毒感染、肝脏其他疾病、药物及肝毒性物质的服用、严重或持续感染、胆道疾病、代谢异常、循环衰竭、严重创伤、热射病等。肝衰竭病因的最终确定需要依据病史、临床表现和辅助检查等综合分析。

（四）确定肝衰竭的分类、分期

根据中华医学会感染病学分会肝衰竭与人工肝学组、中华医学会肝病学分会重型肝病与人工肝学组制定的《肝衰竭诊治指南》（2018年版）进行分类和分期。

1. 肝衰竭分类

（1）急性肝衰竭：急性起病，无基础肝病史，2周内出现以Ⅱ度以上肝性脑病为特征的肝衰竭。

（2）亚急性肝衰竭：起病较急，无基础肝病史，2～26周出现肝衰竭的临床表现。

（3）慢加急性/亚急性肝衰竭：在慢性肝病基础上，短期内出现急性肝功能失代偿和肝衰竭的临床表现。

（4）慢性肝衰竭：在肝硬化基础上，缓慢出现肝功能进行性减退导致的以反复腹水和/或肝性脑病等为主要表现的慢性肝功能失代偿。

2. 肝衰竭分期 根据临床表现的严重程度，亚急性肝衰竭和慢加急性/亚急性肝衰竭可分为前期、早期、中期和晚期。在肝衰竭前期，要提高警惕，密切关注病情发展。

（1）前期：①极度乏力，并有明显厌食、呕吐和腹胀等严重消化道症状。②GPT和/或GOT大幅升高，黄疸进行性加深（85.5μmol/L≤TBil＜171μmol/L）或每日上升≥17.1μmol/L。③有出血倾向，40%＜PTA≤50%（INR＜1.5）。

（2）早期：①极度乏力，并有明显厌食、呕吐和腹胀等严重消化道症状。②GPT和/或GOT继续大幅升高，黄疸进行性加深（TBil≥171μmol/L或每日上升≥17.1μmol/L）。③有出血倾向，30%＜PTA≤40%（或1.5≤INR＜1.9）。④无并发症及其他肝外器官衰竭。

（3）中期：在肝衰竭早期表现基础上，病情进一步发展，GPT和/或GOT快速下降，TBil持续上升，出血表现明显（出血点或瘀斑），20%＜PTA≤30%（或1.9≤INR＜2.6），伴有1项并发症和/或1个肝外器官功能衰竭。

（4）晚期：在肝衰竭中期表现基础上，病情进一步加重，有严重出血倾向（注射部位瘀斑等），PTA≤20%（或INR≥2.6），并出现2个以上并发症和/或2个以上肝外器官功能衰竭。

（五）并发症及合并症的评估

病例诊断分析

　　患者以皮肤和巩膜黄染、消化道症状为主要表现，病程中无发热、腰痛、头晕、心悸、黑矇、酱油色样尿等病史，体检无贫血征，实验室检查血红蛋白正常、尿隐血阴性，可以排除溶血性黄疸；患者体重下降2kg，考虑与近半个月来进食明显减少有关；粪便非陶土样，虽然AFP升高，但腹部B超、腹部MRI＋MRCP提示肝脏、胰腺、胆道无占位性病变，无肝内外胆管扩张，可排除肝内外梗阻性黄疸，因此，可以确定黄疸为肝细胞性；患者有严重的消化道症状（食欲差、极度乏力）、进行性加重的黄疸、皮肤和巩膜重度黄染、注射抽血部位可见瘀斑、双下肢踝关节处轻度凹陷性水肿、PT 26.1s（PTA＜40%），可以确定为肝衰竭。患者家庭成员有乙肝病史、患者本人曾经诊断为乙肝，有停用抗HBV药物及劳累的诱因，并排除了其他病因所致肝衰竭，根据HBV血清学标志物、HBV-DNA检查结果，可以明确患者肝衰竭病因为HBV感染；结合实验室检查、胃镜、腹部B超、瞬时弹性成像、腹部MRI＋MRCP结果，病程已经进展至肝硬化失代偿期，并发电解质紊乱、脾功能亢进、低蛋白血症，同时存在慢性非萎缩性胃炎。患者目前20%＜PTA≤30%，并发电解质紊乱，为肝衰竭中期。由此，可得出该患者的完整诊断。

　　　主诊断：慢加亚急性肝衰竭中期

　　　　　　　乙肝肝硬化失代偿期

　　　并发症：电解质紊乱

　　　　　　　脾功能亢进

　　　　　　　低蛋白血症

　　　合并症：慢性非萎缩性胃炎

五、治疗

肝衰竭治疗原则：目前内科治疗尚缺乏特效药物和措施，强调早期诊断、早期治疗，采取相应的病因治疗和支持、对症、免疫调节等综合治疗措施，积极防治并发症，辅以人工肝支持治疗，必要时于适当时期进行肝移植治疗；诊治过程中应动态评估病情，加强监护。

（一）病因治疗

1. 去除、停止/治疗一切可能导致肝衰竭的诱因　如感染、各种应激状态、饮酒、劳累、药物影响、毒蕈中毒、严重创伤、出血等。

2. 针对不同病因治疗

（1）肝炎病毒感染：对于乙肝病毒所致肝衰竭患者，早期快速降低HBV-DNA载量是治疗的关键，及时抗病毒治疗对降低病死率及长期预后有重要意义，只要HBV-DNA阳性，无论其载量高低，均应立即使用核苷（酸）类药物抗病毒治疗，抗病毒药物应选择快速、强效、低耐药的核苷（酸）类药物，如恩替卡韦、富马酸替诺福韦、富马酸丙酚替诺福韦等。对于丙肝病毒所致肝衰竭患者，可根据肝衰竭发展情况选择抗病毒时机及药物治疗，抗丙肝病毒治疗选择无干扰素的DAAs治疗方案，具体药物要根据HCV基因型、患者耐受情况等进行个体化治疗，失代偿期肝硬化患者忌用蛋白酶抑制剂。抗乙肝、丙肝病毒治疗过程中应定期监测HBV-DNA、HCV-RNA、血常规、血生化、AFP、肝脏B超及药物不良反应。目前尚未证明抗病毒治疗对甲型、戊型病毒性肝炎所致急性肝衰竭有效。

（2）其他病毒感染：对于疱疹病毒感染导致急性肝衰竭的患者，可给予阿昔洛韦抗病毒治疗（用法：每次5～10mg/kg，8小时1次，静脉滴注）。

（3）药物性肝损伤：应停用所有可疑导致肝衰竭的药物。确认或疑似对乙酰氨基酚过量所致的急性肝衰竭患者，给予N-乙酰半胱氨酸治疗；确诊或疑似毒蕈中毒的急性肝衰竭患者，可以应用水飞蓟素等药物。

（4）急性妊娠期脂肪肝导致的肝衰竭：建议立即终止妊娠。

（二）内科综合治疗

1. 一般支持治疗　①严格卧床休息，病情稳定好转后适当增加运动。②加强病情监护：监测生命体征、血氧饱和度、精神神经状态、体征变化、24小时尿量、排便次数及性状；密切监测肝肾功能、血糖、凝血功能、心肌酶、血脂、电解质、血氨等。③饮食上建议少量多餐，给予高碳水化合物、低脂、适量蛋白饮食。进食不足者，每日静脉补给热量、液体、维生素及微量元素。④积极纠正低蛋白血症，补充白蛋白或新鲜血浆，酌情补充凝血因子。⑤维持水电解质及酸碱平衡，特别要注意纠正低钠、低钾、低氯、低镁血症。⑥做好消毒隔离工作，预防医院内感染发生。

2. 对症治疗　①给予保肝药物治疗：根据病情给予抗炎护肝药物、肝细胞膜保护剂、解毒保肝药物及利胆药物。②给予肠道微生态调节剂、乳果糖等，以减少肠道细菌易位或内毒素血症。③免疫调节剂的应用：肝衰竭早期多以免疫亢进为主，后期多以免疫抑制为主。肾上腺皮质激素在肝衰竭治疗中的利弊存在不同意见，对于非病毒感染性肝衰竭，可以考虑早期短程使用激素，但必须严格掌握适应证。胸腺肽α_1用于肝硬化、慢性肝衰竭并发自发性腹膜炎患者，有助于降低病死率。

3. 并发症治疗

（1）肝性脑病：①积极消除其诱因，治疗严重感染、出血及电解质紊乱等。②调整蛋白质摄入及营养支持。③口服诺氟沙星、乳果糖等抑制肠道细菌繁殖，减少氨的产生和吸收；弱酸溶液保留灌肠，使肠道保持偏酸环境，减少氨的形成和吸收，降低血氨。④根据电解质和酸碱平衡情况选择精氨酸、门冬氨酸-鸟氨酸等降血氨药。⑤脑水肿者可用20%甘露醇或呋塞米。⑥Ⅲ度以上的肝性脑病患者建议气管插管。

（2）出血：①常规预防性使用H_2受体阻滞剂或质子泵抑制剂。②明确维生素K_1缺乏后可短期使用维生素K_1（5~10mg/d）。③血小板显著减少者可输注血小板；弥散性血管内凝血患者可给予凝血酶原复合物、新鲜血浆、纤维蛋白原等补充凝血因子。④门静脉高压性出血患者，降低门静脉压力可以选择生长抑素或特利加压素、垂体后叶素；可内镜下止血（套扎、硬化剂注射或组织黏合剂治疗止血），也可行介入治疗，如经颈静脉肝内门体支架分流术。

（3）继发感染：①肝衰竭患者极易合并感染，必须加强护理，病房严格消毒隔离。②常规进行血液和体液的病原学检测。③感染多发生于呼吸道、腹腔、胆道、泌尿道等，一旦出现感染征象，应首先及时经验性使用抗感染药物，然后根据病原学检测结果及药敏试验结果调整用药。④腹膜感染者可试用腹腔内注射抗生素。⑤应用糖皮质激素类药物治疗、使用广谱抗感染药物、联合应用多个抗感染药物时，应警惕继发真菌感染。

（4）低钠血症及顽固性腹水：低钠血症是常见并发症，水钠潴留所致稀释性低钠血症是其常见原因，托伐普坦是治疗低钠血症及顽固性腹水的新措施。顽固性腹水的治疗方案为：①先螺内酯联合呋塞米利尿治疗，效果差者，可应用托伐普坦。②特利加压素每次1~2mg，12小时1次。③腹腔穿刺适量放腹水。④输注白蛋白。

（5）急性肾损伤及肝肾综合征：目前对肝肾综合征尚无有效治疗方法，预防急性肾损伤的发生尤为重要：①避免引起血容量减少的各种因素，及时纠正低血容量（可使用晶体或血浆或白蛋白）。②积极控制感染。③避免使用肾毒性药物。④对需用静脉对比剂的检查需权衡利弊后选择。急性肾损伤的早期应减少或停用利尿治疗；肝肾综合征患者可试用特利加压素（1mg/4~6h）联合白蛋白（20~40g/d）治疗，根据疗效决定用药时间。

（三）非生物型人工肝支持治疗

人工肝是治疗肝衰竭的有效方法之一，主要作用是清除患者血中各种有害物质及补充生物活性物质，改善内环境，暂时替代衰竭肝脏的部分功能，治疗后可使凝血酶原活动度升高、血胆红素水平明显下降，为肝细胞再生及肝功能恢复创造条件或等待机会进行肝移植。治疗方法包括血浆置换、选择性血浆置换、血浆（血液）灌流、特异性胆红素吸附、血液滤过、血液透析等。一般采用联合治疗方法并根据病情个体化治疗。

（四）肝移植

肝移植是治疗各种原因所致的中晚期肝衰竭的最有效方法之一，适用于经积极内科综合治疗和/或人工肝治疗后，患者病情继续加重，不能通过上述方法好转或恢复者。

六、预后

肝衰竭预后评估应贯穿诊疗全程，尤其强调早期预后评估的重要性。总体肝衰竭预后不良，病死率50%~70%。年龄小、治疗及时、无并发症者病死率较低。急性肝衰竭存活者，远期预后较好；亚急性肝衰竭存活者多数转为慢性肝炎或肝硬化；慢性肝衰竭病死率高达80%以上。

病例治疗方案

1. 一般治疗　严格卧床休息，加强病情监护和各项指标监测，清淡饮食，间断低流量吸氧。

2. 支持治疗　输注白蛋白、血浆、补钾治疗。

3. 抗HBV治疗　恩替卡韦片或富马酸替诺福韦片或富马酸丙酚替诺福韦片。

4. 保肝退黄治疗　异甘草酸镁、还原型谷胱甘肽等静脉滴注；熊去氧胆酸、乳果糖口服。

5. 保钾利尿剂　螺内酯口服。

6. 防治出血　H_2受体阻滞剂或质子泵抑制剂。

7. 非生物型人工肝支持治疗　血浆置换加胆红素吸附治疗。

8. 告知患者此次发病系停用抗乙肝病毒药物所致，抗病毒药物需要长期服用，不能自行停药。

七、医患沟通要点

（一）治疗效果

该患者肝衰竭发生的诱因为停用抗HBV药物，之后劳累，最终在肝硬化基础上发生了慢加亚急性肝衰竭，病情危重，需要积极抢救治疗，如果经过内科抢救治疗后病情仍进展加重，最终需要肝移植治疗。总体治疗费用高、预后差。

（二）非生物型人工肝支持治疗

1. 目的与益处　是治疗肝衰竭的有效方法之一，原理是通过一个体外的机械、理化和生物装置，清除各种有害物质，补充必需物质，改善内环境，暂时替代衰竭肝脏的部分功能，为肝细胞再生及肝功能恢复创造条件或等待机会进行肝移植。

2. 缺点与并发症　①费用高。②人工肝治疗过程中及之后可能会出现过敏反应、低血压、失衡综合征、高枸橼酸盐血症、溶血、血源性传染病、出血、血栓形成、继发感染等。

临 床 大 练 兵

1. 患者人工肝治疗过程中出现皮肤瘙痒、荨麻疹、剧烈咳嗽，诊断如何考虑，如何处理？

2. 患者治疗后病情好转，乏力减轻，黄疸开始减轻，白蛋白水平升高，但复查AFP水平反而升高，为184.2ng/ml，请问如何解释？如何处理？

（晁春梅）

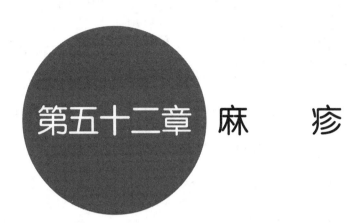

麻疹（measles）是由麻疹病毒经呼吸道传播引起的急性传染病，主要临床特征表现为：发热、卡他症状、眼结膜炎、口腔麻疹黏膜斑、皮肤斑丘疹。

> **临床场景 A**
>
> *感染性疾病科住院部*
> 　　患者，男性，27岁。因"发热4天，皮疹1天"入院，生命体征：T 36.4℃，P 89次/分，R 18次/分，BP 99/77mmHg。
> 　　请你接诊患者。

一、问诊要点

（一）现病史

1. 发病诱因　发病前是否有受凉、劳累等病史。近期是否有服药史，是否进食海鲜、高蛋白等容易过敏的食物。是否有接触化学毒物情况。

2. 主要症状特点　①发热特点：起病时间及缓急、温度的高低及持续时间、发热时伴随症状。②皮疹：出疹时间、出疹顺序、皮疹特点、伴随症状、退疹顺序。

3. 发热伴随症状及皮疹形态（图52-1，图52-2）　①详细询问发热伴随症状有助于疾病的评估及病因的确定。②皮疹是感染性疾病发热重要的伴随症状，了解皮疹的形态，对初步判定感染类型有帮助。

4. 诊疗经过及疗效　本次入院前接受的诊断措施和结果；治疗的药物名称、剂量、时间和疗效。

5. 一般情况　精神、睡眠、饮食、尿便、体重。

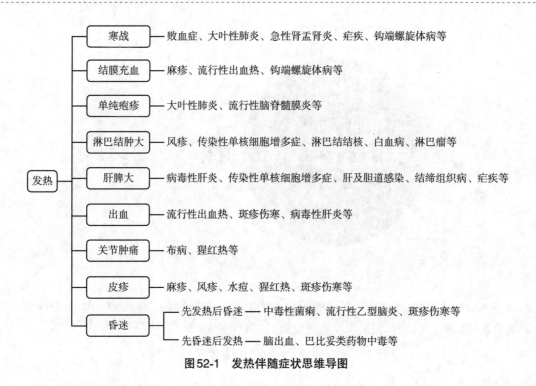

图 52-1　发热伴随症状思维导图

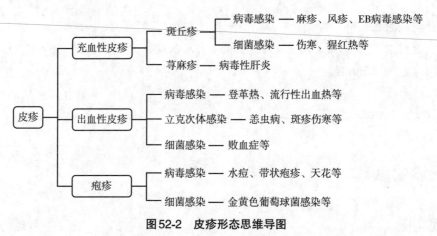

图 52-2　皮疹形态思维导图

（二）既往史

　　既往有无发热出疹性疾病病史，有无心肺系统疾病史，有无伤寒、结核、肝炎等传染病史，有无外伤、手术史，有无输血及血制品史，有无食物、药物过敏史，预防接种史情况。

（三）流行病学资料

　　起病前 6～21 天是否有类似患者接触史，是否接种麻疹疫苗，是否患过麻疹。

二、查体要点

　　发热、出疹性疾病的体格检查需要兼顾判断疾病严重程度及查找有助于病因判断的重要阳性及阴性体征（图 52-3）。

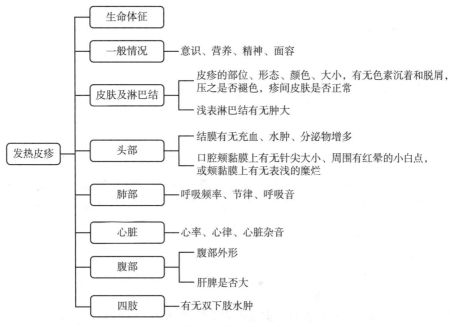

图52-3　发热、出疹性疾病查体要点

临床场景 B

　　经过问诊、查体后，患者的病历资料补充如下。

　　1. 现病史　患者4天前无明显诱因出现发热，体温最高达39.0℃，伴咽痛、咳嗽，少量白痰易咳出，伴流泪、畏光。伴四肢乏力、畏寒、食欲差、全身酸痛等不适。自诉开始自服布洛芬退热药、头孢类消炎药2天后，体温较前下降，但症状未见明显改善，次日再次出现发热，遂至当地诊所输液治疗（具体不详），症状仍未见明显缓解。1天前患者自耳后出现淡红色斑丘疹，疹间可见正常皮肤，自诉皮疹自头颈面部向下逐渐遍及全身，遂至当地医院就诊，并出现流涕，双眼结膜充血、红肿、畏光及流泪加重，咳嗽、咳痰加重等情况，无胸闷、呼吸困难、气促等表现。予输液治疗后（具体不详）上述症状未见明显缓解。自患病以来患者精神、睡眠、饮食欠佳，尿便正常，体重无明显改变。

　　2. 既往史　否认发热、出疹性疾病病史，否认心肺系统疾病史，否认伤寒、结核、肝炎等传染病史，否认外伤、手术史，否认输血及血制品史，否认食物、药物过敏史，预防接种史不详。

　　3. 查体　T 39.0℃，P 99次/分，R 20次/分，BP 100/70mmHg。一般情况稍差，神志清楚，急性热病容。咽充血，扁桃体未见肿大，口腔双侧第二磨牙对面的颊黏膜上可见到针尖大小的小白点，周围有红晕。眼结膜充血水肿。全身（包括手心、足底）可见散在大小不等的充血性斑丘疹，压之褪色，疹间可见正常皮肤。全身浅表淋巴结未触及明显肿大。心律齐，HR 99次/分，各瓣膜区未闻及杂音。双肺呼吸音粗，双下肺可闻及少许湿啰音。腹平软，全腹无压痛、反跳痛，肝脾未触及。双下肢无水肿。

　　4. 流行病学资料　既往接种疫苗不详，10余天前有类似患者接触史，既往未患过麻疹。

　　请为患者完善必要的辅助检查。

三、辅助检查选择

（一）实验室检查

1. 血常规、感染相关蛋白、血培养（必要时） 了解是否继发细菌感染，以及评估病情。

2. 肝肾功能、电解质、心肌酶谱、血糖、凝血功能等可协助评估患者基础情况，以及判断是否出现多器官功能损害。

3. 血清学检查 作为诊断麻疹的标准方法。血清抗体IgM和IgG测定，IgM在出疹后3天多呈阳性，5～20天最高，阳性即可确诊，IgG抗体如恢复期较早期升高4倍以上即为阳性，也可以诊断麻疹。

（二）影像学检查

1. 胸部CT 判断肺部是否有病变。

2. 浅表淋巴结及腹部超声 检查患者是否有浅表淋巴结、肝、脾大。

3. 心电图 评估有无出现心脏病变。

临床场景 C

完善相关检查后，患者的病历资料补充如下。

1. 血常规 WBC 4.92×10^9/L，NEUT% 40.10%，LY% 38.2%，RBC 4.67×10^{12}/L。

2. 血生化 GPT 290U/L，GOT 108U/L，Alb 34.8g/L，BUN 2.71mmol/L，SCr 67.4μmol/L，CK 43.0U/L，LDH 280U/L，K^+ 2.62mmol/L，Na^+ 140.20mmol/L，FERR 537.2μg/L。

3. 血清学检查 麻疹IgM抗体阳性。

4. 胸部CT 双肺下叶可见少量渗出。

5. 腹部及浅表淋巴结超声 双侧颈部、双侧锁骨上窝、右侧腋窝多个淋巴结可见，未见明显肿大的淋巴结。轻度脂肪肝。肝脾无明显增大。

6. 心电图 窦性心律，正常心电图。

请完善患者的诊断并给予治疗。

四、诊断流程

（一）确认为麻疹

流行病学资料显示，凡未患过麻疹及未接种过麻疹疫苗的易感者，特别是有类似患者接触史者，如果出现以下临床表现应该考虑麻疹：起病急，上呼吸道感染症状、眼鼻卡他症状，以及全身感染中毒症状，查体可见早期麻疹黏膜斑（科普利克斑），出疹期出现典型麻疹样皮疹、恢复期色素沉着。确诊需依据实验室检查特异性IgM抗体阳性及IgG抗体恢复期较早期升高4倍以上亦为阳性，也可以诊断麻疹。

（二）典型麻疹临床表现

典型麻疹临床表现分为3期。

1. 前驱期 从发热到出皮疹为前驱期（持续3～4天）。上呼吸道炎症：发热、咳嗽、流涕等症状。眼结膜炎：畏光、流泪、眼结膜充血等症状。其他感染中毒症状：精神萎靡不振、食少、烦躁等症状。口腔可见科普利克斑（＋），具有诊断价值，它是麻疹前驱期特征性体征。是由病毒或免疫复合物引起黏膜及黏膜下层炎症，局部充血、渗出、细胞浸润、坏死与角化的结果。通常位于双侧第二磨牙对面颊黏膜上，为针尖大小的小白点，周围有红晕。

2. 出疹期 出疹期（自病程3～4天开始）体温升高，初期的症状加重，全身出现皮疹。①出疹顺序：耳后发际→颜面→颈部→躯干→四肢→手足心。②皮疹特点：初为淡红色斑丘疹，直径2～5mm，压之褪色，增多后呈鲜红色，融合后成暗红色，疹间皮肤正常。③伴随症状：皮疹高峰时中毒症状加重，患者可表现为精神萎靡、高热、嗜睡、谵妄、抽搐等。

3. 恢复期 皮疹出齐，全身中毒症状及呼吸道炎症减轻，皮疹开始消退，退疹顺序与出疹相同，可有糠麸样脱屑及色素沉着（持续1～2周消失）。

（三）判断有无并发症

（四）鉴别诊断

1. 风疹 发热1～2天出疹，皮疹由面部开始，为淡红色斑丘疹，通常伴或不伴结膜炎、咽痛等症状。

2. 猩红热 发热1～2天出疹，皮疹多位于躯干，为全身针尖大小红色丘疹，疹间皮肤充血；有咽痛，有或无结膜炎。

3. 幼儿急疹 热退出疹，皮疹多位于躯干，散在，呈玫瑰色，通常无结膜炎、咽痛等症状。

4. 药物疹 用药后出现，皮疹呈多形性，通常停药后可退疹，无咽痛、结膜炎等症状。

病例诊断分析

根据青年男性，既往未患过麻疹，发病前有类似患者接触史，流行病学资料明确；患者临床表现为上呼吸道感染症状＋结膜炎＋全身中毒症状明显＋典型皮疹（出疹时间、出疹顺序等麻疹样皮疹的特点），以及查体口腔可见麻疹黏膜斑；实验室检查提示特异性IgM抗体阳性，因此，麻疹诊断可明确。患者存在肺部感染、低钾血症、感染中毒性肝损伤，腹部超声提示轻度脂肪肝。由此，可得出该患者的完整诊断。

主诊断：麻疹

并发症：肺部感染

感染中毒性肝损伤

低钾血症

合并症：轻度脂肪肝

五、治疗

麻疹病毒尚无特效抗病毒药物，麻疹治疗原则为加强护理、对症治疗和防治并发症。

（一）一般治疗

呼吸道隔离至出疹后5天，注意室内通风，注意眼、鼻、口腔的清洁护理，多饮水。

（二）对症治疗

物理降温，祛痰镇咳，补液、补充电解质、保证水电解质平衡，必要时给氧。

（三）并发症治疗

1. 支气管肺炎　合并细菌感染较为常见，抗菌治疗。
2. 心肌炎　给予促进心肌代谢药，有心衰予强心、利尿，重症者予肾上腺皮质激素。
3. 喉炎　雾化、抗菌治疗，重者用激素，出现咽喉梗阻，行气管切开。

六、预防

1. 管理传染源　上报疫情、隔离、检疫。
2. 切断传播途径　减少外出、隔离消毒。
3. 保护易感人群　①主动免疫：接种麻疹疫苗。②被动免疫：5天内注射人血丙种免疫球蛋白可预防发病。

病例治疗方案

1. 一般治疗　呼吸道隔离至出疹后5天，室内通风，注意五官的清洁护理，多饮水。
2. 对症治疗　物理降温，祛痰，镇咳，雾化，保肝，降酶，补充电解质，保证水电解质平衡。
3. 并发症治疗　患者肺部感染酌情给予抗感染治疗。
4. 合并症治疗　嘱患者定期复查血脂、胸部CT、腹部超声等相关检查，相关科室门诊随诊。

七、医患沟通要点

1. 目前对麻疹病毒尚无特效抗病毒药物，治疗上主要为呼吸道隔离、加强护理，对症治疗和防治并发症。
2. 麻疹为呼吸道传染疾病，需要隔离至出疹后5天，隔离期间注意室内通风及保持眼、鼻、口腔的清洁，多饮水。
3. 麻疹患者出疹时感染中毒症状可出现较前加重情况，为疾病进展过程。

临·床·大·练·兵

患者，男性，32岁。因"发热5天、皮疹1天"入院。病前有类似患者接触史。患者4天前无明显诱因出现发热，伴咳嗽、流泪、流涕、畏光。无畏寒、寒战等不适。1天前自耳后出现皮疹逐渐至头、面、颈部。查体：T 39.6℃，P 100次/分，R 28次/分，BP 101/85mmHg。一般情况差，急性病容，神志清楚。咽充血，扁桃体未见肿大，可见口腔黏膜斑。结膜充血，头面颈部可见散在淡红色斑丘疹，压之褪色，疹间可见正常皮肤。全身浅表淋巴结未触及明显肿大。心律齐，HR 100次/分，各瓣膜区未闻及杂音。双肺未闻及明显湿啰音。腹平软，肝脾未触及。双下肢无水肿。患者入院第2日出现胸腹背、四肢皮疹明显增多，体温继续升高，伴精神萎靡不振、食少、烦躁等症状，患者家属质疑患者病情为什么越来越重。

1. 最可能的诊断及诊断依据，如何和患者家属解释？

2. 治疗如何选择？

3. 住院期间需要监测患者哪些指标？

（迟晓伟）

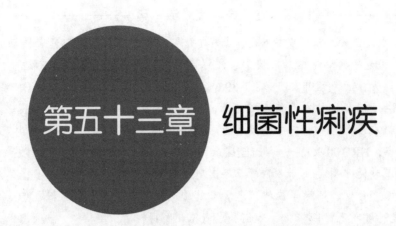

第五十三章 细菌性痢疾

细菌性痢疾（bacillary dysentery）是由志贺菌属（痢疾杆菌）引起的肠道传染病，通过消化道传播，夏秋季节可引起流行，终年散发。临床表现为腹痛、腹泻、里急后重和黏液脓血便，可伴有发热及全身毒血症状。主要病变为：直肠、乙状结肠的炎症与溃疡。

临床场景 A

感染性疾病科住院部

患者，女性，21岁。因"腹泻、发热3天"入院。生命体征：T 37.6℃，P 86次/分，R 18次/分，BP 105/68mmHg。

请你接诊患者。

一、问诊要点

（一）现病史

1. 发病诱因　发病前是否受凉、劳累，是否有在外就餐情况。

2. 主要症状特点　①腹泻：腹泻次数、腹泻量、腹泻性状（稀便、水样便、黏液脓血便）、腹泻和腹痛的关系、伴随症状。②腹痛：是否有腹痛、疼痛性质、程度、疼痛部位、诱发因素、疼痛持续时间、发作时间、是否与体位有关。③发热：发热起病情况，最高体温、体温持续时间、间歇性。

3. 伴随症状　详细的伴随症状（图53-1）询问可有助于腹泻病情评估及病因的确定。

4. 诊疗经过和疗效　本次入院前接受的诊断措施和结果；治疗药物的名称、剂量、时间和疗效。

5. 一般情况　精神、睡眠、饮食、尿便、体重。

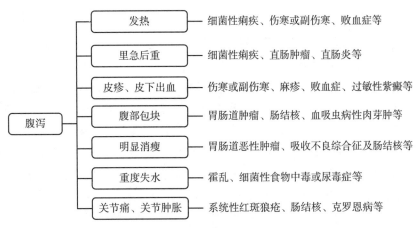

图53-1　腹泻伴随症状思维导图

（二）既往史

既往有无心肺系统疾病史，有无伤寒、结核、肝炎等传染病史，有无外伤、手术史，有无输血史及血制品史，有无食物、药物过敏史，预防接种史情况。

（三）流行病学资料

是否有不洁饮食史，是否到过疫区，是否有类似患者接触史。

二、查体要点

腹泻、发热的体格检查需要兼顾病情严重程度的判断，以及查找有助于判断病因的重要阳性体征（图53-2）。

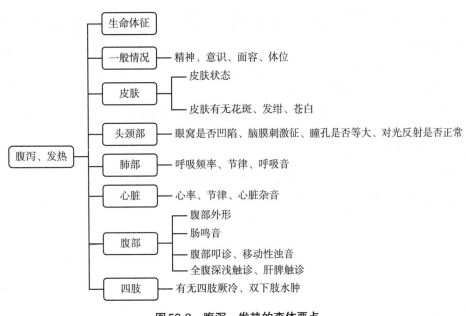

图53-2　腹泻、发热的查体要点

临床场景 B

经过问诊、查体后，患者的病历资料补充如下。

1. 现病史　患者3天前在外吃烧烤后出现腹泻，自诉每日排大便10次左右，量少，为黏液脓血便，伴里急后重、左下腹轻微持续性隐痛，无放射性疼痛，与体位关系不明显，并出现发热，体温最高39.0℃，伴畏寒、寒战、乏力、头晕、头痛、恶心、呕吐，呕吐物为胃内容物，无咖啡渣样呕吐物，无咳嗽、咳痰、胸闷、呼吸困难等不适。于当地医院就诊，进行相关检查、治疗（具体不详）后腹泻、发热均未见明显好转。自患病以来，患者精神、睡眠及饮食欠佳，大便同前，小便正常，体重无明显改变。

2. 既往史　无心肺系统疾病史，无伤寒、结核、肝炎等传染病史。否认外伤、手术史。否认输血及血制品史。否认食物、药物过敏史。预防接种史不详。

3. 查体　T 37.6℃，P 86次/分，R 20次/分，BP 100/68mmHg。急性病容，一般情况稍差，神志清楚，精神差，舌津少。皮肤稍干燥，弹性可，未见皮疹、出血点。全身浅表淋巴结未触及肿大。咽充血，双侧扁桃体未见肿大。心律齐，HR 86次/分，各瓣膜区未闻及杂音。双肺呼吸音稍粗，双肺未闻及干湿啰音。腹平软，肝脾未及，移动性浊音阴性，左下腹压痛，无反跳痛，肠鸣音亢进。双下肢无水肿。

4. 流行病学资料　患者3天前在外就餐，自诉有进食不洁饮食史。否认到过疫区，否认有类似患者接触史。

请为患者完善必要的辅助检查。

三、辅助检查选择

（一）实验室检查

1. 血常规、大便常规、制动试验、感染相关蛋白、血培养（必要时）　了解是否为感染性腹泻，协助诊断，评估病情。

2. 肝肾功能、电解质、心肌酶谱、血糖、血脂、凝血功能等　可协助评估患者的基础情况，以及判断是否出现感染中毒性多器官功能损害。

3. 病原学检查　粪便培养出病原菌可作为明确诊断疾病的依据。

（二）影像学检查

1. 腹部浅表淋巴结超声　检查患者是否有浅表淋巴结、肝、脾大。
2. 心电图　评估有无出现心脏病变。

临床场景 C

> 完善相关检查后，患者的病历资料补充如下。
>
> 1. 血常规　WBC 22.92×10⁹/L，NEUT% 90.10%，LY% 3.4%，RBC 4.67×10¹²/L，Hb 110g/L。
>
> 2. 大便常规　黏液脓血便，镜检见白细胞、脓细胞。
>
> 3. 血生化　GPT 35U/L，GOT 40U/L，Alb 40.8g/L，BUN 2.71mmol/L，SCr 67.4μmol/L，CK 43.0U/L，LDH 280U/L，K⁺ 3.02mmol/L，Na⁺ 140.20mmol/L。
>
> 4. 病原学检查　大便培养有志贺菌生长。
>
> 5. 腹部浅表淋巴结超声　腹腔内肠管扩张积液声像，餐后胆囊壁欠光滑声像。
>
> 6. 心电图　窦性心律，正常心电图。
>
> 请完善患者的诊断并给予治疗。

四、诊断流程

（一）确认为细菌性痢疾

具有以下特点的患者应该考虑细菌性痢疾：①多发于夏秋季，病前有在外就餐史，进食可疑不洁饮食或饮水，起病急。②临床表现包括腹泻，腹痛，里急后重，大便量少，为黏液脓血便，每日10次以上，伴发热、畏寒、乏力、食欲减退、头痛等不适。③查体。左下腹压痛，肠鸣音亢进。须注意，临床上有一种特殊类型为中毒性细菌性痢疾，需要注意辨识。细菌性痢疾确诊需依据实验室检查（病原学培养出志贺菌）。

（二）细菌性痢疾的临床分型

有助于判断病情轻重及预后，制订合理的治疗方案。细菌性痢疾根据病程长短可分为急性菌痢和慢性菌痢。

1. 急性细菌性痢疾　临床可以分为4型。

（1）普通型（典型）：全身症状，起病急，伴畏寒、发热，体温可达39℃以上，伴头痛、乏力、食欲下降等症状。并出现消化道症状，主要表现为腹痛，腹泻，多先为稀水样便，1～2天后转为黏液脓血便，每天排便10次至数十次，便量少，有时为脓血便，此时患者有明显里急后重。腹部体征主要为左下腹压痛，肠鸣音亢进。病程1～2周，多数可自行恢复，少数转为慢性。

（2）轻型（非典型）：全身毒血症状轻，低热或不发热。消化道症状轻，主要表现为急性腹泻，每天排便10次以内，为稀便，有黏液但无脓血，里急后重轻或无。腹部体征有轻腹痛，左下腹可有轻度压痛。1周左右可自愈，少数转为慢性。

（3）重型：多见于老年、体弱、营养不良患者。急性发热，腹泻每日30次以上，为稀水脓血便，偶尔排出片状假膜，甚至出现大便失禁，腹痛、里急后重明显，后期可能出现严重腹胀及中毒性肠麻痹，常伴呕吐，严重失水者可引起外周循环衰竭；常有酸中毒和水、电解质平衡失调，少数出现心、肾功能不全。

（4）中毒性菌痢：多见于2～7岁体质好的儿童，起病急骤，严重毒血症、休克和/或中毒性脑病为主要表现。体温高达40℃以上，伴精神萎靡、面色青灰、四肢厥冷、惊厥、昏迷，可迅速发生循环及呼吸衰竭。局部肠道症状很轻或无。按临床表现可分为3型：①休克型（周围循环衰竭型）。最常见，感染性休克为主要表现。②脑型（呼吸衰竭型）。以中枢神经系统症状为主要表现。③混合型。具有以上两型的表现，病死率很高，经治疗3～7天痊愈，可转变为慢性。

2. 慢性细菌性痢疾　急性细菌性痢疾病程迁延超过2个月，根据临床表现可以分为3型。①慢性迁延型：多见，急性细菌性痢疾发作后迁延不愈，时轻时重。长期腹泻导致乏力、贫血、营养不良等。②急性发作型：有慢性细菌性痢疾史，间隔一段时间又出现急性细菌性痢疾的表现。③慢性隐匿型：有急性细菌性痢疾史，无明显临床症状，但大便培养可检出志贺菌。

（三）判断有无并发症出现及评估预后

（四）鉴别诊断

1. 急性阿米巴痢疾　散发，少有发热，全身中毒症状轻，无里急后重，腹痛轻，果酱样大便，镜检有阿米巴滋养体。

2. 霍乱　先泻后吐，无腹痛、里急后重、米泔水样便，培养见霍乱弧菌。

3. 其他细菌性肠道感染　鉴别需进行细菌培养。

病例诊断分析

患者，青年女性，起病时间7月份为夏季，病前有在外就餐史，进食不洁食物，流行病学资料明确。临床表现：患者消化道症状腹泻伴腹痛，里急后重，大便每日10次左右，量少，为黏液脓血便。全身症状，发热、恶心、呕吐、畏寒、头晕、头痛等症状。查体：左下腹压痛，肠鸣音亢进。实验室检查：大便培养志贺菌生长。结合流行病学资料、临床表现（符合急性细菌性痢疾普通型）、实验室检查，目前细菌性痢疾诊断可明确。患者电解质提示存在低钾血症。由此，可得出该患者的完整诊断。

主诊断：细菌性痢疾急性细菌性痢疾（普通型）

并发症：低钾血症

五、治疗

（一）急性细菌性痢疾治疗

1. 一般治疗　消化道隔离：消化道隔离至大便培养连续2次阴性，临床症状消失。毒血症状重者必须卧床休息。饮食以清淡、易消化、流食为主。

2. 病原治疗　根据当地当时的药敏情况选用抗菌药物治疗3～5天。常用药物：①喹诺酮类首选，儿童、孕妇、哺乳期妇女非必要不使用。②二线药物，如匹美西林、头孢曲松。③其他，如阿奇霉素、黄连素，轻型可不用抗菌药物。

3. 对症治疗　剧烈腹痛者可选用阿托品、颠茄合剂；维持水电解质平衡，高热、呕吐、失水根据情况可静脉或口服补液；高热给予物理降温，必要时适当给予退热药。

（二）中毒性细菌性痢疾治疗

采取综合急救措施。

1. 病原治疗　选择强有力抗菌药物静脉滴注（喹诺酮类和第三代头孢菌素类），病情好转后改为口服。

2. 对症治疗

（1）降温止惊：高热物理、药物降温；高热伴烦躁、惊厥者，可给予亚冬眠疗法。

（2）休克型：①迅速扩充血容量，纠正酸中毒。②改善微循环障碍，可给予山莨菪碱、酚妥拉明等药物。③保护重要脏器功能，主要是心、脑、肾等重要脏器。④其他可短期使用肾上腺皮质激素，有DIC表现早期行肝素抗凝。

（3）脑型：给予20%甘露醇快速静脉滴注，减轻脑水肿。改善脑微循环可应用血管活性药物，同时可给予肾上腺皮质激素。防治呼吸衰竭需要保持呼吸道通畅、吸氧，出现呼吸衰竭可使用洛贝林等药物，必要时可用呼吸机。

（三）慢性细菌性痢疾治疗

1. 一般治疗　注意生活规律，饮食要求，积极治疗可能并存的肠道寄生虫病或慢性消化道疾病。

2. 病原治疗　根据病原菌药敏结果选用有效的抗菌药物，指导用药；联合用药，长疗程，多疗程；局部用药，可选用0.3%小檗碱液、5%大蒜素液或2%磺胺嘧啶银悬液等保留灌肠，每晚一次，疗程10～14天。

3. 对症治疗　出现肠道功能紊乱可采用镇静或解痉药物、微生态制剂。

六、预防

1. 管理传染源　急慢性患者带菌者应隔离，治疗彻底直至大便培养阴性。
2. 切断传播途径　养成良好的卫生习惯，注意饮食和饮水卫生。
3. 保护易感人群　口服活菌疫苗。

病例治疗方案

1. 一般治疗　消化道隔离：消化道隔离至大便培养连续2次阴性，临床症状消失。监测患者生命体征，嘱患者卧床休息，饮食要清淡、易消化，以流食为主。

2. 对症治疗　①发热给予物理降温。②患者低钾给予补钾，补充电解质治疗，维持水电解质平衡。③给予复方嗜酸乳杆菌等药物，调节肠道菌群。④泮托拉唑抑酸护胃对症处理。

3. 病原治疗　①给予半合成青霉素类抗感染治疗。②给予黄连素减少肠道分泌。

七、医患沟通要点

1. 该病为消化道传播疾病，需消化道隔离，患者需尽量卧床休息，饮食要清淡、易消化，以流食为主。

2．嘱患者治愈后，养成良好的卫生习惯，注意饮食和饮水卫生。

临·床·大·练·兵

患者，男，3岁。因"突起畏寒、发热6小时，神志改变1小时"（家属代诉）入院。病前曾在外就餐，家属诉有进食不洁食物情况。查体：T 40.1℃，P 122次/分，R 31次/分，BP 62/41mmHg，神志欠清，检查不合作，压眶有反应，双侧瞳孔等大等圆，对光反射存在；巩膜无黄染，结膜无充血、水肿，四肢厥冷，全身皮肤未见皮疹，颈软，心肺查体无异常；腹平软，腹部查体不配合，肝脾肋下未及，克氏征阴性。血常规：Hb 120g/L，WBC 22×10^9/L，NEUT% 90%，LY% 10%。

1．最可能的诊断及诊断依据是什么？

2．该如何进一步确诊？

3．需要注意与哪些疾病鉴别？

4．如何治疗？

（迟晓伟）

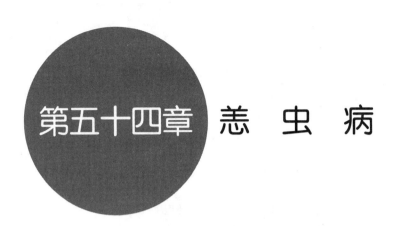

第五十四章 恙 虫 病

恙虫病（tsutsugamushi disease）由恙虫病东方体引起的急性自然疫源型传染病，临床特征表现为发热、叮咬部位焦痂（或溃疡）、淋巴结肿大、皮疹、肝脾大及白细胞减少等。鼠类是其主要传染源，通过恙螨幼虫叮咬传播给人。

临床场景 A

感染性疾病科住院部

患者，男性，45岁。因"反复发热12天，血小板减少9天"入院，生命体征：T 38.6℃，P 79次/分，R 19次/分，BP 110/70mmHg。

请你接诊患者。

一、问诊要点

（一）现病史

1. 发病诱因　发病前有无劳累、受凉等病史。

2. 主要症状的特点　发热特点：起病时间、起病急缓、发热持续时间及间歇性、温度高低、发热热型及伴随症状。既往是否出现过血小板减少，是否诊断过血小板减少性疾病，是否伴有牙龈等部位出血情况。

（1）了解发热特点及常见发热热型，有助于诊断疾病（图54-1）。

（2）了解血小板减少常见的病因对查找血小板减少的疾病诊断有帮助（图54-2）。

3. 详细的伴随症状询问有助于发热病因的确定及病情评估，病程中是否伴有寒战、全身酸痛、疲乏、剧烈头痛、食欲下降等急性感染中毒症状。是否伴有腹痛、腹泻等消化道感染症状。是否伴有尿频、尿急、尿痛、血尿等泌尿系统症状。是否伴有谵妄、听力下降，甚至昏迷、颈项强直等神经系统症状。是否伴有心率快、心音弱等心肌炎表现。是否伴有咳嗽、胸痛、气促等肺炎表现。有无出血情况，如鼻出血、胃肠道出血等。通过以上询问初步判断是否有各脏器受损的表现。

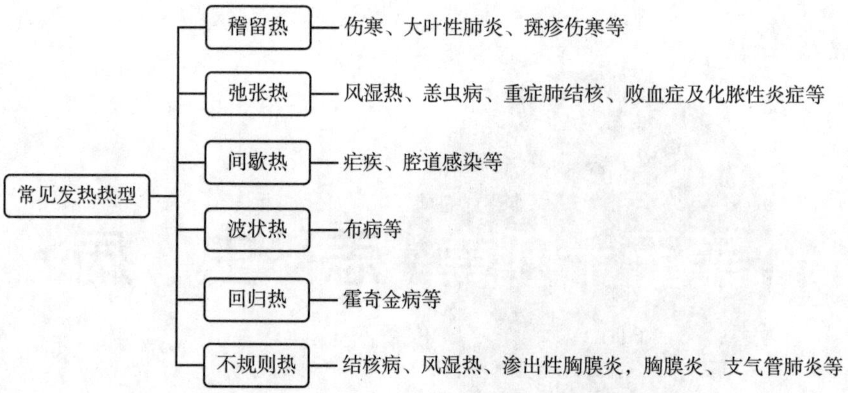

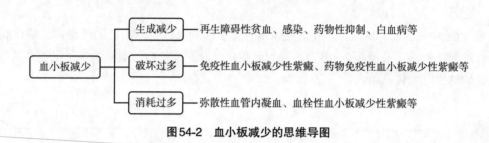

图 54-1　常见发热热型思维导图

血小板减少
- 生成减少 —— 再生障碍性贫血、感染、药物性抑制、白血病等
- 破坏过多 —— 免疫性血小板减少性紫癜、药物免疫性血小板减少性紫癜等
- 消耗过多 —— 弥散性血管内凝血、血栓性血小板减少性紫癜等

图 54-2　血小板减少的思维导图

4. 诊疗经过及疗效　本次入院前接受的诊断措施和结果，治疗的药物名称、剂量、时间和疗效。

5. 一般情况　精神、睡眠、饮食、尿便、体重。

（二）既往史、个人史

既往有无血液系统疾病，有无心肺系统疾病史，有无伤寒、结核、肝炎等传染病史，有无外伤、手术史，有无输血及血制品史，有无食物、药物过敏史，有无放射线、化学毒物接触史，预防接种史情况。

（三）流行病学资料

有无疫区工作、居住史，有无蚊虫叮咬情况，是否有林区工作、露天野营或田边草地坐卧史，居住环境有无鼠类活动。

二、查体要点

体格检查需要兼顾患者病情的判断，以及查找有助于协助诊断的重要阳性体征。检查患者有无焦痂、溃疡及其情况。

临床场景 B

经过问诊、查体后，患者的病历资料补充如下。

1. 现病史　患者8天前无明显诱因出现发热，体温迅速上升，最高达39.5℃，伴咳嗽，少量白痰易咳出。伴寒战、全身酸痛、疲乏、恶心、呕吐等不适，否认腹痛、腹泻、尿频、尿急、尿痛、胸闷、呼吸困难等不适。自行服用退热药物治疗，未见明显好转。5天前至当地医院住院治疗（具体不详），完善相关检查，发现血小板减少，无牙龈出血、鼻出血等不适，当地医院进一步完善骨穿提示骨髓增生活跃，粒系增生伴中毒改变，噬血细胞现象易见。给予青霉素类抗感染等相关治疗后（具体不详），仍持续发热，上述症状未见明显好转，并出现明显食欲差，不能进食。发病以来患者精神、睡眠可，饮食差，尿便正常，体重无明显改变。

2. 既往史、个人史　无血液系统疾病及心肺系统疾病史，无伤寒、结核、肝炎等传染病史，无手术、外伤史，无输血及血制品史，否认药物、食物过敏史，否认放射线、化学毒物接触史，预防接种史不详。

3. 查体　T 36.6℃，P 79次/分，R 19次/分，BP 90/70mmHg。一般情况差，神志清楚。颈胸部潮红，结膜轻微充血。腹股沟可触及一蚕豆大小肿大淋巴结，活动可，有触痛。会阴可见一约10mm大小黑色焦痂，边缘突起，周围有红晕。右下肺可闻及少许湿啰音。心界不大，心律齐，HR 79次/分，各瓣膜区未闻及杂音。腹平软，肝脾未及明显增大。双下肢无水肿。

4. 流行病学资料　自诉半个月前至户外，田间劳动。无疫区工作、居住史，无蚊虫叮咬情况，居住环境无鼠类活动。

请为患者完善必要的辅助检查。

三、辅助检查选择

（一）实验室检查

1. 血常规、感染相关蛋白、血培养（必要时）　了解感染性质、初步评估病情及除外败血症所致发热。

2. 肝肾功能、电解质、心肌酶谱、血糖、血脂、凝血功能等　可协助评估患者基础情况，以及判断是否出现多器官功能损害。

3. 输血前检查　肝炎病毒学＋HIV＋梅毒、血型鉴定。

4. 血清学检查　变形杆菌OXK凝集反应（外斐试验）效价在1∶160以上方有辅助诊断意义。

（二）影像学检查

1. 胸部CT　判断肺部是否有病变。

2. 腹部浅表淋巴结超声　检查患者是否有浅表淋巴结、肝、脾大。

3. 心脏超声，心电图　明确有无出现循环系统病变。

临床场景 C

完善相关检查后，患者的病历资料补充如下。

1. 血常规　WBC 5.71×10^9/L，NEUT% 64.8%，RBC 5.32×10^{12}/L，Hb 160g/L，PLT 60×10^9/L。

2. 血生化　Alb 28.3g/L，GPT 181U/L，GOT 158U/L，K^+ 2.98mmol/L。

3. 凝血四项　PT 16.6s，APTT 43.2s。

4. 外斐反应　OXK 1:320。

5. 胸部CT　双肺散在渗出实变影，治疗后复查；双侧少量胸腔积液。

6. 心电图　窦性心律，肢体导联低电压。

7. 腹部浅表淋巴结超声　右侧腋窝内、双侧腹股沟区淋巴结可见部分肿大，肝S7段钙化斑，脾大。

8. 心脏超声　二维超声心动图及彩色血流检查正常。

请完善患者的诊断并给予治疗。

四、诊断流程

（一）确定恙虫病

具有以下特点的患者应该考虑恙虫病：起病急，发热前无明显诱因，体温迅速上升，高达 $39 \sim 40℃$，伴寒战、全身酸痛、剧烈头痛、恶心、呕吐等症状，严重者可出现多器官功能损害，甚至多器官功能衰竭。查体可见焦痂、溃疡（为本病特征性体征，对临床诊断最具意义）、浅表淋巴结肿大、肝脾大、皮疹等体征。确诊需依据流行病学资料、临床表现（症状、查体尤以发现焦痂或特异性溃疡最具临床诊断价值），可结合实验室检查。

（二）判断有无并发症出现

（三）鉴别诊断

恙虫病通常要和以下疾病进行鉴别。

1. 伤寒　起病较缓，有持续高热、神志清楚淡漠、相对缓脉，并常有消化道症状，皮疹为玫瑰疹，无焦痂发现，周围血常规嗜酸性粒细胞减少，血培养可获伤寒杆菌。

2. 钩端螺旋体病　常有显著的腓肠肌疼痛，无皮疹、焦痂或溃疡，周围血常规白细胞计数常轻度升高，必要时可做血清特异性钩体显凝试验。

3. 疟疾　周期性畏寒、发热及大汗。

（四）判断预后

病例诊断分析

　　中年男性患者，发病前半个月患者有户外田间作业史。临床症状：患者突起发热，体温在39.0℃以上，并且波动幅度较大，呈弛张热型，伴咳嗽、寒战、全身酸痛等。查体：腹股沟可见一焦痂，焦痂为本病特征性诊断体征，浅表淋巴结可触及肿大。外斐试验：OXK 1:320。血常规：血小板减少，血生化：白蛋白下降。超声：浅表淋巴结肿大。胸部CT：右肺下叶可见渗出。由此，可得出该患者的完整诊断。

　　主诊断：恙虫病

　　并发症：继发性血小板减少

　　　　　　肺部感染

　　　　　　低蛋白血症

　　　　　　感染中毒性肝损伤

五、治疗

（一）一般治疗

　　卧床休息，加强护理，进食易于消化的食物，对于重症患者应加强观察，及时发现各种并发症及合并症，并采取适当的治疗措施。高热物理降温，酌情使用退热药物。

（二）病原治疗

　　多西环素有特效：每日0.2g连服5～7天。四环素、氯霉素和红霉素对本病有良好疗效，氯霉素剂量，成人2g/d，儿童25～40mg/（d·kg），分4次口服，如口服困难者可静脉给药。用药后大多在1～3天内退热。体温降至正常后，半量再用7～10天。另外，阿奇霉素、罗红霉素等对恙虫病也有疗效。头孢菌素类、青霉素类、氨基糖苷类抗生素对恙虫病无治疗作用。

六、预防

　　1. 消灭传染源　灭鼠。

　　2. 切断传播途经　除草、杀虫。

　　3. 个人防护　疫区工作时避免草地上坐卧、晒被衣；束紧口、裤脚；外涂5%邻苯二甲酸二甲酯。

病例治疗方案

1. 一般对症治疗　卧床休息、监测生命体征、加强护理、吸氧、进食易于消化的食物。对症处理：抑酸、护胃、利尿等。

2. 病原治疗　予多西环素抗感染治疗。

3. 并发症治疗　予祛痰、镇咳、雾化、保肝、降酶、补充白蛋白、补充电解质，保证水电解质平衡。

七、医患沟通要点

1. 可明确告知患者家属目前已明确诊断，有特效治疗，及早用药治疗，疗效确切。

2. 需根据患者入院时情况如是否已出现多器官功能衰竭，血小板计数是否明显下降等情况，并结合实验室检验结果评估患者病情后，再明确告知患者家属预后。

临·床·大·练·兵

患者，女性，29岁。农民。孕28周。因"发热3天"入院。病前有草地坐卧史。体格检查：T 39.1℃，P 120次/分，R 25次/分，BP 100/85mmHg。一般情况稍差，神志清楚。颈胸部潮红。腋窝下可触及一蚕豆大小肿大淋巴结，活动可，有触痛。颈部可见一约8mm大小黑色焦痂，边缘突起，周围有红晕。双肺未闻及干湿啰音。心界不大，心律齐，HR 120次/分，各瓣膜区未闻及杂音，腹部膨隆，双下肢无水肿。

1. 最可能的诊断及诊断依据是什么？
2. 患者孕28周治疗如何选择？
3. 住院期间需要监测患者哪些指标？

（迟晓伟）

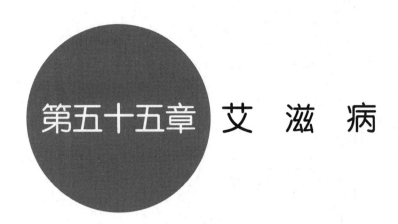

艾滋病又称获得性免疫缺陷综合征（acquired immuno deficiency syndrome，AIDS），是由HIV引起的慢性传染病。本病主要经性接触、血液及母婴传播，具有传播迅速、发病缓慢、病死率高的特点。HIV主要侵犯、破坏CD4$^+$T淋巴细胞导致机体免疫细胞和/或功能受损乃至缺陷，主要表现为严重机会性感染和肿瘤。常见机会性感染有肺孢子菌肺炎（pneumocystis pneumonia，PCP）、结核病、非结核分枝杆菌感染、CMV感染、单纯疱疹和水痘-带状疱疹病毒感染、弓形虫病、真菌感染等。

临床场景 A

感染性疾病科住院部

患者，男性，34岁。因"发热、气促、咳嗽1个月"入院。生命体征：T 38.0℃，P 120次/分，R 30次/分，BP 120/72mmHg。HIV抗体初筛有反应。

请你接诊患者。

一、问诊要点

（一）现病史

1. 诱因　有无受凉感冒、接触化学毒物或其他特殊物品，有无使用激素、免疫抑制剂、化疗药物等。

2. 主要症状的特点　发热体温高峰，热型及伴随症状（寒战、咽痛、皮疹、关节疼痛、盗汗、尿频、尿急、尿痛、腹痛、腹泻、体重下降等），咳嗽的性质（干性咳嗽、湿性咳嗽），痰的性状、量、颜色及气味，伴随症状（胸痛、呼吸困难、咳血等），气促的特点（活动性呼吸困难、夜间阵发性呼吸困难）等。

3. 伴随症状的特点　详细的伴随症状询问有助于病因的确定（图55-1）。

4. 诊治经过及疗效　本次入院前接受的诊断措施和结果，治疗的药物名称、剂量、时间和疗效。

5. 一般情况　精神、饮食、睡眠、尿便、体重。

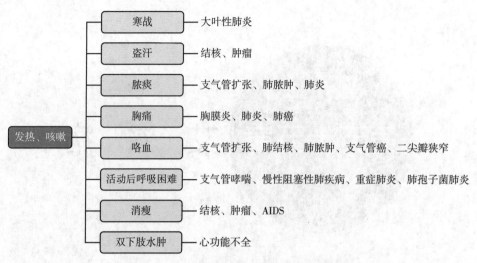

图 55-1　常见发热、咳嗽伴随症状思维导图

（二）既往史

既往有无自身免疫性疾病、肿瘤、心脏疾病、呼吸系统疾病、颅脑疾病、糖尿病等病史等。

（三）流行病学资料

①是否密切接触过类似发热、咳嗽患者。②所在地有无传染性疾病流行。③是否有血及血制品输注史。④有无静脉药瘾史。⑤是否有冶游史。⑥是否有生食肉类史。⑦有无病禽接触史。⑧是否有结核等传染性疾病。

二、查体要点

HIV感染者/AIDS患者的体格检查要全面细致，并根据采集的病史有所重点检查。不要遗漏口腔、鼻窦、皮肤黏膜、淋巴结、眼、腹部、肺、肛周、生殖器等重点部位的体查（图55-2）。

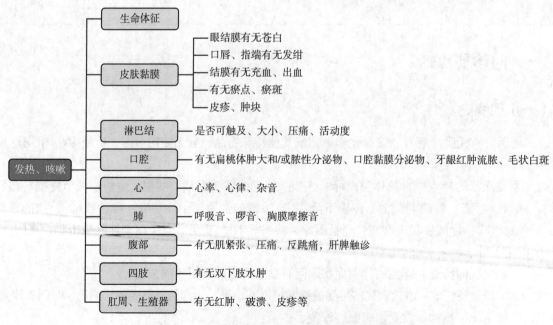

图 55-2　HIV感染者/AIDS患者的发热待查体要点

临床场景 B

经过问诊、查体后，患者的病历资料补充如下。

1. 现病史 患者1个月前无明显诱因出现间断发热，体温37.7～38.5℃，伴阵发性咳嗽，为干咳、无痰，并出现活动后气促，进行性加重。间断在当地诊所就诊，输注阿莫西林、左氧氟沙星等抗生素治疗无效。起病以来，精神、睡眠、食欲欠佳，尿便正常，1年来体重下降约5kg。

2. 既往史 4个月前曾患带状疱疹。10年前有静脉药瘾史。

3. 查体 T 38.0℃，P 120次/分，R 30次/分，BP 120/72mmHg。SpO_2 82%，神志清楚，语言流利，消瘦，口唇、指端轻度发绀，双侧腹股沟区可触及3～4枚肿大淋巴结，（1～2）cm×（1～3）cm大小，活动可，无压痛。咽无充血，扁桃体不大，双侧颊黏膜有豆腐渣样渗出物。双肺呼吸音粗，未闻及干湿啰音。HR 120次/分，律齐，未闻及杂音。腹软，无压痛，肝脾未触及，移动性浊音阴性，肠鸣音4次/分。双下肢无水肿。肛门外生殖器未见异常。

请为患者完善必要的辅助检查。

三、辅助检查选择

（一）实验室检查

1. 感染性发热疾病的相关检测 血常规、尿常规、便常规＋隐血、HIV抗体、梅毒抗体（RPR、TPPA）、结核感染T淋巴细胞、外周血涂片、痰涂片查抗酸杆菌、痰培养、血培养3套（需氧瓶＋厌氧瓶）、中段尿培养＋菌落计数、红细胞沉降率、呼吸道九项（支原体、衣原体、流感等）、口腔黏膜分泌物真菌涂片与培养、降钙素原、C反应蛋白、铁蛋白、乳酸脱氢酶、淋巴细胞亚群分类计数等。

2. 非感染性发热疾病的检测 ①免疫性疾病：自身免疫抗体谱、ANCA、抗磷脂抗体、类风湿因子、免疫固定电泳、免疫球蛋白。②肿瘤性疾病：肿瘤标志物。③其他原因：甲状腺功能等。

3. 患者基础情况评估 肝肾功能、电解质、DIC全套、心肌酶谱、动脉血气分析等。

（二）影像学检查

1. 腹部、全身浅表淋巴结、深部淋巴结、甲状腺超声 有助于判断肝、胆、胰、脾、肾等脏器是否有感染性病变，淋巴结是否肿大，是否有甲状腺炎。

2. 心脏彩超 有助于明确心脏是否有病变，评估心脏功能。

3. 胸部正侧位片 有助于了解胸廓、肺部疾病。

4. 胸部CT平扫 有助于明确胸廓、肺部疾病、纵隔病变。HRCT可能显示胸片不能显示的弥漫性间质性病变，有助于早期诊断和鉴别诊断。

（三）支气管镜检查

艾滋病患者易合并发生肺部感染，常见感染病原包括细菌、病毒、真菌及结核分枝杆菌等。临床鉴别较困难，获得明确病原学诊断的难度较高。尽管多数病例可通过临床症状、实验室检查及影像学表现进行初步治疗，但确诊困难。临床常规痰液标本送检阳性率不高，支气管镜检查可根据胸片影像提示直达相应感染叶段部位，观察感染部位的形态改变，并直接于患处取痰及病理组织进行细菌、真菌培养及病理学检查，提高确诊率。

（四）HIV感染相关检测

1. HIV-1/2抗体检测　是HIV感染诊断的金标准，检测包括筛查试验和补充试验，HIV补充试验包括抗体补充试验（抗体确证试验）和核酸补充试验（核酸定性和定量检测）。HIV-1/2抗体确证试验结果阳性，出具HIV-1/2抗体阳性确证报告。

2. HIV核酸检测（定性和定量）　也用于HIV感染诊断。HIV核酸定量是判断疾病进展、临床用药、疗效和预后的重要指标之一。

3. CD4$^+$T淋巴细胞计数　是判断疾病进展、临床用药、疗效和预后的重要指标；CD4$^+$ T淋巴细胞检测是HIV感染最主要的靶细胞，HIV感染人体后，出现CD4$^+$ T淋巴细胞进行性减少，CD4$^+$/CD8$^+$ T淋巴细胞比值倒置，细胞免疫功能受损。

4. HIV耐药检测　可为抗逆转录病毒治疗（antiretroviral therapy，ART）方案的选择和更换提供指导。

临床场景 C

完善相关检查后，患者的病历资料补充如下。

1. HIV抗体确认试验阳性。

2. CD4$^+$T淋巴细胞　86cells/μl。

3. 血常规　WBC 2.63×10^9/L，NEUT% 73.4%，LY% 11%，Hb 102g/L，PLT 234×10^9/L，ESR 25mm/h。

4. 血生化　GPT 26U/L，GOT 30U/L，Alb 32.5g/L。

5. LDH 525U/L。

6. CRP 35mg/L，PCT 0.56ng/ml。

7. 动脉血气分析　PaO$_2$ 52mmHg（1mmHg＝0.133kPa）。

8. G试验　154.3pg/ml。

9. 口腔黏膜涂片及培养　白色念珠菌。

10. 肿瘤标志物　Fer 1250μg/L。

11. 胸部X线检查示双肺从肺门开始弥漫性间质浸润；肺部CT示两肺以肺门为中心，累及中外肺野的弥漫性磨玻璃样改变。

12. 血、尿、痰培养阴性，痰涂片查抗酸杆菌阴性。

13. 支气管肺泡灌洗发现肺孢子菌包囊和滋养体。

请完善患者的诊断并给予治疗。

四、诊断流程

1. 确认是否为 HIV 感染者/AIDS 患者

（1）诊断原则：HIV 感染者/AIDS 患者的诊断需结合流行病学史（包括不安全性生活史、静脉注射毒品史、输入未经抗 HIV 抗体检测的血液或血液制品、HIV 抗体阳性者所生子女或职业暴露史等），临床表现和实验室检查等进行综合分析，慎重做出诊断。HIV 抗体和病原学检测是确诊 HIV 感染的依据；流行病学史是诊断急性期和婴幼儿 HIV 感染的重要参考；CD4$^+$T 淋巴细胞检测和临床表现是 HIV 感染分期诊断的主要依据；AIDS 的指征性疾病是 AIDS 诊断的重要依据。

HIV 感染者是指感染 HIV 后尚未发展到艾滋病期的个体；AIDS 患者是指感染 HIV 后发展到艾滋病期的患者。

（2）成人、青少年及 18 月龄以上儿童，符合下列一项者即可诊断 HIV 感染。

1）HIV 抗体筛查试验阳性和 HIV 补充试验阳性（抗体补充试验阳性或核酸定性检测阳性或核酸定量大于 5000copies/ml）。

2）有流行病学史或艾滋病相关临床表现，两次 HIV 核酸检测均为阳性。

3）HIV 分离试验阳性。

（3）艾滋病期的诊断标准：成人及 15 岁（含 15 岁）以上青少年，HIV 感染加下述各项中的任何一项，即可确诊为艾滋病期；或者确诊 HIV 感染，且 CD4$^+$T 淋巴细胞计数＜200cells/μl，可诊断为艾滋病期。

1）不明原因的持续不规则发热 38℃ 以上，超过 1 个月。

2）腹泻（大便次数多于 3 次/日），超过 1 个月。

3）6 个月内体重下降 10% 以上。

4）反复发作的口腔真菌感染。

5）反复发作的单纯疱疹病毒感染或带状疱疹病毒感染。

6）PCP。

7）反复发生的细菌性肺炎。

8）活动性结核病或非结核分枝杆菌病。

9）深部真菌感染。

10）中枢神经系统占位性病变。

11）中青年人出现痴呆。

12）活动性巨细胞病毒感染。

13）弓形虫脑病。

14）马尔尼菲篮状菌病。

15）反复发生的败血症。

16）卡波西肉瘤、淋巴瘤。

2. 根据热程、热型，按系统顺序询问伴随症状；获取外院的相关检查结果，了解相关病史，全面体格检查鉴别感染性疾病与非感染性疾病所致发热。

3. 机会性感染定位。

4. 确定机会性感染病原体　PCP 是由肺孢子菌感染引起的呼吸系统机会性感染，是艾滋病的指征性疾病之一，也是最严重、最常见的肺部并发症，是导致 AIDS 患者死亡的常见原因。PCP 的临床特点：①亚急性起病，呼吸困难逐渐加重，伴有发热、干咳、胸闷，症状逐渐加重，严重者发生呼吸窘迫。②肺部阳性体征少，或可闻及少量散在的干湿啰音，体征与疾病症状的严重程度往往不成比例。③胸部 X 线检查可见双肺从肺门开始的弥漫性网状结节样间质浸润，肺部 CT 显示双肺毛玻璃状改变，13% ～ 18% 的患者同时合并细菌或分枝杆菌感染，肺部影像学可有相应表现。④血气分析示低氧血症，严重病例 PaO_2 明显降低，常在 60mmHg（1mmHg＝0.133kPa）以下。⑤血清乳酸脱氢酶常＞500mg/dl；血浆中（1,3）-β-D 葡聚糖（BDG）水平明显高于正常值。⑥确诊依靠病原学检查如痰液或支气管肺泡灌洗/肺组织活检等发现肺孢子菌包囊或滋养体。PCR 也是一种可供选择的诊断方法。

5. 并发症及合并症的评估。

病例诊断分析

　　患者为青年男性，曾经有静脉药瘾史；4 个月前曾患带状疱疹，有消瘦、盗汗等 HIV 感染的相关症状；亚急性起病，有发热、咳嗽、活动性呼吸困难逐渐加重，有低氧血症表现（口唇、指端发绀，氧饱和度及氧分压下降），而肺部阳性体征少，呼吸音粗，未闻及干湿啰音，体征与疾病症状的严重程度不成比例。HIV 确认试验阳性；CD4 细胞明显下降低于 200cells/μl。肺部 CT 显示的两肺以肺门为中心，累及中外肺野的弥漫性磨玻璃样改变。血气分析示低氧血症。血清乳酸脱氢酶明显升高＞500mg/dl；血浆中 BDG 水平高于正常值。支气管肺泡灌洗发现肺孢子菌包囊或滋养体。口腔黏膜涂片及培养出白色念珠菌。由此，可得出该患者的完整诊断。

　　主诊断：艾滋病
　　并发症：肺孢子菌肺炎
　　　　　　口腔白色念珠菌感染
　　合并症：轻度缺铁性贫血
　　　　　　低蛋白血症

五、治疗

（一）一般治疗

卧床休息，给予吸氧，心电监护。

（二）对症治疗

营养支持，注意水和电解质平衡。

（三）PCP 的治疗

1. 首选复方磺胺甲噁唑（SMZ-TMP），轻-中度患者口服 TMP 15 ～ 20mg/（kg·d），SMZ 75 ～ 100mg/（kg·d），分 3 ～ 4 次用，疗程 21 天，必要时可延长疗程。重症患者给予静脉用药，剂量同口服。SMZ-TMP 过敏者可试行脱敏疗法。

2. 替代治疗　克林霉素600～900mg，静脉滴注，8小时1次，或450mg口服，6小时1次；联合应用伯氨喹15～30mg，口服，1次/天，疗程21天。氨苯砜100mg，口服，1次/天；联合应用甲氧苄胺嘧啶200～400mg，口服，2～3次/天，疗程21天。或喷他脒，3～4mg/kg，1次/天，缓慢静脉滴注（60分钟以上），疗程21天。

3. 激素治疗　中重度患者（$PaO_2 <$ 70mmHg或肺泡-动脉血氧分压差＞35mmHg），早期（72小时内）可应用激素治疗，泼尼松40mg，2次/天，口服5天，改为20mg，2次/天，5天，20mg，1次/天，至疗程结束；静脉用甲泼尼松龙剂量为上述泼尼松的75%。

4. 辅助通气　如患者进行性呼吸困难明显，可给予辅助通气。

5. 预防性治疗　①预防指征：$CD4^+T$淋巴细胞计数＜200cells/μl的成人和青少年，包括孕妇及接受ART者。②药物选择：首选SMZ-TMP，一级预防为1片/天，二级预防为2片/天。若患者对该药不能耐受或者过敏，替代药品有氨苯砜。PCP患者经ART使$CD4^+T$淋巴细胞增加到＞200cells/μl并持续≥6个月时，可停止预防用药；接受ART，$CD4^+T$淋巴细胞计数在100～200cells/μl，病毒载量持续低于检测下限3～6个月，也可考虑停止预防用药。如$CD4^+T$淋巴细胞计数再次降低到＜200cells/μl时，应重启预防用药。

（四）ART

成人及青少年一旦确诊HIV感染，无论$CD4^+T$淋巴细胞水平高低，均建议立即开始治疗。出现下列情况者需加快启动治疗：妊娠、诊断为AIDS、急性机会性感染、$CD4^+T$淋巴细胞＜200cells/μl、HIV相关肾脏疾病、急性期感染、合并活动性HBV或HCV感染。如患者存在严重的机会性感染和处于慢性疾病急性发作期，应在机会性感染控制病情稳定后开始治疗。通常在启动抗PCP治疗后2周内进行。初治患者推荐方案为2种核苷类逆转录酶抑制剂骨干药物联合第三类药物治疗。第三类药物可以为非核苷类逆转录酶抑制剂或者增强型PIs（含利托那韦或考比司他）或者整合酶链转移抑制剂（INSTIs），也可以选用复方单片制（STR）。

（五）念珠菌感染

1. 口腔念珠菌感染　首选口服氟康唑100～200mg/d，共7～14天。

2. 替代疗法　伊曲康唑口服液200mg，1次/天，共7～14天；或制霉菌素局部涂抹加碳酸氢钠漱口水漱口。

3. 食管念珠菌感染　口服或静脉注射氟康唑100～400mg/d，或者伊曲康唑口服液200mg，1次/天，或伏立康唑200mg，2次/天，口服；疗程为14～21天。

4. 对于合并口咽或食管真菌感染的患者应尽快进行ART，可在抗真菌感染的同时进行ART。

六、预后

AIDS患者的病死率高，同时合并卡波西肉瘤及PCP者病死率最高；平均存活期为12～18个月。未进行规范抗病毒治疗者，病程1年病死率为50%，3年为80%，5年几乎全部死亡。合并乙型、丙型肝炎者，肝病进展加快，预后差。随着抗病毒和机会性感染防治，每年的死亡人数都在急剧下降。

病例治疗方案

1. 一般治疗　卧床休息，给予面罩吸氧，心电监护。

2. 对症治疗　营养支持，维持水和电解质平衡。

3. PCP治疗

（1）口服SMZ-TMP，按TMP 20mg/（kg·d）/SMZ 100mg/（kg·d）给药，分3次用，疗程21天，必要时可延长疗程。

（2）激素治疗：泼尼松40mg，2次/天，口服5天，后改为20mg，2次/天，5天，20mg，1次/天，至疗程结束；同时给予制酸、护胃、补钙、补钾等治疗预防消化道出血、骨质疏松、低钾血症等。

（3）辅助通气：如患者进行性呼吸困难明显，可给予辅助通气。

4. ART　在启动抗PCP治疗2周后进行。方案：2种核苷类逆转录酶抑制剂（替诺福韦＋拉米夫定）联合1种非核苷类逆转录酶抑制剂（依非韦伦）。

5. 口腔念珠菌感染

（1）口服氟康唑200mg/d，共14天。

（2）2%碳酸氢钠漱口水漱口。

6. 健康教育　由患者告知配偶和性伴侣、与HIV/AIDS患者共用注射器的静脉药物依赖者，以及HIV感染者/AIDS患者所生的子女，进行HIV相关检测；启动ART后，需终生治疗，需按时定期随访。

七、医患沟通要点

1. 遵循隐私保密原则，如患者意识清楚，请家属和其他患者回避，在病房单独问诊患者，以保护患者隐私，有助于获得真实的病史及流行病学资料；与VCT室工作人员配合，提供必要的心理支持和医学咨询（包括预防HIV感染者/AIDS患者继续传播HIV的知识与措施）等。

2. 如患者意识清楚，未经患者同意，不能将患者的HIV感染或AIDS诊断告知其家属、同事、朋友等。由患者告知配偶和性伴侣、与HIV感染者/AIDS患者共用注射器的静脉药物依赖者及HIV感染者/AIDS患者所生的子女，进行HIV相关检测。

3. 启动ART后，需终生治疗。在开始ART前，一定要取得患者的配合和同意，教育好患者服药的依从性。

4. 使用激素等药物要告知患者及家属用药的益处、必要性和可能出现的副作用，签署同意用药的知情同意书。

临·床·大·练·兵

　　1. 接诊HIV初筛有反应的患者如何与患者沟通，需要进一步完善哪些检查确诊和评估病情？

　　2. 艾滋病患者有发热，头痛，恶心呕吐，脑膜刺激征阳性，如何选择检查诊断，如何处理？

　　3. 艾滋病患者有高热，贫血，全身淋巴结、肝、脾大，脐凹状皮疹，如何选择检查诊断，如何处理？

（李鲜丽）

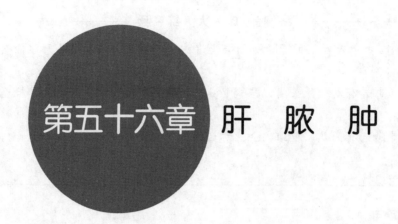

第五十六章 肝 脓 肿

肝脓肿（liver abscess）是由致病微生物（细菌、真菌或溶组织内阿米巴原虫等）侵入肝脏后引起的肝脏化脓性病变。根据感染的病原体不同，通常分为细菌性肝脓肿、阿米巴肝脓肿、结核性肝脓肿、真菌性肝脓肿等，细菌性肝脓肿最常见，其次为阿米巴肝脓肿，结核性肝脓肿、真菌性肝脓肿较少见。肝脓肿的主要临床表现为发热、肝区疼痛和肝大。

临床场景 A

感染与肝病科住院部

患者，男性，65岁。因"发热、肝区疼痛1个月"入院。生命体征：T 38.2℃，P 104次/分，R 20次/分，BP 120/80mmHg。

请你接诊患者。

一、问诊要点

（一）现病史

1. **诱因** 有无腹部外伤、手术史；有无不洁饮食后腹泻，排果酱样大便；有无淋雨、受寒、疲劳；有无呼吸道感染；有无进食油腻食物；有无大量饮酒、暴饮暴食等情况。

2. **主要症状的特点** 发热的热度、体温上升下降的方式、热型、热程、伴随症状；疼痛的部位，诱发因素、性质和程度，发作时间，与体位的关系及伴随症状。阿米巴肝脓肿多缓慢起病，60%～70%的患者为亚急性或慢性起病。最早症状以发热及肝区疼痛为最常见。体温多波动在38～39℃，以弛张热及不规则发热较为多见（约占发热人数的87%）；少数为低热或稽留热（约为13%）。细菌性肝脓肿多为寒战、高热。腹痛部位与脓肿在肝内的位置有关。右叶肝脓肿以右上腹或右季肋部疼痛最为突出，亦可在右腰部，疼痛可向右肩、右腋及右背放射；左叶肝脓肿则以上中腹或左上腹疼痛为主，可向左肩放射。疼痛呈钝痛、或酸痛、或有坠胀沉重感。疼痛程度与脓肿在肝内的深浅、大小等因素相关。当有混合感染或深呼吸、咳嗽时疼痛加剧。右上腹可有肌紧张，压痛

明显。脓肿穿破时，疼痛加剧，全腹有压痛反跳痛。咳嗽、咳痰亦常见，很多病例并无脓肿穿破入
胸腔，只是由于脓肿位于膈面附近，炎症累及横膈及右肺下叶所致；又由于肿大的肝脏向上压迫，
右肺底部常可发现浊音，呼吸音减低及右膈运动消失，有时可听到湿啰音。肝脓肿穿破至胸腔可引
起严重呼吸困难、端坐呼吸、发绀、咳巧克力色痰及咯血等症状。

3. 伴随症状的特点 详细的伴随症状（图56-1）询问可有助于发热、肝区疼痛病因的确定。

4. 诊治经过及疗效 本次入院前接受的诊断措施和结果，治疗的药物名称、剂量、时间和疗效。

5. 一般情况 精神、睡眠、尿便、体重。

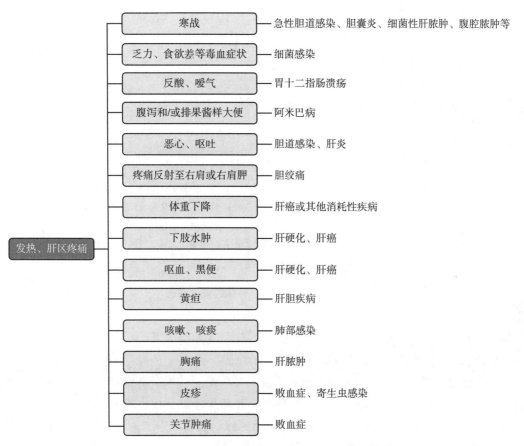

图56-1 常见发热、肝区疼痛伴随症状思维导图

（二）既往史、个人史

有无胆囊或胆管炎、结石、胆道蛔虫病等胆系疾病史，有无胃十二指肠溃疡病史，有无慢性肝
炎、肝硬化病史，有无糖尿病病史，有无恶性肿瘤、获得性免疫缺陷综合征和长期服用抗生素、免
疫抑制剂史，有无酗酒史。

（三）流行病学史

有无不洁饮食后腹泻，排果酱样大便史，有无胆道蛔虫病史，有无生吃肉类、水产品及水生植
物史，有无类似患者接触史，有无疫水接触史、疫苗接种史，有无结核及其他传染病史。

二、查体要点

发热、肝区疼痛的体格检查需要兼顾全身及腹部检查，查找有助于判断病因的重要阳性体征（图56-2）。

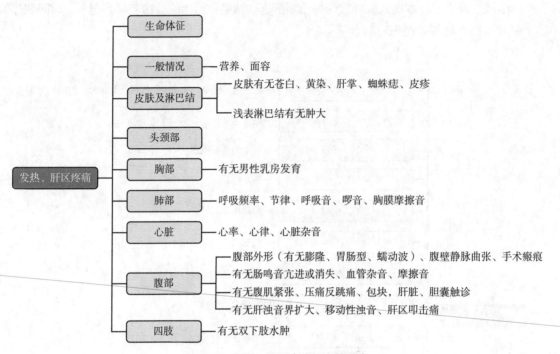

图56-2　发热、肝区疼痛的查体要点

临床场景 B

经过问诊、查体后，患者的病历资料补充如下。

1. **现病史**　患者1个月前无明显诱因出现畏寒、发热，体温高峰37.7～38.5℃，下午体温最高，夜间体温可自行下降，伴盗汗。同时觉肝区持续性钝痛，逐渐加重，深呼吸及体位变化时疼痛加重。无恶心、呕吐、眼黄、皮肤黄、咳嗽、咳痰等不适。间断在当地诊所就诊，考虑胆囊炎，予青霉素类及头孢类抗生素（具体不详）抗感染治疗，症状无改善。起病以来，精神、饮食、睡眠欠佳，尿便正常，体重下降约3kg。

2. **既往史**　无胆囊炎、肝胆管结石、胆囊结石、胆道蛔虫病等胆系疾病史，无胃十二指肠溃疡病史，无慢性肝炎、肝硬化病史，无糖尿病病史。

3. **流行病学史**　4个月前曾有腹泻史，排果酱样大便。

4. **查体**　T 38.2℃，P 104次/分，R 20次/分，BP 120/80mmHg。神志清楚，语言流利，消瘦，轻度贫血貌。未见肝掌和蜘蛛痣。结膜稍苍白，浅表淋巴结无肿大。双肺呼吸音清。HR 104次/分，律齐，未闻及杂音。腹软，右上腹部饱满，肠鸣音4次/分，无腹壁静脉曲张，右上腹部压痛，肝于右肋下3cm、边钝、质中、表面光滑、有压痛，肝区有叩痛，肝浊音界扩大，移动性浊音阴性。双下肢无水肿。

请为患者完善必要的辅助检查。

三、辅助检查选择

（一）实验室检查

1. 感染性疾病的判断及评估　血常规、尿常规、大便常规＋隐血、大便查虫卵、大便培养、阿米巴滋养体或包囊、CRP、PCT、血培养（需氧＋厌氧）、G试验、GM试验、寄生虫抗体谱、肝炎病毒学＋HIV＋梅毒、肥达外斐试验、T-SPOT、TBDNA、TB抗体、EBV-DNA、CMV-DNA。

2. 除外非感染原因引起的发热　ANA全套、ANCA、自免肝抗体谱、免疫球蛋白及补体、肿瘤标志物、甲状腺功能全套等。

3. 患者基础情况评估　肝肾功能、电解质、血糖、血脂、凝血功能、心肌酶谱、T淋巴细胞计数。

4. 免疫血清学试验　阿米巴抗体、抗原检测。

（二）腹部超声检查

腹部超声可判断肝脏大小、形态，包膜是否光滑，是否有占位性病变，是否有门脾静脉增宽、脾大、腹水、胆囊结石和炎症，肝内外胆管是否扩张；可为肝脓肿进行定位、定性诊断，可观察脓肿形态大小，有无液化、分隔，脓肿周边有无重要血管结构，可在超声引导下行肝穿刺活检或引流脓液；可实时及重复性检查，为肝脓肿诊治首选的检查方法。

（三）影像学检查

1. X线检查　肝脓肿时肝大，表现为右膈抬高或膈面即肝上界局限性隆起，膈肌运动受限；膈肌局部隆起常为脓肿所在部位；常可见胸膜反应导致膈面模糊、肋膈角不清或变浅，甚至可出现胸腔积液；右肺下部可见盘状肺不张，表现为横形、短小的线条状阴影或出现小片状炎性改变。

2. 腹部增强CT和MRI　可以识别超声无法识别的小脓肿和微小脓肿。典型病变呈圆形、类圆形低密度病灶，或为边界不规则、密度不均匀的实性肿块影。增强扫描以脓肿边缘呈环形征。增强扫描有助于与肝癌等疾病相鉴别。

临床场景 C

完善相关检查后，患者的病历资料补充如下。

1. 血常规　WBC 6.8×10^9/L，NEUT% 85%，Hb 102g/L，PLT 289×10^9/L。

2. 血生化　Alb 30g/L，空腹血糖10.5mmol/L。

3. 血清阿米巴抗体　阳性。

4. CRP 125mg/L，PCT＜0.1ng/ml。

5. B超　右肝内有一11cm×8.5cm的液性暗区。

6. 腹部CT　肝脏右叶可见一12cm×9cm低密度病灶，边界清楚，增强扫描脓肿边缘呈环形征。

7. 超声引导下肝脏穿刺抽出巧克力色脓液，查到阿米巴滋养体。需氧、厌氧菌培养阴性。

四、诊断流程

1. 确认是否为肝脓肿。
2. 确定肝脓肿病原体，注意细菌性肝脓肿与阿米巴肝脓肿的鉴别（表56-1）。

表56-1 细菌性肝脓肿与阿米巴肝脓肿的鉴别要点

项目	阿米巴肝脓肿	细菌性肝脓肿
病史	有阿米巴肠病史	常继败血症或腹部化脓性疾病后发生
症状	起病较慢，病程长	起病急，毒血症状显著，如寒战、高热、休克、黄疸
肝脏	肿大与压痛较显著，可有局部隆起，脓肿常为大型单个，多见于右叶	肿大不显著，局部压痛亦较轻，一般无局部隆起，脓肿以小型、多个为多见
肝穿刺	脓量多，大都呈棕褐色，可找到阿米巴滋养体	脓液少，黄白色，细菌培养可获阳性结果，肝组织病理检查可见化脓性病变
血常规	白细胞计数轻、中度升高，细菌培养阴性	白细胞计数，特别是中性粒细胞计数显著升高，细菌培养可获阳性结果
阿米巴抗体	阳性	阴性
治疗反应	甲硝唑、氯喹、吐根碱等有效	抗菌药物治疗有效
预后	相对较好	易复发

3. 并发症及合并症的评估

（1）肝脓肿穿破以向肺实质和胸腔穿破最为多见，向右胸腔溃破可致脓胸，肝脓肿向腹腔溃破可引起急性腹膜炎，向心包溃破可发生心脏压塞和休克，是阿米巴肝脓肿的严重并发症。有时可穿破至胃、胆等处，尚可引起膈下脓肿、肾周脓肿和肝-肺-支气管瘘等，肝-肺-支气管瘘患者可出现咳血痰或咳出含滋养体的坏死组织。

（2）继发细菌感染是阿米巴肝脓肿的重要并发症。寒战、高热，中毒症状明显，血白细胞及中性粒细胞计数均显著升高，单用抗阿米巴药物治疗无效，必须加用有效的抗菌药物。

病例诊断分析

患者4个月前曾有腹泻，排果酱样大便史；慢性起病，以发热、肝区疼痛、肝大为主要临床表现，超声检查肝区右肝内有一11cm×8.5cm的液性暗区，血清特异性抗体阳性，超声引导下肝脏穿刺抽出巧克力色脓液，并查到阿米巴滋养体而确诊为阿米巴肝脓肿。入院后发现空腹血糖高，血红蛋白及白蛋白低于正常。由此，可得出该患者的完整诊断。

主诊断：阿米巴肝脓肿
并发症：轻度缺铁性贫血
　　　　低蛋白血症
合并症：2型糖尿病

五、治疗

（一）对症与支持治疗

患者应卧床休息，给予高蛋白、高热量饮食，控制血糖，补充维生素，营养不良者应加强支持治疗。

（二）病原治疗

抗阿米巴治疗应选用组织内杀阿米巴药，并辅以肠腔内抗阿米巴药，以达根治。

1. 硝基咪唑类

（1）甲硝唑：为国内外首选药物，每次0.4g，每天3次，连服10天为1个疗程，必要时可酌情重复。一般病情在2周左右恢复，脓腔吸收需4个月左右。重者可选甲硝唑静脉滴注，成人每次0.5g，每隔8小时1次，疗程10天。

（2）替硝唑：口服吸收良好，药物能进入各种体液。成人每天2g，1次口服，连服5天为1个疗程。重者可静脉滴注。

2. 氯喹 少数对硝基咪唑类无效者应换用氯喹。口服磷酸氯喹，成人每次0.5g（基质0.3g），每天2次，连服2天后改为每次0.25g（基质0.15g），每天2次，以2～3周为1个疗程。

3. 对有继发细菌性感染者应选用对病原菌敏感的抗菌药物。

（三）肝穿刺引流

B型超声显示肝脓肿直径3cm以上、靠近体表者，可行肝穿刺引流，应于抗阿米巴药治疗2～4天后进行。穿刺应在B型超声探查定位下进行。超声引导下穿刺并向脓肿内注射抗阿米巴药物比单独内科或外科治疗更有效。脓液稠厚、不易抽出时，注入生理盐水或用α糜蛋白酶5mg溶于生理盐水50ml内，抽取1/2量注入脓腔，可使脓液变稀。较大脓肿在抽脓后注入甲硝唑0.5g，有助于脓腔愈合。

超声引导下肝脓肿穿刺引流的具体适应证、禁忌证、术前准备、手术步骤及术后处理如下所述。

1. 适应证 ①已液化的单发性或多发性脓肿，直径≥3cm。②单纯抗感染无效或中毒症状较重者。③无腹膜炎或其他需要手术治疗的疾病。④年老体弱、病情危重不能耐受手术者。⑤诊断性穿刺，以了解肝脓肿类型，行细菌学检查，选择治疗方法。

2. 禁忌证 ①有明显出血倾向，或严重血小板减少、凝血功能障碍。②昏迷或其他疾病不配合者。③穿刺路径有感染病灶。

3. 术前准备 ①检查凝血功能。②注射维生素K。③抗感染或抗阿米巴治疗。④积极的全身支持治疗。

4. 手术步骤 ①体位：仰卧位或左侧卧位，身体右侧靠近床边，右手臂上抬弯曲置于枕后。②选择穿刺点：在B超引导下，确定体表与脓腔之间能避开腹腔内其他脏器的直接径路。③消毒、麻醉：严格无菌操作，术者戴口罩、帽子及无菌手套，常规消毒穿刺局部皮肤，铺无菌孔巾，以2%利多卡因局部逐层浸润麻醉穿刺点皮肤、肌肉与肝包膜。④可先用细针穿刺，吸出脓液后，将标本送培养及镜检，然后更换14号粗穿刺针尽量抽净脓液，并用生理盐水反复冲洗，再注入抗生素。⑤如脓腔较大，可先切开皮肤约1cm长的切口，再将套管针刺入脓腔，经外套管向脓腔内放入

1条多孔引流管，拔出套管后，以缝线将引流管固定于皮肤上，管端接无菌引流瓶，以备冲洗引流。⑥脓液黏稠或脓腔内有较多坏死组织碎片时，应反复冲洗。⑦包扎：穿刺点消毒，无菌纱布覆盖并固定，上腹部加压包扎。

5. 术后处理　①用腹带加压包扎24小时，患者应静卧12～24小时。术后继续观察血压和脉搏变化。②继续抗感染等全身治疗，如为阿米巴脓肿应加强抗阿米巴治疗。③对于置管引流者，每日用抗生素盐水冲洗脓腔。在决定拔管之前，应做脓腔造影或B超检查。脓腔缩小至2cm以下时可拔管。

（四）外科治疗

对肝脓肿穿破引起化脓性腹膜炎者、内科治疗效果欠佳者，可做外科手术引流。同时应加强抗阿米巴药物和抗菌药物的应用。

六、预后

阿米巴肝脓肿预后与脓肿的大小、部位，患者的体质，治疗的效果及有无并发症有关。早期诊治预后较佳。晚期及并发多处穿孔者预后较差。治疗不彻底者易复发。

病例治疗方案

1. 对症与支持治疗　患者卧床休息，给予高蛋白、高热量饮食，补充维生素，复方氨基酸。

2. 抗阿米巴治疗　甲硝唑静脉滴注，每次0.5g，每8小时1次，疗程10天。

3. 肝穿刺引流　于抗阿米巴药治疗3天后进行B型超声引导下穿刺引流，抽出棕褐色果酱样脓液，涂片和培养未发现细菌，病理检查找到阿米巴滋养体。在抽脓后注入甲硝唑注射液0.5g。

4. 健康教育　饮食卫生，不吃生冷蔬菜，不喝生水，饭前便后洗手，杜绝阿米巴包囊传播的机会。

七、医患沟通要点

超声引导下肝脏脓肿穿刺引流：

1. 目的与益处　①可帮助确定引起脓肿的病原体，明确诊断，行针对性治疗。②引流出脓液，促进脓肿吸收。③向脓肿内注射抗阿米巴药物比单独内科或外科治疗更有效。

2. 风险与不足　①麻醉意外。②检查过程中由于患者不能配合穿刺可能失败。③可能会发生气胸、胸膜性休克或胆汁性腹膜炎。

临 床 大 练 兵

1. 阿米巴肝脓肿患者出现寒战、高热，中毒症状明显，血白细胞及中性粒细胞计数均显著升高，用抗阿米巴药物治疗无效，应如何考虑及进一步处理？

2. 阿米巴肝脓肿患者出现有严重呼吸困难、端坐呼吸、发绀、咳巧克力色痰及咯血等症状，发生了什么并发症，应该怎样处置？

3. 患者在做肝穿刺过程中出现面色苍白、意识丧失、血压下降，应如何考虑及处置？

（李鲜丽）

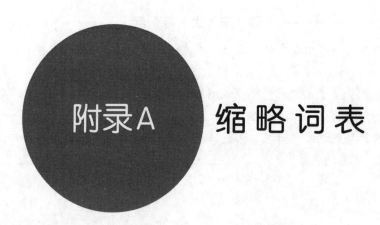

附录A 缩略词表

英文缩写	英文全称	对应中文
ACEI	angiotension converting enzyme inhibitor	血管紧张素转化酶抑制剂
ADA	adenosine deaminase	腺苷脱氨酶
AFP	alpha fetal protein	甲胎蛋白
AG	anion gap	阴离子间隙
Alb	albumin	白蛋白
ALP	alkaline phosphatase	碱性磷酸酶
ANCA	antineutrophil cytoplasmic antibodies	抗中性粒细胞胞质抗体
APTT	activated partial thromboplastin time	活化部分凝血活酶时间
ARB	angiotensin receptor blocker	血管紧张素受体拮抗剂
ASO	anti streptolysin O	抗链球菌溶血素O
Bil	bilirubin	胆红素
BMI	body mass index	体重指数
BNP	b type natriuretic peptide	B型钠尿肽
BP	blood pressure	血压
BUN	nlood urea nitrogen	尿素氮
C3	complement 3	补体C3
C4	complement 4	补体C4
CA125	carbohydrate antigen 125	糖类抗原125
CA15-3	carbohydrate antigen 15-3	糖类抗原15-3
CA19-9	carbohydrate antigen 19-9	糖类抗原19-9
CA242	carbohydrate antigen 242	糖类抗原242
CA72-4	carbohydrate antigen 72-4	糖类抗原72-4
CEA	carcinoembryonic antigen	癌胚抗原
CK	creatine kinase	肌酸激酶
CK-MB	creatine kinase-mb	肌酸激酶-MB

英文缩写	英文全称	对应中文
Cr	creatinine	肌酐
CRP	C-reactive protein	C反应蛋白
CT	computed tomography	计算机断层成像
CTA	computed tomography angiography	CT血管成像
cTnI	cardiac troponin I	心肌肌钙蛋白I
D-dimer	D-dimer	D-二聚体
DBil	direct bilirubin	直接胆红素
eGFR	estimated glomerular filtration rate	估测肾小球滤过率
EOS	eosinophile granulocyte	嗜酸性粒细胞
EPO	erythropoietin	促红细胞生成素
ERCP	endoscopic retrograde cholangiopancreatography	经内镜逆行胆胰管成像
ESBL	extended-spectrum beta-lactamase	超广谱β-内酰胺酶
ESR	erythrocyte sedimentation rate	红细胞沉降率
FDP	fibrin degradation product	纤维蛋白降解产物
Fer	ferritin	铁蛋白
FEV_1	forced expiratory volume in one second	1秒用力呼气容积
Fib	fibrinogen	纤维蛋白原
FiO_2	fraction of inspiration O_2	吸入氧浓度
FT_3	free triiodothyronine	游离三碘甲腺原氨酸
FT_4	free thyroxine	游离甲状腺素
FVC	forced vital capacity	用力肺活量
G test	β-D-glucan test	血β-D-葡聚糖试验/G试验
GFR	glomerular filtration rate	肾小球滤过率
GGT	γ-glutamyl transferase	γ谷氨酰转移酶
GM test	galactomannan antigen test	半乳甘露聚糖抗原试验/GM试验
GOT	glutamic-oxaloacetic transaminase	谷草转氨酶
Hb	hemoglobin	血红蛋白
HbA1c	glycosylated hemoglobin	糖化血红蛋白
HCT	hematocrit	血细胞比容
HDL-C	high density lipoprotein cholesterol	高密度脂蛋白胆固醇
HIV	human immunodeficiency virus	人类免疫缺陷病毒
HR	heart rate	心率
HRCT	high resolution CT	高分辨率CT
hsCRP	hyper sensitive c-reactive protein	超敏C反应蛋白
INR	international normalized ratio	国际标准化比值
IVIg	intravenous immunoglobulin	静注人免疫球蛋白
KET	ketone	酮体

续 表

英文缩写	英文全称	对应中文
LDH	lactate dehydrogenase	乳酸脱氢酶
LDL-C	low density lipoprotein cholesterol	低密度脂蛋白胆固醇
LVEF	left ventricular ejection fraction	左心室射血分数
LY	lymphocyte	淋巴细胞
MCH	mean corpuscular hemoglobin	平均红细胞血红蛋白
MCHC	mean corpuscular hemoglobin concentration	平均红细胞血红蛋白浓度
MCV	mean corpuscular volume	平均红细胞体积
MEF	maximal expiratory flow	最大呼气流量
MRA	magnetic resonance angiography	磁共振血管成像
MRCP	magnetic resonance cholangiopancreatography	磁共振胰胆管成像
MRI	magnetic resonance imaging	磁共振成像
Myo	myoglobin	肌红蛋白
NEUT	neutrophil	中性粒细胞
NGS	next generation sequencing	二代测序
NSAID	non-steroidal anti-inflammatory drug	非甾体抗炎药
NSE	neuronspecific enolase	神经元特异性烯醇化酶
NT-proBNP	N terminal B type natriuretic peptide	N末端B型钠尿肽原
OB	occult blood	隐血
OI	oxygenation index	氧合指数
P	pulse	脉搏
$PaCO_2$	arterial partial pressure of carbon dioxide	动脉血二氧化碳分压
PaO_2	arterial partial pressure of oxygen	动脉血氧分压
PCO_2	partial pressure of carbon dioxide	二氧化碳分压
PCR	polymerase chain reaction	聚合酶链反应
PCT	procalcitonin	降钙素原
PET/CT	positron emission tomography/computed tomography	正电子发射计算机断层显像
PLT	platelet	血小板
PO_2	partial pressure of oxygen	氧分压
PPD	purified protein derivative	结核菌素纯蛋白衍生物
Pro	protein	蛋白质
PT	prothrombin time	凝血酶原时间
R	respiration	呼吸
RBC	red blood cell	红细胞
RET	reticulocyte	网织红细胞
RF	rheumatoid factor	类风湿因子
SAAG	serum ascites albumin gradient	血清腹水白蛋白梯度
SaO_2	arterial oxygen saturation	动脉血氧饱和度

英文缩写	英文全称	对应中文
SCr	serum creatinine	血清肌酐
SpO_2	pulse oxygen saturation	脉搏血氧饱和度
T	temperature	体温
T_3	triiodothyronine	三碘甲腺原氨酸
T_4	thyroxine	甲状腺素
TBA	total bile acid	总胆汁酸
TBil	total bilirubin	总胆红素
TC	total cholesterol	总胆固醇
TG	triglyceride	甘油三酯
TgAb	thyroglobulin antibody	甲状腺球蛋白抗体
TP	total protein	总蛋白
TPOAb	thyroid peroxidase antibody	甲状腺过氧化物酶抗体
TRAb	thyrotrophin receptor antibody	促甲状腺素受体抗体
TSH	thyroid-stimulating hormone	促甲状腺素
TT_3	total triiodothyronine	总三碘甲腺原氨酸
TT_4	total thyroxine	总甲状腺素
UA	uric acid	尿酸
Urea	urea	尿素
V/Q	ventilation/perfusion	通气/血流灌注
WBC	white blood cell	白细胞